现代医院急诊管理

主编　李小民　燕宪亮

中国协和医科大学出版社
北　京

图书在版编目（CIP）数据

现代医院急诊管理 / 李小民，燕宪亮主编. —北京：中国协和医科大学出版社，2023.6

ISBN 978-7-5679-2177-1

Ⅰ. ①现… Ⅱ. ①李… ②燕… Ⅲ. ①医院－急诊－管理 Ⅳ. ①R459.7

中国国家版本馆CIP数据核字（2023）第054180号

现代医院急诊管理

主　　编：李小民　燕宪亮
责任编辑：杨小杰
封面设计：邱晓俐
责任校对：张　麓
责任印制：张　岱

出版发行：中国协和医科大学出版社
（北京市东城区东单三条9号　邮编100730　电话010-65260431）
网　　址：www.pumcp.com
经　　销：新华书店总店北京发行所
印　　刷：三河市龙大印装有限公司

开　　本：787mm×1092mm　1/16
印　　张：28.75
字　　数：640千字
版　　次：2023年6月第1版
印　　次：2023年6月第1次印刷
定　　价：220.00元

ISBN 978-7-5679-2177-1

编者名单

主　　编　李小民　燕宪亮
副主编　聂时南　陈建荣
编　　者（按姓氏笔画排序）
王　军（南京大学医学院附属鼓楼医院）
王言理（南京医科大学康达学院第一附属医院）
刘　菁（南京医科大学康达学院第一附属医院）
孙　凯（南京医科大学第一附属医院）
花　嵘（徐州医科大学附属医院）
李小民（南京医科大学康达学院第一附属医院）
陈　波（苏州大学附属常熟医院）
陈建荣（南通大学第二附属医院）
陈雪峰（南京医科大学康达学院第一附属医院）
聂时南（南京大学医学院附属金陵医院）
徐　峰（苏州大学附属第一医院）
黄　萍（南京大学医学院附属鼓楼医院）
黄中伟（南通大学附属医院）
燕宪亮（徐州医科大学附属医院）
主编助理　陈晓兵（南京医科大学康达学院第一附属医院）
谢永鹏（南京医科大学康达学院第一附属医院）

前　言

1983年，中国第一个完全独立建制的急诊医学科在北京协和医院成立。1984年6月11日，卫生部印发《关于发布〈医院急诊科（室）建设方案（试行）〉的通知》[（84）卫医司字36号]。从此，我国急诊医学的建设蓬勃发展，急诊队伍不断壮大。目前，急诊医学科已成为医院中重要的一级临床诊疗科室，更是反映医院医疗服务能力、运转效率和医疗安全的核心科室之一。无论是在公共突发事件中的医学救援，还是常态下的急危重症救治，急诊医学的重要性已得到广泛认可。

国家卫生行政主管部门高度重视急诊医学的建设，近五年来，为构建快速、高效、全覆盖的急危重症医疗救治体系，全面提升医院的综合救治能力，推动医疗服务高质量发展，出台了一系列有关急诊医学发展和建设的文件和政策。

在医学各学科中，核心竞争力是指学科必须具备的一种超越同行的能力，这种实力以科技为核心，以资源为根本，以管理为关键。这正是我们编写本书的初心。我们将本书定位为我国急诊医学建设与管理的大型、规范性参考书。本书的重点一是学科建设，二是科室管理。学科建设除涉及组织结构、设施条件、亚专科建设、人员配置和护理队伍建设外，还包含科室文化建设、信息化建设、急诊医学教育和急诊医学科研等，其中关键的是人才队伍建设。科室管理主要涉及流程、临床路径、技术规范、核心制度及医院感染预防和控制等，最关键的是医疗质量和医疗安全管理。

在江苏省卫生健康委员会及江苏省医院协会的关心下，在南京医科大学康达学院的支持下，我们组织了江苏省多所知名医学院校附属医院的急诊医学管理专家及医院行政管理专家编写本书。急诊管理是一项复杂的系统工程，其内容和标准会随着管理手段的创新和水平的提高而不断完善、更新。由于编者理论水平有限，书中难免存在不足，恳请广大读者提出宝贵意见。

谨对各级卫生行政部门的指导与支持表示衷心的感谢！

李小民　燕宪亮

2023年3月

目　录

第一章　我国急诊医学建设概要

急诊医学成为一门独立的临床学科标志着我国的急诊医学开始走上发展的道路，体现了现代医院的发展方向，也体现了现代整体医疗技术水平的进步程度。急诊医学是一门横跨内科学、外科学、重症监护学等学科的综合性学科。经过几代急诊工作者的探索，急诊医学在发展过程中，综合了基础医学、临床医学、生物医学工程，以及多门边缘学科的基本理论和工程技术，形成了特有的理论、技术和管理体系。

第一节　学科及核心竞争力

学科一词译自英文discipline，词义本身具有多重含义，一般是指由认识主体、认识活动和认识结果有机组成的统一体。作为一门学科，应当具有相对独立的知识体系、相对稳定的科学领域和相对独立规范的功能单位。急诊医学以自身特有的理论、技术和管理体系，逐步成为独立的临床学科。学科的基本要素包括特殊的服务人群、特有的思维和能力、固有的人才队伍教育和培训体系。一般学科是以系统的全覆盖和疾病的全流程界定，而急诊医学是以疾病的病情来界定。

学科存在与发展的基础是学科的核心竞争力。在医学各学科中，核心竞争力是指学科必须具备的一种超越同行的实力，这种实力以科技为核心，以资源为根本，以管理为关键。科技的内涵主要是理论与技术体系，必须依托现有科技能力，构建最能体现急诊医学特色的急诊急救大平台。急诊与院前急救大平台建设以互联网为抓手，通过大数据、信息化手段，利用区块链技术，实现院前院内救治一体化，整合急诊与专科救治的设施和空间，以“时间轴”为主要质控标准，极大地提高患者的救治效率，降低救治成本，改善患者的预后。资源涵盖人、财、物，但其中最重要的是人才。因此，以资源为根本也可以理解为以人才为根本。

急诊医学经历了人员短缺、人才匮乏的艰难时期，目前，二级以上综合医院基本配备了专业的人才队伍，形成了稳定的人才梯队，也是急诊医学可持续发展的根本依靠。为提高学科的核心竞争力，必须重视人才与技术的优势，这种优势应具有显著性、可持续性和独特性。显著性是指差异显著，尽可能做到人无我有、人有我优；可持续性是指能常规、持久开展，即可持续发展；独特性是指其他学科难以取代，独特性建立在人才及技术显著性的基础上。

管理的关键是运行体制与机制。急诊医学体系建设水平在很大程度上反映一个国家、一个地区的综合医疗服务水平和管理水平。完整的急诊医疗服务体系（emergency medical service system，EMSS）包含院前急救、院内急诊和重症监护3个部分，“三环理论”成为长期指导我国EMSS发展和急诊医学发展的核心。

就本质而言，一个学科的独立存在与发展取决于学科整体的不可取代性，急诊医学必须坚持科技与体制创新发展的理念，必须坚持以医疗为基础、以科研为先导、以教育为根本的指导思想，要确保患者安全，提高医护质量，增进运行效益；科研要以问题为导向，以创新为核心，以引领学科发展为目的；教育应致力于培养高质量急诊医学人才，要努力构筑医疗、教学、科研、管理新发展格局。

第二节　急诊医学发展战略

以1984年卫生部发布医院建立急诊科的相关规定和1987年中华医学会急诊医学分会成立为标志，急诊医学作为独立学科已有近四十年历史。顶层设计为急诊医学的发展指明了方向，卫生部先后就急诊急救工作颁发诸多文件，如2009年颁布的《急诊科建设与管理指南（试行）》，从制度上规范了人员准入、设备配置及区域布局，尤其强调急诊重症监护病房（emergency intensive care unit，EICU）的建设，使急危重症序贯救治成为可能，标志着急诊从功能科室向专业学科转变。2018年，由陈玉国教授、吕传柱教授牵头发起的急诊急救大平台建设，以急诊急救大联盟和急诊专科医联体为抓手，整合全国的急诊医疗资源，落实国家的“分级诊疗”与“五大中心建设”规划，急诊医学的发展也迎来快速发展的好时机。无论是在公共突发事件的医学救援，还是常态下的急危重症救治，急诊医学发挥的作用已得到广泛认可。2020年9月，国家卫生健康委员会医政医管局联合九部委下发《关于印发进一步完善院前医疗急救服务指导意见的通知》（国卫医发〔2020〕19号），对急救高质量发展提出更高的要求，其后部分省市相继出台类似文件推进急诊医学建设，进一步向平台学科发展。

学科建设与发展必须遵循现代管理学的基本原理，遵循“四梁八柱”的思维原则。我国急诊医学的发展战略应以组织结构为前提，以内涵建设为根本，以人才队伍为关键。我国急诊医学是一个朝阳学科，在学科的建设与发展中，存在很多需要解决的问题，新形势带来的新问题也需要刻不容缓地解决，这是急诊医学建设与发展的困难，也是创新与发展的源泉。

近年来，国家出台了一系列关于健康、医疗与应急等方面的规章、制度，但规划急诊医学发展、科室布局和设备配置等相关标准与规范依然不足。这需要急诊医学的学科带头人充分利用自身的学识与眼界，整合科室内部资源，平衡院内资源，导入外部资源，将政策导向变成学科发展的外生动力，激发科室的内生动力，内外合力促进急诊医学的软硬件建设。急诊医学的学科带头人要有责任与使命，使当地主管部门认同并共同推进急诊医学相关学会和协会的要求、指南、共识和标准，提升急诊医学的内涵与彰显度。

第三节 急诊医学诊疗科目

在学科的发展战略中，组织结构是前提，急诊医学科的组织结构要与医院急诊医学科的工作任务相适应。急诊医学科的组织结构必须列入国家卫生健康委员会医疗机构名录。

一、急诊医学科专业代码

在1994年卫生部发布的《医疗机构诊疗科目名录》中，急诊医学科是一级诊疗科目（代码：20），没有明确设置亚专业（二级诊疗科目）。根据急诊医学科的工作任务与未来发展，急诊医学科设置亚专业（二级诊疗科目）也是发展所需，急诊医学科至少要增设以下亚专业（二级诊疗科目）：

20.01急诊内科专业

20.02急诊外科/创伤学专业

20.03中毒学专业

20.04急诊重症医学专业

二、急诊医学科二级诊疗科目的执业范围

执业范围是指工作定位，是确定学科建设方向与工作任务的基础。

1. 急诊内科专业　主要负责处理内科系统常见的急危重症，尤其是生命体征不平稳、需要紧急抢救的疾病，如过敏性疾病、呼吸系统疾病、循环系统疾病、消化系统疾病、神经系统疾病、内分泌系统疾病、泌尿系统疾病等。

2. 急诊外科/创伤学专业　主要的业务职能是诊治来医院急诊就诊的外科患者，涵盖急诊创伤、外科危重症、急诊普外科、骨科、神经外科、胸外科等。急诊外科医疗团队的诊疗区域一般包括急诊外科诊室、抢救室、清创室、急诊手术室、急诊外科观察室和病房等。

3. 中毒学专业　主要是运用毒理学的理论、方法与技术进行诊疗活动，包括各种急性化学物中毒、动植物和药物中毒，以及各种急性中毒的迟发性病变及慢性中毒等的诊疗和相关研究。

4. 急诊重症医学专业　主要包括临床各科危重症患者救治，如体外循环、体外膜肺氧合等。

三、急诊医学科二级诊疗科目设置的意义

急诊医学科建立与工作任务相应的诊疗科目，无疑对急诊医学科工作的规范化建设与运行起到重要的组织保证作用，二级诊疗科目的建设将有力地充实急诊医学科的工作内涵，是我国医院急诊医学科持续发展的重要保证，有助于提高医疗质量，保证医疗安全，更好地为患者服务。根据住院医师规范化培训要求提供坚实的组织

保证，对培养技术全面的急诊医师至关重要，也利于专科医师的规范化培训及其资格的认证与准入。目前，诊疗科目的实施可在三级医院和部分条件成熟的二级医院实行。

（燕宪亮）

第二章　我国急诊医学科的发展与机遇

第一节　急诊医学科的发展

一、概述

20世纪70年代以前，美国综合医院急诊室没有专职急诊医师，急诊室由护士长负责管理。轮转急诊室的各科高年级住院医师承担急诊医疗工作。急救设备不完善，急诊室基本上是一个入院通道。20世纪70年代后期，医学界开始认识到建立急诊医学科的必要性。1979年，急诊医学获美国医学会正式承认，成为医学科学领域中第23门独立学科；随后，急诊住院医师训练基地迅速增加，急诊医师迅速专业化，急诊室逐步演变成急诊医学科。

我国的急诊医学发展晚于国外，早期急诊医学科是作为医院门诊的附属机构，没有固定的科室建制。20世纪50年代中期，我国部分大、中城市开始建立急救站，重点进行院前急救。20世纪80年代初，卫生部印发《加强城市急救工作的意见》和《城市医院急诊室（科）建立方案》两个纲领性文件。1981年，我国第一本有关急救的杂志《中国急救医学》创刊；1983年，急诊医学被卫生部和教育部正式承认为独立学科，我国第一个完全独立建制的急诊医学科在北京协和医院成立；1984年，卫生部印发《关于发布〈医院急诊科（室）建设方案（试行）〉的通知》；1985年，国务院学位评定委员会批准设立急诊医学研究生点；1987年5月，中华医学会急诊医学分会成立，从学术上确立了急诊医学的学科地位；1990年，《急诊医学杂志》创刊，2001年起更名为《中华急诊医学杂志》；20世纪90年代以来，重症监护病房（intensive care unit，ICU）得到较快普及。2003年“非典”以来，我国的急诊急救工作进入了快车道，大、中城市都设置了院前急救中心（紧急医学救援中心），信息产业部和卫生部联合公布了全国统一的急救电话“120”，为急诊医学的发展创造了良好的客观条件。2016年8月19—20日召开的全国卫生与健康大会和国家卫生和计划生育委员会印发的《突发事件紧急医学救援“十三五”规划（2016—2020年）》更是对急诊医学的发展提出了更高的要求。随后，我国相继召开了全国城市医院急诊医学会议、第一届至第八届全国急诊医学学术交流大会，创办了《中国危重病急救医学》等杂志，并成立了各级急诊医学专业学术组织。各地陆续建立了各类急救医疗专职机构及相当数量的医科大学附属医院，省、市综合医院建立了急诊医学科（急诊医学教研室、急救科、急救医疗中心），并逐渐形成急诊人员专职化。急诊医学科不但具备了急诊专科医师，而且整体装备、结构、管理迅速完善，医院内专业病房抢救技术逐步被带到急诊医学科，因此，急诊医学科综合抢救治疗水平整体提高。

我国急诊医学科的发展大致经历3个阶段：第一阶段，三级医院分别成立急诊医学科，但总体水平不高，多数是采取分诊和专科支援的方式来解决临床急诊问题。第二阶段，急诊医学科的概念逐渐形成，急诊医学科围绕急诊发展的需求逐渐形成自主型急诊发展模式，可解决大多急诊内外科问题；可对急诊危重症、创伤患者进行初期评估和处理，对危重症患者进行病情监护和生命、器官功能支持。第三阶段，急诊医学专业逐步形成，急诊医学教育列入医学院校本科教学课程，国家卫生行政管理部门评审出急诊专科医师培训基地，由基地培养急诊医师，使今后从事急诊工作的人员专科化。急诊医学真正成为跨专科、综合性强的临床专业。

二、我国急诊医学科的发展现状

与发达国家相比，我国的急诊医学起步较晚，发展尚不平衡，技术力量和设备还较落后，尤其是基层医疗单位差距更为明显。

目前，我国大部分城市医疗服务体系建设已经趋于完善，急诊医学科已得到长足发展，“人员过百，面积过万”的急诊医学科比比皆是，且多数急诊医学科已按照《急诊科建设与管理指南（试行）》进行了规范化建设。绝大部分急诊医学科完善了科室的设计和建设，在布局上已拥有预检分诊处、急诊诊室、观察室、抢救室、ICU（或EICU）及急诊病房。在医疗设备上，监护设备、呼吸支持设备、血液净化设备等也已成为急诊医学科的标准配置，检验、放射检查多数可以在急诊医学科区域内完成。全国已有40余个博士研究生培养点和50余个硕士研究生培养点，每年培养大量的急诊医学博士研究生和硕士研究生。急诊医学科也被复旦大学医院管理研究所纳入学科评估的对象之一。急诊医学科的护理团队也逐步实现了专业化，特别是在分诊和应急抢救的配合上。值得进一步关注的不仅仅是大城市的综合医院和大学教学医院，我国的薄弱点在基层医院的急诊医学科。目前，二级医院的急诊医学科建设尚无参考标准。在目前住院医师规范化培训的大前提下，非住院医师培训基地的基层医院无法招收住院医师，导致人员极度紧张，造成一人多岗、有岗无人等状态，也因为劳动强度大，造成人员进一步流失。人员紧张和专业定位不清也造成急诊医学科科研能力薄弱。另外，院前急救人员的定位不清、人才资格框架不明确、体力依赖性强等也造成院前急救人员流失。院前和院内功能和流程衔接不畅等也是亟待解决的难题。

三、急诊医学理论范畴和工作范围不断扩大

急诊医学涉及院前急救（现场急救、复苏和创伤学）、院内急诊、急危重症监护、毒物学、灾难医学、EMSS管理学及急诊医学教学等。EMSS是近些年来发展起来的一种急诊急救医学模式，主要由院前急救、医院急诊医学科急救和ICU急救3个部分组成，三者既分工明确，又相互密切联系，共同构成一个完整的急诊急救医学体系。完善的EMSS可确保在现场为急危重症患者提供快速、合理、有效的救治；并将患者安全地转送到医院，

使患者在医院内急诊医学科和ICU得到进一步救治，为急危重症患者铺设了一条生命救治的绿色通道。EMSS的建立彻底改变了传统的由家属陪送患者上医院就医，或医师在医院等待患者上门就医的急诊急救模式，有效地降低了急危重症患者的致残率和死亡率。

美国医学会、医学教育会定义的急诊医师工作范围包括急诊患者的初步认识、评价、处理，患者的进一步处置安排；急诊医疗管理、研究、教学；负责急诊患者疾病预防，包括院内急诊患者和院外急救患者；急诊医学科医疗实践；院前急救医疗质量与管理。

随着急诊医学的快速发展，各亚专科相继成立，急诊医师的工作范围也在进一步明确和扩大。

四、急诊医学科在临床的重要作用和学科建设的可持续发展

急诊急救医疗可对患者提供综合性的急诊急救医疗诊断、治疗、抢救、处置，确保为急危重症患者提供现场救治和安全转送的服务；确保急危重症患者在院内得到快速有效的进一步救治。在急危重症患者的发病初期就给予及时、有效的现场抢救，维持患者生命，防止患者再损伤，减轻患者痛苦，并快速地护送患者到医院进行进一步救治，为院内急救赢得时间和条件，减少急危重症患者的死亡率和致残率。同时，也可减轻患者及其家属、同事的负担和精神压力。现代医学告诉我们，猝死患者心肺复苏的黄金时间是4分钟，严重创伤伤员抢救的黄金时间是30分钟；当遇有患者外伤出血、骨折、休克、心搏骤停等均须在现场进行抢救，相差几分钟就关系到患者的生死存亡。如果没有院前急救争取到这关键的几分钟，院内设备再好，医师的医术再高明，患者也难以起死回生。急诊医学科是医院的窗口，是承担医院急诊急救医疗任务的一级临床科室，是EMSS体系中最重要的中间环节，也是医院内急救的第一站，承担着极为繁重的紧急救护任务。ICU是将急危重症患者集中管理的病室，宗旨是为急危重症患者提供高技术、高质量的医疗服务；手段是运用先进的监测技术对患者的生命功能进行连续、定量、实时监测，以便及时准确地做出诊断（判断），及时采取积极的治疗措施。多年来的实践表明，ICU的建立可显著地提高急危重症患者的治愈率，降低各种并发症的发生率和死亡率。急诊医学科的应急能力是考核一所医院管理水平、医护人员基本素质和救治水平的综合指标。急诊医学水平的高低在一定程度上反映了一所医院乃至一个国家临床医学总体水平，各级医院均应高度重视急诊医学科的建设，并切实加强急诊医学科的管理。

急诊医学经过几十年的发展和沉淀，已经凝练出心肺复苏、急性中毒、理化损伤和创伤急救等固有的专业方向。脓毒症和各系统急危重症也成为急诊医学科不可或缺的发展方向，构成了急诊医学科可持续发展的主要脉络。只有不断发展、完善中国特色的急诊医学亚专业，才能充实作为急诊医学的内涵，固土拓疆，用实力和能力守牢急诊医学科的固有专业，并拓展专业发展的广度和深度。实力和能力离不开技术的支撑，核心的急救技术是急诊医学赖以生存的基础，特色和前沿技术是学科发展的保障。随着学科的融合，技术的壁垒逐渐被打破，技术是公共的理念也越来越被认可。近年来，床旁超

声、支气管镜、临时起搏器等技术设备如雨后春笋，目标温度管理（target temperature management，TTM）、主动脉内球囊反搏（intra-aortic balloon pump，IABP）和体外膜肺氧合（extracorporeal membrane oxygenation，ECMO）也应运而生，急诊医学科借助专业技术应用于急诊危重症患者的救治，极大地提升了患者的抢救成功率，并培养相应的技术人才，提高了学科的凝聚力和影响力。急诊医学科需要发展自己的急救亚专业或专病急救特色，其亚专业、专病特色可以考虑如下几个方面，包括创伤中心、中毒控制中心、急性胸痛管理项目、急性脑血管意外管理项目、危险性急性消化道大出血快速通道管理项目、急性哮喘发作控制项目、急腹症综合服务通道、急诊会诊综合服务项目及灾难医学服务项目。

人才培养和科研实力是学科可持续发展的保障。急诊医学科的建设和发展，首要任务除要做好医疗工作外，还要做好教学和科研工作。急诊医学科要承担教学任务，负责专科医师、轮转医师、进修医师、实习医师及各级各类护士的培训。目前，我国许多医学院校都开设了急诊医学课程。1987年，全国第一个急诊医学专业硕士点在中国协和医科大学（今北京协和医学院）建立，此后国内不少医学院校也相继建立急诊医学硕士点。2000年，徐州医学院在全国率先招收急救专业方向的本科生（挂靠在麻醉学系），此后国内多所院校开始招收急诊或急救专业的本专科学生，培养专业的急诊急救医学人才进入了正常化阶段。急诊医学科的科研工作相对薄弱，甚至明显不足，这也严重制约了急诊医学科的自身发展。急诊医学是一门新兴的学科，值得研究的课题很多，如心肺脑复苏、休克、急性呼吸窘迫综合征、多脏器功能不全综合征、中毒、创伤救治等，这些课题也只有在急诊医学科才能得到有效的研究。高学历的急诊医师进入急诊医学领域，必将成为急诊医学科发展的中流砥柱，对学科的发展起到重要的推动作用，尤其是在急诊医学理论体系建设和急诊医学科研方面。急诊医学的发展与急诊医学科的发展相互促进，改善急诊工作者的待遇，创造良好的科研环境，稳定急诊医师队伍已成为目前急诊医学科可持续发展的重要一环。

五、顶层设计和自身建设是根本

（一）急诊医学科的顶层设计

中华医学会急诊医学分会主任委员陈玉国、吕传柱教授大力推进的急诊急救大平台，是一个“以时间轴为核心的急危重症救治”的急诊急救医疗服务平台，它的成功建立必然会缩短急危重症患者的抢救时间。开展院内与院前急救平台的信息互动共享，使患者的基本信息能提前传送到院内急诊信息平台，为院内的高效、序贯抢救提供了很好的基础。在一定区域内，做到全省统一、区域的差异性和能力的均质化，以及院前急救与院内急诊的统一协调，实现院前-院内的无缝衔接，即可形成一个“以时间轴为核心的急危重症救治”的急诊急救医疗服务平台。2021年，《中华急诊医学杂志》第12期刊登了中国县级医院急诊联盟制定的《中国县域医共体急诊急救大平台建设规范专家共识》，以促进急诊急救大平台的建设与发展。2018年，国家卫生健康委员会明确二级以上医院建立五大医疗中心，确立了以患者为中心、以急危重症为脉络、构建“院前急救–院内急诊–专科”序贯一体化的救治体系。急诊医学科作为所有急诊患者入院诊治的必经之路，是医院中急危重症患者最集中、病种最多、抢救和管理任务最重的科室，理应成为急诊急救大平台建设的核心和枢纽，是五大医疗中心的核心主导科室。中华医学会急诊医学分会、中国医师协会急诊医师分会、中国急诊专科医联体等希望通过如“急先锋”等项目在全国进一步推动上述工作落地。

急诊医学科的发展离不开稳定、上进的急诊队伍，但目前急诊队伍的稳定性和积极性都有待提升，这在地市级医院的急诊队伍中更加明显，尤其是基层急诊队伍的学科带头人流失严重。团队的建设不仅要满足当前临床、科研的需求，更要着眼于未来，不断提升急诊医学的社会影响力、认同感与受识度、美誉度。

学科建设必须以人才为本。要特别重视人才队伍建设。人才队伍建设必须坚持以规范化住院医师培训为基础、以主治医师队伍为骨干、以学术带头人为中坚、以学科带头人为关键的指导思想。同时，还必须认识到，学科建设领导是前提，学科带头人是关键。造就一支强大的人才队伍，特别是造就大批优秀学科带头人是我国急诊医学发展的关键。

优秀的学科带头人必须有追求、有思路、有能力、有情商。无论面对任何艰难困苦，优秀的学科带头人都能执着于追求急诊医学事业的发展。优秀的学科带头人要有战略思维、清晰的学科建设思路，要有谋事与成事的能力，还要有较好的情商，做到自控与宽容。以人才为本、造就优秀学科带头人是中国急诊医学发展的希望。

（二）急诊医学科的自身建设

急诊医学发展的总体目标是真正做到以急诊患者的需求为导向，为患者提供优质、快速、安全的服务，提高救治成功率，降低致残率与病死率。核心能力的同质化和特色技术是实现目标的保障和自身建设的重中之重。把握学科发展的脉络，梳理自身的现状和特色，规范基础的核心技术，夯实学科的广度与厚度，拓展特色和前沿技术，以急诊医学新体系的建设带动整个EMSS的完善与提升，丰富急诊医学的内涵，提升急诊医学的技术与能力，进而带动科室和学科的发展。进入21世纪，急诊大数据挖掘和第五代移动通信技术（5th generation mobile communication technology，5G）技术在院前急救、院内急诊、EICU的应用案例越来越多，远程手术、无人机等新兴技术也为急诊医学扩展了极大的想象空间。

第二节　我国急诊医学科的机遇及挑战

急诊医学科已成为医院的重要窗口。急救水平的高低不仅关系到患者的生命安危，还反映一个国家、一个地区、一座城市卫生机构的组织管理水平，更彰显一所医院及其医护人员的基本素质和能力。进入20世纪，一些边缘的医学领域不断加快发展的步伐，急诊医学科的独立建制，危重症医学与重症监护病房的发展，院前急救（“120”）的创建，复苏学、创伤学、灾难医学、交通医学的发展，都面临着对急救手段和水平提高的需求。急诊医学的从无到有体现了现代化医院的发展方向，体现了现代整体医疗技术水平的发展方向，也体现了现代整体医疗技术水平的进步程度。这一门学科的兴起既丰富了医学科学，又造福了患者，特别是急危重症患者。

我国急诊医学发展水平参差不齐，急诊急救工作还没有得到足够重视，特别是急诊医学教育还处于相对落后的地位，如何培养大量熟练掌握急诊急救基本理论、基础知识和基本技能的新型急诊医师是急诊医学发展的一个紧迫任务。多年来，特别是经过了“非典”疫情、汶川大地震、东方之星沉船等灾难事件，急诊医学越来越受到全社会的关注。它成为政府应对突发事件的一个重要抓手，多数急诊医学科已经从困境中走了出来。分级诊疗和全面预约挂号还会使急诊医学科面临更多的机遇与挑战。

我国急诊医学事业逐渐步入正轨，但进入新时代，也面临新的挑战，包括急诊运行模式不统一、人才缺失等问题。这是由于急诊住院医师规范化培训体制尚不完善，存在“谁来培训，培训什么，怎么培训”的问题。另外，急诊的高强度工作和日趋紧张的医患关系也导致急诊人才的流失。为了达到急诊急救服务优化的目的，新时代急诊医学发展应做到完善院前急救制度和加强大众自救、互救意识与能力“两手抓”。具体措施包括加强急救知识的科学普及工作，增加公共场所急救设施的投入，提高非医护人员在危急时刻的自救意识和能力。另外，可通过统一的运行模式，科学有效地分配、利用院前急救资源，确保院前急救与院内急救无缝衔接。将非医护人员院前自救、急救中心院前急救与各大医院急诊医学科的院内急救紧密结合，真正做到用最短的时间，实现有效的救治。

（赵宁军　燕宪亮）

第三章 急诊医学科的组织结构、工作任务与管理制度

急诊医学是以现代医学的发展为基础，以临床医学的救治措施为手段，在机体整体的角度上研究和处理急危重症的及时、快速、有效救治及其科学管理的综合性临床学科，是医院中的一级临床诊疗科目。21世纪现代急诊医学已发展成为集急诊、急救与重症监护三位一体的大型急救医学技术中心和急诊医学科学研究中心，可以为急危重症患者提供一站式无中转急救医疗服务。急诊医学科是医院急症诊疗的首诊场所，也是社会医疗服务体系的重要组成部分。急诊医学科实行24小时开放，承担来院急诊患者的紧急诊疗服务，为患者及时获得后续的专科诊疗服务提供支持和保障。

在急诊医学科的建设与管理中，组织结构是基础，没有组织结构，就没有相应的内涵建设与过程管理。因此，规范急诊医学科的组织结构，明确其工作任务是急诊医学科建设与管理的重要前提。

第一节 科室建设

科名一般为急诊医学科（emergency medicine）或急诊科（emergency department），急诊医学科（室）按承担的任务和规模，一般分为依赖型、支援型和自主型。

1. 依赖型 指医院门诊部急诊室模式，急诊室编制只有固定护士，急诊工作主要依赖各临床专科派医师轮流承担。

2. 支援型 指急诊医学科主要承担急诊监护病房、急诊病房部分急危重症患者的急诊和抢救工作。其余的日常急诊则由各专科派轮转医师承担或支援，急诊医学科只负责行政管理和监督。

3. 自主型 指急诊医学科承担全部（所有专科）或大部分（内、外科）急诊工作，除编制急诊专职护士外，尚有相当数量的具有一专多能、业务水平较高的专职急诊医师，全面开展医疗、教学和科研工作。这种模式是目前最理想的模式。从方便患者、提高医疗质量、业务培训、稳定专业队伍、加强管理，以及开展科研、促进学科发展和开展教学、毕业后继续教育等方面来看，自主型急诊医学科具有明显的优越性，是急诊医学发展的方向。

以上3种模式，各医院可根据所承担的任务、急诊量大小及人力、财力的多少予以选择。一般来讲，按我国目前的国情，一级医院以依赖型为主，二级医院以支援型为主，而三级医院则必须积极创造条件建立自主型急诊医学科。

急诊医学科应具备与医院级别、功能和任务相适应的场所、设施、设备、药品和

技术力量，以保障急诊工作及时有效地开展；应当设在医院内便于患者迅速到达的区域且有明确的标识，并邻近大型影像检查等急诊医疗依赖较强的部门；应设医疗区和支持区，医疗区包括急诊预检分诊处、急诊诊室、急诊抢救室、急诊病房、急诊观察室、EICU和急诊手术室；支持区包括挂号处、各类辅助检查部门、药房、收费处等。

第二节　组织结构与工作任务

急诊医学科的主要工作任务是急诊患者的院内急诊救治和危重症患者的急诊监护治疗，也可根据所在地区特点参加院前急救。急诊医学科的组织结构必须与其工作任务相匹配（图3-1）。

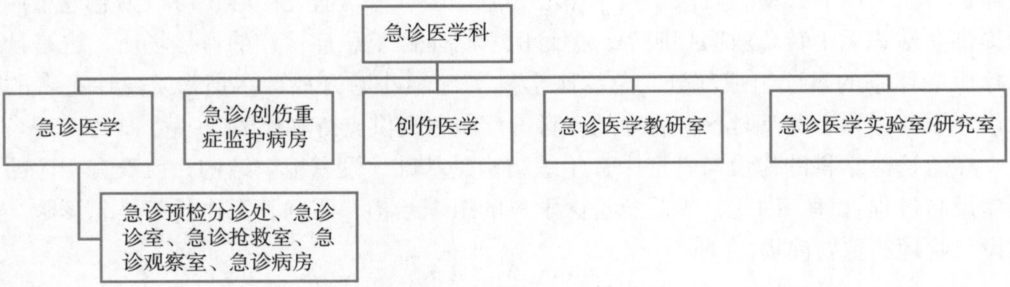

图3-1　急诊医学科的组织结构

一、急诊医学

（一）急诊范围

凡患者由于疾病急性发作，突然遭受外伤或异物侵入体内，甚至生命处于危险状态或非常痛苦的状态时，均属急诊范围，医院均须进行急诊处置。一般来讲，急诊范围包括以下几个方面。

1. 外科急诊　各种急性外伤、急性腹痛等。
2. 内科急诊　急性心脑血管疾病、中毒、急性器官衰竭。
3. 妇产科急诊　临产、流产或突发大量阴道出血。
4. 儿科急诊　高热、惊厥、腹泻、严重脱水。
5. 传染科急诊　疑有烈性传染病。
6. 耳鼻咽喉科急诊　耳道、鼻道、咽部、眼内、气管内有异物。
7. 皮肤科急诊　剥脱性皮炎。
8. 其他情况急诊　医师认为合乎急诊条件者。

为了保证急诊患者得到及时、恰当的诊治，避免非急诊患者和急诊患者混在一起，造成“急诊不急”，影响急诊患者的及时诊治，医务人员必须做到严格执行急诊标准，以不延误急诊患者的及时诊断和治疗，同时要视情况处理好非急诊患者的诊治，耐心做好解释工作。只有在不影响急诊患者的诊疗及诊疗力量比较充裕的情况下，才可以适当满足非急诊患者的诊治。

（二）急诊不同区域

1. 急诊预检分诊处　预检分诊处旨在对急诊患者进行快速评估，根据患者的急危重症程度进行优先顺序的分级与分流。我国急诊医学进入快速发展时期，急诊就诊量逐年增长，急诊预检分诊是急诊就诊的首要环节，国内尚未形成统一、规范的急诊预检分诊系统。安全有效的急诊预检分诊可准确地识别急危重症患者，确保患者安全，提高急诊运行效率。急诊预检分诊应制订并严格执行分诊程序及分诊原则，具有科学的分诊思维，在限定时间内快速分析、综合判断、迅速接诊、正确分流急诊患者，确保急诊就诊流程的顺畅和患者安全。急诊预检分诊流程应本着患者就诊的安全性及人性化进行设计，并做到与患者及其家属有效沟通、与医师和护士无缝衔接，同时要动态评估患者的病情。急诊预检分诊要设置科学、量化的质量评价指标，定期进行总结评价，提高急诊预检分诊质量。

急诊分诊人员应由具有急诊分诊资质的护士（一般在急诊工作3年以上）担任，并且24小时在岗接待来诊患者。急诊分诊护士的分诊技术水平直接影响患者的救治效果。因此，急诊分诊护士要有明确的岗位要求和严格的准入标准，不仅要有基本的急救护理专业知识，还要掌握多专科疾病的医疗护理知识，同时具备较强的分析和评估病情的能力，按病情的轻重缓急、先后顺序，将患者以最快的速度分配到正确的诊疗区域，以保证患者获得及时、适当的诊疗与护理。

2. 急诊诊室　急诊诊室主要对普通急诊患者进行病史采集、体格检查、重要生命体征采集、诊断与救治。经急诊诊治的患者，根据病情决定是否给予急诊手术、住院、危重症监护治疗、急诊留观、转专科门诊或离院等处理。

3. 急诊抢救室　急诊抢救室是急诊危重症患者抢救治疗的重要场所，应配备高年资医师和相应的医疗设备，患者的病情平稳或死亡后必须立即移出抢救室，以保证其他患者的抢救。

（1）管理制度：抢救室专为抢救危重症患者设置，其他任何情况不得占用。抢救室应具备较大的抢救半径，配备必要的抢救仪器和设备。抢救室应制订针对常见的急危重症抢救预案。急诊医师、护士应熟练掌握抢救仪器和设备的技术性能和操作，熟悉抢救预案，并经考试合格后才能在抢救室上岗。三级医院的抢救室人员与仪器、设备及药品配备应至少能满足同时开展4位危重症患者的紧急抢救所需。一切急救用品实行“四固定”制度：定数量、定地点、定人管理、定期检查消毒和维修，并做出完整记录。各类仪器、材料保证性能完好，避免抢救遇到故障。每班核对1次物品，班班交接，做到账物相符。无菌物品要注明灭菌时间，超过1周须重新灭菌。

白班医师在主管医师带领下负责抢救室查房，危重症患者抢救时须请主管医师（周末和晚上请备班医师）到场指导抢救。科主任定期对抢救室查房，对抢救室危重症患者有随时指导和组织抢救的责任。对危重症患者不得以任何借口推迟抢救。各项记录要及时、全面。严格执行交接班制度和查对制度，应有专人负责，对病情抢救经过及各种用药要详细交代。各种抢救物品、器械用后要及时清理、消毒、补充，物归原处，以备再用。房间应进行终末消毒。抢救组织者本人或委托其他医师应及时向患者家属或其单位讲明病情及预后，并及时书面和口头下达病危、病重通知，以取得理解和配合。

抢救工作要树立时间就是生命的观念，分秒必争，做到急、准、好，严肃认真，紧张而有序，忙而不乱。对病情复杂的患者要有全面和整体的意识予以判断，以挽救生命和维持生命体征稳定为基本原则。在保持生命体征稳定的同时，必要时组织有关科室会诊，明确诊断，制订进一步的抢救治疗方案。要严格执行抢救工作制度和技术操作常规，急诊抢救中可以下达口头医嘱，但下达口头医嘱要清晰、准确，尤其是用药的名称、剂量、给药途径及时间等，护士执行前要复述，避免有误。患者和口头医嘱均较多时要有临时记录，事后要迅速补写正式医嘱，由下达医嘱的医师和执行护士签名，并补开处方交患者家属。抢救工作中遇有诊断、治疗、技术操作等困难时，应及时请示上级医师，迅速予以解决。抢救药物用后的空安瓿、输液空瓶、输血袋等应暂时保留，集中存放，以备统计和查对。做好抢救记录（包括医师记录和护理记录），记录要及时、准确、完整，并注明时间（精确到分钟）。

急危重症患者经抢救，生命体征基本稳定，需转入专科病房或手术室的，应通知有关科室提前做好准备，急诊医学科派人护送至病房或手术室，保证途中发生意外时能及时处理；生命体征不稳定者应移至监护病房继续抢救治疗；病情基本稳定不需住院治疗的应视情况留观1～2天。

抢救中所耗物品要迅速予以补充，以备下次抢救时用。抢救室要定期消毒和清洁整理。

（2）装备与仪器：①每张抢救床配1台监护仪，输液泵、注射泵≥1台。②每个抢救室配有创呼吸机≥2台，无创和便携式转运呼吸机各≥1台，便携式转运监护仪≥1台，除颤仪1台，临时起搏器1台，心电图机1台，洗胃机≥1台，心肺复苏仪≥1台。③气管插管箱1套（装有喉镜、2种型号以上的气管套管、导引钢丝、送管钳、牙垫、注射器、胶带、备用电池等，有条件者可配置高清晰度可视喉镜）。④成人及儿童用的呼吸面罩、球囊、气管插管、鼻胃管等急救设备。⑤抢救车1辆。抢救车内药品、用品按标准配备。

4. 急诊观察室　不符合住院条件，但根据病情尚需急诊观察的患者可在急诊观察室进行观察，一般观察时间不超过3天。值班医护人员对于观察室患者，要及时填写急诊观察病历，开好医嘱，按时进行诊疗护理，随时记录病情和处理经过，认真做好交接班。急诊观察室医师应早、晚各查房1次，重症患者应随时查看。主治医师每日查房1次，及时修订诊疗计划。急诊观察室值班医师和护士要严密观察患者的病情变化，要随找随到床边查看，以免贻误病情。急诊观察室值班护士要随时主动巡视患者的病情、输液、给氧等情况，发现病情变化，立即报告医师并及时记录。急诊观察室要加强基础护理，预防压疮、肺炎等并发症的发生。急诊留观者一般只许留1人陪伴（特殊情况除外）。

5. *急诊病房* 急诊病房应同各专科病房一样，实行24小时医师、护士值班及上级医师备班和三级查房制度。急诊病房主要收治急诊已明确诊断，尚需短期治疗及观察或暂时住院困难的患者，以及部分诊断一时不明，但病情较重，需定时观察处理的患者。恶性肿瘤、晚期肝硬化、尿毒症或传染性疾病等患者不宜收住急诊病房。急诊病房设有医师办公室、护士办公室、监护抢救室、配液室和治疗室等，其配置和管理办法同其他专科住院病房。急诊病房的收治应由急诊医师决定。凡决定收入急诊病房的患者，应先通知值班护士，做好准备，然后再办理相关手续，建立病历等。病历的书写和管理同住院病房。急诊患者收住急诊病房后，值班医师或主管医师应及时查看住院患者，尽快制订诊疗计划，确定抢救治疗方案，对病情复杂的急危重症患者，要及时请示上级医师。护士应妥善安排住院患者，按医嘱进行治疗、护理和观察。对危重症患者要有专人守护，密切观察意识、瞳孔、生命体征，以及输液、给氧情况，发现危险征兆，立即报告医师并做好记录。密切观察可能发生的病情变化，做好治疗、护理记录和卫生膳食工作，每班应进行病房交接班。经常检查各种导管、引流管，保持畅通，发现异常立即处理。主管医师负责向患者及其家属交代病情和治疗处理等情况。主管护士负责交代住院、陪住等有关制度和办理相关手续等。病情好转或恶化均应及时处理，患者出院或转科应有医嘱，由值班护士通知家属或患者本人，离开时要妥善交代病情和注意事项。

二、急诊/创伤重症监护病房

我国三级医院和有条件的二级医院均应设立重症监护病房，并建立与急诊医学科一体化的急诊/创伤重症监护病房。重症监护病房要求采用先进的诊断、监护与治疗设备和技术，对病情进行连续、动态地定性和定量观察，并通过积极有效的干预措施，为急危重症患者提供规范、系统、高质量的生命支持，改善生存质量；必须配备数量足够、受过专门训练并掌握重症医学基础知识和基本操作技能、具备独立工作能力的专职医护人员。

EICU主要用于急诊中经抢救治疗后仍不宜过多搬动、需继续进行抢救和治疗的危重症患者。通过在EICU治疗使生命体征稳定，为后续治疗奠定良好基础。EICU与各专科ICU或全院性的综合ICU功能与目的各不相同，不能相互替代。EICU的环境要求及设施配备与各专科ICU相同。各医院急诊医学科可根据各自的急诊量及危重症患者的数量来决定配置的病床数。EICU应配备专职人员负责管理，保持清洁、整齐和肃静，无关人员未经批准不得入内，工作人员进入EICU应穿专用工作服，换专用鞋。EICU内收住的均为病情十分危重的患者，各类仪器设备多且复杂，环境卫生条件要求极高，因此，EICU应严格执行探视制度，以免破坏室内的卫生、工作环境和干扰患者的休息和治疗。护理人员应认真填写监护记录，病情变化时应及时报告值班医师或主管医师进行急诊处理。每天至少进行2次病程记录，危重症患者病情变化时及时记录。入院时有病情谈话记录，每次有创操作及危重症患者的外出检查必须有谈话签字记录。EICU患者的出院、转科、转院需经主管医师许可，并与患者及其家属做好沟通工作，必要时需患者家属签字。

1. 收治的常见疾病　包括猝死，多器官功能障碍综合征，各种类型的休克，急性中毒，危及生命的心脑血管疾病，重症心肌炎，急性呼吸衰竭及急性呼吸窘迫综合征，重症哮喘，急性肾功能不全，重症急性胰腺炎，消化道出血，严重创伤、烧伤，多发伤、复合伤，严重水、电解质紊乱，酸碱失衡，高热，溺水，电击伤，蛇咬伤，严重感染等。

2. 装置与仪器　参见第十六章第二节。

三、创伤医学

随着我国城市化建设进程的加快和机动车保有量的激增，各种意外伤害（如交通事故伤、坠落伤）的发生率明显增加。

流行病学研究显示，严重创伤患者的死亡会在以下3个高峰期中出现：①第一个死亡高峰期出现于创伤发生后数秒至数分钟，占创伤死亡的50%，这类患者基本都死于现场，称为现场死亡。死亡原因包括脑部、颈椎、心脏、主动脉及其他大血管严重创伤或严重撕裂。②第二个死亡高峰期出现于严重创伤发生后数分钟至数小时内，称为早期死亡，占创伤死亡的30%，这类患者是创伤救治的主要对象，也是急诊工作者日常大量遇到的危重创伤患者，死亡原因包括硬膜下血肿、血气胸、脾破裂、肝脏裂伤、骨盆骨折及多处受伤并有明显失血。这段时期为创伤救治的“黄金时段”。如果创伤患者在这段时间得到快速及适当的治疗，病死率将会大大降低。③第三个死亡高峰期发生于创伤发生后数日至数周内，占创伤死亡的20%，称为后期死亡，此为危重症研究领域。死亡原因多为创伤引起的后期并发症，包括脓毒症或多器官衰竭。此时期伤者的病死率主要取决于前两个高峰期的处理是否及时、适当及有效。因此，创伤后得到及时、有效的处理，是提高严重创伤患者救治效率、降低病死率的关键。建立完善的创伤救治系统，争取在创伤后早期按照创伤救治程序对患者实施确定性的抢救措施成为现代创伤救治的基本原则。

为进一步规范和指导我国城市创伤救治体系的建立，建设具有中国特色的创伤救治模式，提高创伤医学水平，经教育部批准，2016年中国创伤救治联盟成立，并汇集国内外创伤急救领域专家，基于现有研究成果，并结合我国国情和具体实践，共同制定了《中国城市创伤救治体系建设专家共识》（以下简称《共识》），以期为我国各级地方政府创建城市创伤救治体系提供参考。《共识》主要内容如下。

（一）加强院前创伤急救能力建设

我国院前急救整体救治能力和水平尚有不足，表现在院前急救队伍不稳定，人员严重短缺，院前创伤救治不标准、不规范，急救反应时间过长等。因此，在建立城市创伤救治体系过程中，要加强城市院前急救能力。地方政府应加大对院前急救的投入，提高急救队伍的待遇，加大培训和继续教育的力度，切实提高城市院前创伤救治能力和水平。

（二）建立院前与院内创伤急救的信息沟通机制

院前急救和院内急救之间、院内急救和院内专科之间如果缺乏必要的信息沟通，势必延误患者的救治，影响严重创伤患者的最终救治效果。因此，应加强“两个链接”，即院前急救与院内急救之间的信息交换、院内急救与创伤救治团队之间的信息交换，使院前和院内的抢救无缝衔接。院前急救人员在现场接到创伤患者，尤其是严重创伤患者后，通过车载信息联动系统将掌握的患者伤情通知接诊医院急诊医学科，并协助做好相应的救治准备工作；院内急诊医学科接到院前预警后，根据患者的伤情启动相应级别的院内预警，并按照预警级别通知相关专科救治团队人员到急诊医学科待命，并准备好相应的抢救设备及药品物资。创伤患者到达医院后，创伤救治团队即可展开一体化诊治，有效减少因等待造成的延误，提高创伤救治成功率。

（三）组建综合医院的严重创伤救治团队，并建立严重创伤多学科诊疗模式

严重创伤患者往往伤情复杂，救治过程涉及多个学科，专科医师由于缺乏整体救治观念，接诊过程中无法对其他专科情况进行识别和判断，不同科室的专科医师在处理时也会在救治顺序、手术安排和用药选择等方面发生分歧，这些因素都会影响救治效率，甚至使患者丧失最佳的手术抢救时机，影响救治效果。创伤尤其是严重创伤常涉及全身多个部位，病情危重，临床诊疗较为棘手。为确保严重创伤患者得到科学有效的救治，应借鉴肿瘤诊疗中的多学科诊疗（multi-disciplinary treatment，MDT）模式，组建严重创伤救治团队，并开展规范化的创伤救治。

随着各级医院的发展，根据人类健康高频率出现的疾病，国家卫生健康委员会牵头，要求各级医院建设创伤中心。国家创伤区域医疗中心应当具有区域领先的医疗、教学、科研、管理水平，具有较为丰富的严重复杂创伤救治经验，在区域创伤救治体系建设中处于引领地位。配套设施完善，创伤救治相关的诊疗科目齐全，人才梯队结构合理，具有能够满足医疗、教学、科研所需的医疗设施、设备，且有相对成熟合理的运行机制。坚持公益性，认真落实医改相关工作要求，具备承担重大突发公共卫生事件救援救治的能力和经验。承担区域内创伤救治中的临床、教学、科研等方面的技术指导，积极参加创伤医学国内外学术交流与合作，推动本区域创伤医学发展。

近年来，创伤中心开始积极进行MDT团队建设，其组建能够集中多个学科的优质资源，促进学科间的交流合作，进而优化创伤救治方案，改善创伤患者预后。目前创伤中心MDT的实施在使患者获益的同时也带来了新的问题，尚需广大急诊创伤中心医务人员进一步探讨后提出更加适应创伤中心的MDT建设方案。

四、急诊医学教研室

现代医学教育已向终身医学教育体系发展，即学校基础教育（basic education，BE）、毕业后教育（postgradute education，PGE）和继续医学教育（continuous medical education，CME）。医学院（校）附属医院及承担教学任务的教学医院均应成立急诊医

学教研室。

若医学院（校）有多个附属医院，可联合组建急诊医学系，以统一安排教学任务，统一、合理使用教学资源，统一教学质量标准及评估，统一师资队伍的有计划培训。教研室主任一般由科主任兼任，急诊医学系主任在各附属医院急诊医学科择优遴选。

教学和科研是急诊医学科的重要工作内容，教研室主任要制订教学计划，组织实施，定期总结。

急诊医学教研室的主要任务是：①承担医学院（校）医学生急诊医学的教学任务。②承担医学院（校）医学生的实习任务。③承担毕业后教育，即住院医师规范化培训及专科医师培训工作。④承担研究生教学任务。⑤承担进修医师的教学任务。⑥开展继续医学教育。

五、急诊医学实验室/研究室

科学研究在急诊医学的建设中具有重要地位。在急诊医学研究中，临床研究与基础研究占有同等重要的地位，基础研究主要在实验室完成，临床研究主要在临床进行，两者必须紧密结合。急诊医师要树立“临床工作向前一步就是科研”的意识，在日常诊疗工作中要注意思考并发现问题，根据拟解决的问题确定课题，进行科研设计，完善记录、积累资料，经统计分析后撰写论文，这是提高临床医疗水平和急诊医学科学术地位的重要途径。为更好地推进急诊医学科的科学研究工作，在有条件的医院，急诊医学科应成立急诊医学实验室/研究室。

急诊医学实验室/研究室主任应由急诊医学科主任（或副主任）兼任。成立急诊医学实验室/研究室一般应具备的基本条件包括：①要有学术水平较高，治学严谨，具有副教授或副主任医师以上职称的学科或学术带头人。②已形成相对稳定的研究方向，并有相应省（部）级或以上的研究课题及经费。③配备有开展科学研究所必需的实验室/研究室，具有规范的实验室/研究室条件。④配备有与研究方向相匹配的仪器设备及运行经费。⑤配备有一定数量的专职人员。⑥要形成一支结构合理、相对稳定于研究方向的人才梯队。

第三节　急诊医学科工作管理制度

一、实行昼夜24小时应诊制度

急诊医学科人员要实行24小时应诊、全年不间断接诊制度，要根据所属医院急诊量和承担的任务配备足够的人员和药品、器械。各医院在节假日、天气炎热、天气寒冷等患者较多和较集中的时间节段，要有预见性地安排好加班人员。遇有突发事件等特殊情况时，要有足够的人员、药品和器械的储备应急。

二、坚持首诊负责制度

经急诊分诊或挂号后，第一个接诊患者的科室称为首诊科室，相应地第一个接待患者的医师称为首诊医师。首诊科室和首诊医师全面负责对就诊患者迅速采集病史，做体格检查和必要的实验室常规检查，必要时做快速而简便的特殊检查，迅速明确诊断并及时给予处置。

三、实行知情告知制度

对侵袭性、有一定风险的检查和输血及血制品等特殊治疗，应将治疗目的、过程和可能发生的后果等告知患者和/或家属，取得理解并签字同意后再进行。对急危重症患者要及时交代病情及预后，报病危。

四、及时诊治和分流患者制度

需住院的患者收入院治疗。急诊医师有权将患者收住专科病房和协调科室间收住事宜。各科室间不得推诿拒收。在出现批量患者时，急诊医师有权通知各专科值班医师和备班医师参与急诊医学科的抢救治疗工作。

对于病情复杂的患者，急诊医师在情况允许时应进行全面详细的检查，判断病变部位、性质、相互关系及对全身的影响，并分清主次，制订出合适的检查治疗方案。在必要时应请备班上级医师或有关专科会诊协助诊治。

五、及时、准确地完善各种记录制度

应及时、准确地记录诊疗情况及病情变化，完善病历记录。首诊医师下班时，应向接班医师交代病情及处理情况，待接班医师接班后方可离开。

六、分诊管理制度

急诊医学科（室）要有分诊管理。一般由有经验的护士主持。对就诊患者要简要询问病情，观察生命体征，并指引患者挂号、就诊。应按病情将患者大致分为3类：①生命体征极不稳定，随时有生命危险或呼吸、心搏已停止的危重症患者。对于这类患者，应立即直接送抢救室并通知医师和护士，迅速组织抢救，然后再补办挂号等手续。②病情较重，可能发展为危及生命的，或虽不危及生命却较痛苦的重症患者。对于这类患者，应给予优先就诊。③病情较轻和痛苦程度不高的普通急诊患者。对于这类患者，可较为从容地组织依次就诊。

对于突发公共卫生事件，立即执行呈报制度，报告科主任、总值班和院领导。遇有涉及刑事案件者应向保卫部门报告。对于传染病或疑似传染病患者，应直接送传染病专科诊室就诊或采取其他必要措施。对于绿色通道的患者，要及时报告，呼叫有关人员增援。对于无急诊值班的专科患者，要呼叫有关专科医师参加急诊。做好各项登记工作及相关记录，患者的姓名、性别、年龄、工作单位、接诊时间应记录明确，无家属的患者应及时与其家人或单位取得联系。

七、备班管理制度

急诊医学科要有完善的各级医师24小时备班制度。备班医师一般由高年资主治医师或副主任、主任医师担任。备班期间保持通信联络，有需要时能在短时间内赶到现场开展工作。在下列情况下，备班医师应赶赴急诊医学科或急救现场参与和指导急诊抢救工作。

1. 疑难、危重症患者的抢救，一线医师单独处理有困难时。

2. 有大批量患者来诊，急诊医学科医护人员相对缺乏时。

3. 突发事件、灾难等特殊情况下需出诊进行院前抢救和诊治时。

4. 在一线急诊医师超常规量工作，或一线医师上台急诊手术时，支援一线急诊医师工作。

5. 需要上级医师进行科室间的协调处理时。

八、急诊医学科手术管理制度

三级医院急诊医学科应建立急诊外科，包括急诊手术和相应的围手术期处置。急诊医学科手术与各专科的急诊手术在手术指征、目的和方法上均有差异，二者不可相互替代。急诊医学科手术指征包括以下几点。

1. 来不及进入专科手术室的救命性手术，如复苏性剖胸；急性心脏压塞；心脏及大血管损伤、大出血；伴严重休克的腹部损伤；颅脑伤，单侧瞳孔散大；伴有颈椎损伤或不稳定骨盆骨折、不宜搬动者。

2. 涉及多脏器和部位的多发性创伤，以及由多种致伤因素造成的复合性损伤。

3. 损伤控制手术。对于严重创伤患者，为避免进一步加重生理紊乱而导致急性呼吸窘迫综合征、多脏器功能障碍综合征等严重并发症，先以简单有效的手术方式迅速控制创伤，稳定病情，待患者生理紊乱纠正或部分纠正后，再进行确定性手术。急诊医学科手术需经急诊医师诊察病情或经有关专科医师会诊后再进行。要严格掌握手术指征，但属于紧急救命手术则要尽快进行。术前应进行简单的讨论，确定手术方案，向患者和/或家属说明手术目的、经过及可能发生的问题，并请家属，必要时和患者本人一起在手术同意单上签字同意。急诊手术属紧急救命手术，术前准备和抢救治疗应同时进行。手术完成后，手术医师要及时做好手术记录和建立术后医嘱。急诊手术室管理和环境要求与病区手术室一样，应有专人负责，定期进行清洁整理和空气消毒。应备有3套以上供各种急诊手术用的器械，每次手术结束，手术器械要及时清洗、包装和消毒，以备下一次急诊手术时用。

九、急诊人员准入管理制度

住院医师必须在取得执业医师资格、完成临床各科规范化轮转工作、经急诊医学科轮转后方可在急诊医学科独立值班。急诊医学科独立值班医师必须经过由急诊医学科组织的急诊制度培训及急救常规培训，并考核通过。进修医师、实习医师及考核不合格人员不得独立值班。

十、涉及法律问题管理规定

对于自杀、他杀、交通事故、打架斗殴致伤及其他涉及法律问题的患者，医护人员应实行人道主义精神积极救治，同时应增强法纪观念，提高警惕。预检分诊护士应立即通知医务处或医院总值班，并报告属地公安机关。病历书写应准确、清楚，检查应全面、仔细，病历要注意保管，切勿遗失或涂毁。

十一、急诊医疗风险管理制度

医疗风险指在医疗活动中，医疗机构及其从业人员对他人身体发生医疗侵权行为而应负的法律和经济赔偿责任风险，包括医疗事故、医疗差错、不良反应和并发症，是现代医院面临的最大风险。医疗风险管理包括对医疗机构及其从业人员的管理、药品设备管理、风险管理教育、事故之后的风险定义和控制、风险传递的过程监控等。

1．急诊医学科主任对医疗风险管理负责。
2．建立医疗风险预控机制。
3．建立医疗风险管理预警系统。
4．建立医疗风险管理组织，包括目标、组织系统、结构流程、管理方法和措施。
5．定期对医疗风险管理措施进行评价，确保医疗安全。

（王言理　李小民）

第四章　急诊医疗服务体系人员配备、职责与分级管理

急诊医学科已发展成为独立的临床一级学科，集急诊、急救与重症监护三位一体。综合医院大型急诊医疗中心更是作为大型急救医疗技术中心和急诊医学科学研究中心，可以对急危重症患者提供一站式无中转急诊医疗服务。急诊医学科是保障医院医疗质量与安全的关键科室，同时也是医院技术创新的重点科室和支柱科室。急诊医学科人员配备合理、职责分明和管理科学化是一个医院安全运转的重要保障。

急诊医学科人员的数量及专业结构配备必须符合以下要求：①与急诊医学科门诊量和病种情况相适应，可保证医院急诊高效、有序地运转。②与急诊病房开放的床位数及床位周转情况相适应，能满足急诊病房收治的需要。③能适应EICU诊疗工作的需要。④教学医院还必须满足教学、住院医师规范化培训与科研工作的需要等。虽然各个地区及医院间差异较大，很难确定一个统一的人员配备标准，但因地制宜、结合医院特点配备数量充足、结构合理、培训规范的急诊工作人员，是急诊医学科正常开展临床、教学、科研等各项工作的基础。

第一节　院前急救设备与人员配备

我国的院前医疗机构是分等级的医疗网络。由于各级医疗机构所具有的功能和任务不同，人员编制比例标准也不同，配备原则是根据不同机构、不同功能与任务，实行不同的编制管理方法，以保证院前急救功能的启动、正常运转和任务完成。

院前医护人员的配备注重精简高效，结构合理，满足急救需求的编制原则。

1. 救护车配备　救护车一般有2种类型：普通型和监护型（又称流动加强监护型）。普通型救护车设备简单，有供氧装置、急救箱、解毒箱、止血包、外伤急救包、脐带包等药物和器材。监护型救护车除备有普通型救护车内的设备外，还备有心电监护、除颤、起搏、气管插管等装置，以及吸引器、静脉输液器和多种急救药物，有的还备有自动呼吸器、胸外心脏按压机、血氧饱和度测定仪和自动血压计等。

2. 人员配备　普通型救护车配备医师、护士（护理专业学生经过1～2年的临床专科轮转学习后可担任院前急救护士，应掌握的基本技能包括基础和高级生命急救的操作技术及院前急救技术）、驾驶员各1名。监护型救护车至少配备1名医师、1名护士、1名驾驶员，还可增设1名担架员。

第二节　急诊医学科人员配备

急诊医学科的人员配备应包括医师、护士、相关专业技术辅助人员等，要按照不同医院、不同工作内涵配备人员。各级医院均应以急诊医学科室为基础，综合考虑预检分诊处、急诊抢救室、急诊诊室、急诊注射室、急诊输液室、急诊观察室、急诊病房、EICU及急诊清创室，以及教学、住院医师规范化培训和科研工作的需求，确定急诊医学科人员编制，以保障急诊医学科工作的规范实施。

三级医院急诊医学科应当配备足够数量，受过专门训练，掌握急诊医学的基本理论、基础知识和基本操作技能，具备独立工作能力的医护人员。急诊医学科应当有固定的急诊医师和护士，且不少于在岗相应人员的75%，医师、护士梯队结构合理。

急诊医师应具有3年以上临床工作经验，具备独立处理常见急诊病症的基本能力，熟练掌握心肺复苏、气管插管、深静脉穿刺、动脉穿刺、心电复律、血液净化及创伤急救等基本技能，并定期接受急救技能的再培训，再培训间隔时间原则上不超过2年。

急诊护士除具备常用的护理技能外，还应具有配合医师完成急救操作的能力，应当具有3年以上临床护理工作经验，经规范化培训合格，掌握急危重症患者的急救护理技能、常见急救操作技术的配合及急诊护理工作内涵与流程，并定期接受急救技能的再培训，再培训间隔时间原则上不超过2年。

急诊医学科主任负责本科的医疗、教学、科研、预防和行政管理工作，是急诊医学科诊疗质量、患者安全管理和学科建设的第一责任人。三级综合医院急诊医学科主任应由具备急诊医学副高以上专业技术职务任职资格的医师担任。二级综合医院急诊医学科主任应由具备急诊医学中级以上专业技术职务任职资格的医师担任。

急诊医学科护士长负责本科的护理管理工作，是本科护理质量的第一责任人。三级综合医院急诊医学科护士长应由具备主管护师以上任职资格和2年以上急诊临床护理工作经验的护士担任。二级综合医院急诊医学科护士长应由具备护师以上任职资格和1年以上急诊临床护理工作经验的护士担任。

急诊医学科以急诊医师及急诊护士为主，承担各种患者的抢救、鉴别诊断和应急处理。急诊患者较多的医院，还应安排妇产科、儿科、眼科、耳鼻喉科等医师承担本专业的急诊工作。

急诊医学科可根据实际需要配备行政管理和其他辅助人员，行政管理、技术人员和急诊医学科医师、护士要有一定的比例，保持专业结构的合理性，具体安排根据各医院的情况酌定。参照国外经验及结合国内现状，以每日就诊人次、病种及急诊医学科医疗和教学功能按比例配备行政管理和其他辅助人员可能较为合适。

一、急诊抢救室（含复苏室、洗胃室、创伤救治单元）

1. 三级医院　不少于6个抢救单元（床）。抢救单元（床）与医师比为（1～2）∶1，抢救单元（床）与护师（士）比为1∶2。

2. 二级医院　不少于2个抢救单元（床）。抢救单元（床）与医师比为1∶1，抢救单元（床）与护师（士）比为1∶2。

3. 一级医院　不少于1个抢救单元。

二、急诊诊室（急诊内科、急诊外科、急诊儿科、急诊皮肤科、急诊五官科、急诊妇产科、三大中心门诊、联合诊室等）

1. 三级医院　设内科、外科、儿科、耳鼻喉科、眼科、口腔科、妇产科等。内科、外科、儿科各诊室医师编制不得少于6人，初级职称医师必须在本单位工作3年以上。由各大科派出在急诊轮值的医师，每人每次不少于3个月。条件成熟的医院可由急诊专科医师首诊并处理来诊患者。

2. 二级医院　设内科、外科、儿科。

3. 一级医院　设内科、外科、儿科。

三、急诊观察室（含隔离观察室）

1. 三级医院　设床位不少于20张。床位与医师比为4∶1，床位与护师（士）比为2∶1。

2. 二级医院　设床位不少于10张。

3. 一级医院　根据实际情况酌情考虑。

四、急诊病区

1. 三级医院　设床位不少于30张。床位与医师比为（2～3）∶1，床位与护师（士）比为2∶1。

2. 二级医院　设床位不少于10张。

五、急诊/创伤重症监护病房

1. 三级医院　设监护床位不少于8张。床位与医师比为1∶0.8，床位与护师（士）比为（1～2）∶3

2. 二级医院　设监护床位不少于6张。

六、急诊技能培训室

急诊技能培训室是急诊医学科进行急诊急救技能培训的重要场所，各医院的实际情况差别较大，具体人员配备标准无法统一。一般来讲，急诊技能培训室应由急诊医学科主任或急诊医学教研室负责人统一管理。

急诊技能培训室一方面需要承担急救科普、宣传工作，发挥专业人才优势，科普、宣传急救知识，开发多种层次、类型、主题的急救课程，以提高民众急救意识与应急避险急救技能；另一方面需要加强急救专业人才能力培养。

急诊医学科专业人员需要掌握的操作较多，如心肺复苏、电除颤、深静脉穿刺置管、环甲膜穿刺、气管插管、气管切开、简易呼吸器使用、有创及无创呼吸机应用、留置导尿管、洗胃、床旁超声使用、纤维支气管镜使用、各种穿刺术、三腔二囊管压迫止血、连续性床边血液净化、急诊介入治疗、主动脉球囊反搏术、体外膜肺氧合等技术，急诊急救医师必须经过反复训练并考核通过才能在患者身上实施。

教学负责人及教学团队应能够对急诊急救技能及操作提供标准化的急救课程培训，并致力于将先进的急救规范流程、技术标准在学生及医师中大力推广。

七、急诊医学教学

根据担任教学的工作量决定编制。急诊医学教学是为全国急诊医学科培育后备力量，应加以重视。建议教学医院中的急诊医学科以所培训的规范化培训住院医师、进修医师、实习医师及本科生等的总人数为基准，每20 ～ 30人配备1名主治医师及以上职称人员进行带教。

八、急诊医学实验室/研究室

急诊医学实验室/研究室是急诊医学科开展急诊临床或基础研究的重要场所，由于全国各医院急诊医学实验室/研究室的开设情况差别较大，无法设置具体人员配备标准。原则上应配备至少1名全职管理人员，对实验室/研究室的日常工作进行管理，并为在实验室/研究室中进行研究的医师、学生提供实验技术支持。实验室/研究室具体所需人数，各医院可结合自身情况进行配备，如最佳配备为每位学术带头人至少配备1名技师。

九、急诊医学科支撑科室

急诊医学科设备、仪器复杂，规模大的学科事务繁多，各地医院的管理方式相差较大，既有急诊医学科自身配备人员辅助管理模式，又有医院后勤设备保障部门统一服务模式，具体形式各地医院可因地制宜。

急诊医学科发生紧急事务时须争分夺秒地进行处置，医院常驻的后勤保障人员应当确保急诊医学科正常运转，确保随时解决相关问题。有些大型医院急诊医学科自身配备了技术辅助人员，特别是医学工程专业辅助人员，可以更好地做好后勤保障工作。

急诊医学科的技术辅助人员可包括医学工程专业工程师、行政辅助人员和医学信息工程专业人员等，相关人员均应具有相应的专业资质，科室可结合自身特点和发展需要配备相应的专业辅助人员，以应对日常事务和紧急事务处理。

第三节　急诊医学科人员职责

一、急诊医师

（一）科主任

1．在院长的领导下，科主任负责本科的医疗、教学、科研、预防及行政管理工作。

2. 负责制订本科工作计划并组织实施，经常督促检查，定期总结汇报。

3. 负责各科急诊值班人员的行政领导和业务指导及考勤、考核工作，加强与各医疗科室的联系和协作。

4. 加强对各级医护人员的思想政治工作和医德教育，不断提高医疗服务质量。

5. 加强急诊观察室的管理工作，定期查房，解决危重和疑难患者的诊断、治疗问题。

6. 组织医护人员进行业务学习，运用国内外医学先进经验，开展新技术、新疗法，进行科研工作，并及时总结经验。

7. 负责组织领导危重症患者的抢救工作。

8. 检查督促本科人员认真执行各项规章制度和技术操作常规，防止并及时处理差错事故。

9. 负责安排各科急诊医师的轮换、值班工作，并决定患者住院、转院和组织临床病例讨论、会诊等。

10. 领导本科人员的业务训练和技术考核，提出晋升、奖惩意见，并妥善安排进修、实习人员的培训工作。

（二）主任医师

1. 在科主任的领导下负责本科的医疗、教学、科研、技术培训和理论提高工作。

2. 负责急、危、重、疑难病例的处理和抢救工作。担负特殊病例和疑难病例的会诊工作。

3. 组织危、重、疑难病例的术前讨论，制订应急处理方案并督促实施，亲自参加实施。

4. 负责本科人员的业务学习和基本功训练。学习运用国内外先进医学经验，吸取最新科研成果，结合本科情况应用于临床。

5. 担任规范化培训住院医师、进修医师、医学生、实习医师的教学培训工作。

6. 协助科主任做好住院医师培训和学科人才梯队建设，并积极开展科学研究。

7. 完成科主任安排的其他工作，如在科主任的领导下分管或者负责临床相应工作。

（三）副主任医师

参照主任医师执行。

（四）主治医师

1. 在科主任的领导及上级医师的指导下，负责指导规范化培训住院医师、进修医师、实习医师的工作学习安排，并承担一定教学工作。

2. 担任危、重、疑难患者的临床处理。

3. 在上级医师的指导下，具体负责临床各项工作。定期提出质量管理改进计划，促进科室质量管理工作不断改进。

4. 按科室统一计划协助课题负责人从事科研工作。
5. 具体参加和指导住院医师进行诊断、治疗及特殊诊疗操作。

（五）总住院医师

1. 在科主任的直接领导及上级医师的指导下，重点负责临床医疗管理工作。
2. 根据本科任务及人员情况进行科学分工，贯彻执行工作职责、工作程序及各项规章制度。
3. 按本科计划安排进修医师、实习医师的培训工作，以及本科人员的轮转、值班、会诊、出诊等项事宜。
4. 在上级医师的指导下承担部分重大疑难及危重症患者的诊治工作。
5. 协助科室做好分配工作、职责到位等管理。
6. 定期做好科室质量管理指标收集及上报工作。

（六）住院医师

1. 住院医师必须履行医院规定的医疗职责。
2. 三级查房的内容必须及时、正确地记录在病历上，由各级查房医师及时签阅、修改、更正。
3. 在各项诊疗活动中，住院医师应及时向上级医师汇报，上级医师有责任查询住院医师的工作，上通下达，形成一个完整的诊疗体系。
4. 住院医师必须认真执行上级医师的指示，若住院医师不请示，主观臆断所造成的不良后果由住院医师负责；若向上级医师汇报，上级医师未能亲自查看患者即做出不切实际的处理，所造成的不良后果由上级医师负责；若住院医师不执行上级医师的指示，擅自更改或拖延而延误诊治，造成的不良后果由住院医师负责。
5. 若住院医师对上级医师的处理意见持不同见解，仍要执行上级医师的决定，事后再与上级医师进行学术探讨。

二、急诊护士

（一）急诊医学科护士长

1. 在护理部主任和急诊医学科主任的领导下，负责本科护理行政管理及护理业务技术管理工作。
2. 负责审核或安排本科护理人员的工作排班，制订科室工作计划，检查护理质量和服务质量，总结经验。
3. 督促检查护理人员配合医师做好急诊医学科各部门的抢救工作及各种护理资料的记录和交接班工作。
4. 督促护理人员认真执行各项规章制度和技术操作规程，对成批患者和重大事故的抢救要亲自参加并组织护理人员进行抢救，严防差错事故的发生。

5．加强对护理人员的业务技术训练，提高业务水平，注重护士素质的培养。

6．督促检查各种急救药品、器材、被服、用品等的准备工作及医、护、工的消毒隔离工作。

7．负责指导和管理实习护士、进修护士，制订教学计划，安排有教学能力的护士担任带教工作。

8．定期向护理部汇报工作。

（二）急诊室护士长

1．在科护士长和科主任的领导下，负责急诊室护理行政管理及护理业务技术管理工作。

2．负责急诊室护理人员的工作排班，制订工作计划，检查护理质量和服务质量，总结经验。

3．检查护理人员配合医师进行急诊抢救工作及医嘱执行情况，加强急诊抢救室的管理，做好各种护理资料的记录和交接班工作。

4．检查护理人员认真执行各项规章制度和技术操作规程的情况，对成批患者和重大事故的抢救要亲自参加并组织护理人员进行抢救，严防差错事故的发生。

5．加强对护理人员的业务技术训练，提高急诊抢救的技术水平。

6．检查各种急救药品、器材的准备工作，定量、定点、定位放置，并经常检查、补充和更换。

7．负责抢救器材、被服、用品的计划、请领和报销工作。

8．督促医、护、工做好消毒隔离工作，防止交叉感染，保持诊室内外清洁、整齐、安静和有秩序的工作环境。

9．负责指导和管理实习护士、进修护士，制订教学计划，安排有教学能力的护士担任带教工作。

10．定期向科护士长汇报工作。

（三）急诊输液室护士长

1．在科护士长和科主任的领导下，负责急诊输液室护理行政管理及护理业务技术管理工作。

2．负责急诊输液室护理人员的工作排班，制订工作计划，检查护理质量和服务质量，总结经验。

3．检查护理人员医嘱执行情况，加强急诊输液室的管理，做好各种护理资料的记录和交接班工作。

4．检查护理人员认真执行各项规章制度和技术操作规程的情况，密切观察输液中的异常情况，发生不良反应及时抢救、处置，并及时报告医师，严防差错事故的发生。

5．加强对护理人员的业务技术训练，提高各种输液操作技术水平及应急能力。

6．检查各种急救药品、器材的准备工作，定量、定点、定位放置，并经常检查、补充和更换。

7. 负责抢救器材、被服、用品的计划、请领和报销工作。

8. 督促医、护、工做好消毒隔离工作，保证消毒液的有效浓度，注射做到一人一针一管，严格执行无菌技术，防止交叉感染。保持室内外清洁、整齐、安静和有序。

9. 负责指导和管理实习护士、进修护士，制订教学计划，安排有教学能力的护士担任带教工作。

10. 定期向科护士长汇报工作。

（四）急诊病区和EICU护士长

1. 在科护士长和科主任的领导下，根据护理部及科内工作计划，制订本病区具体计划，并组织实施。

2. 负责检查本病区的护理工作，参加并指导危重、大手术及抢救患者的护理；督促护理人员严格执行各项规章制度和技术操作规程，有计划地检查医嘱的执行情况，加强医护配合，严防差错事故的发生。

3. 随同科主任查房，参加科内会诊及大手术或新开展手术的术前、疑难病例、死亡病例讨论。

4. 负责本病区护理人员的思想工作，教育护理人员增强责任心，改进服务态度，遵守劳动纪律。

5. 组织本病区护理查房和护理会诊，积极开展新技术、新业务及护理科研工作。

6. 组织领导护理人员的业务学习及技术训练。

7. 负责管理好本病区，包括护理人员的合理分工，病区环境的整洁、安静、安全，患者和陪住、探视人员的组织管理，各类仪器、设备、药品的管理。

8. 负责指导、管理实习护士和进修护士，安排有教学能力的护士担任带教工作。

9. 督促检查卫生员、配膳员做好清洁卫生和消毒隔离工作。

10. 定期召开工休座谈会，听取患者或家属对医疗、护理及饮食等方面的意见，研究改进病房管理工作。

（五）总责任护士

1. 在护士长的领导下，指导并与本组护士共同配合医师抢救危重症患者，负责各项护理措施的全面落实。

2. 交班前评估患者，重点巡视新收患者和危重症患者，听取交班报告，进行床边交接班。

3. 督促本组护士认真执行各项规章制度和技术操作规程，发现病情变化立即报告医师和护士长，及时填写各项护理记录。

4. 晚夜间负责抢救室、急诊诊室、输液室、观察室的护理管理工作，遇有突发事件及时汇报护士长、总值班，保证良好就诊秩序。

5. 按科室计划完成专科护理查房及业务学习，参与护理教学与科研工作。

6. 督促护士、护理员、保洁员做好消毒隔离工作，防止交叉感染。

7. 指导实习护士、进修护士的实习及带教工作，指导护理员、保洁员工作，保持急诊室环境整洁。

（六）预检分诊护士

1. 仪表端庄，坚守岗位，对患者热情接待，耐心解释。

2. 清点预检分诊处用物，班班交接并做好登记。

3. 按急诊分诊标准进行分诊，详细登记，指导患者就诊流程。对于急危重症患者开通绿色通道先行抢救，及时联系科主任或总值班。

4. 对来诊车辆主动出迎，接送患者至抢救室或急诊诊室，通知医师接诊。

5. 遇重大突发事件或群体灾难事件时及时上报，并做好登记工作。

6. 做好急诊患者发热筛查，询问流行病学史，发热患者按照分诊要求送至相应区域救治。

7. 维持预检分诊处的就诊秩序和环境整洁。

8. 统计就诊人数、工作量，完成发热、住院、死亡、传染病、腹泻患者的信息登记。

（七）急诊室护士

1. 在护士长的领导下进行工作。

2. 负责急诊患者的分诊工作，根据病情及时与医师联系。

3. 对危重症患者应立即通知值班医师，医师未到之前，应采取应急处理措施。

4. 负责检查和补充各种急救医疗器械、药品，迅速准确地协助医师进行抢救工作。

5. 经常巡视急诊观察室的患者，观察病情变化，及时准确地完成治疗、护理工作，认真写好护理记录，严格执行交接班制度。

6. 严格执行各项规章制度和技术操作规程，严防差错事故的发生。

7. 认真学习专业理论，熟练掌握抢救技术，总结抢救经验，提高抢救水平。

8. 完成护理教学，指导进修护士、实习护士的工作，协助护士长做好急诊室的管理，建立良好的工作秩序，不断改进工作。

（八）输液室护士

1. 在护士长的领导下进行工作。

2. 认真执行各项护理制度和技术操作规程，及时准确地完成各项治疗、护理工作，严格执行查对及交接班制度，防止差错事故的发生。

3. 按照医嘱和处方执行各项治疗，并根据病情及药物的配伍禁忌，有计划地安排输液顺序，输液前严把皮试关。

4. 经常巡视输液病室，密切观察病情变化，发现异常及时报告医师。

5. 参加护理教学和科研，指导实习护士、进修护士的工作。

6. 定期健康宣教，经常征求患者意见，改进护理工作。

7. 一次性医疗用品用后必须按感染管理要求规范处置。

8. 在护士长的领导下，做好输液室管理、消毒隔离、物资材料请领保管等工作。

（九）急诊病区和EICU护士

1. 在护士长的领导下进行工作。

2. 认真执行各项护理制度和技术操作常规，正确执行医嘱，及时、准确地完成各项护理工作，严格执行查对及交接班制度，防止差错事故的发生。

3. 做好基础护理和心理护理工作；经常巡视病房，密切观察病情变化，发现异常及时报告。

4. 认真做好危重症患者的抢救工作。

5. 协助医师进行各项诊疗工作，负责采集各种检验标本。

6. 参加护理教学和科研，指导实习护士、护理员和卫生员的工作。

7. 定期组织患者学习，向患者宣传卫生知识和住院规则；经常征求患者意见，改进护理工作；在患者出院前做好卫生保健宣传工作。

8. 办理入院、出院、转科、转院手续及有关登记工作。

9. 在护士长的指导下，做好病房管理、消毒隔离及物资、药品、材料的请领和保管等工作。

（十）抢救室护士

1. 抢救室护士必须坚守岗位，不得擅离职守。

2. 完成急救仪器、物品及药品的清点及登记工作，保证仪器性能良好，处于应急状态。做到“五定一及时”（定品种数量、定点放置、定人管理、定时检查、定期消毒灭菌，及时维修补充）。

3. 认真落实床边交接班，熟知患者的病情、治疗和护理情况。

4. 熟练使用各种急救仪器，掌握各种急救技术和抢救流程，配合医师做好各项抢救工作，发现异常及时通知医师，采取应急措施，及时完成抢救患者护理记录。

5. 密切观察患者病情变化，做好抢救室患者的基础护理、管道护理、心理护理及安全管理。

6. 负责护送危重症患者检查及入院，与病房护士做好交接工作。

7. 书写交班报告，为下一班做好物品准备。

8. 保持抢救室环境整洁，认真执行消毒隔离制度。

9. 严格执行抢救室无陪护管理制度，保持良好抢救秩序。

（十一）协诊护士

1. 清点诊室物品，参加床边交接班，了解留观患者的病情、用药、管道、皮肤情况，督促医师及时分流患者。

2．主动接待就诊患者，根据病情轻重缓急安排患者的有序就诊，诊间严格执行一人一陪护。

3．负责留观患者的病情观察及治疗护理工作，做好手术清创及住院患者的转科交接工作。

4．严密观察候诊患者的病情变化，做好二次分诊工作，出现异常及时报告医师，必要时将患者护送至抢救室。

5．保持诊室各种仪器设备、物品性能良好，及时整理补充各种医疗文件和物品。

6．保持诊室环境整洁，留观患者物品放置整齐。

7．严格执行消毒隔离制度，做好发热患者哨点监测工作，正确采集标本，发现传染病患者及时督促医师上报传染病卡。

（十二）清创室护士

1．清点清创室、五官科物品，做好各种无菌包及五官科器械的消毒更换，参加早晚交班。

2．术前严格查对，包括患者姓名、手术名称、手术部位，并详细登记手术清创患者登记本。

3．严格遵守无菌原则，定期检查无菌物品及有效期。

4．协助医师进行清创手术，密切观察术中患者的病情变化，做好患者的心理护理。术后护送患者出清创手术室，防止跌倒，做好健康指导。

5．手术器械及敷料定点放置，专人保管，定期进行仪器物品的清洁消毒工作。

6．术后器械及医疗垃圾按医院感染科要求处置。

7．保持清创手术室环境整洁，定时进行室内空气消毒并做好记录。

（十三）观察室护士

1．严格执行值班交接班制度，清点物品，床边交接班。

2．严密观察患者的病情变化，加强巡视，新入室及特殊患者重点交班。

3．负责留观患者的各种治疗、护理及标本采集，护理文件书写及时、准确、规范。

4．做好新留观患者的入室介绍，为患者及家属提供健康教育。

5．指导探视、陪护人员遵守探视、陪护制度。

6．严格执行消毒隔离制度，保持观察室整洁、安静。

（十四）注射室护士

1．严格执行值班交接班制度，完成治疗室用物清点工作。

2．负责急诊患者皮试、注射等工作，协助责任护士做好输液巡回工作。

3．保持治疗台面整洁，加强冰箱内物品管理，规范放置，检查冰箱温度并记录。

4．严格执行消毒隔离制度，正确处理医疗废物，保持环境整洁。

5．每班及时补充各种无菌用品和治疗用物，为下一班做好准备。

6. 统计本班工作量。

三、急诊相关专业技术辅助人员、技师（各类专业技术辅助人员）

1. 医学工程专业工程师　负责科室内所有仪器、设备的维修和保养工作，以保证仪器、设备的正常运行，并指导仪器、设备的正确使用方法；每天手术开始前对主要抢救和监护设备例行检查；定期对大型仪器进行保养。

2. 医学信息工程专业人员　负责急诊医学科整个信息网络的维护和管理，协助科主任做好相关信息的收集、查询、汇总、统计及分析，为科主任的决策提供数据支持。自动获取信息管理系统，配合科室科研工作开展及仪器、设备效益分析。

3. 行政辅助人员　协助科主任对科室具体行政事务进行管理，帮助完成科室管理各项文字资料汇总与分析，将科主任和临床医护人员尽量从繁重的行政事务中解放出来，使他们尽力专注于临床工作。

第四节　急诊医学科分级管理

一、急诊手术分级

为加理医疗机构手术分级管理，规范医疗机构手术行为，提高医疗质量，保障医疗安全，维护患者合法权益，国家卫生健康委员会组织制定了《医疗机构手术分级管理办法（2022）》（以下简称《手术分级办法》）。根据风险性和难易程度不同，手术分为4级。

1. 一级手术　指风险较低、过程简单、技术难度低的手术。

2. 二级手术　指有一定风险、过程复杂程度一般、有一定技术难度的手术。

3. 三级手术　指风险较高、过程较复杂、难度较大、资源消耗较多的手术。

4. 四级手术　指风险高、过程复杂、难度大、资源消耗多或涉及重大伦理风险的手术。

外科医师的职级不同，则可进行的手术等级也不相同。《手术分级办法》规定，医疗机构按照《医疗技术临床应用管理办法》规定，获得第二类、第三类医疗技术临床应用资格后，方可开展相应手术。三级医院重点开展三、四级手术。二级医院重点开展二、三级手术。一级医院、乡镇卫生院可以开展一、二级手术，重点开展一级手术。二级医院、一级医院、乡镇卫生院越级开展手术须经当地卫生行政部门审核与批准。

二、急诊医疗技术分级和分类

（一）分级

为加强医疗技术临床应用管理，建立医疗技术准入和管理制度，促进医学科学发展和医疗技术进步，提高医疗质量，保障医疗安全，根据《执业医师法》《医疗机构管理条例》《医疗事故处理条例》《医疗技术临床应用管理办法》等有关法律、法规和规章,《手术分级办法》指出,医疗技术临床应用应当遵循科学、安全、规范、有效、经济、符合伦理的原则。医疗机构开展医疗技术应当与其功能任务相适应,具有符合资质的专业技术人员、相应的设备、设施和质量控制体系,并遵守技术管理规范。

(二)分类

医疗技术分为3类。

第一类医疗技术是指安全性、有效性确切,医疗机构通过常规管理在临床应用中能确保安全性、有效性的技术。

第二类医疗技术是指安全性、有效性确切,涉及一定伦理问题或者风险较高,卫生行政部门应当加以控制管理的医疗技术。

第三类医疗技术是指具有下列情形之一,需要卫生行政部门加以严格控制管理的医疗技术:①涉及重大伦理问题。②高风险。③安全性、有效性尚需经规范的临床试验研究进一步验证。④需要使用稀缺资源。⑤卫生部规定的其他需要特殊管理的医疗技术。

三、急诊医师分级

目前医师分级主要以年资划分,存在一定缺陷,不同的医院层级和工作环境,可能导致不同医院的同级医师临床水平存在较大差异。

急诊医师必须明确急诊工作的性质和任务,严格执行首诊负责制和抢救规则、程序、职责、制度及技术操作常规,掌握急诊医学基本理论和基本技能,实施急救措施,遵守抢救制度、分诊制度、交接班制度、查对制度、治疗护理制度、观察室工作制度、监护室与抢救室工作制度、病历书写制度、查房会诊制度和消毒隔离制度等,严格履行各级各类人员职责。

(一)分级

急诊医师在依法取得执业医师资格后,应根据以下情况进行分级:①卫生专业技术资格及其相应的受聘职务与时间。②在本职岗位服务的年限。

1. 住院医师　①低年资住院医师:取得执业医师资格、从事住院医师工作不足3年,或获得硕士、博士学位,从事住院医师工作不足2年者。②高年资住院医师:取得执业医师资格、从事住院医师工作满3年,或获得硕士、博士学位,从事住院医师工作满2年者。

2. 主治医师　①低年资主治医师:从事主治医师工作不足3年,或获得博士学位后从事急诊主治医师工作不足2年者。②高年资主治医师:从事主治医师工作满3年,或获得博士学位后从事急诊主治医师工作满2年者。

3. 副主任医师　①低年资副主任医师:担任副主任医师工作不足3年者。②高年资副主任医师:担任副主任医师工作满3年者。

4. 主任医师　资深主任医师:担任主任医师工作满3年者。

（二）各级医师工作内容及范围

各级医师的工作任务与责任应有所区别，但要清晰划分在实际工作中确有困难。各级医师工作范围仅供参考。各级医院可以根据医师的职称及实际工作能力进行临床医疗技术授权制度管理，并逐步完善形成与科室管理相适应的医疗技术授权管理制度。

（孙　艳　李小民）

第五章　急诊医学科护理工作

第一节　急诊医学科护理发展概况

一、国际急诊护理发展概况

急诊护理学可追溯到19世纪中叶弗洛伦斯·南丁格尔时代。南丁格尔率领护士在克里米亚战争中救护伤员，使高达50%的病死率下降至2.2%，充分说明急救护理技术在抢救危重症患者中的作用。同时，南丁格尔还倡导设立专门病房，将危重症患者集中观察护理，这就是监护病房的雏形。20世纪50年代初，最早用于监护呼吸衰竭患者的监护病房出现。20世纪60年代，随着电子仪器设备的发展，急救护理技术进入了有抢救、监护设备配合的阶段；心电监护仪、电除颤仪、人工呼吸机和血液透析仪的应用，使急诊护理理论与技术得到进一步发展。20世纪70年代中期，国际统一了紧急呼救电话，形成了急诊医疗服务体系和急救网络，在强调现场救护的同时，越来越重视急救护理教育及国际急救经验交流，这一系列举措促进了急救的标准化、国际化和互助化。20世纪90年代，随着急救医疗服务体系的飞速发展，急诊护理学也表现出较好的发展势头，美国、加拿大等国急诊护士、危重症护士学会相继成立，在急诊护士和危重症护士的培训方面发挥了重要作用。

二、我国急诊护理发展史

在我国急诊护理学的发展历程中，早期护理实践并没有专门的急诊急救和危重症护理学概念，急诊只是医院门诊的一个诊室。20世纪50年代中期，我国部分大、中城市开始建立救护站，其功能只是简单的初级救护和单纯转运患者。20世纪80年代后，我国的急救医疗服务进入快速发展阶段，许多医院相继成立急诊医学科，促进了急诊护理学的发展，开始了我国急诊护理学发展的初级阶段。1989年，卫生部将医院建立急诊医学科和重症监护病房作为医院等级评定的条件之一，明确了急诊医学和危重症医学在医院建设中不可或缺的地位，我国急危重症护理学随之进入快速发展阶段。2003年“非典”疫情流行，为进一步提高急诊应急能力，国务院于同年5月颁布了《突发公共卫生事件应急条例》；2008年5月汶川大地震后，国家投入巨资建立和健全突发公共卫生事件紧急医疗救治体系，我国的应急反应能力有了较大提升，急危重症护理学在应对大型灾难中的地位得到进一步提升。目前，各级医院已普遍设立了急诊医学科，三级甲等以上医院普遍设立了急救中心，以急救中心及急救站为主体的院前急救网络也已建立，北京、上海、广州等一些发达城市还积极探索海、陆、空立体救援新模式，全国整体急救医疗网络（急救中心－急诊医学科－ICU）一体化的急诊医疗服务体系在不断完善，有效地促进了急诊护理学的发展。

与国外相比，我国急诊医学与急诊护理学成为独立学科较晚，但在院前急救、院内急诊、危重症救治乃至灾难救援等方面发挥越来越重要的作用。中华护理学会分别成立急诊护理、灾害护理和重症护理专业委员会，全国各地省市级学会相继成立专科护理学会。1988年，第二军医大学开设了国内第一门“急救护理学”课程，此后，国家教育部将“急救护理学”确定为护理学科的必修课程。中华护理学会、各省市护理学会及护理教育中心积极举办急诊急救护理学习班。《全国护理事业发展规划（2021—2025年）》又提到继续加强护士培养培训，重点对急诊急救等紧缺护理专业护士开展岗位培训，提升护理专科技术水平。随着急诊护理人才的大批涌现，急诊护理必将得到快速发展。

三、中国特色的急诊护理单元

随着急诊医学水平的提高和急诊护理专业的发展，护理工作的职责范围与功能已远远超过传统领域。为使护理工作能够与诊疗技术水平同步提高，并充分发挥护理人员的专业技术水平和能力，发展专科化特色护理是临床护理实践的方向。因此，必须从实际出发，探索护士在急诊中的作用，以求在急诊护理理论上有所发展，技术上不断创新，努力借鉴国际上先进的急诊护理经验，结合我国实际情况建设具有中国特色的急诊护理单元，促进急诊护理事业发展。

目前，随着三大中心的发展，国内一些医院陆续设立创伤单元、卒中单元和胸痛单元，并分别设立创伤护士、卒中护士和胸痛护士，针对性地制定与完善各护理单元的工作制度与岗位职责，确保各单元各区域合理分工，有效合作。

（一）创伤单元

2019年8月，国家卫生健康委员会办公厅发布《关于印发国家创伤医学中心及国家创伤区域医疗中心设置标准的通知》，要求进一步完善创伤医疗服务体系顶层设计，实现创伤患者的集中救治。创伤单元建设是创伤中心的重要组成部分，为促使多学科高效协作救治严重创伤创造了最佳条件。创伤单元具备严重创伤患者伤情评估、治疗与照护的能力，具有多发伤等严重创伤患者救治所需的药品、器材和设备，服务对象明确，功能定位清晰。目前国内已相继有医院建设创伤单元、创伤监护病房等，并且在急诊医学科配备了数字化通信、CT和数字减影血管造影等设备，同时具备了与院前无缝链接、严重创伤患者精确评估和介入治疗等能力，全面提升了创伤急救的质量和效率。

创伤护士是创伤救治系统专业化进程中产生的护理实践角色，其主要功能在于协调多学科团队，评估和改进创伤救治服务，为创伤患者提供具有连续性、专业性和协调性的服务。随着全球创伤救治系统的发展，创伤护士的角色功能不断完善和拓展，在整个创伤救治系统的全周期照护过程中担任了多重角色，对协调和质量改进起着重要作用。近年来，我国创伤救治人力资源的配置虽然呈现高速发展势头，但仍然处于不断探索阶段，尤其是针对创伤护理的专业人员，暂未形成统一明确的岗位认证及管理模式。依据现有国家创伤中心及区域创伤中心创伤专科护士岗位管理，综合创伤专科护士工作范畴及主要职责，形成了创伤数据库管理（trauma database management）、创伤临床策略指引（trauma clinical practice guideline）和创伤护理培训与教育（trauma nursing education）三位一体的创伤专科护士“3T”岗位管理模式。

（二）卒中单元

国家卫生健康委员会脑卒中防治工程委员会组织专家于2012年共同制定了《中国卒中中心建设规划和方案》，2015年正式开展中国卒中中心建设工作。卒中单元是卒中中心建设的重要组成部分，卒中单元的模式与常规神经科病房的模式相比，在急性脑卒中的病死率、致残率、感染发生率、生活能力恢复等方面都具有显著差异。卒中单元的工作是多元医疗模式，其基本工作方式是卒中小组的团队工作方式，卒中小组是卒中单元最核心的部分。2001年5月，北京天坛医院建立了国内第一个标准的综合卒中单元，并已开始在全国范围内推广。

《中国卒中中心建设指南》提出，卒中中心应设立卒中专科护士，对患者进行评估筛查、专科护理、健康教育、沟通协调、质量控制等工作，并对专科护士护理资质和继续教育提出要求。卒中专科护士作为卒中患者的一线救治者、全程参与者及卒中中心的重要成员，从接诊即实施准确、全面、动态评估，并根据结果为患者制订个体化干预措施，满足患者的多重照护需求。同时，卒中护士参与卒中项目协调、救治流程优化、卒中质量监测与改进及医护人员培训等任务，在卒中组织化管理和卒中中心建设中发挥积极作用。卒中护士可以对急诊患者进行初步判断与筛查，提前通知医师，协助患者进行影像学检查、实验室检查，并快速反馈检查结果，提前开放静脉通路，并执行静脉溶栓等；通过密切观察患者病情变化、及时精准用药、完整准确记录，为早期预防溶栓后出血等并发症的出现提供客观依据，减少患者的不良结局。海军军医大学第一附属医院在学习借鉴国外卒中专科护士培养模式的基础上，以高级护理实践模式为依据，在国内率先设置卒中急救护士岗位。卒中急救护士是脑卒中救治链中的关键角色，在脑卒中患者全程化救护、多学科团队管理及协调、脑卒中高危人群筛查、健康教育咨询指导、临床带教、护理科研方面充分发挥了专科特长。

（三）胸痛单元

我国现代胸痛中心模式创建于2011年，目前已建立具有中国特色的胸痛中心自主认证体系。2020年，中国胸痛中心联盟发布《胸痛救治单元建设实施方案》，开展多项工作全面推进胸痛救治单元建设。2021年，国家卫生健康委员会医政医管局发布《急性冠脉综合征分级诊疗技术方案》，明确要求各基层单位结合自身功能定位开展胸痛救治单元建设工作。截至目前，已有4500多家启动建设，累计通过验收近500家。未来将通过胸痛救治单元的全面覆盖，实现心肌梗死救治–管理–预防的全程高质量体系建设，助力“健康中国2030”的落地。

随着胸痛中心的推广，部分医院尤其是三级综合医院设置了胸痛护士岗位，胸痛护士在胸痛患者的分诊、诊断、治疗、观察/监测等整个救治流程及各环节衔接中起重要作用。急诊室护士最先接触胸痛患者，也是决定ST段抬高心肌梗死患者首次医疗接触时间的关键者。确认为ST段抬高心肌梗死后，胸痛护士应立即启动胸痛中心紧急护理流程。一些医院开始对急诊胸痛护士进行院内资质认证，通过对急诊胸痛护士进行系统、专业地培训和考核，可进一步提高其专业知识水平和综合素质，使急性胸痛患者的评估、分诊、抢救、护理、转运均由胸痛护士全程实施。

第二节 急诊医学科护理单元建设与管理

一、护理单元的设置

（一）护理单元布局设置

1. 预检分诊处 预检分诊处是急诊护士接诊急诊患者的第一站，应设在急诊入口最明显位置，救护车到达时护士能一目了然。预检分诊护士对急诊患者进行快速评估，根据其急危重程度进行优先顺序的分级与分流。分诊处应有足够的使用面积，备有电话、血压计或电子血压计、听诊器、手电筒、体温计、压舌板、候诊椅等常备物品，有条件可配置对讲机、信号灯、呼叫器等。预检分诊处应安排具有急诊分诊资质的护士担当，并且24小时在岗接待来诊患者。

2. 急诊诊室 一般综合医院急诊医学科应设立内科、外科、妇产科、眼科、耳鼻喉科等专科诊室。室内备有诊疗床、桌椅，并根据各专科工作特点备有急诊诊疗所需的医疗器械和抢救用品，物品应定期清洁消毒、检查更换。急诊专科诊室的布局还应遵循急诊专科工作要求，如急诊外科诊室附近应设有清创室或急诊手术室，便于处置外伤急症患者。所有患者由急诊医师首诊，先给予必要的诊治处理，然后进行分流，部分疑难、危重症患者由专科会诊诊疗。

3. 急诊抢救室 急诊抢救室应设在急诊医学科入口最近处，有足够宽敞的空间、充足的照明，并根据需要设置相应数量的抢救床。急诊就诊的急危重症患者病情复杂，抢救过程需多专科医护人员参与，故急诊抢救室设施设备应齐全。急诊抢救室内需配置常用的抢救设备、器材、急救用品及急救药品，如心电监护仪、除颤仪、心电图机、呼吸机、洗胃机、吸引器、气管插管用品等。抢救室墙壁上有心肺复苏、休克、创伤、中毒等常见疾病的抢救流程。

4. 急诊观察室 急诊医学科应根据急诊患者流量和专业特点设置观察床，观察床数量根据医院承担的医疗任务和急诊患者量确定，急诊患者留观时间原则上不超过72小时。观察室内设备基本与普通病房相似，护理工作程序也大致同医院内普通病房。

5. 急诊输液室 急诊输液室设有输液椅、输液架等，还可为临时需要输液治疗或短期系统治疗的患者设置一定数量的床位，床位数应根据医院急诊就诊人数而定。急诊输液室配有中心供氧和中心负压吸引管道装置，治疗室内还备有常用输液用品和急救药品、器材。

输液室为病情较轻、不需住院观察治疗，但又需要进行静脉输液治疗的患者进行输液治疗的场所。输液室实行首接负责制，对来输液的患者要将所有的药物与药袋和病历仔细核对并签名，如有不符，应及时与医师、药房联系。输液室应有专门的配液室，配有专门的护士进行观察和治疗。护士在输液前应核查病历和医嘱，严格执行"三查七对制度"。临时有医疗问题可以由急诊病房医师或急诊值班医师进行处理。输液室应配备处理输液反应和其他突发医疗事件的药品和器械。必要时可将患者转移至急诊病房或抢救室抢救处理。输液室环境、设施要求同病房，但不必全部配备标准的病床，可由能坐和半卧的躺椅替代。

6. EICU　医护人员对急危重症患者进行集中治疗与监护，如心电监护、体温监护、呼吸功能监护、脑功能监护等，及时发现异常并进行处理和抢救，是院前急救、急诊医学科救治急危重症患者的进一步延续。室内应配备多功能监护仪、除颤仪、呼吸机、心电图机、供氧装置和负压吸引装置等设备，以便随时监测及处理患者的生命体征变化。

7. 急诊病房　急诊病房的设立缓解了部分急诊患者入院难的矛盾，弥补了医院某些专科设置的缺失，促进了急诊患者的分流。急诊病房设施设备按照医院住院病房的标准。急诊病房住院的患者疾病谱广泛，涉及多专科，在患者的安排上尽量将不同系统疾病的患者分别安置，防止院内交叉感染。

8. 急诊清创室　急诊清创室应邻近外科诊疗室或与诊疗室成套间，配备开展外伤清创缝合及急诊小手术的器械及物品，如清创缝合包、辅料、各种消毒液、消毒设施等。

（二）护理人员岗位设置

1. 护理人员配备　急诊医学科应配备受过专门训练、掌握急诊护理基本知识和基本技能、具备独立工作能力的护理人员。

（1）三级综合医院急诊医学科护士长应当由具备主管护师以上任职资格，并至少从事急诊临床护理工作2年人员担任。二级综合医院的急诊医学科护士长应当由具备护师以上任职资格，并至少从事急诊临床护理工作1年人员担任。护士长负责本科的护理管理工作，是本科护理质量的第一责任人。

（2）急诊护理单元应当有固定的急诊护士，且不少于在岗护士的75%，护士结构梯队合理。急诊护士应当具有3年以上临床护理工作经验，经规范化培训合格，掌握急诊、危重症患者的急救护理技能，常见急救操作技术的配合及急诊护理工作内涵与流程，并定期接受急救技能的继续培训，间隔时间以2年为宜。

（3）急诊预检分诊护士要具备3年以上急诊工作经验、全面的专业知识与技能、较强的沟通与协调能力、良好的心理素质与应变能力、敏锐的观察能力与临床判断能力。急诊患者日就诊量大于300例，推荐医院急诊医学科配置2名及以上具有预检分诊资质的专职护士；急诊患者日就诊量300例以下者应至少设置1名具有预检分诊资质的专职护士。具体岗位设置人数需依据所在地区及医院具体情况而定。

2. 护理人员岗位分类　急诊护士岗位按照工作量、技术难度、专业要求和工作风险细化为三类：一类岗位专业技术难度大，风险大，工作强度高，如急诊预检分诊处、急诊抢救室、急诊监护室；二类岗位专业技术难度较大，风险较大，工作强度较高，如观察室、输液室；三类岗位专业技术难度较小，风险较小，工作强度较低，如急诊清创室。

（三）护理人员工作职责

详见第四章第三节。

二、急诊医学科护理管理

（一）急诊医学科组织管理

急诊医学科组织机构形式依据规模不同而有所差异。三级综合医院建立独立的急诊医学科或急救中心。急诊医学科护理工作由业务主管院长或护理副院长分管，急诊医学科护士长受护理部和急诊医学科主任双重领导。规模较小的医院将急诊业务设为医院门诊业务的一部分，急诊医学科设在医院门诊部，由门诊部实施统一管理，急诊医学科护士长隶属于护理部和门诊部主任双重领导。

（二）急诊医学科护理人员管理

急诊患者病情变化急骤、情况复杂，对急诊护士的基本素质和工作能力提出了更高的要求。

1. 基本要求

（1）专业素养与身体素质：急诊护士应具有爱心、耐心、责任心，尊重生命、人的权益，尊重服务对象的价值观、文化习俗、个人信仰；遵守护士条例及急诊护理相关法律法规要求，运用法律维护患者和自身权益；能够不断自我调适，具备良好的身心状态，适应急诊工作环境。

（2）专业知识与实践技能：从事急诊护理工作的护士应接受过规范化培训或专科护士培训，掌握急危重症患者的急救护理知识与技能、常见急救操作技术的配合及急诊护理工作内涵与流程，具有良好的护患沟通能力与突发事件的紧急协调和管理能力，并定期接受急救技能再培训。

（3）沟通交流与团队协作：急诊护士应具备良好的沟通协调能力，能够与患者、家属进行有效、恰当的沟通，快速收集疾病信息并给予情感支持。在紧急情况下，能够积极配合团队开展抢救工作，充分发挥团队力量。

2. 分层培训和岗位管理　分层培训是根据各层级护士能力、知识和技能水平不同，制订针对性的培训目标、内容及形式，并且在每一层级的培训阶段进行针对相应核心能力要求的考核和评价。

（1）能级界定：目前多数医院按照护士专业成熟度和岗位能力将护士分为N0、N1、N2、N3、N4 5个级别。①N0：指护士基本护理能力建立的阶段，通常指毕业1年内的护士。②N1：指护士实现急诊专业化的阶段，在责任组长的监督下可以独立地发现、分析和解决岗位中的问题，建立急诊专科护理知识和技能体系。③N2：指护士经历过专科培训后能够独立承担责任护士工作，能够独立发现、分析、解决工作中的问题，建立预见性思维，拥有独立的专业知识和技能体系。④N3：指护士能够在独立完成工作的同时承担临床带教工作，能够管理团队且协同团队共同工作，游刃有余地处理临床中各种各样的问题。⑤N4：指护士对急诊医学科某一或某几个领域的知识和技能能够非常熟练地应用，能够判断出相关问题所在的原因，并找出针对性措施，改善临床实践。

（2）培训内容：针对不同能级的护士按照核心能力的不同要求，展开包括专科基础知识和技能、专科操作知识和技能、临床思维判断、教育与培训、协调组织与应急等方面的培训。

（3）培训方法：采用科室培训授课、院内培训授课、外出进修学习及临床实践指导等形式。

（4）岗位管理：遵循能级对应、动态调整的原则，对护理人员实施分层使用和管理，有利于积极充分地发挥各层级护理人员的潜力，优化护理人员的配置，提高护理人员的工作积极性和工作效率。

（三）急诊医学科护理制度管理

1. 预检分诊护理工作制度

（1）预检分诊护士需在急诊工作3年以上且通过急诊预诊专业知识与技能培训，熟悉业务、责任心强。

（2）严格执行岗位责任制和值班交接班制度，不脱岗、不闲谈。

（3）分诊护士仪表端庄，严格执行首接负责制，主动接待患者，准确记录患者详细信息，根据患者主诉和主要症状、体征，按分诊标准正确分诊，合理安排就诊。

（4）主动迎诊120急救车送来的患者，做好交接。急危重症患者立即送入抢救室，先抢救后缴费。

（5）遵照《突发事件应急预案》，遇到下列情况时，应及时上报护士长、科主任及院领导或行政总值班、护理总值班：①遇有大批外伤、中毒、严重工伤事故、交通事故等突发事件患者就诊。②市/省级领导、知名人士、外宾来诊时。③对涉及刑事、民事纠纷的、跌倒或死亡的患者，除向上述相关人员汇报外，还应向有关公安部门报告。

（6）严格执行传染病管理相关制度，遇发热且伴有呼吸道症状者，按照发热患者就诊流程，做好人员防护。

2. 抢救室护理工作制度

（1）抢救室专为抢救急危重症患者设置，其他任何情况不得占用。

（2）掌握各种急危重病的抢救流程、急救技术，熟练使用各种急救设备，积极配合医师开展抢救工作。

（3）动态监测生命体征，严密观察病情变化，落实患者的基础护理和专科护理，准确、及时完成抢救护理记录。

（4）严格执行危重症患者转运制度，抢救护士转送患者至相关科室进行交接，交、接双方及时完成交接记录。

（5）所有抢救药品、物品、器械须做到“五定一及时”（定品种数量、定点放置、定人管理、定时检查、定期消毒灭菌，及时维修补充），不得随意挪用或外借，做好班班交接。

（6）严格执行消毒隔离制度，保持环境整洁，防止院内交叉感染。

3. 观察室护理工作制度

（1）急诊患者因病情需要，可在急诊医学科观察室短期观察和治疗，留观时间不超过72小时。

（2）密切观察患者病情，监测生命体征，完成护理记录。发现病情变化，立即报告医师配合应急处置。

（3）根据医嘱正确执行治疗护理工作，落实患者基础护理，预防并发症的发生，保障患者安全。

（4）向患者及家属提供健康教育。

（5）严格执行消毒隔离制度，保持环境整洁、舒适、安静。

（6）严格执行探陪制度，留观患者原则上允许一人陪护。

（7）患者离室时，协助整理用物，办理离室手续。

4. 输液室护理工作制度

（1）急诊输液室专为输液患者设置，保持环境整洁，严禁吸烟。

（2）严格落实岗位责任制、值班交接班制度。

（3）严格执行查对制度，按输液流程规范操作，正确使用移动输液扫码设备。

（4）严格执行无菌操作技术，熟悉药物的配伍禁忌，操作时须戴口罩、帽子。

（5）遵守生物安全柜的使用规范，定期进行紫外线消毒和空气培养监测。

（6）注射前应询问有无过敏史，按规定做好过敏试验。

（7）密切观察患者的输液情况和病情变化，发现异常反应及时报告医师，给予相应处置并配合抢救。

（8）对待患者主动、热情，做好患者的健康教育。

（9）严格执行消毒隔离制度，做好医疗废物的分类和终末处理。

5. 清创室护理工作制度

（1）清创手术室专为急诊清创手术患者设置，无关人员不得进入。

（2）严格遵守无菌原则，进入清创手术室须戴口罩、帽子。

（3）严格执行查对制度，双人核对患者姓名及手术名称、方式等。

（4）清创手术室药品、器械、敷料实行定点放置，专人保管负责，班班交接，不得随意挪用或外借手术器械及物品。

（5）无菌物品须放在无菌专柜，定时检查有效期，过期须重新灭菌消毒。

（6）配合医师完成清创手术工作，清创时按无菌伤口、感染伤口依次进行，清创前后应洗手。

（7）密切观察手术中患者的病情变化，做好心理护理，术后做好健康宣教。

（8）严格执行消毒隔离制度，及时清理术后器械。清创室每周彻底打扫，保持室内整洁。

6. EICU护理工作制度

（1）在科主任、科护士长领导下，由护士长负责病区管理。

（2）严格遵守各项规章制度，落实岗位职责，实行责任制整体护理。

（3）24小时连续动态监测患者生命体征和病情变化，及时完成护理记录。

（4）严格执行各项护理操作流程及重症护理常规，各项护理措施落实到位，确保患者安全。

（5）熟练掌握各种设备、仪器的使用方法，配合医师准确、及时地实施各项急救措施。

（6）各项护理文件记录书写规范、及时、准确。

（7）确保监护仪、呼吸机等各种危重症救治设备处于应急备用状态，不得私自外借。

（8）仪器、药品及物资分类定点放置，专人管理，班班清点交接；定期维护，如有故障及时报修。

（9）严格执行消毒隔离制度，做好清洁卫生工作，防止及监控院内感染发生。

（10）严格落实家属探视制度，与患者家属及时有效沟通，给予支持和安慰，取得家属的理解与配合。

（四）急诊急救药品、物品管理

1. 急救车管理

（1）急救车需做到“五定一及时”：定人保管（定专人负责）、定时检查（设有专用清点本，每日清点、班班交接、记录并签名，护士长做到周周检查、节假日前常规检查并用红笔签名，查数量、质量、有效期等）、定点放置、定量供应、定期消毒、及时补充。

（2）急救车上不得放置任何杂物，保持清洁，处于良好备用状态。

（3）急救车内备有规定抢救物品和药品，根据各专科特点配备基数，并在相关职能处室备案，基数更新需重新备案。

（4）急救药品应遵循“先进先出，后进后出”原则，按使用有效期排列（左放右取、后放前取），做好取用顺序的标识。

（5）急救车上配备“物品和药品放置示意图”，物品按统一规定放置，符合消毒规范。

（6）急救药品、物品原则上不可随意变换位置。一旦因工作需要变化放置位置，应告知每位工作人员，并更新“物品和药品放置示意图”。

（7）急救车内物品平时不能随意取用，用后及时补充。

（8）门诊建立门诊抢救物品一览表，以便就近取用。

2. 其他急救物品均应处于良好备用状态

（1）氧气吸入装置性能良好，转运用小氧气瓶及氧气枕按规定放置，处于应急备用状态。

（2）负压吸引装置及电动吸引器应保持功能良好，清洁消毒，处于备用状态。

（3）站灯照明性能良好。

（4）心脏按压板置于抢救车背面的凹槽内，随手易取。

（5）护士能熟练掌握常用急救仪器使用、消毒、保养方法。独立值班前必须考核合格。

（五）急诊绿色通道管理

急诊绿色通道是为进入医院急诊医学科的急危重症患者实行优先抢救、优先检查和优先住院的原则，在接诊、检查、治疗、手术及住院等环节上为患者提供快捷高效的服务系统。其建立是提高急危重症患者救治成功率最有效的机制，能有效缩短救治时间，降低病死率和伤残率，提高生存质量。

1. 进入急诊绿色通道的疾病范围　纳入急诊绿色通道的患者原则上是生命体征不稳定、预见生命垂危的各类急危重症患者，但各医院可根据自身医疗人力资源、医疗技术水平、医疗配置、急救制度、患者结构等制订纳入标准。

2. 绿色通道的要求

（1）急诊绿色通道标志：在急诊大厅设立醒目标识和/或制作专用标牌，方便患者及家属迅速进入急诊绿色通道，包括在预检分诊处、抢救室、急诊手术室、急诊药房、急诊检验科、急诊影像中心等均设有醒目的标识。

（2）有效方便的设备：①通信设备。具备对讲机、有线或移动电话、可视电话等通信设备，设立急诊绿色通道专线，随时接受院内、外的急救信息。②医疗设备。可移动的推车或床、可充电或带电池的输液泵、注射泵、心电图机、多功能监护仪、除颤起搏装置、固定和移动的负压吸引设备、气管插管设备、简易呼吸球囊、呼吸机等。

（3）药品管理：急诊绿色通道中的患者可根据病情需要先用药、后付款。应由专门人员负责保管和清点常规急救药品，随时补充药品，检查药品有效期。

（4）物品管理：急诊抢救室是抢救危重症患者的专用场所，不得挪作他用。一切抢救物品实行“五定”制度（定人保管、定点放置、定量供应、定期检查、定期消毒），保证抢救患者时使用。

（5）人员要求：①急诊绿色通道的各个环节24小时均有人值班。随时准备投入抢救，并配备3～4名护士协助工作。院内会诊10分钟内到位。②急诊绿色通道的各环节人员必须熟练胜任各自的工作，临床工作人员必须有2年以上的急诊工作经验。③急诊绿色通道的各环节人员应定期进行演练、培训和座谈，不断完善急诊绿色通道中各个环节的衔接工作。④设立急诊绿色通道抢救小组，由业务院长领导，包括急诊医学科主任、护士长和各相关科室领导参加，在全院医护人员和职工中普及急诊绿色通道知识。

3. 绿色通道的管理

（1）分诊要求：加强急诊预检分诊，及时救治急危重症患者，有效分流非急危重症患者。

（2）接诊要求：实行首诊负责制，首诊医护人员根据病情启动急诊绿色通道，通知相关科室的人员，并及时报告科主任、护士长或相关院领导。首诊医护人员在绿色通道急救过程中要随时在场，并做好各环节的记录和交接。

（3）抢救要求：①急危重症患者由急诊医师和护士长组织抢救，重大抢救应由科主任或院领导组织，科主任或正（副）主任医师不在时，由职称最高的医师主持抢救工作，但必须及时通知科主任或正（副）主任医师或本科二线值班人员。遇有成批患者、意外灾难等突发事件时，应立即通知医务科、护理部、院总值班及相关院领导，启动医院突发事件应急预案。②急诊医护人员对进入急诊绿色通道的患者应遵循方便、快捷、安全的原则进行急诊处置。

（4）记录要求：进入急诊绿色通道的患者应有详细的登记，包括姓名、性别、年龄、住址、陪护人员联系电话、就诊时间、生命体征、初步诊断及转归等。在患者的处方、辅助检查申请单、住院单等单据上加盖急诊绿色通道的标志，保证患者抢救、转运过程畅通便捷。

（5）转运要求：急诊医护人员在转运患者前必须电话通知相关人员，途中必须有专人护送，并有能力在途中抢救。转运过程中需备有各类急救仪器设备，并保证在全过程中有效使用。交接班时应明确交代注意事项、诊疗经过及可能发生的各种情况，所有医技、病房等相关科室保证绿色通道通畅。

（6）质量要求：定期评价急诊体系对紧急事件处理的反应性、急诊高危患者在急诊绿色通道平均停留时间，并根据评价结果进行持续质量改进。

（六）急诊护理风险管理

急诊护理风险是在急诊护理工作过程中可能发生的一切不安全事件，可来源于急诊护理过程中的任何环节。急诊护士接触患者多，工作任务繁重，极易发生各种护理风险。急诊护理风险管理是加强分析、评估和管理急诊护理工作中可能对患者、家属、护士造成伤害事件的潜在风险，强化全体医护人员的风险意识，并采用有效的风险控制措施，以减少急诊护理风险的发生。

1. 急诊护士法律风险

（1）急诊护士法律问题：①护士的法律身份问题。《护士管理办法》明确指出，未经护士职业注册者不得从事护理工作。执业护士在执业时，必须按职上岗，各行其是。②急诊护士的法律责任和义务。急诊护士主要有对患者的民法责任、对公众的刑法责任、对雇主的法律责任和对专业的法律责任。同时，具有紧急处置、证据管理、维护患者生命健康权的义务。③侵权与违法行为。侵权行为主要包括隐私权、健康生命权、知情权等，如护士在执业时，窥探或故意暴露患者隐私部位，则侵犯了患者的隐私权。违法行为主要是护士在执业过程中违背相关法律法规，如在执业过程中，利用职务之便，向患者索取或收受患者财物，则违反了《护士管理办法》。

（2）急诊护士法律风险防控管理：①加强法律法规相关知识的学习，强化法治观念，依法履职，在确保患者合法权益的同时，也要避免自己的合法权益受到损害。②加强职业道德及专业知识的学习，提高专业技能。③加强证据意识的培养和证据管理，在护理行为中的护理记录、知情同意、三无患者随身物品管理交接等严格按照制度、流程执行。④急救物品、药品性能完好、准确到位、专人检查、专人管理，使用后及时补充、维修，可以避免发生相关的法律问题。

2. 工作场所暴力

（1）工作场所暴力风险：①风险因素。主要包括环境、医务人员、患方及支持系统等方面。②风险区域。暴力发生的高风险区域有预检分诊处、候诊区、诊室、抢救室、治疗室、走廊。③风险时段。暴力发生的高风险时间段有夜间、节假日、用餐时、患者转运时、急诊抢救、独自工作、与患者或家属沟通时及投诉或纠纷发生及处理时。

（2）工作场所暴力风险控制管理：①急诊环境布局。急诊医学科布局合理，环境整洁，标识清晰。医务人员工作区、办公区和生活区分开，设置门禁系统，限制非工作人员出入。②报警设备及防护用物的配备和管理。急诊医学科配备专职安保人员、通信设备及防护器械；安装视频监控装置，张贴监控探头告示；在护士站、办公室、诊室等安装一键式报警装置。③行政措施。宣示国家政策对工作场所暴力零容忍的态度；及时妥善处理纠纷与投诉；建立暴力事件处理及报告制度。④工作实践控制。禁止患者及家属携带有可能造成他人伤害的器具进入医院。医疗区域内尽可能不要有暴露的锐器，如剪刀等。⑤人员培训及管理。培训内容主要包括培训相关法律法规、服务意识与沟通技巧、专业技能和各项规章制度、工作场所暴力相关知识、工作场所暴力发生的先兆及预警、适当回避、自我防护和脱离技术、心理卫生知识教育等。

3. 医院感染与职业暴露

（1）医院感染与职业暴露：急诊医务人员在锐器损伤、血源性病原体感染、呼吸道传染病等职业危害的风险上明显高于其他临床科室，是职业暴露的高危群体。①职业暴露人群：急诊医学科所有的工作人员，包括医师、护士、实习生、医技人员、医疗废物收集人员、保洁人员等，其中护士是职业暴露的主要人群。②职业暴露途径：通过眼、口、鼻及其他黏膜、破损皮肤或胃肠道、血液或其他潜在传染性物质，从而发生职业暴露。③职业暴露的危险环节：包括掰安瓿、配加药、锐器处理、穿刺、注射、拔针、传递锐器、双手回套针帽、医务人员手部皮肤破损、手套破损、抢救时、吸痰及进行各项有创操作等。④职业暴露影响因素：主要包括工作场所的布局，职业安全卫生操作规程，工作场所的清洁与整理，个人防护用品与防护设施的适用性、数量及其运行和使用状况。

（2）职业暴露的预防与控制管理：①遵循标准防护原则。患者所有的血液、体液、分泌物、排泄物等都可能有传染性病原体，医务人员在接触上述物质时，必须采取防护措施，以减少职业暴露和医院感染的发生。②标准防护的基本措施。主要包括戴手套、洗手或快速手消毒剂擦手、戴口罩及面屏、穿隔离衣、预防针刺伤及锐器伤、物体表面消毒等。③建立职业防护体系，加强安全教育和培训。医院建立职业安全防护委员会，构建医务人员职业暴露防护体系，制订和完善职业防护相关的制度和流程，对医务人员进行教育和培训。④提供安全防护用品和设备。医院推广安全注射和无针输液系统，尽可能设负压隔离病房，病房内采用负压通风系统。⑤规范操作标准。加强医务人员职业防护操作规范，提高医务人员的防护行为。

4. 急诊患者风险管理

（1）急诊患者的风险因素：①环境因素。即风险原因来自患者、疾病、观念行为、医疗政策等问题。如大型医院患者拥塞致诊疗时间不足、24小时开放式空间、急诊空间及路线设计不佳致转运风险增加、人口老龄化及独居老年人增加等。②系统因素。即风险原因来自机构内部结构或流程设计等问题。如未采用电子化病历系统、分诊标准设计不良、监测仪器设备不足、候诊时间过长、急诊医护人力不足、未制订转运标准流程等。③人员因素。即风险原因来自机构个人、教育训练等问题。如护理人员分诊能力不足、医护人员沟通能力不足、转运人员能力不足、专科会诊不及时、护理人员照护能力不足等。

（2）急诊患者的风险对策：①加强制度规范建设。针对急诊高危环节、高危人群和高危时段，制订符合实际的规章制度和防范细则，并在实施过程中不断充实完善，从而增加医护人员的风险意识，减少风险事件的发生。②加快人才队伍培养。采用倾斜政策，吸引高学历人才加入急诊护理队伍中。同时，合理配置人员，确保充足的后备人力资源。强化急诊年轻护士专科知识与临床技能的培训，不断提高专业能力。③建立和完善诊治流程和风险预案。建立各种急危重症诊疗指南和抢救流程，改造急诊患者的就诊环境和流程，畅通绿色通道，并能持续追踪质量改进。制订常见的风险预案并定期演练。④做好急救药品与设备管理。急救药品专人保管，每班交接，定期检查，避免因药品不足而导致抢救延误。制订仪器设备的操作流程和管理制度；建立仪器设备保养记录；专人负责仪器设备的清点和功能检测。⑤注重安全文化，改善医患沟通。强化护理人员安全理念与风险意识，建立医疗风险监测预警体系。同时，护理人员应以患者为中心，提高沟通技巧和能力，从而避免和减少各类护理风险。

（七）急诊护理质量管理

急诊护理质量管理是急诊医学科管理的核心，是不断完善和持续改进的过程。急诊护理敏感指标是评价急诊护理质量的重要手段，对急诊护理质量管理向精细化、规范化、同质化发展具有正向引导作用。建立和完善急诊监督评价持续质量改进机制，对提高急诊护理服务水平、保证患者安全具有重要意义。

1. 急诊护理质量监测指标

（1）结构指标：①人力资源配置。急诊医学科护患比、急诊某层级护士占比、急诊护士离职率等。②设备物品和药品配备。急救设备的完好率、急救药品的合格率等。

（2）过程指标：①护理时效。分诊目标反应时间达标率、胸痛患者10分钟心电图完成率、胸痛患者静脉通路建立时间达标率、急性缺血性脑卒中患者从入院到溶栓的时间（door-to-needle time，DNT）达标率等。②安全管理。30分钟内重度疼痛患者干预率、急诊抢救室滞留时间等。

（3）结果指标：①护理时效。预检分诊准确率、严重创伤患者保温措施实施率等。②安全管理。转运不良事件发生率、非计划性气管导管拔管率、呼吸机相关性肺炎发生率、压疮发生率、跌倒发生率、心肺复苏术后自主呼吸循环恢复成功率等。

2. 急诊持续质量改进常用工具

（1）目标管理：根据重成果的思想，先由企业确定提出一定时期内期望达到的理想总目标，然后由各部门和全体员工根据总目标，确定各自的分目标，并积极主动想方设法使之实现的一种管理方法。在组织内上下管理人员之间定期地在具体和可考核的目标上达成协议并写成书面文件，并定期以共同制订的目标为依据来共同检查和评价实际工作成效的一种管理方法。

（2）品管圈：是指同一工作现场内、工作性质相类似的基层人员所组成工作小组，在自我和相互启发下，活用各种质量控制手法，全员参与，对自己的工作现场不断地进行维持与改善的活动。

（3）PDCA循环：计划（plan）、执行（do）、检查（check）、处理（action）4个阶段的循环反复过程，是一种程序化、标准化、科学化的管理方式。

（4）根因分析：是一项结构化的问题处理方法，用以逐步找出问题的根本原因并加以解决，而不是仅仅关注问题的表征。根本原因分析是一个系统化的问题处理过程，包括确定和分析问题原因，找出问题解决方法，并制订问题预防措施。

（5）追踪方法学：从患者和评审者的双重视角评价医院内各部门、各专业之间的沟通与合作是否能够满足患者的医疗需要，医疗服务质量与安全是否达到高标准的要求，最终使患者获得优质的医疗护理服务。

（6）5S管理：是整理（seiri）、整顿（seiton）、清扫（seisou）、清洁（seiketsu）、素质教育（shitsuke）5个管理工作的简称。指通过规范现场环境、物品，营造规范化的工作环境，规范组织中每位成员的行为要求，培养员工良好的工作习惯，提高工作效率和服务品质。

（7）临床路径管理：临床路径是由临床医师、护士及支持临床医疗服务的各专业技术人员共同合作为服务对象制定的标准化诊疗护理工作模式，同时也是一种新的医疗护理质量管理法。

3. 急诊护理持续质量改进措施

（1）急诊预检分诊持续质量改进：预检分诊的准确性直接影响急诊医疗安全及急诊资源的有效利用。不断优化分诊标准、细化判断依据有助于减少分诊不足和分诊过度，提高分诊准确率。分诊响应时限是基于急诊预检分诊原则及医院医疗环境资源而确定，因此，Ⅰ级和Ⅱ级患者要尽最大可能在响应时限内尽快完成评估，并与救治同时进行；Ⅲ级急症患者、Ⅳ级亚急症和非急症患者等候时间分别超过30分钟、60分钟和2小时时，护士需重新进行评估与定级，保障就诊安全。充分利用信息化系统实现预检分诊质量指标的监测，有助于提高急诊预检分诊的质量与效率。

（2）三大中心建设持续质量改进：积极推进胸痛、卒中、创伤三大中心建设，有利于最大限度地提高此类患者的救治成功率，降低死亡率。急诊医学科应建立胸痛、卒中、创伤绿色通道救治小组，依托院前-院内系统的整合，与“120”建立紧密合作机制，构建快速、高效、全覆盖的EMSS。预检分诊护士早期快速评估甄别，应用目标时间管理、MDT、信息化平台、物联网技术等不断优化胸痛、卒中、创伤中心的救治流程，缩短救治时间，提高救治效率，改善患者预后。急诊护理人员应熟悉相关救治流程，并根据临床实际不断优化、完善工作流程，建立护理质量敏感指标监测，运用阶段性宏观数据分析发现存在问题并制订改进措施，不断提升三大中心患者救治的效率和质量。

（3）急诊转运持续质量改进：急诊危重症患者转运繁杂、风险高，成功转运对降低患者的病死率有积极意义。应以“降阶梯预案、充分评估、优化分级、最佳路径、动态评估”五方面为原则制定出标准化分级转运流程。转运前，充分评估患者、有效沟通、按分级标准安排相应的人、财、物；转运中，实时评估与监测，并做好应对突发事件的准备，为保证转运路径顺畅可以设置转运专梯及一卡通等设备；转运后，医务人员再次评估患者的病情及医疗措施，并进行评价，确保医疗护理的连续性及持续质量改进。应始终将动态评估贯穿整个转运过程，将转运方案形成闭合回路，将“结果导向”转变为“过程导向”，注重转运流程每个阶段的持续评估。

第三节　急诊医学科护理工作常规

一、急诊抢救室护理常规

（一）成人心搏骤停抢救护理常规

1. 评估要点

（1）意识状态、颈动脉搏动、心率、呼吸、面色、瞳孔等。

（2）心电图表现。

（3）抢救现场环境是否安全。

2. 急救措施

（1）快速识别和判断心搏骤停。

（2）立即呼叫医护团队，获取除颤仪及抢救车。

（3）将患者置于硬板床上，开始胸外按压30次，频率100～120次/分，按压深度5～6cm，保证胸廓充分回弹。

（4）采用仰头抬颌法或双手托下颌法开放气道，应用球囊面罩人工通气2次。按压通气比例30∶2，连续按压通气5个循环。建立高级气道后行机械通气。

（5）尽快建立心电监护，如心电监护示心室颤动或无脉性室性心动过速，尽早给予电除颤。

（6）迅速开放静脉通路或骨髓通路。进行液体复苏、给药和采集血标本。如无法建立静脉或骨髓通路，可经气管内给药。

（7）加强监护，严密监测生命体征的变化，做好抢救记录。

3. 复苏后护理

（1）循环支持：补充血容量，使用血管活性药物维持血压，复苏后血压一般维持在90/60mmHg以上，及时纠正各种心律失常。

（2）呼吸支持：及时进行机械通气，纠正低氧血症和酸中毒，使用呼吸机严密监测呼吸频率、深度、皮肤色泽、血气分析、血氧饱和度等。

（3）密切观察用药效果，及时纠正酸碱失衡和水、电解质紊乱。

（4）评估患者意识，及早实施脑复苏，保护脑组织，亚低温治疗将体温控制在32～36℃至少24小时，一般维持3天，严重的可持续1周，复温速度宜慢，每小时温度以上升0.25～0.5℃为宜。遵医嘱给予脱水剂、激素及促进脑细胞代谢的药物，减轻脑缺氧，防止脑水肿。

（5）准确记录24小时出入量，监测每小时尿量，若每小时少于0.5ml/kg，应及时报告医师。

（6）积极配合医师寻找心搏呼吸骤停的病因，抽取各项血标本及时送检。

（7）加强基础护理，防止继发感染。

（二）急性心肌梗死抢救护理常规

1. 评估要点

（1）发作前有无诱发因素：过度体力活动、精神激动、气候突变、大量吸烟、创伤或手术刺激。

（2）疼痛部位、性质、程度，疼痛减轻或缓解的方式。

（3）血压、脉搏、呼吸、心率、体温、心律变化。

（4）心电图、血电解质、心肌酶谱、肌钙蛋白等实验室指标变化。

2. 急救措施

（1）绝对卧床休息，保持环境安静，防止不良刺激，解除心理恐惧。

（2）如果经皮动脉血氧饱和度（SpO_2）＜94%，给予鼻导管或面罩吸氧。

（3）监测生命体征、神志、心电图的变化并记录，除颤仪处于备用状态。

（4）建立静脉通路，遵医嘱准确及时使用镇痛、镇静、硝酸酯类及抗凝药物，观察并记录用药后的反应。

（5）留取血标本，动态监测血电解质、肌钙蛋白、心肌酶谱等变化。

（6）密切监护下由心内科医师陪同，携带除颤仪转运至导管室或监护病房。

（7）对于需行溶栓、介入及手术治疗的患者，做好相应的术前准备和术后护理，注意穿刺部位有无出血、血肿，有无心绞痛再发作。

（三）急性左心衰竭抢救护理常规

1. 评估要点

（1）神志、面色、呼吸（频率、节律、深度）、心率、心律、血压、皮肤颜色及体温等变化。

（2）呼吸困难程度，有无端坐呼吸和咳粉红色泡沫痰。

（3）动态监测血气分析、心电图、出入量变化。

2. 急救措施

（1）患者体位：取端坐位或半坐卧位，双腿下垂，减少静脉回心血量，注意安全。

（2）吸氧：立即给予高流量（6～8L/min）氧气吸入，使SpO_2达到95%以上。对神志不清或明显意识模糊及严重缺氧与呼吸衰竭者行气管插管机械通气。

（3）开放静脉通路，控制输液速度。遵医嘱给予急救药物，并观察用药反应。

（4）监测生命体征、意识、咳嗽、咳痰、尿量变化，协助完善相关检查。

（5）做好患者的基础护理。

（6）做好患者的心理护理，减轻紧张与恐惧心理。

（四）阵发性室上性心动过速抢救护理常规

1. 评估要点

（1）心率、血压、呼吸、脉搏、体温、心律、氧合指数等。

（2）有无心脏病、电解质紊乱、应用抗心律失常药物、情绪激动等病史及发病诱因。

（3）动态监测心电图变化。

（4）有无血流动力学变化，如心悸、血压下降、头晕、黑矇、晕厥、气短、胸痛等。

2. 急救措施

（1）立即协助患者采取舒适、安静卧位休息。

（2）保持气道通畅，存在低氧血症时，给予氧气吸入，保证$SpO_2 \geqslant 94\%$。

（3）持续心电监护：密切观察生命体征、心律、心电图、SpO_2变化。心电监护电极片应避开电复律及胸导联位置。

（4）建立静脉通路，备好抗心律失常药物及其他抢救药品、除颤仪、简易呼吸器等。

（5）遵医嘱刺激迷走神经，或应用腺苷6～18mg静脉弹丸式注射；在上述措施无效或无法实施时，如此时血流动力学不稳定，则实施电复律。

（6）保持患者机体内环境的稳定，必要时对症处置。

（五）急性重症哮喘抢救护理常规

1. 评估要点

（1）既往病史及本次发病的诱发因素。

（2）心率、脉搏、体温、呼吸频率及形态，有无哮鸣音、胸部过度充气征象和三凹征。

（3）是否有大汗、口唇发绀、气急、胸闷或咳嗽等症状。

（4）动脉血气结果，SpO_2的变化，有无二氧化碳潴留。

2. 急救措施

（1）体位：根据病情提供舒适的坐位或半坐位，鼓励患者缓慢地深呼吸。

（2）根据患者呼吸困难程度选择双鼻式或面罩吸氧，保持SpO_2 93% ～ 95%，必要时行机械通气治疗。

（3）保持呼吸道通畅，指导患者有效排痰，叩背帮助患者将痰液咳出。急性发作时补充水分，稀释痰液，必要时予以吸痰。

（4）通过雾化吸入或静脉途径遵医嘱使用支气管舒张剂、激素、抗菌药物等药物，并观察用药后反应。

（5）观察患者神志、呼吸形态、速率、血氧饱和度、血气的变化，重度患者若出现药物治疗未改善或继续恶化，意识改变、呼吸肌疲劳，应及时给予机械通气呼吸支持治疗。

（6）心理护理，消除患者的紧张情绪和濒死感。

（六）急性呼吸衰竭抢救护理常规

1. 评估要点

（1）既往病史，本次发病的诱发因素。

（2）呼吸形态及血氧饱和度，呼吸困难及缺氧程度。

（3）动脉血气结果、缺氧程度、有无二氧化碳潴留、pH。

（4）体温、脉搏、心率、血压、四肢末梢情况等。

（5）意识及精神状态，有无意识障碍。

2. 急救措施

（1）采取舒适且有利于改善呼吸状态的体位，一般取半卧位或坐位，必要时可采用俯卧位辅助通气。

（2）持续心电、血压、血氧饱和度监测，监测生命体征，观察意识、呼吸形态、频率的变化。

（3）正确氧疗：①急性Ⅰ型呼吸衰竭者，给予较高浓度（＞50%）氧气吸入，SpO_2维持在94% ～ 98%。②急性Ⅱ型呼吸衰竭者一般在动脉血氧分压（PaO_2）＜60mmHg时才开始氧疗，给予低浓度（＜35%）持续给氧，SpO_2维持在88% ～ 93%。③对于原因未明的低氧血症患者，应根据病情选择从高浓度至低浓度的氧疗方式。

（4）必要时建立人工气道，行机械通气，合理设置呼吸机参数，实时监测通气效果。

（5）保持呼吸道通畅：鼓励患者咳嗽、有效排痰，危重症患者每1 ～ 2小时翻身拍背1次，帮助痰液排出。加强人工气道湿化管理，尽量采用密闭式吸痰，缩短吸痰时间。

（6）用药护理：遵医嘱使用支气管扩张剂、祛痰药、抗菌药物、糖皮质激素等药物，注意观察用药后反应。

（7）加强营养支持，根据病情给予肠内或肠外营养，准确记录出入量，监测动脉血气变化，纠正酸碱平衡失调。

（8）加强基础护理，做好并发症（如心力衰竭、肺性脑病）的观察和处理。

（七）上消化道出血抢救护理常规

1. 评估要点

（1）紧急评估：①意识评估。意识障碍既提示严重失血，又是误吸的高危因素。②气道评估。评估气道的通畅性及有无梗阻的风险。③呼吸评估。评估呼吸频率、节律及血氧饱和度。④循环评估。监测心率、血压、尿量及末梢灌注情况，必要时行有创血流动力学监测。

（2）全面评估：①判断出血原因。静脉曲张性，非静脉曲张性。②动态监测。全面监测病情变化并判断有无出现活动性出血，应持续动态监测生命体征，血常规、凝血功能、血尿素氮及血乳酸水平等指标。③呕血和黑便的量、次数、性状，判断失血程度；④使用三腔管的患者要观察三腔管的压力，定时检压，放气频率，拔管时间并有记录。

2. 急救措施

（1）保持呼吸道通畅，头偏向一侧防止窒息，大量呕血时及时清除血块，必要时予以床边吸引。

（2）迅速建立2～3条静脉通路，必要时中心静脉置管，快速补充血容量。输液开始宜快，避免大量晶体液输注，前6小时＜3L，必要时测定中心静脉压作为调整输液量和速度的依据，建议维持收缩压在80～90mmHg，采用限制性液体复苏及允许性低血压策略。

（3）在积极补液的前提下，如果患者的血压仍然不能提升到正常水平，适当选用血管活性药物。

（4）血红蛋白＜70g/L时，遵医嘱输血。采用限制性输血策略，目标值维持在70～90g/L，凝血功能障碍患者监测凝血指标，评估凝血功能状态。

（5）止血措施：①经验性联合用药，血管升压素、生长抑素等药物止血。②首选关键性检查，内镜下止血或介入治疗。③短期控制出血，三腔二囊管压迫止血。

（6）多学科诊治和外科手术干预。

（7）严密监测患者生命体征、意识状态、每小时尿量及性状、血乳酸等的变化，出现异常及时汇报医师。

（8）做好心理护理，消除患者的紧张、恐惧情绪。

（八）急性脑出血抢救护理常规

1. 评估要点

（1）既往病史：是否有高血压、动脉粥样硬化、脑动脉病变等疾病，起病前有无诱因。

（2）用药史：有无服用降压药、抗凝药等。

（3）生命体征、意识状态、瞳孔变化，气道、呼吸和循环功能等。

（4）有无剧烈头痛、恶心、呕吐、中枢性高热、肢体瘫痪、失语等症状。

（5）实验室检查：血常规、肝肾功能、电解质等。

（6）辅助检查：头颅CT、MRI、脑血管造影等。

2. 急救措施

（1）绝对卧床，避免刺激，抬高床头30°，以减轻脑水肿。

（2）保持呼吸道通畅，舌后坠者置口咽通气管，SpO_2＜95%时给予吸氧，必要时吸痰、气管插管。

（3）心电监护，严密监测并记录生命体征，意识，瞳孔，头痛及四肢活动情况。

（4）建立静脉通路，留取血标本进行血常规、凝血功能、肝肾功能、电解质、血糖等实验室检查。

（5）调控血压：应在发病后6小时内将血压降至目标水平，即收缩压＜140mmHg。

（6）遵医嘱使用脱水、利尿药物，观察出入量是否平衡，有无脱水、低血钾等电解质紊乱。

（7）烦躁不安患者根据医嘱给予镇静药物，必要时使用约束。

（8）协助进行头部CT扫描、12导联心电图检查。

（9）做好基础护理，定时更换体位，保持良肢体位，预防呼吸系统和泌尿系统感染。

（10）需要外科手术者，做好术前准备。

（11）注意观察并及时处理并发症，如高热、脑疝、上消化道出血等。

（九）急性缺血性脑卒中抢救护理常规

1. 评估要点

（1）早期识别脑卒中（FAST检查）：①检查面部（face）。让患者笑或者露出牙齿，观察有无面部肌肉减弱，出现一侧面瘫，或者笑脸不对称。②检查肢体（arm）。让患者将双手抬起，观察有无一侧肢体麻木、无力及行走困难。③检查说话（speech）。让患者说话或重复一句话，注意有无口齿不清，言语困难或不能理解。④起病时间（time）。询问有无意识模糊或意识障碍，以及突发无法解释的头痛，了解症状、体征最早出现的时间。若于睡眠中发病，以最后表现正常的时间作为发病时间。

（2）有无缺血性脑卒中发生的危险因素，如高血压、高血脂、糖尿病、心脏病等。

（3）生命体征、血氧饱和度、意识、瞳孔大小及对光反射、肌力、言语功能及血糖变化。

（4）有无意识障碍加深、头痛、呕吐等颅内压升高的表现，偏瘫的部位和程度，感知觉障碍，认知、语言能力，吞咽功能，有无精神、情感障碍等。

（5）实验室检查：血常规、血生化、凝血功能等。

（6）辅助检查：头颅CT、计算机体层血管成像、MRI、数字减影血管造影等。

2. 急救措施

（1）开启绿色通道，10分钟内获取病史，进行总体全面的评估。心电监护，严密监测并记录生命体征及意识、瞳孔变化。

（2）取仰卧位，床头可抬高15º～30º。维持SpO_2＞94%，必要时吸氧，呼吸功能严重障碍者给予呼吸支持。

（3）建立静脉通路，留取血标本检测血常规、凝血功能、肝肾功能、电解质、血糖等。

（4）到达急诊25分钟内完成头颅CT扫描，明确有无溶栓禁忌证。

（5）获取12导联心电图，可识别因急性心肌梗死或心律失常引起的脑栓塞。

（6）控制血压：急性期应维持患者血压于较平时稍高水平，以保证脑部灌注，防止梗死面积扩大。溶栓治疗患者溶栓前血压控制在收缩压＜180mmHg、舒张压＜100mmHg。非溶栓患者收缩压＞200mmHg或舒张压＞110mmHg，或伴有梗死后出血、合并夹层动脉瘤、肾衰竭、心力衰竭的患者给予降压治疗。

（7）控制血糖：血糖＞10mmol/L时，应给予胰岛素治疗，将血糖控制在7.7～10mmol/L。

（8）静脉溶栓的护理：从症状发生到溶栓时间应≤4.5小时。患者从急诊就诊到开始溶栓应争取在60分钟内完成。①阿替普酶的应用方法：0.9mg/kg（最大剂量为90mg）计算药物总量，总剂量10%最初1分钟内静脉输注，余90%静脉泵入维持1小时。②静脉溶栓治疗及结束后2小时内每15分钟进行1次血压测量和神经功能评估；然后每30分钟1次，持续6小时；以后每小时1次直至治疗后24小时。③如出现严重头痛、高血压、恶心、呕吐或神经症状恶化，应立即停用溶栓药物并进行头颅CT检查。④如收缩压≥180mmHg或舒张压≥100mmHg，应增加血压监测次数并给予降压药物。⑤鼻饲管、导尿管及动脉内测压管在病情许可的情况下应延迟安置。⑥溶栓24小时后，给予抗凝药或抗血小板药物前应复查CT或MRI。

（9）不符合溶栓治疗适应证且无禁忌证患者遵医嘱尽早给予抗凝治疗。

（10）做好血管内介入治疗准备。

（11）观察并及时处理脑水肿、颅内压增高、梗死后出血等并发症。

（十）主动脉夹层抢救护理常规

1. 评估要点

（1）既往病史：呼吸系统基础疾病、高血压、冠心病、糖尿病等。

（2）生命体征，有无咳嗽、咳痰、吞咽困难、呼吸困难、心律异常等。

（3）疼痛的部位、性质、持续时间等。

（4）有无颈静脉曲张、脉压减小、脉搏短绌、双侧收缩压和/或脉搏不对称等征象。

2. 急救措施

（1）绝对卧床休息，避免情绪激动，避免剧烈咳嗽、用力排便。

（2）呼吸困难者予氧气吸入，监测呼吸形态、SpO_2。

（3）迅速建立静脉通路，按医嘱给予药物治疗。①控制心率和血压：静脉输注β受体阻滞剂（如艾司洛尔、拉贝洛尔），必要时加用硝普钠，将心率降至60～80次/分；收缩压降低至患者可耐受的最低水平，一般是100～120mmHg，用药过程中要密切监测血压变化。②有效镇痛：如果患者胸痛剧烈，遵医嘱应用吗啡5～10mg静脉或肌内注射，观察记录胸痛缓解情况，密切监测有无心动过缓、低血压、呼吸抑制等并发症。

（4）密切观察病情变化：严密监测四肢血压和心率（律）变化，观察胸痛缓解或加重情况。主动脉夹层极易发生破裂而危及生命，应随时做好抢救准备。

（5）做好介入治疗、手术或转运的准备。

（十一）急腹症抢救护理常规

1. 评估要点

（1）患者的年龄、性别、婚育史、手术史、既往史。

（2）发病因素，疼痛的部位、性质、持续时间、严重程度、有无牵涉痛等。

（3）有无恶心、呕吐，呕吐物的性质、量、气味、颜色，有无排便及粪便性状、颜色等。

（4）生命体征、意识、尿量，是否有黄疸、发热、大汗。

（5）腹部外形，有无肠鸣音、肝浊音界和移动性浊音、压痛、反跳痛、肌紧张、板状腹等。

（6）血尿常规、B超、诊断性腹腔穿刺等辅助检查结果。

2. 急救措施

（1）首先处理威胁生命的情况，如腹痛伴有休克应及时抢救，纠正休克；如有呕吐，头应偏向一侧，以防误吸。

（2）协助患者采取舒适卧位，一般采取半坐卧位，合并休克者宜采取中凹卧位或平卧位。

（3）对于不能确诊的急腹症患者，要遵循“五禁四抗”原则，即禁食、禁灌肠、禁镇痛、禁用泻药、禁止活动；抗休克，抗水、电解质紊乱及酸碱失衡，抗腹胀，抗感染。

（4）建立2～3条静脉通路，遵医嘱合理补液，必要时留置导尿，准确记录出入量。

（5）对剧烈疼痛者，如诊断已明确，可遵医嘱适当给予镇痛，观察镇痛效果。

（6）监测生命体征，观察病情变化，呕吐物的性质和量，排便异常情况等，明显腹胀、腹痛和病情危重者应予胃肠减压。

（7）高热者给予物理降温或遵医嘱给予抗菌药物，并观察降温效果。

（8）需手术治疗的患者提前做好术前准备。

（十二）中暑抢救护理常规

1. 评估要点

（1）中暑发生的地点、时间及持续时间。

（2）意识，生命体征，核心温度（直肠温＞40℃）。

（3）有无多器官功能损伤表现（肝脏、肾脏、横纹肌、胃肠等），关注尿量、血乳酸及其他实验室指标。

（4）凝血功能，有无严重凝血功能障碍或弥散性血管内凝血。

2. 急救措施

（1）迅速脱离高温环境，维持生命体征平稳，减少不必要的转运、搬动及有创检查或操作，评估病情，尽快送入ICU。

（2）保持呼吸道通畅，鼻导管或面罩吸氧，维持$SpO_2 \geq 90\%$，必要时行气管插管、机械通气。

（3）积极有效降温，降温目标：核心温度在30分钟内迅速降至39℃以下，2小时内降至38.5℃以下。当核心温度降至38.5℃时停止降温措施或降低降温强度，维持直肠温度在37～38.5℃。降温方法包括3种。①物理降温：4℃冰水擦浴、冰袋置于大血管处、冰毯、冰帽。②体内降温：4～10℃糖盐水静脉注射或灌肠、冰盐水胃内注入。③药物降温：根据患者体温情况酌情应用氯丙嗪、地塞米松或人工冬眠合剂等，药物降温必须与物理降温同时进行。

（4）病情观察：监测生命体征、神志、尿量、末梢循环情况，每15～30分钟测量肛温或其他核心温度，根据温度调整降温措施。若患者出现昏迷、呼吸抑制、血压下降（收缩压＜80mmHg），暂停降温。

（5）抽搐、躁动的患者给予镇静药物，地西泮10～20mg静脉注射，在2～3分钟内推完；或加用苯巴比妥5～8mg/kg，肌内注射。

（6）液体复苏纠正水、电解质紊乱，预防感染；做好口腔、皮肤、高热惊厥护理。

（7）监测凝血酶原时间、血小板、纤维蛋白原，防止发生弥散性血管内凝血。

（8）应用甘露醇脱水治疗、高压氧治疗，预防脑水肿、横纹肌溶解综合征、急性肾衰竭等并发症。

（十三）有机磷农药中毒抢救护理常规

1. 评估要点

（1）中毒种类、剂量、途径、时间，有无呕吐，呼出气味等。

（2）意识状况、瞳孔、呼吸、脉搏、心率、血压及循环情况。

（3）恶心、呕吐、腹痛、腹泻、多汗、流涎、瞳孔缩小、气管分泌物增加、咳嗽、尿频等毒蕈碱样症状。

（4）肌束颤动、牙关紧闭、抽搐、痉挛等烟碱样症状。

（5）头痛、头晕、共济失调、烦躁不安、谵妄、昏迷等中枢神经系统症状。

（6）血胆碱酯酶活力测定结果。

2. 急救措施

（1）撤离中毒环境，清除呼吸道分泌物，保持呼吸道通畅，吸氧，心搏骤停时立即行心肺复苏。

（2）清除未吸收的毒物：①脱去污染衣物，用清水、肥皂水或2%碳酸氢钠溶液彻底清洗污染皮肤、毛发、指甲。禁用热水或乙醇，以免加速毒物吸收。②口服中毒者，应尽早、彻底洗胃，常用洗胃液有清水、生理盐水、碳酸氢钠（敌百虫中毒者禁用）、高锰酸钾（乐果中毒者禁用）。对于意识障碍者，在洗胃前应做好气道保护，必要时行气管插管后再洗胃。

（3）促进已吸收毒物的排出：洗胃后给予硫酸镁20～30g或20%甘露醇250ml经胃管注入导泻。

（4）特异性解毒剂的应用：给予足够的胆碱酯酶复能剂和抗胆碱能药，用药原则为早期、足量、联合、重复用药。①复能剂首选氯解磷定肌内注射或静脉缓慢注射，无法获得时可选用碘解磷定静脉给药。②阿托品为抗胆碱能药，根据病情每10～30分钟或1～2小时给药1次，直至毒蕈碱样症状消失或患者出现阿托品化表现，再逐渐减量或延长间隔时间。

（5）重度中毒者尽早行血液灌流治疗，合并肾功能不全、多器官功能障碍综合征（multiple organ dysfunction syndrome，MODS）等情况时可行血液透析或连续性肾脏替代治疗（continuous renal replacement therapy，CRRT）。

（6）对症治疗：维持水、电解质和酸碱平衡，给予营养支持，防治感染，出现脑水肿、肺水肿、肝肾功能损害时，给予积极处理。

（7）病情观察：监测心电、血压、呼吸、血氧饱和度、意识及瞳孔的变化，观察药物副作用，监测胆碱酯酶活力、血气分析，早期识别呼吸肌麻痹及迟发毒性作用。

（8）注意阿托品化与阿托品中毒的鉴别。阿托品化的临床表现包括瞳孔较前散大，口干，皮肤干燥，颜面潮红，肺部湿啰音消失及心率加快。如患者出现神志恍惚、高热、心率加快、烦躁不安及谵妄等，提示阿托品中毒。

（9）防止反跳与猝死发生：反跳和猝死一般发生在中毒后2～7天，注意观察反跳的先兆症状，如胸闷、流涎、出汗、言语不清及吞咽困难等。如出现此类症状应立即通知医师，立即补充阿托品，迅速达到阿托品化。

（10）心理护理：帮助患者解除心理压力，鼓励患者积极配合治疗。

（十四）多发性创伤抢救护理常规

1. 评估要点

（1）受伤原因、受伤部位、损伤程度及性质。

（2）生命体征、皮肤颜色、温度、末梢循环等情况。

（3）气道是否通畅，呼吸情况。

（4）意识状态、瞳孔、语言指令反应、疼痛刺激反应等。

（5）四肢有无活动性出血，胸腹部是否存在伤口，有无闭合性内脏器官损伤。

（6）有无致命性损伤，如张力性气胸、脑疝、上呼吸道梗阻、大量血气胸、大出血等。

（7）实验室及影像学检查。

2. 急救措施

（1）按ABCDE步骤尽快对伤员的病情做出初步判断：A（airway）气道，检查气道，同时保护颈椎；B（breathing）呼吸，确保有效呼吸；C（circulation）循环，维持循环及控制出血；D（disability）能力丧失，评价伤员神经系统；E（exposure）暴露，暴露身体检查及控制环境，一旦出现问题立即对症处置。

（2）呼吸支持：清理呼吸道异物和分泌物，保持气道通畅，氧气吸入，血氧饱和度监测，必要时建立人工气道，行机械通气。

（3）循环支持：心电、血压监测，迅速建立2条或以上静脉通道，遵医嘱行液体复苏，首选肘前、颈外静脉穿刺，快速补充血容量，必要时输血，目标血压为收缩压80～90mmHg。

（4）控制出血：敷料加压包扎，抬高出血肢体。对活动性较大的出血应迅速清创止血，内脏大出血应立即做好术前准备。

（5）遵医嘱使用镇痛镇静药物、抗菌药物，注射破伤风抗毒素。

（6）留置导尿，记录出入量，观察有无泌尿系统损伤及循环灌注情况。

（7）保暖，预防低体温。

（8）合并颅脑损伤时，注意观察意识、瞳孔的变化，静脉快速输入20%甘露醇；颅内血肿要快速做好术前准备。

（9）有张力性气胸或血气胸时尽快放置胸腔闭式引流，妥善固定引流管，保持引流通畅，观察引流液颜色、性状及量，并及时记录。

（10）骨与关节损伤时局部固定、制动，疑有脊髓损伤者给予颈托保护患者的颈部。

（11）维持水、电解质和酸碱平衡，给予营养支持，保护重要脏器功能。

二、急诊/创伤重症监护病房护理常规

（一）感染性休克护理常规

1. 观察要点

（1）一般情况：患者全身情况、神志、生命体征、心率和心律、尿量、痰液、皮肤色泽、黏膜末梢、血氧饱和度、基础血压、既往史等。

（2）专科情况：引起休克的原因，感染部位、病原菌、严重程度，肢体温湿度、四肢循环，发病后的处理效果等。

2. 护理措施

（1）给予心电监护，备齐各种急救药品及物品，配合医师进行抢救。

（2）遵医嘱首选去甲肾上腺素等缩血管药物提升血压，首选从中心静脉泵入，并单独使用1条通路，根据外周血管阻力指数、平均动脉压，动态调整血管活性药物的用量。

（3）遵医嘱在确认脓毒症和感染性休克1小时内应用抗菌药物，并在抗菌药物使用前留取血、尿、痰、分泌物、引流液等培养的化验标本。

（4）迅速建立至少2条静脉通路，遵医嘱进行液体复苏，对于低血压或乳酸水平升高的患者，在3小时内完成30ml/kg晶体液的液体复苏，在完成初始液体复苏后，需要反复评估血流动力学状态指导进一步的液体使用。

（5）绝对卧床休息，取平卧位或中凹卧位，避免不必要的搬动。

（6）保证供氧，给予正确的氧疗方式，观察患者呼吸频率及节律的变化、SpO_2变化，并观察氧疗效果。保持呼吸道通畅，必要时建立人工气道行机械通气。

（7）动态监测血流动力学变化：心率、血压、尿量、中心静脉压、混合静脉血氧饱和度（$S\bar{v}O_2$）、乳酸、血气分析、末梢血管充盈时间、心排血量、心脏指数、外周血管阻力指数等，出现异常及时通知医师。

（8）留置导尿管，严格记录每小时尿量及性状，必要时行CRRT治疗进行液体管理。

（9）监测患者意识状态、瞳孔的变化，发现异常及时通知医师。

（10）动态监测体温变化，避免体温过高增加氧耗，注意观察患者皮肤湿冷情况，必要时给棉被保暖。

（11）做好各项基础护理，预防压疮、坠积性肺炎、尿路感染、血流感染、呼吸机相关肺炎等并发症的发生。

（12）保留引流管的患者需要做好引流管相关护理。

（13）给予心理护理，减轻患者的恐惧或焦虑程度，提供安静、舒适的住院环境，必要时给予镇痛、镇静治疗，减少ICU谵妄发生。

（14）根据营养风险评分，尽早实施肠内营养，或给予其他营养方式的营养支持，尽快达到营养目标。

（二）低血容量性休克护理常规

1. 观察要点

（1）一般情况：患者全身情况、神志、生命体征、心率和心律、尿量、痰液、皮肤、色泽、SpO_2、基础血压、既往史等。

（2）专科情况：引起休克的原因，容量丢失的类型、严重程度，肢体温湿度、四肢循环，发病后的处理等。

2. 护理措施

（1）紧急措施：①迅速建立静脉通路。迅速建立2条及以上有效的静脉通道，以保证大量输液、输血通畅，以纠正休克。根据患者的血压、中心静脉压、尿量及乳酸的变化调节液体滴速，并准确记录。遵医嘱给予急救药物，观察药物疗效及不良反应。②取适当体位。根据病情采取合适的体位，颈椎骨折、胸腰椎骨折、高位截瘫患者取平卧位，胸腹部损伤取斜坡卧位，休克患者取休克卧位。为防止骨折移位，不可随意搬动或更换体位。③严重多发伤患者多伴有呼吸道梗阻，应迅速清除呼吸道异物，及时吸净呼吸道分泌物，给予鼻导管或面罩吸氧，必要时协助医师立即建立人工气道，接呼吸机辅助呼吸。④在抢救护理同时，协助医师做好各项辅助检查工作，及时查明病因，采取对症处理。⑤有手术指征的及时做好备血、皮试、备皮、导尿、置胃管等术前准备。

（2）病情观察：①严密监测生命体征变化，记录平均动脉压并维持大于或等于65mmHg，每1～4小时测体温一次或持续体温监测，注意保暖，密切观察患者面色、神志、肢体色泽及温度等变化。②出血患者密切观察出血部位的情况，出血未控制前采取允许性低血压策略，收缩压控制在80～90mmHg，平均动脉压控制在50～60mmHg。③关注患者神志变化，发现异常及时通知医师。④正确记录出入量，观察每小时尿量的颜色、性状，并记录尿量。⑤及时监测血气、电解质，保持水、电解质及酸碱平衡，关注乳酸的动态变化。⑥观察皮肤黏膜有无瘀斑或消化道出血，注意发现早期血管内凝血症状。

（3）一般护理：①根据病情酌情使用镇痛镇静剂。②保持病室安静清洁，避免交叉感染。③解释病情，做好心理护理，消除紧张、恐惧心理，配合治疗护理。④做好各项基础护理，预防并发症发生。

（三）成人呼吸窘迫综合征护理常规

1. 观察要点

（1）一般情况：患者全身情况，神志、血压、脉搏、体温、尿量；自理能力，既往健康状况，精神情感状况。

（2）专科情况：患者呼吸窘迫、气促、呼吸音、发绀、烦躁等情况，评估血气分析、血氧饱和度等指标，评估患者出入量，评估氧疗效果。

2. 护理措施

（1）保持环境安静，保证患者休息；定时通风，保证病室内空气流通。

（2）评估患者意识状况及精神神经症状；严密监测生命体征，尤其是呼吸频率、节律和深度的变化。

（3）观察缺氧和二氧化碳潴留的症状和体征，动态监测动脉血氧分压、血氧饱和度、二氧化碳分压等指标，及时调整呼吸机参数。

（4）保持呼吸道通畅，改善通气功能。按需进行肺部理疗，加强气道湿化，必要时行人工气道吸痰。

（5）氧疗的护理：①根据病情给予相应浓度的氧疗，维持PaO_2＞60mmHg或动脉血氧饱和度（SaO_2）＞90%。②氧疗期间密切观察患者呼吸形态，呼吸频率及血氧饱和度，低氧血症难以纠正时，积极配合医师建立人工气道行机械通气辅助呼吸。

（6）建立人工气道使用呼吸机的患者，按人工气道机械通气护理常规进行。

（7）机械通气期间，给予小潮气量保护性肺通气策略，监测患者潮气量、分钟通气量及呼吸频率，观察有无气压伤的情况，关注患者呼吸窘迫症状，给予适当的镇痛镇静治疗，准确使用重症监护病房疼痛观察工具法（critical care pain observation tool，CPOT）及Richmond躁动－镇静评分（Richmond agitation-sedation scale，RASS）评估镇痛镇静效果。

（8）药物治疗的护理：遵医嘱应用支气管扩张剂、祛痰药、抗菌药物、糖皮质激素等药物，观察疗效和副作用。

（9）准确记录患者每小时出入量，正确进行液体管理，避免入量过多加重肺水肿。

（四）MODS护理常规

1. 观察要点

（1）一般情况：患者全身情况、生命体征、自理能力、既往健康状况、精神情感状况。

（2）专科情况：①循环系统。血压、心率及心律、中心静脉压、肺动脉楔压等血流动力学指标。②呼吸系统。呼吸频率及节律、血氧饱和度、动脉血气分析等。③肾功能。尿量，肌酐、尿素氮等检查结果。④神经系统。意识状态、神志、瞳孔、反应等的变化。⑤其他器官功能。肝功能、肠道功能、凝血功能、末梢温度和皮肤色泽。

2. 护理措施

（1）病情监测：①严密监测生命体征和重要脏器功能状况，如呼吸、循环及肾脏系统功能出现异常，立即配合医师进行相关脏器功能支持治疗措施。②密切监测患者的意识状态、神志、瞳孔、反应等变化。③监测胃肠道及肝功能状况，防止发生应激性溃疡。④监测末梢温度和皮肤色泽。

（2）一般护理：①休息与运动，严格卧床休息。②严密监测病情变化，准确记录出入量和生命体征。③准备好抢救物品及药品。④建立人工气道使用呼吸机的患者，按人工气道护理常规进行。⑤预防感染，注意手卫生，遵守无菌原则。

（3）药物治疗：①据医嘱补液，可在中心静脉压及肺动脉楔压指导下调整补液速度及量，避免发生肺水肿。②使用血管活性药物按常规进行。③根据医嘱使用利尿剂，用利尿剂后观察尿量变化。④使用制酸剂和胃黏膜保护剂的患者必要时监测胃液pH。

（4）饮食护理：根据病情选择进食方式，必要时给予管饲或静脉营养，管饲时注意营养液的温度及速度，避免误吸及潴留。注意观察患者的消化吸收情况，观察有无腹胀腹泻等。

（五）弥散性血管内凝血护理常规

1. 观察要点

（1）一般情况：患者全身情况，生命体征，自理能力，既往健康状况，精神情感状况。

（2）专科情况：出血的性质、量、部位，血红蛋白，血压，四肢皮肤湿冷、发绀，尿量，呼吸困难，意识障碍程度，皮肤黏膜栓塞，器官功能等。

2. 护理措施

（1）一般护理：①绝对卧床休息，注意安静、保暖。②立即给予氧气吸入，保持呼吸道通畅。③密切观察瞳孔与意识变化，填写护理记录单，记录24小时出入量，必要时记录每小时尿量。④迅速开通2条以上静脉通路，按医嘱准确及时给予肝素及血小板聚集抑制剂阿司匹林等治疗。

（2）出血的观察及护理：①缺血组织应给予保暖，防止在患肢静脉或动脉穿刺，以防加重组织缺血。②对于严重出血者，患者呕血、便血、咳血时要准确记录出血量。昏迷患者，头偏向一边，防止窒息。③出现皮肤与黏膜出血，胃肠道、肺、泌尿系器官出血或栓塞，颅内出血或脑血栓塞等症状时，应及时向医师报告并协助处理。④抽血时，应用封闭式带采血窗的压力传感器，减少开放式穿刺次数。如果无法避免穿刺，穿刺点按压时间要大于5分钟。⑤进行口腔护理、翻身、晨晚护理、静脉操作时观察有无出血。⑥据医嘱及时抽血检查血小板、凝血时间、凝血酶原时间、凝血酶时间、纤维蛋白原、血常规、血生化、血气生化分析等。⑦尽量减少创伤性检查和治疗。进行吸痰、叩背、约束、静脉穿刺、动脉穿刺等操作时动作轻柔，止血带勿扎得过久、过紧，穿刺后延长按压时间（5～10分钟）。避免诱发出血。⑧监测患者生命体征，如患者出现心率增快、血压降低或者尿量减少等，提示患者可能出现有效循环血容量降低，可能出现出血。

（3）按医嘱给予饮食护理，进食营养、易消化、富含维生素C的食物，避免粗硬食物刺激胃黏膜，胃肠道出血者应禁食，给予静脉输液。

（4）皮肤的护理：①应在骶尾处贴水胶体敷料保护，根据患者的体形，在贴膜前剪裁合理，贴膜时注意一定要平整无皱褶，避免护理再损伤。极度消瘦、水肿、皮肤情况差的患者在骨突处垫防压疮脂肪垫加强减压。②做各种操作时要做好保护，避免硬物损伤皮肤。

（5）心理护理：使患者保持稳定的情绪，安心接受治疗。营造良好的护患关系。在做操作前、用药前向患者解释目的及作用，以取得患者的配合。

（六）多发伤护理常规

1. 观察要点

（1）患者的全身情况，神志、血压、脉搏、体温、尿量等。

（2）实验室相关检查：血型、交叉配血、血气、电解质，肝肾功能，血常规（反复多次，评估出血情况）、X线片、超声、CT，必要时行腹腔穿刺操作。

2. 护理措施

（1）病情监测：①循环系统的监测。严密监测患者的生命体征，尤其是心率、血压、中心静脉压的变化。遵医嘱进行液体复苏。准确记录患者的乳酸、尿量及其颜色、性状。定期做血气分析，并且观察红细胞压积、血红蛋白的变化，记录血常规等化验结果。动态观察活动性出血的可能。②呼吸系统的监测。保持患者的呼吸道通畅，及时清理呼吸道分泌物，如痰液黏稠，可遵医嘱给予雾化吸入。选择合适的氧疗方式，观察患者的呼吸运动，包括呼吸频率、节律、幅度的变化，注意有无反常呼吸，有无皮下气肿，标注范围并记录。如胸部损伤，给予胸带加压包扎，监测患者的血氧饱和度、动脉氧分压、动脉二氧化碳分压及氧合指数的变化。如患者行机械通气，行机械通气的监测（通气功能、换气功能）。③肾功能的监测。观察患者尿量、尿素氮、血肌酐及肌酐清除率的变化。④神经系统的监测。观察患者意识状态及瞳孔的变化，如昏迷患者，采用格拉斯哥昏迷评分法评分并且记录。⑤代谢功能的监测。监测患者血糖，观察动脉血乳酸的变化，注意维持电解质和酸碱平衡。⑥凝血功能的监测。观察患者有无皮下出血、瘀斑，标注范围并且准确记录。观察患者凝血常规等化验结果。⑦体温的监测。定时监测患者体温，如体温＜36.0℃，给予棉被、复温机或者加温输液等措施。协助患者有效排痰，体温大于38.5℃通知医师及时处理。严格无菌操作，根据医嘱合理使用抗菌药物。

（2）根据创伤不同部位采取相应的专科护理。

（3）根据病情采取合适的体位，颈椎骨折、胸腰椎骨折、高位截瘫患者取平卧位，胸腹部损伤取斜坡卧位。休克患者取休克卧位。为防止骨折移位，不随意搬动或更换体位。

（4）一般护理：①皮肤护理。根据病情及皮肤评分情况予以压疮预防措施，如制订翻身频次，加用气垫床、奥克兰（OKL）医用体位垫、减压敷料等。②疼痛护理。加强观察，应用疼痛评分评价疼痛级别，有针对性地实施疼痛管理，分辨疼痛的原因，针对不同的原因，对症处理。对疼痛原因已明确者遵医嘱使用镇静、镇痛药物。在进行各项护理操作时，注意动作轻柔，在移动患者过程中重点托扶损伤部位。胸带固定胸廓，咳嗽时双手按压患侧胸壁。③营养支持。早期静脉输液补充热量，输液总量应结合病情，合理安排，根据患者的意识状态和胃肠功能改为流食或鼻饲饮食。④心理护理。减轻恐惧，稳定情绪，适时鼓励，提高治疗积极性。

（七）烧伤护理常规

1. 观察要点

（1）生命体征、意识状态。

（2）气道通畅情况，呼吸形态，鼻咽部及口咽部黏膜情况及有无吸入性烧伤及组织氧合不良。

（3）末梢循环状况，有无烦渴、皮肤黏膜干燥、皮肤湿冷等血容量不足的表现。

（4）关注尿量，内环境，血糖，以及心脏、肝、肾、肠道损伤实验室检测指标变化。

（5）烧伤面积、深度和程度，有无创面感染。

2. 护理措施

（1）容量补充：小面积烧伤患者，成人Ⅱ度烧伤总面积为15%体表总面积以下，创面进行简单清创后，根据创面情况采取不同的处理方法，可给予正常饮食和根据需要饮水，同时常规应用TAT和抗菌药物，有休克征象的患者予以静脉输液、抗休克治疗，建立可靠静脉通道。

（2）吸入性烧伤的处理：①保持呼吸道通畅，及时清理口、鼻腔内分泌物及坏死脱落的组织或用吸引器吸出。②给予氧气吸入，身体极度衰弱、咳痰无力者尽早行气管插管或气管切开术。③给予雾化吸入，以稀释痰液控制炎症。④各项呼吸道操作均应严格无菌操作。⑤遵医嘱补液并进行记录，根据病情调节输液速度，防止急性肺水肿。⑥监测各项生命体征，及时复查血气分析。

（3）严重烧伤患者的处理：①严密观察病情变化，监测各项生命体征，留置导尿管，准确记录出入量。观察每小时尿量、尿色、血气分析及其他检查指标并做好记录。②迅速建立有效的外周静脉通路或行中心静脉置管，实施液体疗法。根据伤情合理分配液体量、液体性质和输液速度。伤后第一个24小时补液量［成人=体重（kg）×烧伤面积×1.5＋2000ml］，其中晶体与胶体量之比为2∶1，晶体液首选林格液，胶体液首选同型血浆，上述总量的一半在伤后8小时内输完，另一半在其后的16小时输完。伤后第二个24小时补液量为第一个24小时计算量一半加每天生理需要量。液体疗法有效的评估标准为：患者清醒，收缩压＞100mmHg，心率＜100次/分，中心静脉压为6～12cmH_2O，成人尿量达到50～70ml/h，血清电解质正常，患者没有消化道症状，皮肤黏膜色泽转为正常，肢体转暖，静脉、毛细血管充盈，动脉波动有力。③遵医嘱适当镇痛镇静，减少能量消耗，可采用多种剂型、多种途径给药来缓解疼痛。但老年患者及吸入性烧伤患者应慎用麻醉性镇痛剂，如吗啡、哌替啶等，因该类药物可抑制呼吸及具有成瘾性。④保护创面，可采用包扎疗法和暴露疗法，严重烧伤送手术室清创。包扎疗法时应抬高患肢，保持患肢功能位及敷料干燥，保持病房温度及湿度，维持患者的体温在正常范围。⑤积极处理并发症，保护改善重要脏器功能，如休克、感染、MODS、应激性溃疡，以及水、电解质紊乱和酸碱失衡。⑥合理使用抗菌药物。

（4）给予患者更多关怀、安慰、鼓励、劝导，发现心理异常予以处理。

三、急诊病区护理常规

（一）吉兰－巴雷综合征护理常规

1. 观察要点

（1）有无上呼吸道感染、腹泻、发热等前驱症状。

（2）四肢肌力情况，有无对称性迟缓性无力、腱反射减低或消失及双侧周围性面瘫征象。

（3）呼吸频率、节律、深浅度，血氧饱和度，咳嗽能力。

（4）四肢远端感觉障碍、感觉缺失或减退呈手套/袜子样分布。

（5）多汗、皮肤潮红、手足肿胀等自主神经症状。

（6）吞咽困难及营养障碍情况。

2. 护理措施

（1）监测生命体征，特别观察患者的呼吸频率、深浅、呼吸形式，关注二氧化碳分压的变化。

（2）半坐卧位，鼓励患者深呼吸和有效咳嗽，协助翻身、拍背或体位引流。

（3）改善缺氧，给予鼻导管或面罩吸氧；存在二氧化碳潴留的患者，给予持续低流量吸氧。

（4）保持呼吸道通畅，及时清除口鼻腔分泌物，必要时吸痰。气体交换严重受损时，血气氧分压（PO_2）＜70mmHg，应立即建立人工气道呼吸机辅助呼吸。

（5）给予高热量、高蛋白、高维生素饮食。有吞咽困难和饮水呛咳者，鼻饲流质饮食，补充足够水分，防止电解质紊乱。合并有消化道出血或胃肠麻痹者，给予静脉营养支持。

（6）早期保持患侧肢体侧卧、仰卧时的良肢位摆放。进行肢体功能锻炼，防止发生压疮、肺部感染、深静脉血栓、肌肉萎缩等并发症和后遗症。

（7）用药护理，观察使用激素等药物的作用和副作用。

（8）给予患者心理支持，减轻焦虑恐惧。

（二）重症肌无力护理常规

1. 观察要点

（1）生命体征、血氧饱和度，有无呼吸困难、咳嗽、咳痰、胸闷等症状。

（2）神经系统症状、肌无力表现，症状是否晨轻暮重（上睑下垂、复视、斜视、咀嚼困难、发音障碍、吞咽困难、饮水呛咳、肢体无力等）。

（3）有无肌无力危象（肌无力加重，出现吞咽和呼吸困难，烦躁不安、大汗淋漓等）、胆碱危象（恶心、呕吐、腹痛、腹泻、多汗、流泪、皮肤湿冷、口腔分泌物增多、肌束震颤、焦虑等）、反拗危象（突然对药物失效而出现严重呼吸困难）等重症肌无力危象。

2. 护理措施

（1）指导患者自主咳嗽和深呼吸。

（2）密切观察病情，注意呼吸频率、节律、深浅度的变化。

（3）抬高床头，清除口鼻分泌物，予以氧气吸入。

（4）保持呼吸道通畅，及时吸痰，必要时建立人工气道行机械通气。

（5）用药护理：①抗胆碱酯酶药。从小剂量开始，严格掌握用药时间和用量，以防发生肌无力危象或胆碱能危象。②糖皮质激素。多从大剂量开始，用药早期（2周内）会出现病情加重，严密观察呼吸变化，做好急救措施。③免疫抑制剂。加强保护性隔离，减少医源性感染。

（6）给予高维生素、高蛋白、高热量、富含营养的软食或半流食，必要时行肠外营养。

（7）加强患者心理疏导，缓解患者恐惧心理。

（三）病毒性脑炎护理常规

1. 观察要点

（1）有无呼吸道、消化道或皮肤等前驱感染征象。

（2）神志、瞳孔、生命体征、肢体活动、语言交流能力。

（3）局部皮肤黏膜情况，有无出现疱疹症状。

（4）有无人格改变、反应迟钝、记忆力和计算能力下降或丧失等症状。

（5）头痛部位、性质、程度，有无呕吐、颈项强直。

（6）有无癫痫发作。

2. 护理措施

（1）卧床休息，适当抬高床头，瘫痪肢体保持良肢位。

（2）监测体温，鼓励患者多饮水，必要时静脉补液，高热患者给予物理降温及药物降温。

（3）密切观察生命体征及神经系统的症状和体征，有无意识障碍、瞳孔改变、躁动不安、频繁呕吐、四肢肌张力增高等脑水肿、颅内压增高征象；出现呼吸节律不规则、瞳孔忽大忽小或两侧不等大、对光反应迟钝、血压升高，须警惕脑疝发生。

（4）维持水、电解质平衡，按医嘱准确应用抗病毒药物、脱水降颅压药物、抗惊厥药物等，注意观察药物不良反应。

（5）出现抽搐或惊厥时，将患者置于仰卧位，头偏向一侧，及时清理口腔分泌物，保持呼吸道通畅，防止误吸。

（6）给予高热量、清淡、易消化饮食，少量多餐，以减轻胃胀，防止呕吐；意识障碍者予以管饲营养液。

（7）注意患者安全，躁动不安或癫痫发作时防止坠床、跌倒等意外发生，必要时给予镇静、约束。

（8）对恢复期患者，应进行功能锻炼，以减轻后遗症。

四、特殊操作护理常规

（一）漂浮导管护理常规

1. 观察要点

（1）患者：①循环功能，心率、血压、SpO_2、心电图变化。②穿刺处局部皮肤。③压力波形准确性。④管道通畅性。

（2）仪器性能：①监护仪、测压系统性能良好。②换能器位置正确。

2. 护理措施

（1）各项操作严格遵守无菌原则。

（2）导管护理：①操作护理前后洗手，保持导管的无菌状态。②保持各管道通畅，将压力袋加压至300mmHg持续行肝素生理盐水冲洗。③监测记录导管置入体内深度，妥善固定，固定时不可将胶布贴在导管套膜上，以免更换胶布时撕破导管保护套，破坏无菌屏障。

（3）测压护理：①换能器置于正确位置，测压前要调零。②持续监测肺动脉压力波形及数值，及时发现波形改变，避免导管楔住，根据病情需要测定各项压力指数。③气囊充气时间：不能超过3个呼吸周期，测压完毕注射器处于非充气状态并固定。④测定心输出量时用0～4℃冷盐水20ml，4秒内注入，重复3次，取平均值。⑤在患者安静状态下测量。

（4）预防并发症：静脉损伤、导管打结、气囊破裂、心律失常、血栓形成、肺梗死、肺出血、心内膜炎、静脉炎及感染。

（二）脉搏指示持续心输出量监测护理常规

1. 观察要点

（1）患者：①循环功能。心率、血压、SpO_2、心电图变化。②穿刺侧肢体及穿刺处局部皮肤。③压力波形准确性。④管道通畅性。

（2）仪器性能：①监护仪、测压系统性能良好。②换能器位置正确。

2. 护理措施

（1）中心静脉导管的护理（见中心静脉导管）。

（2）股动脉导管测压及护理：①严格遵守无菌操作原则。②正确连接，保持管路连接紧密内无气泡。③保持导管在位，管路通畅，使用加压袋肝素盐水持续冲洗，保持测压系统密闭。④在患者安静状态下，换能器置于正确位置（平卧位腋中线第4肋间，右心房水平），测压前调零。⑤持续监测股动脉压力波形及数值，及时发现异常并处理。

（3）局部护理：同动脉置管局部护理。

（4）并发症监测及护理：疼痛和炎症，出血，空气栓塞，局部血肿，心律失常，感染。

（5）预防感染：①穿刺部位无菌敷料覆盖，必要时更换敷料。②保持测压系统密闭。③接触导管前后行手卫生处置。④尽量避免由脉搏指示持续心输出量监测（pulse indicator continous cadiac output，PiCCO）管内抽血。

（6）拔管后护理：①遵医嘱留取培养标本送检。②拔管后按压穿刺点5分钟以上至不出血，有出血倾向者、导管留置时间长或存在其他出血可能者加长按压时间。③停止按压后，局部覆盖无菌纱布敷料，继续关注局部止血效果。

（三）经鼻高流量湿化氧疗护理常规

1. 观察要点

（1）患者呼吸、血气、SpO_2。

（2）患者理解及合作程度。

（3）患者颜面部、耳郭皮肤。

2. 护理措施

（1）向患者充分解释高流量湿化氧疗的作用和配合要点，取得患者合作，协助患者取舒适体位。

（2）根据患者的病情，遵医嘱选择合适的参数设置。参数设置一般从低流量开始设置，根据病情和耐受程度再上调流量，吸入氧浓度（FiO_2）则设为达到目标PaO_2的最低值。

（3）严密监测病情：①生命体征监测：注意监测患者生命体征，每小时记录心率、呼吸、血压、体温、血氧饱和度，有病情变化时随时记录，及时汇报医师。②监测动脉血气分析，随病情变化调整监测频率。

（4）加强气道管理：①及时询问患者感受，评估加温湿化效果，观察患者有无不耐受。②促进痰液排出。指导患者有效咳嗽，配合胸部物理治疗、雾化吸入、体位引流等清除呼吸道分泌物来保证通气效果。

（5）注意加强观察，及时处理报警及更换灭菌注射用水。

（6）皮肤护理：于面部绳带与鼻导管接头压迫处、上唇粘贴泡沫敷料，预防器械相关压疮。

（7）治疗结束后做好终末消毒，消毒完毕后使用清洁存储罩密封后备用。

（四）CRRT护理常规

1. 观察要点

（1）一般情况：观察患者体温、脉搏、呼吸、血压、神志、精神状况等情况。

（2）专科情况：观察评估血管通路情况，出凝血状况，水及电解质、内环境，仪器设备性能及运行情况。

2. 护理措施

（1）正确安装管路遵循无菌技术原则进行管路的预冲、检测。

（2）根据医嘱选择CRRT的模式；正确设置血流速度、置换液速度（前、后置换液的速度）、透析液速度、液体平衡的量，上机前检查中心静脉置管是否通畅，回抽导管双腔，检查有无血凝块、确认引血速度、回血速度等。

（3）初次引血时血流速度80～100ml/min，观察引血时患者血压的变化，待患者血压平稳时调整血流速度至治疗参数。

（4）遵医嘱进行抗凝治疗，通过监测跨膜压（TMP）、滤器前后压力差（ΔP）评估滤器凝血的情况，注意患者的出血倾向。

（5）CRRT仪器报警时需及时处理，快速查明报警原因，调整患者体位，必要时检查导管通畅性等。

（6）根据患者出入量的情况，及时调整液体平衡。

（7）并发症的观察：①低血压。与引血（常出现在开始阶段）、脱水速度过快有关。处理措施：减慢引血速度、补液、血管活性药物的应用。②出血。密切监测凝血功能，根据结果及时调整抗凝剂的剂量或停用抗凝剂，必要时行体外抗凝。必要时补充血制品。③内环境紊乱。动态监测电解质及血气分析，及时调整CRRT的配方，调整胰岛素的用量。④低体温。常规在管路的静脉端加用加温装置，给予患者棉被及暖风机保暖，及时监测体温关注患者主诉。

（8）持续密切观察患者情况：血压、心率、心电图、液体平衡等，及早发现血流动力学不稳定的情况。

（9）严格无菌操作：无菌敷料的清洁干燥及完整性，如有渗血、污染及时换药，配置及更换液体过程中要注意进、出液管口的消毒、保护，避免造成污染。

（10）随时观察管路有无扭曲及导管穿刺部位有无红肿的情况。

（11）给予患者及家属心理支持。

（12）治疗结束后的护理：①结束治疗，按照无菌技术原则回血。如为造瘘管，拔除穿刺针后给予压迫止血；如为中心静脉置管，导管双腔均给予生理盐水脉冲式冲管，后予肝素封管。②穿刺点予0.5%的碘伏消毒后使用无菌贴膜妥善固定，导管末端接头处无菌纱布包裹固定。

（五）主动脉球囊反搏护理常规

1. 观察要点

（1）一般情况：患者全身情况、血流动力学指标、自理能力、既往健康状况、精神情感状况。

（2）专科情况：血流动力学指标，呼吸及氧合状况，局部及全身出血情况，置管侧下肢体血运情况，肾功能、尿量等，仪器设备性能及运行情况。

2. 护理措施

（1）术前准备：①心理护理。交代必要性及重要性，注意事项。②检查双侧足背动脉、股动脉搏动情况并标记。③完善实验室检查，必要时备血。④记录术前生命体征、心率、心律、心排血量、心脏指数。⑤股动脉穿刺术区备皮。⑥留置导尿管，建立静脉通路。⑦备好抢救药物及器材，遵医嘱予镇痛镇静剂。

（2）术中配合：①心电监护，严密观察血压、心率、心律及QRS波形变化，监测尿量。患者取平卧位，必要时使用约束具，防止导管脱位，打折或扭曲。②观察主动脉压及反搏波形。③置管过程中严格无菌操作。

（3）术后护理：①体位。卧床休息，穿刺侧肢体制动，大腿弯曲＜30°，做好基础护理，防骶尾部压疮。②每小时观察穿刺点情况及双足背动脉搏动，双侧下肢皮温及色泽，询问患者自我感觉情况。持续监测并记录生命体征，观察反搏效果。③保持管道通畅，使用加压袋持续行肝素盐水冲洗，严禁经导管采血。④导管固定。不可使用胶布直接贴在鞘管保护膜上，如不慎误贴，不可撕下，防止破坏密封性导致导管污染。远端Y形管处使用胶布高举平台法固定于皮肤上。⑤检查置管深度。变动体位或患者躁动及交接班时检查导管深度。测量方法。穿刺点至保护膜最远端。如深度不符需通知医师，在待机状态下调整深度，调整好后立即启动反搏。⑥拍胸片时通知医师将心电触发更改为压力触发再去除胸前导线，结束后调回原模式，无法启动压力触发的患者切勿除去胸前导线。⑦给予患者心理支持及日常生活护理。保持病房安静，严格卧床休息，定时翻身防压疮及坠积性肺炎，翻身时体位向术侧为主，适当按摩和被动活动肢体防止深静脉血栓。加强口腔护理及会阴护理。⑧预防相关并发症。包括下肢缺血、主动脉破裂、感染、出血、血肿、血栓气囊破裂发生气体栓塞等。如发现气囊破裂，需协助医师立即拔出导管并更换新导管。

（4）拔管护理：①监测生命体征的变化。②每小时监测肢体远端动脉搏动，拔管后按压穿刺点至少60分钟，拔管初期避免体位较大变动，躁动，24小时内观察穿刺点有无出血，血肿等情况。③将机器终末处理，放置于指定地点。

（六）体外膜肺氧合护理常规

1. 观察要点

（1）患者：①循环功能。有创血压、平均动脉压（V-A ECMO动脉波形可平坦），心律、心率。②呼吸功能。SpO_2、VT、Ppeak、f，血气分析［静脉血氧饱和度（SvO_2）、PO_2、动脉血二氧化碳分压（$PaCO_2$）等］。③泌尿系统：尿量、尿色、性状及变化。④体温：核心温度及波动。⑤穿刺侧肢体动脉搏动及皮温。⑥出凝血：出血征象（颅内、胃肠道、导尿管、胃管、皮肤黏膜、穿刺点），凝血功能。⑦镇痛镇静效果。

（2）血管通路及氧合器：管路在位通畅，无扭曲打折，固定牢固。观察氧合器是否有气泡、血栓形成。

（3）仪器：性能及运行情况。

2. 护理措施

（1）实施目标指导的镇痛、镇静策略：根据患者病情及合作程度给予镇痛镇静，确保CPOT评分0～1分或疼痛数字评分法（numerical rating scale，NRS）评分0～3分；较深镇静，RASS评分−4～−3分或浅镇静，RASS评分−2～1分。

（2）体位：床头抬高＞15°。

（3）气道管理：①按需吸痰，吸痰动作轻柔，吸痰负压＜150mmHg，减少损伤及强刺激。②及时清除声门下吸引，并做好口腔护理。

（4）液体管理：①输液。慎用脂肪乳、丙泊酚等乳剂制品。②输血。根据需要从静脉通路中输入。③严格液体管理，根据治疗目标维持出入平衡。

（5）ECMO导管管理：①固定导管，确保血流通畅：ECMO插管处葡萄糖醛酸氯己定贴膜覆盖；管路绷带捆扎后分别固定于腿部或头部，保证引流和回血通畅，引血管路有抖动的现象，可能引血不畅，应及时处理；每班检查并记录外露钢丝管长度。②穿刺点护理：局部消毒范围直径≥20cm，贴膜固定封闭导管与皮肤间隙；ECMO插管处葡萄糖醛酸氯己定贴膜覆盖。

（6）并发症预防：①感染。严格无菌操作，所有血管通路和管路操作均需清洁手后无菌下进行，限制不必要的人员进出；局部穿刺点、体温、出血、寒战及时处理；除必要留取体外氧合器前、后血气分析，严禁从ECMO管路中抽取血标本。②出血。抗凝期间减少侵入性操作或有计划地集中有创性操作，抽血后按压局部至少10分钟防止血肿形成；正确规范使用抗凝剂。③空气栓塞。各接头连接紧密，防止空气进入。④血栓栓塞。准确使用抗凝剂，防止氧合器及管道内血栓形成。⑤管路移位、异位。翻身或活动时专人固定管路，轴线翻身，避免管路脱出或位置变动。

（七）低温治疗护理常规

1. 观察要点

（1）患者：意识状态、生命体征（核心体温、心率、脉搏、血压、呼吸、SpO_2）、皮肤状况。

（2）仪器：性能及运行情况。

2. 护理措施

（1）低温治疗前准备：①持续心电监测，观察肛温、膀胱温或血温、心率、血压、脉搏、呼吸、SpO_2。②遵医嘱用药。镇静、肌松及冬眠药物，镇静目标：RASS评分−5～−4分。

（2）低温治疗中配合及护理：①降温目标及实施。待患者自主呼吸循环恢复后仍然昏迷者开始低温治疗，尽可能快速将核心温度（膀胱、鼻咽、血温、直肠、食管）降至32～36℃。可通过降低环境温度，使用冰毯、冰帽、腋下和腹股沟放置冰袋、温水或酒精擦拭身体等传统物理方式实施降温。必要时遵医嘱加用冬眠药物，实施目标体温管理。②维持目标体温。控制温度波动在0.2～0.5℃。目标温度至少持续24小时。③病情观察及护理。严密观察患者神志、瞳孔，有无抽搐或寒战、血压、心率、心律、呼吸、血氧饱和度、尿量、血糖、电解质等。④复温。24～48小时后，遵医嘱缓慢复温，以0.25～0.5℃/h为宜。先停物理降温，再停冬眠药物。复温过程中密切监测有无低血压、高血钾、低血糖及过高热情况发生。

（3）低温治疗后护理：①撤除低温治疗仪，放置指定位置，及时登记使用记录本。②查看皮肤，注意观察有无冻伤。

（4）并发症观察：①寒战。遵医嘱使用镇静药、镁、肌松剂，或调高低温仪温度。②循环系统。心动过缓、低血压，遵医嘱调整药物。③凝血功能。密切监测出血倾向，减少有创操作。④感染。严格无菌操作，导管护理、气道管理，基础护理。

（八）支气管镜检查术护理常规

1. 观察要点

（1）生命体征：心率、呼吸、指脉氧饱和度和神志。

（2）病情变化：有无发热、胸痛、呼吸困难。

（3）咯血：咯血的量、颜色、性质及出血速度。

2. 护理措施

（1）操作前护理：①术前评估。全面了解患者的病史，明确有无禁忌证，评估可能出现的并发症；检查患者血常规、凝血功能、心电图，评估心肺功能及鼻腔情况。②患者准备。向患者及家属说明检查目的、操作过程及有关配合注意事项，以消除紧张情绪，取得配合；禁食禁水6小时，以防误吸，高血压患者按需服用降压药；患者若有活动性义齿应先取出；术前建立静脉通道。③术前用药。患者对消毒剂、局麻药或术前药是否过敏。术前用利多卡因喷雾剂对患者咽喉部及鼻腔局部喷雾数次，以降低咽喉气管的反应性，使气管镜易于插入。④物品准备。气管镜室应备有气管插管及心肺复苏的药品及设备，还应备好各类止血药品。

（2）操作中护理：①卧位。仰卧位，不能平卧者取坐位或半坐位。②配合操作。遵医嘱经支气管镜滴入麻醉剂作黏膜表面麻醉，配合医师做好吸引、灌洗、活检、治疗等相关操作。

（3）操作后护理：①病情观察。有无发热、胸痛、呼吸困难、分泌物的性质和量；有无咯血及咯血的性质和量，防止窒息的发生。②避免误吸。局麻术后2小时内禁食禁水，以免因咽喉仍处于麻醉状态而导致误吸。静脉麻醉患者4小时内禁食禁水，全麻患者6小时内禁食禁水。麻醉作用消失、咳嗽呕吐反射恢复后进温凉流质或半流质饮食。减少咽喉刺激，术后数小时内避免吸烟。

第四节　急诊医学科专科护士培养

急诊护士在应对各类突发事件、挽救患者生命中起着举足轻重的作用，而随着我国急诊医学科的快速发展，急诊护理工作的职责范围与角色要求已远远超出了传统领域，因此培养一批掌握扎实专业知识和精湛专科技能，能够运用护理科研方法解决临床护理问题的急诊急救专科护理人才已成为现代化急救医疗服务体系发展的核心任务，也是满足卫生保健系统及国家卫生健康事业发展所需的必然要求。

急诊专科护士指经过急诊专科培训后取得急诊专科资格证书，能够为患者提供高质量的护理服务并具有一定临床经验的注册护士。2022年《全国护理事业发展规划（2021—2025年）》明确提出，要加强护士队伍建设，有针对性地开展相关紧缺护理专业护士培训。急诊护理作为主要培训领域之一，在全国各大医院得到广泛重视，相关培训工作也在各地逐渐开展并取得一定成效。

一、基本原则

（一）培训目标

进行急诊专科护士培养，使受训学员的理论知识、专科技能、综合抢救能力和科研教学水平得到全面提高，运用护理科研方法，研究、解决临床护理问题，切实提升临床护理质量，保障急诊医疗护理服务的安全，以适应急救医疗服务体系发展的需要。

（二）培训组织与管理

我国急诊专科护士培训主要由各省（市、自治区）在满足2007年卫生部发布的《专科护理领域护士培训大纲》要求的基础上自主开展，由各地相关部门委托相关学术组织（如中华护理学会、各省护理学会）或行政组织（如各省护理质量控制中心）进行培训组织与管理。

（三）培训对象

我国各省、市急诊专科护士培训学员准入标准尚未统一，在急诊工作年限、学历、临床护理经验等方面存在一定差异性。2021年中华护理学会举办的急诊急救专科护士培训班要求学员：①具备护士执业资质。②本科及以上学历需3年及以上专科实践经验，大专学历需5年及以上护理实践经验。③具有3年及以上急诊急救专科护理实践经验。

（四）培训模式

急诊专科护士培训主要采用毕业后继续教育模式，多为2～4个月的短期在职培训，其中1个月进行理论、业务知识的集中学习，1～3个月在具备教学条件的三级医院急诊医学科（即实践教学基地）进行临床实践技能学习。

（五）资格认证

我国各地尚未统一急诊专科护士资格认证标准，在资格认证要求、认证机构和证书类型方面有所差异。学员完成规定培训课程和临床实践且经考核合格者，即可获得当地卫生健康委员会或护理学会颁发的急诊专科护士资格认证证书。目前我国对于急诊专科护士认证后考核或延续认证暂无明确要求，因此完成培训后取得的急诊专科护士资格证书终身有效。

二、教学培训基地管理规定

（一）培训基地准入标准

急诊专科护士培训基地的准入标准由各省市的卫生厅和护理学会制定，一般来说培训基地须符合以下条件。

1. 医院实力要求　三级甲等医院。医院床位数、门急诊量、患者满意度、护理常规操作考核合格率、医院危重症患者抢救成功率等指标符合准入标准要求。

2. 急诊专科要求　培训基地所在专科在评审周期内获评省级以上临床重点专科或重点学科。专科床位数量、专科门诊量、专科医疗质量、专科护理质量、专科特色和优势、发表专科护理论文情况等指标符合准入标准要求。

3. 教学师资要求　理论教学老师应具有本科及以上学历或副高以上职称；本专业理论教学年限≥3年或具有高校教师资格证。临床实践带教老师与学员比例应在1∶2以上；应具有大专及以上学历；护师及以上职称；5年以上专业工作经验和3年以上临床带教经验。

4. 教学设施要求　有图书馆有多媒体教室、示教室和模拟教学设备。

5. 教学组织管理要求　医院有专科护士培训工作领导小组，基地有专科护士培训管理小组和专项工作经费；有健全的专科护士培训计划、培训制度及考核办法。

6. 专科继续教育要求　培训基地应具有较丰富的进修护士带教经验，承担与专科护士培训相关的国家级、省级或市级继续护理教育项目。

（二）培训基地管理办法

1. 符合基地申报条件的医疗机构，可根据有关要求和标准向相关卫生主管部门提出申请，由评审专家进行材料审核和实地评审，审核合格后予以公布。

2. 基地实行动态管理，评审周期为4～5年。培训基地应在本周期结束前3个月提出再认证申请，由培训专业委员会根据各基地培训情况组织复核评价，结果报省卫生厅或相关主管部门审核，于本周期结束前做出再认证的结论。

三、教学培训

（一）培训目标

2007年卫生部发布的《专科护理领域护士培训大纲》规定了急诊专科护士的培训目标，各省、市在此培训目标的指导下制订急诊专科护士培训方案，主要包括以下9个方面。

1．掌握急诊医学的特点、发展趋势。

2．掌握急诊护理工作内涵及流程。

3．掌握急诊室的医院感染预防与控制原则。

4．掌握常见危重症的急救护理。

5．掌握创伤患者的急救护理。

6．掌握急诊危重症患者的监护技术及急救护理操作技术。

7．掌握急诊各种抢救设备、物品及药品的管理。

8．掌握急诊患者心理护理要点及沟通技巧。

9．掌握急诊室突发事件的急救。

（二）培训内容

我国急诊专科护士培训内容由各省（市、自治区）培训机构在参考《专科护理领域护士培训大纲》的基础上自行制订，除急诊专科技能与理论知识外，通常还包括急诊管理、人际沟通交流、护理科研等内容。以中华护理学会主办的急诊急救专科护士培训内容为例，主要包括通科理论培训、急诊专科理论培训和急诊专科实践三部分内容。

1．通科理论培训　通科理论培训包括专科护理发展、护理人文、护理管理、护理教学和护理研究5个教学模块。

（1）专科护理发展模块：①护理学科发展现状与专科护理发展沿革。②专科护士的相关概念、角色定位与核心能力。③国内外专科护士的培养与使用。

（2）护理人文模块：①护理伦理（包括护理伦理学概述、常见的护患冲突和化解原则、护理伦理难题、护理伦理决策）。②人文关怀与人文护理（包括人文关怀的相关概念、人文优患与人文回归、人文关怀的影响因素与相关对策、人文关怀的临床实践）。③沟通方法和技巧（包括人际交往的定义、自我知觉和他人知觉、专业性人际交往、人际沟通的影响因素与技巧）。

（3）护理管理模块：①护理管理概述，包括管理学的概念与相关理论的发展、护理管理的概念等。②临床护理管理，包括护理质量管理的基本原则、患者安全与风险管理的常用策略、质量管理的工具与方法等。③护理实践中的领导力，包括领导力的概念、护理领导力的内涵与构成、领导理论和激励理论的核心观点等。

（4）护理教学模块：①护理教学方法，包括教学方法概述、护理教学基本方法及注意事项、临床护理教学中常用方法与技巧等。②护理教学设计，包括教学设计概述、教学设计的关键环节与注意事项、教学设计的具体策略等。③护理教学评价，包括教育评估与评价发展历程、临床护理教学常用的评价方法、临床教师的评价等。

（5）护理研究模块：①文献检索与评阅，包括文献的类型、文献检索的方法与途径、文献的整理与利用、常用中英文文献检索数据库及基本使用方法等。②科研设计基本方法，包括科研设计概述、研究设计的基本要素等。③护理论文撰写，包括常见护理论文的类型等。④证据总结与应用，包括循证护理概述、证据总结的构建、证据临床应用的步骤与方法等。

2. 急诊专科理论培训 包括急诊分诊管理、气道管理、呼吸急症管理、心血管急症管理、神经系统急症管理、胃肠道急症管理、休克管理、创伤管理、中毒环境管理、灾难管理、特殊管理11个教学模块。

（1）急诊分诊管理模块：急诊分诊管理，包括急诊预检分诊概述、急诊预检分诊处的设置等。

（2）气道管理模块：①人工气道管理，包括人工气道概述与种类、急诊人工气道管理流程等。②有创与无创机械通气技术，包括概述、使用范围、操作流程与步骤等。③呼吸机相关性肺炎的预防与管理，包括呼吸机相关性肺炎的危害、预防呼吸机相关性肺炎的措施等。

（3）呼吸急症管理模块：①慢性阻塞性肺疾病的急性发作与处理。②急性呼吸窘迫综合征的救治护理。③急性肺栓塞及救治护理。

（4）心血管急症管理模块：①急性冠脉综合征的救治护理。②主动脉夹层的救治护理。③急性心力衰竭的救治护理。④心肺复苏，包括心肺复苏的原理、心肺复苏术、心肺复苏后的管理、基础生命支持和高级生命支持等。⑤危险性心律失常的识别与处理。⑥危重症患者监测技术与护理。

（5）神经系统急症管理模块：①急性脑血管病的救治护理。②急诊常见神经系统症状判别与急救护理。③危重症患者脑功能监测及亚低温技术。

（6）胃肠道急症管理模块：急性腹痛与消化道出血急救护理，包括急性腹痛与消化道出血的概述、病因与机制、病情评估与急救护理措施。

（7）休克管理模块：休克及多脏器衰竭的护理。

（8）创伤管理模块：①严重创伤出血和凝血病处理。②创伤评分及创伤评估。③多发伤救治与创伤生命高级支持技术。

（9）中毒环境管理模块：急性中毒与理化因素疾病。

（10）灾难管理模块：院前与灾难医疗救援，包括院前急救与灾难的概述、院前急救、灾难的典型案例与类别、院前急救与灾难的救治原则与现场救护要点等。

（11）特殊管理模块：①危重孕产妇的救治与护理（包括异位妊娠、产后出血、子痫等）。②儿童急救与护理（包括儿童高热惊厥、急性呼吸困难、婴幼儿急性腹泻等）。③急性高原病的救治。④水、电解质与酸碱平衡管理。⑤急危重症救治技术临床应用。

⑥重症患者转运。⑦急诊感染控制与职业防护。

3. 急诊专科实践 主要在急诊分诊、急诊抢救室、监护室、急诊观察室或急诊病房进行，主要实践内容如下。

（1）急诊流程（含绿色通道）及分诊内容。

（2）分诊思路及相关评估技能。

（3）急危重症患者的抢救程序。

（4）危重症患者的急救护理技术（心肺复苏技术，电除颤技术，洗胃，止血、包扎、固定、搬运技术等）。

（5）抢救室、监护室、观察室仪器设备的管理与应用（如无创、有创呼吸机的应用与护理等）。

（6）突发事件的管理。

（7）临床检验结果与危急值判读。

（8）急危重症患者的管理与护理程序

（9）危重症护理技术与监护室的管理（氧疗技术与氧合指标，人工气道建立与管理，异常心电图的识别，血液净化，急危重症患者的镇静镇痛与评估，血气分析等）。

（10）急诊观察患者的管理与护理程序。

（11）留观患者的护理技能及护理技术（如患者输液通路的选择与管理）。

（三）培训形式

包括理论讲授、案例分析、操作示范、小组讨论、情景模拟、工作坊、桌面推演、以问题为导向的教学模式与多媒体教学结合等。

四、教学实习评价及考核

（一）考核组织实施机构

结业考核由各培训基地或各省护理学会组织进行，学员经结业考核合格后，将由各省市急诊专业委员会组成的专家进行最终的资质认定。

（二）考核内容及方式

目前我国各省、市急诊专科护士的结业考核主要包括理论考试、操作技能考核、综合能力考核、结业答辩等内容。

1. 理论知识考核 一般采用笔试方式，由基地或省级相关部门组织专家统一命题。

2. 临床实践能力考核 包括传统的操作技能考核、客观结构化临床考试（objective structured clinical examination，OSCE）、情景模拟考核等方式。

3. 综合能力考核 主要包括教学查房、小讲课、个案汇报、开题报告等形式。部分省还要求学员撰写文献综述及论文，并参加省专科护士培训专家委员会答辩评审。

（三）教学培训效果评价

为了解专科护士培训的整体情况，及时掌握专科护士培训过程中存在的问题，部分培训基地开展了专科护士教学培训效果评价，主要包括：①学员专科理论知识和技能掌握情况。学员结业考核成绩及考核通过率（通过人数/参加培训总人数×100%）、岗位胜任力自评得分。②学员对教学培训质量的满意度评价。培训内容、课程设置、培训师资、培训形式、培训安排等方面。③学员对培训基地的满意度评价。对实践基地教学设施、实践基地教学生活环境、基地管理整体、基地带教老师、基地带教内容等方面的满意度。④学员培养成效。专科护士回原单位后的使用情况，如是否被提拔，所获职务名称、科研课题、论文专利、获得科技成果奖、主要专业工作及发挥作用等。

（黄　萍　王　军）

第六章　急诊医学科亚专科建设

第一节　亚专科建设的重要性与必要性

急诊医学是我国医疗卫生服务体系中不可或缺的组成部分，担负着挽救生命、解决人民大众急救需求的重要任务。急诊医学起源于战争，最初的任务是在战场上进行现场伤员紧急救治和转送。1869年，美国纽约Bellevue医院首次组建了以满足民众日常急救需求的城市EMSS，当时的任务仅为将需要医疗救助的患者送往医院。随着人民大众对紧急医疗需求的不断增长，各种救护站和医院急诊室逐渐发展了起来。1966年美国科学院发布的《事故死亡与残疾：现代社会被忽视的疾病》白皮书是EMSS发展历程中重要的里程碑文件，该白皮书对当时意外伤亡救治中涉及的院前急救、通信、医院急诊医学科和重症监护病房以及创伤、急救培训等方面存在的问题进行了全面分析，并做出相关体系建设意见，为现代EMSS体系建设奠定了基础。我国在20世纪50年代起，各城市先后建立了院前急救的专门机构——救护站，其功能是简单地初级救护和转运患者。随着1980年10月颁布的《关于加强城市急救工作的意见》，我国EMSS体系建设进入快速发展阶段。1983年我国第一个独立建制的急诊医学科在北京协和医院成立，随后各地医院的急诊医学科也相继建立。经过数十年发展，医院急诊医学科已经发展成为一个成熟的有统一建制模式的独立科室，急诊医学也发展成为一门独立的医学专科。

医院急诊医学科成立之初没有固定的急诊医学专科医师，急诊医师由医院各个专科派出医师轮流值班，其功能也仅为对患者进行初步分诊和简单处理，急诊患者的诊治需要相关专科处理。现代医院的急诊医学科已是一个具有一定规模的建筑面积、拥有一支专业急诊医护队伍、一门专业急诊医学学科的科室。人们对急诊医护人员业务水平的要求日趋提高，学科建设和人才队伍培养必须做大做强，以满足人民大众不断提高的对急诊医疗的需求。急诊专科发展必须进行亚专科建设，亚专科建设的主要目的是逐步形成具有人才梯队和专业特色的专业组，提升专病治疗的质量，其重要性和必要性有以下几个方面。

一、急诊医学发展的需要

现代急诊医学在我国经过四十余年发展，形成了一个较为庞大的体系，囊括了各种内外科急诊、危重症、复苏、中毒、创伤等范畴，是一门综合性学科。急诊医学与各专科相比具有鲜明的独特性：医学专科独特、专业知识独特、临床诊疗思维独特。急诊医学涉及的疾病谱非常广泛，涵盖了所有疾病的急性期，相对于专科的“专而精”，现阶段急诊医学还存在对专科疾病知识“广而不精”的不足。我国《“十四五”国民健康规划》明确提出了要创新急诊急救服务，继续推进胸痛、卒中、创伤、危重孕产妇救治、危重新生儿和儿童救治等中心建设，为患者提供医疗救治绿色通道和一体化综合救治服务，提升重大急性疾病医疗救治质量和效率。面对社会对急诊医疗服务的要求，急诊医师除掌握必要的急救知识、急救技能外，还需具备特定专科疾病知识，这就需要进行亚专科建设，组建亚专业医疗救治队伍，对特定疾病展开深入研究。急诊亚专科建设是急诊医学发展的必然，有助于提升本专业诊疗水平和质量，更加高效和规范地服务急诊患者，提供更好的精准医疗，同时也有助于促进科室医疗技术水平的进一步发展。

二、急诊专科医师培养的需要

现代医院疾病分科越来越细，专科疾病向纵深、高精尖方向发展，而急诊医师通常为全科医师，需要较广的横向专科知识。因各个专科疾病都有其急危重症，患者至急诊救治时，需要急诊医师具备较为全面的医疗知识，才能进行快速而正确的诊疗。然而现代医院的急诊医学科已非早期阶段的急诊医学科，急诊医师越来越多地需要承担疑难、急、重、杂患者的诊治。除需要全面的急救知识外，急诊医师越来越需要具备更深层次相关专科疾病的理论知识和实践技能。目前，随着急诊医学专科教育发展，具有全面急诊理论知识和急救技能的急诊专科医师越来越多，但同时急诊医师也需要在亚专业方向进行纵深发展，才能胜任包括胸痛、卒中、创伤等国家重点建设的急救通道疾病在内的急危重症患者诊疗任务。亚专科建设可以使急诊医师在掌握较为全面的横向知识时，对一些专科疾病有更深入的掌握和研究，业务能力从“广而不精”发展为“既广且专”。亚专科建设是对急诊医师进行亚专业方向的再培养，有助于急诊医师“专家化”培养，同时也有助于急诊医学专业向广度和深度发展。

三、急诊患者的需要

急诊患者就诊时除希望能及时缓解紧急的症状外，还希望得到正确的诊断和及时有效的治疗。急危重症患者除需维持基本生命体征外，也需要疾病的专科治疗。每个专科在急诊医学科开设专科急诊行不通，每个急诊患者来诊后都请专科医师会诊治疗也不切合实际。大部分医院的急诊室由急诊医师负责，而亚专科建设可以组建急危重症亚专业医疗团队，可以在第一时间给予患者及时和专业的救治，大大提高急危重症患者抢救成功率。

急诊医学科亚专科建设是急诊医学发展的需要，也是新时代国家卫生事业发展对急诊医学科提出的新要求。医院急诊医学科应结合急诊医学特点和时代发展需求，根据本单位急诊医学科疾病谱和业务水平的实际情况，加大亚专科建设，培养急诊亚专业医学人才，组建亚专科医疗队伍，不断满足人民群众日益增长的对急诊医疗服务质量的需求。

第二节　亚专科的布局与管理模式

急诊医学科经历了从仅有诊室到目前按照国家卫生行政管理部门的要求设置了急诊诊室－抢救室－观察室/急诊病区-EICU模式，从仅有专科轮转医师到具有急诊医学专科知识的专业医护队伍，形成了完整的急诊医学专科体系。急诊医学科是急诊患者进入医院的第一站，患者除需要紧急救治外，还需要专科的进一步诊疗处理；某些疾病的紧急处理还需以MDT模式进行。急诊学科模式经历了从“初步分诊”到“初步救治”，到院前急救－院内急诊－重症监护“三环一体”救治体系，再到MDT模式的转变，急诊医学科功能在不断地发展和完善。急诊医学科必须按照所在医院科室设置整体状况及急诊运行的实际情况，在首先保障急救需要前提下进行相关亚专科建设。

目前急诊医学科管理有“通道”和“平台”两种模式。

一、急诊医学科的“通道”模式

“通道”模式是急诊医学科出现后自然形成的功能。在这种模式下，急诊医学科作为诊疗通道，患者通过在急诊医学科诊疗通道的筛查和诊治，经过一系列诊疗流程获得急诊医疗服务。患者在急诊医学科就诊以流程为导向，按照医师“接诊－辅助检查－会诊－诊断－治疗或手术－离院或住院”的流程完成一系列诊疗步骤；危重症患者也同样由急诊医师接诊后按流程进入优先快速通道——绿色通道。绿色通道是急诊医学科为危重症患者设立的快捷诊疗流程系统，在绿色通道中患者能优先快速获得诊疗。

通道模式中患者在诊疗流程中进行，各流程节点的快捷顺畅是关键。对于危重症患者，绿色通道虽然能优先得到接诊和检查，但也存在专科医师不能第一时间到场处理的缺陷，存在一定诊疗延迟的可能。这种模式中，急诊医学科需要根据实际情况对患者就诊路线、诊治流程进行不断优化，缩短患者诊疗时间，提高急危重症患者的抢救成功率。同时，急诊医学科应培养和组建亚专业医疗团队，包括胸痛、卒中、创伤、危重孕产妇救治、危重新生儿和儿童救治，或具有本科室专业特色的亚专业救治团队，负责相关危重症疾病绿色通道诊治。

二、急诊医学科的“平台”模式

急诊急救大平台建设始于2017年国家卫生健康委员会委托中华医学会急诊医学分会进行《进一步加强急诊与院前急救大平台建设的指导意见》文件精神，是总结了急诊原有通道模式的弊端，转换急诊医疗服务理念发展起来的运行模式，也是应新时代患者对急诊医疗需求而出现的一种模式。这种模式以MDT模式为诊疗特点，由多学科专业医师组成急诊诊疗团队，特定疾病或急危重症患者来院后，启动MDT，各相关学科医师第一时间到达急诊医学科，患者不需来回搬动，而是以“患者为中心”进行现场集体会诊，为患者制订最佳的急诊诊疗方案。

许多急危重症为高度时间依赖性疾病，患者在越短的时间窗内进行救治，救治成功率越高，预后越好。急诊医学科配置急救必需的硬件，包括仪器、设备、手术室等作为一个急救诊疗平台，各专科医师在急诊医学科空间范围内即可完成对患者的诊断、治疗或手术，在此平台，患者能直达诊治所需的诊疗区域，减少患者搬动次数，缩短患者搬动距离，从而最大限度地缩短患者诊治时间。平台模式整合急诊医学科与专科救治的软硬件设施，在急诊医学科空间范围内甚至在患者床边即完成一系列诊疗工作，实现患者救治的“零时间、零空间、零流程”。在这种模式中，急诊医学科作为一个提供诊疗的支持平台，专科医师可以在急诊平台上实施专科治疗或手术。急诊医学科的任务是需要组织好由各学科人员组成的MDT诊疗组，并管理好MDT诊疗组的启动和运行。

通道模式是“患者随着医师动”，平台模式是“患者不动医师动”。普通急诊患者就诊以通道模式进行；危重症和时间窗特定疾病以平台模式运行，这两种模式均存在，也均需要不断完善和优化，充分利用信息化手段来整合流程，特别是整合院前急救信息，缩短急诊响应时间，使危重症患者得以及时、有效地处理，提高急救质量和抢救成功率。在此基础上，急诊医学科要组建快速响应的亚专业医疗团队，培养亚专业人才，不断提高急救医疗服务水平。

第三节　急诊医学科工作管理的实施方法

一、落实急诊医学科各级临床人员的工作职责

工作职责是不同职别人员在所在岗位具体工作中应负的责任和应达到的岗位要求标准的相关规定。急诊医学科包含不同诊疗单元：急诊诊室、抢救室、观察室、输液室、急诊病区/创伤病区、EICU等，各诊疗单元又存在医护工作性质的不同，且职称级别不同的医师、护士承担的工作内容也不同，科主任和科室管理小组必须严格制订各类岗位各级人员详细的工作职责。

1. 管理岗位职责　科主任负责制、学科带头人职责、总住院医师职责、科秘书职责、病区主任职责、科护士长职责、各诊疗单元护士长职责、医疗安全员职责等。

2. 诊疗单元岗位职责　病区组长职责、医疗组长职责、主班负责制等。

3. 医疗工作实行三级医师责任制　主任医师、副主任医师、主治医师、住院医师职责，各级医师按职称级别开展诊疗工作。

落实工作职责是保障各项规定的关键，除制订详细工作职责外，为了保证每人所在岗位的工作质量，科主任和科室管理小组必须制订明确的工作评价标准和考核细则，并进行实施。

二、急诊医学科流程的优化

急诊流程优化是急诊医学科医疗工作中的重要内容。及时、便捷、快速、高效是患者对急诊医疗服务的要求，这些有赖于急诊流程运行是否顺畅和快捷。急诊流程包括患者就诊流程、医疗诊治流程、危重病抢救流程等，涉及急诊医学科建筑的空间设计、急

诊诊疗区域布置、患者就诊线路流向、诊断流程、治疗流程、抢救流程、特定疾病救治流程等。

急诊医学科应根据急诊就诊量设计建筑空间范围和布局，要求空间宽敞能满足较大流量人员流动；各诊疗区域布局合理，达到预防交叉感染的要求；同时还需满足突发公共卫生事件和群体性事件的救治。不同功能医疗区、辅助区宜布置在同一楼层并相互靠近，尽量减少上下楼垂直交通，但各区域应有必要的分隔。患者就诊线路流向应合理顺畅，各类指示标识应明显，避免患者在各区域间频繁交叉往返。

急危重症患者的诊疗流程是重中之重，以方便患者就诊，缩短诊疗和抢救时间为目标，尽量缩短挂号、候诊、缴费、检查、取药、抢救时间，减少缴费次数，缩短辅助检查报告时间等。挂号收费处应靠近预诊分检台；辅助检查区尽量靠近急诊诊区及急诊抢救室；抢救室需临近CT室、复合手术室等，这样有利于缩短急诊检查和抢救距离半径，便于危重症患者抢救时近距离搬动转运。诊疗流程中需规定通道启动的标准和时间、接诊医师、辅助检查项目和时限及各诊疗节点要求。定期对流程运行进行实例分析和评价，使流程得到不断改进和优化。

三、科室领导指导下的总住院医师/科秘书负责制

总住院医师/科秘书负责制是医院科室管理和人才培养的重要措施，急诊医学科通过设置总住院医师/科秘书，有助于科主任分层做好科室行政和医疗管理，同时也能发现有潜质的管理人才和医疗技术人才，培养优秀科室管理人才。

总住院医师一般由高年资住院医师担任，是人才培养的重要环节，一般为1年时间，实行24小时值班制，具有高强度的临床工作实践性，其主要职责：①协助科主任做好科室日常医疗管理。②负责科室医师排班。③负责院内会诊和协调多学科会诊。④参与和协调科室重大抢救。⑤组织科室内部业务学习。⑥指导低年资住院医师临床工作。⑦做好轮转医师和进修医师管理等。通过集中的医疗工作和管理能力锻炼，培养临床技能娴熟、业务能力过硬、协调能力突出的急诊医学人才。另外，总住院医师的工作向科主任汇报，有助于科主任全面掌握科室医疗情况。

担任科秘书时间不受限，需要责任心强且具备较强协调能力的高年资住院或主治医师担任，其主要职责：①协助科主任管理全科日常工作。②组织科室工作会议，记录、整理科室管理文件和资料。③负责科室间日常联系。④在科主任指导下拟定工作计划与工作总结。⑤检查本科室各项规章制度和操作规程的执行情况。⑥落实和传达院部工作等。科秘书工作向科主任汇报，通过科秘书负责制，科主任除可以做好科室行政管理外，还能做好科室管理人才培养。

四、急诊药品管理的制度化

急诊抢救药品一般摆放于急诊医学科各诊疗单元的抢救车中以备急救时使用，包括抢救药品和治疗药品，剂型分口服和静脉制剂。抢救药品包括肾上腺素、去甲肾上腺素、多巴胺等；治疗药品包括溶栓药物如阿替普酶，急性心肌梗死治疗药物阿司匹林和

替格瑞洛等。科学化、规范化药品管理是急诊医疗安全的重要保障。由于急诊医学科无专职药剂人员，抢救药品管理和使用主要由护士负责且涉及人员较多，需要严格管理。

急诊医学科应制订严格的抢救药品管理制度和流程，根据本单位抢救病种和抢救需要，定期调整抢救药品种类和储备数量；抢救药品由专人管理，纳入每日核查，检查药品品种是否齐全，药品数量是否有短缺、药品有无补齐、有无破损和失效；规定药品放置的位置和顺序；与药剂科确定急救药品可退回药房距离失效期的时限，每日检查药品距离失效时间，及时置换需要更新的药品；麻醉药品和精神药品按相关管理要求和药剂科一起管理；抢救药品使用做好登记；充分利用信息系统做好药品记录。科室应组建药品管理质控小组，规范科室药品管理工作流程，加强科室护士药品管理培训，提高药品管理护士的责任意识，避免急救药品使用错误和其他不良事件。

五、急诊设备的配置与管理

急诊抢救设备和仪器是抢救患者的基础，各单位应按照卫生行政管理部门的规定，根据急诊医疗单元承担的医疗任务配置急救诊疗所需的仪器设备。急诊医学科负责医疗救治的主要场所为急诊诊室和抢救室，应配置好各种急救仪器设备，并制订好仪器设备管理制度。

急诊诊室必备的仪器设备包括多功能监护仪、简易呼吸器、输液泵、吸引器、心电图机、除颤仪、血糖仪等。急诊抢救室应根据医院等级不同和单位条件配置仪器设备，抢救室每张床位均应配置呼吸机和多功能监护仪；每床均应配备简易呼吸器；为了便于转运危重症患者，应配置转运呼吸机；还需配备抢救用麻醉喉镜、心肺复苏仪和除颤仪；其他必备仪器设备有心电图机、输液泵、降温毯、床旁摄片机、床边即时检验仪器等；有条件的单位可配置骨髓穿刺输液系统、超声多普勒、血液净化机、体外膜肺氧合装置等。

先进的仪器设备和完善的硬件配置是抢救急危重症患者的利器和保障。一些区域中心医院或技术水平较高的医院急诊医学科可适当配置高端仪器设备，如复合手术室。建设急诊复合手术室的目的主要是为了危重症抢救时进行血管内介入治疗的手术需要。基本手术设备配置包括麻醉机、呼吸机、监护仪等；血管内治疗手术设备包括数字减影血管造影机、CT、C臂机等，可满足多学科联合抢救为患者进行急诊外科手术或介入手术。复合手术室位置应与抢救室相邻，便于危重症患者就近快速处理。

急诊医学科的仪器设备为医院固定资产，医院相关管理部门应承担相应管理责任。急诊医学科作为使用人应制订具体管理制度和办法，落实专人负责管理，确保仪器设备正常运行。

六、急诊医学科医师的“继续教育”与岗位胜任力提升

急诊医学科医师就业后继续教育是提高医师业务能力必不可少的措施，包括专科培训和科室培训。专科培训包括急诊医学科住院医师规范化培训和专科技能培训。急诊医学科住院医师规范化培训是结合急诊医学临床需求，培养住院医师掌握急诊医学科临床

工作方法和临床思维模式，掌握急诊患者病情评估与分级、常见急症的鉴别诊断以及常用的急救技术。入职急诊医学科工作的医师都应进行急诊医学科住院医师规范化培训，按要求完成相关专科学习和技能考核，达到对常见急症进行基本正确的独立判断和快速诊治，并能够基本具备独立诊治常见急危重症患者的能力，这些是成为一名合格急诊医师的基本条件。

行业内专科技能培训如基础生命支持、高级生命支持、气管插管、急诊超声、血液净化等，都是一名急诊医师应该掌握的技能，另外还有一些高端技术，如主动脉内球囊反搏术、复苏性主动脉球囊阻断术、体外膜氧合技术等，需要进行专门培训才能掌握和运用。急诊医师通过系统的专业技能培训，经过考核获得行业内资质认定，才能开展和从事相关诊疗工作。

科室培训是科室内有针对性地对医生进行再教育和培训，包括进修、出国留学、专病专项能力培训、学术会议、集体学习等。医疗技术发展迅速，新方法、新技术、新进展层出不穷，通过科室学习和培训，让急诊医师掌握专科疾病诊疗和技术发展的最新知识。

基于岗位胜任力的医学教育和人才培养模式是医师执业过程中进行继续教育的方向，岗位胜任力包括职业素养、专业能力、患者管理、教学能力、学习能力、沟通合作6个方面，是住院医师培训核心内容，也是每个医师在执业工作中需要不断提升的能力。急诊医师的工作环境、诊疗流程与专科医师有明显区别。对急诊医学科住院医师的培训要根据岗位特性，围绕岗位胜任力，突出能力培训重点，有针对性地进行全方位培训，培养具有良好医患沟通交流技能、过硬职业素养和业务能力、较强学习和自我提升意识的急诊医师，不断提高急诊医疗质量与安全。

七、急诊医学科例会制度

例会是科室管理中集中商议工作问题和集体商讨解决措施的重要活动，根据不同会议内容分为科室管理小组例会、医疗组长例会、科研例会、科室学习例会、特定病种的质控例会等。

1. 科室管理小组例会　由科室管理小组成员参加，主要就科室各单元运行状况、科室医疗和护理工作、医疗安全和质量、人才培养和引进、财务管理和奖金分配、医疗纠纷、工作总结和计划等方面进行集体讨论。

2. 医疗组长例会　由科室各医疗单元医疗组长参加，主要就各医疗单元或诊疗组医疗工作中的问题进行集体商议，讨论解决办法和改进措施等。

3. 科研例会　是科室科研团队或各课题组成员参加的关于科研工作中的课题设计、研究进展和计划等方面的例会。

4. 科室学习例会　为全科成员参加的医疗新技术、新进展或就某特定医疗专题的集体学习例会。

5. 质控例会　是就特定疾病的医疗质量管理和胸痛、卒中、创伤、危重孕产妇救治、危重儿童和新生儿救治五大中心医疗质量控制的例会，就疾病诊疗过程中的质控问题开展讨论，起到发现和总结问题，进一步完善和优化流程，提高医疗质量的作用。

急诊医学科应制订好一系列科室管理和医疗质量管理等例会制度，规定例会时间和频次、参加人员，根据科室工作实际情况，执行好例会制度并做好会议记录备案，发挥例会制度在科室管理中的作用。

八、急诊医学科数据库建设和应用

随着计算机技术和信息化技术的发展，传统手工数据保存方法已不能满足当前信息化时代的需求。大多数医疗机构的医疗记录已逐步实现从纸质手工记录向电子信息化记录转换。以数据库作为载体的数据储存模式可实现对医疗信息数据的科学管理。利用这些数据，可以掌握医疗状况，优化诊疗流程，监督诊疗行为，分析医疗质量，开展临床科研等。

急诊医学科的医疗数据繁杂且碎片化，需要对数据进行系统性管理，建立急诊医疗数据库，这些数据包括：

1. 患者人口统计学资料　姓名、性别、出生日期、地址等。

2. 预检分诊信息　分诊时间、分诊等级、分诊就诊区域、病情严重程度、就诊量等。

3. 生命体征信息　患者体温、心率、呼吸频率、血压、血氧饱和度等。

4. 诊疗信息　接诊时间、接诊医生、诊断、医嘱处方、检查检验信息等。

5. 辅助检查信息　血液学检查指标、影像学检查结果、内镜检查、组织学检查报告。

6. 护理信息　生命体征监测信息、出入量、输液和治疗信息等。

7. 医疗文书、护理文书。

8. 特定疾病、流程的相关时间节点信息及质控数据等。

急诊医疗信息化建设有助于减轻医护人员的工作量，提高工作效率。通过信息化技术，科室可以对急诊流程进行数据搜集、监控、质量管理和持续改进。医护人员则可利用数据库的信息统计和分析急诊就诊情况，急诊疾病谱的变化，不同等级急诊患者的比例，疾病诊治情况等；通过分析流程节点中出现的问题，可以完善流程节点优化，改进诊疗措施和方案，从而提高医疗质量；同时数据库为教学和临床科研提供了丰富的临床资料，医护人员可通过汇总分析这些数据，对急诊医学体系中的问题展开研究。

（孙　凯）

第七章　急诊医学科医疗技术建设

第一节　急救常用技术

一、急救技术

（一）通气技术

严重颌面外伤，如面部上颌骨骨折，下颌骨于下颌弓处骨折移位，咽后壁脓肿及血肿，颈部气管外伤及周围血肿压迫；重度昏迷患者的呕吐物、血块、义齿及泥沙等均可堵塞呼吸道；此外，儿童进食误入气管，如花生米、果冻、钢笔套；全麻未醒患者的舌后坠等均可引起呼吸道阻塞，导致患者严重窒息，甚至死亡。

1．清除口鼻部异物，使患者张开嘴，术者用手指抠出口腔异物，也可使患者头低位平卧，术者双手掌重叠，置于患者上腹部剑突下，用力向上猛推压膈肌，通过胸内压剧增，将气管内异物冲出。另外，还可用击背法：患者侧卧，头低位，术者猛击背部两肩胛骨之间5～6下，使异物松动后排出。

2．调整头部位置，使呼吸道通畅，常用提颌或抬颈法，使头后仰或将拇指插入患者口中，将下颌上提，开放气道。

3．如有通气导管，可经口插入通气导管，或经鼻插入鼻咽通气导管以改善通气功能。

4．环甲膜穿刺术，紧急情况下，可在甲状软骨与环状软骨之间垂直插入粗针头，以利通气。

5．当颈前外伤伤及气管时，或气管已经裂伤，可在裂口处插入气管导管，周围用凡士林纱布及消毒纱布封闭，速送医院。

6．有条件可紧急气管内插管使呼吸道通畅。

（二）止血技术

现场止血主要是对外出血的临时止血。

1．指压动脉止血法　手指一定要压在骨骼上才能止住出血。

（1）面部出血：指压颌外动脉（面动脉），压下颌角前方1.2～1.5cm处的凹陷处，必要时，需压迫两侧才有效。

（2）头顶部出血：指压颞动脉，在耳前、对着下颌关节的上缘压迫。

（3）上肢（腋部或上臂）出血：指压锁骨下动脉，在锁骨上窝中部，向后对准第1肋骨压迫；前臂出血时在肘关节上内侧指压肱动脉。

（4）下肢出血：指压股动脉，在腹股沟韧带中点，用拇指向耻骨上支压迫。

2. 加压包扎法　毛细血管、静脉和四肢小动脉出血，用纱布或毛巾做成垫子，垫在伤口上，用绷带加压包扎。

3. 橡皮止血带止血法　适用于四肢出血的止血。在上止血带的部位垫上布类或毛巾，然后左手拇指、示指夹持止血带的一端，左手拉住止血带，缠绕肢体2周，止血带头部必须压住，然后将止血带末端放入左手示指与中指之间，示、中两指夹住止血带并抽出固定。

【注意事项】

①止血带不直接扎在肢体上，先要在扎止血带部位垫上毛巾、布类，然后再扎止血带。②止血带的松紧度以能制止出血、伤口不再有血流出，同时触摸不到远端脉搏为宜。如扎得过紧，会损伤周围组织，尤其是神经组织。③止血带结扎时间不宜过久，一般以不超过1小时为宜。如需延长时间，应每隔1小时，放松止血带1～2分钟，然后再扎紧以避免远端肢体缺血坏死。④运送患者时，要有明显标志，引起接收单位注意，并写明上止血带的时间。

4. 加垫屈肢止血法　可控制前臂和小腿出血。在肘窝或腘窝内加厚棉垫、毛巾或衣服（叠成小块），然后屈曲肢体，用三角巾缚紧固定。

（三）包扎技术

在抢救时，开放性伤口应立即妥善包扎，以保护伤口，减少出血，防止污染，避免外界对伤口的刺激，并可行伤处固定。

1. 绷带包扎法　有环形、螺旋形、螺旋反折形、蛇形、8字形和回反形等。包扎时，首先应掌握“三点一走行”，即绷带的起点、止点、着力点（多在伤处）和走行方向顺序。其次包扎时，应从远端缠向近端，绷带头必须压住，即在原处环绕数周以后每缠1周要盖住前1周的1/3～1/2。常用包扎法有以下几种。

（1）环形包扎法：在肢体某一部环绕数周，每1周重叠盖住前1周，常用于手、腕、足、颈、额等处，并用作包扎的开始和末端固定用。

（2）螺旋包扎法：包扎时作单纯的螺旋上升，每1周盖住前1周的1/2，多用于肢体和躯干等处。

（3）8字形包扎法：即1圈向上、1圈向下的包扎，每1周在正面和前1周相交，并压盖前1周的1/2，多用于肘、肩、髋、膝等处。

（4）回反包扎法：为一系列来回反折，每1周在中央开始，以后各周分左右，直到全部包盖后，再作环形包扎固定，常用于头部和断肢残端包扎。

2. 三角巾包扎法　三角巾制作方便，包扎时操作简捷易掌握，适用于各个部位，但欠牢固，也不能加压。常用方法有5种。

（1）风帽式：三角巾顶角打一结，然后包住头部，两边角后绕至前面，再向后绕，在颈后部打结即成。

（2）燕尾式：将三角巾两角叠成燕尾式，用于包扎胸背部外伤。

（3）胸部包扎法：将2条三角巾底边中央互相打结相连，用于包扎胸、背、乳房等处。

（4）蝴蝶式：以2条三角巾顶角相连打结，即成蝴蝶形，用于包扎臀部、腹股沟等处。

（5）手足包扎法：手掌或足底向下，放于三角巾上，手指或足趾指向三角巾顶端，将顶角摺于手背或足背，三角巾另2角左右交叉，压住顶角，绕手腕或踝打结即成。

（四）固定技术

固定技术一般用于骨折临时固定。骨折后，如果得不到及时正确的固定，不仅可因疼痛引起休克，还可直接影响肢体恢复。为使病员安全运送，必须进行临时固定，使骨折端不再移位或刺伤血管、神经。

固定材料最好用预先制备的夹板，如无现成夹板时，可利用木板、木棍或树枝，也可将骨折的肢体固定于自己的躯干或健侧肢体，起到夹板的作用。

1. 锁骨骨折固定法　用绷带作8字形固定，用三角巾将前臂悬吊于胸前。

2. 肱骨骨折固定法　上臂内外侧各置一小夹板固定骨折处，绷带缠牢，然后屈肘，用三角巾将上臂和前臂一起固定于胸前。

3. 前臂骨折固定法　2块夹板固定断骨内外侧，绷带缠牢后，屈肘90°角，三角巾固定于胸前。

4. 大腿骨折固定　将夹板置于伤腿外侧，夹板长度要从腋窝到足跟，分段包扎固定。

5. 小腿骨折固定　将长达大腿中段至足跟的夹板置于小腿外侧，分段包扎，如无夹板，可用健肢和伤肢绑扎在一起，作临时固定。

6. 脊柱骨折固定　伤员俯卧于木板上，两手交叉于胸下。胸、腹部加垫固定，使脊柱处于稳定位置。

【注意事项】

①如伤口有出血，应先止血，后包扎固定。如有休克应先行抗休克治疗。②发现骨折就地固定，固定时要注意最好固定在功能位置。对骨折畸形不要整复，如为开放性骨折，不要把刺出的骨端送回伤口，只将伤口包扎固定即可。③夹板的长度和宽度要与伤肢相适应，即它的长度要超过骨折部的上下两个关节。宽度与肢体相仿。④固定要牢靠，不可过紧或过松。在四肢骨固定时，露出手指或足趾以便观察血液循环情况。

（五）搬运技术

1. 单人搬运法　适用于轻伤员，可用侧身匍匐搬运法、掮法、背法、抱法或扶法。

2. 双人搬运法　有椅托式、轿杠式、拉车式等。

3. 担架搬运法　如果没有担架床，可用2条竹竿或木棍，用绳子编成临时担架床。另外，门板、床板、梯子、大衣也能制成临时担架。

搬运伤员的方法应根据伤情、地形、灵活应用，使伤员迅速脱离危险区，防止再受伤，及早到达救治医疗机构。

【注意事项】

救护站或医疗机构在抢救伤员时，必须迅速搬运伤员。为了不增加伤员的疼痛或伤情，需注意以下几点：①搬运前对伤员的伤情有基本了解，并已进行适当处理。②根据伤情决定搬运的方法。③搬运时，动作轻、稳、迅速，尽量减少震动。④搬运过程中，随时注意伤员伤情变化。

（六）异物卡喉窒息急救

主要用于食物或其他异物卡喉窒息的急救。

1. 成人急救方法　抢救者站于患者背后，两臂环绕患者腰部，右手握拳，将拳的拇指侧置于患者脐上腹部中央，左手抓住右拳，快速向上冲击压迫患者腹部，反复进行直至异物排出。切勿用双臂用力挤压患者胸廓，拳击上腹部。

2. 婴幼儿急救方法　使患儿平卧，或抢救者取坐位，使患儿骑坐于抢救者两大腿上，背贴抢救者前胸，用两手示指与中指掌侧面置于患儿脐上腹部正中线两侧，快速向上冲击压迫，动作应轻柔，反复重复至异物排出。

3. 意识丧失患者的急救方法　使患者处仰卧位，抢救者骑坐于患者髋部，一手掌根部置患者脐上腹部中央，另一手叠加其上，应用身体的重量冲击患者腹部，反复进行至异物排出。

4. 自救方法　发生异物卡喉时，首先用手势示意他人以求救援，并立即右手握拳置于上腹部中央，左手握住右拳，快速向上冲击压迫腹部，反复进行直至异物排出；或立即稍微弯腰，将上腹部靠在一固定的物体上（如桌子边缘、椅背等）压迫上腹部并反复冲击，直至异物排出。

（七）环甲膜穿刺术

环甲膜穿刺术为上呼吸道梗阻时暂时开放气道的急救措施之一，为进一步抢救赢得时间。

环甲膜位于甲状软骨与环状软骨之间，急救时，局部消毒，以左手拇指与示指在两软骨之间做好定位，右手以一粗针头直接穿刺环甲膜，有落空感并有气体排出，提示已插入气管。条件允许时先作一皮肤切口，在明视下穿刺环甲膜并插入导管。导管选用不致损伤喉部的粗套管，一般成人外径为6mm，较大龄儿童为3mm，婴幼儿时可用12号外套管或16号金属注射针。

环甲膜穿刺在紧急情况下只能起到暂时通气的作用，穿刺后应尽快转院进行病因治疗。

（八）洗胃术

1. 急救应用

（1）用于口服毒物中毒，无洗胃禁忌患者未吸收毒物的清除。

（2）抽取胃内容物送检，以明确中毒原因。

2. 禁忌证

（1）服强腐蚀性毒物、汽油、煤油中毒。

（2）有食管胃底静脉曲张、严重心脏病、主动脉瘤，合并上消化道出血、胃穿孔患者。

3. 方法

（1）神志清醒可配合治疗的患者，让其自服洗胃液，而后刺激咽喉部催吐，反复进行至洗出液透明无味。

（2）有条件可先插胃管，然后进行胃管洗胃术或电动洗胃器洗胃术。

1）胃管置入：由口腔插入，进管长度为45～50cm。

2）首先抽尽胃内容物，并留取标本快速送检。

3）每次注入洗胃液300～500ml，而后抽出，反复进行至洗出液无味透明。

4）拔胃管前注入解毒剂、导泻剂等。

（3）洗胃液选择：毒物不详时，首先应用清水洗胃。有机溶剂中毒先注入液状石蜡油150～200ml，而后洗胃。毒物明确时应选择最佳洗胃液洗胃，必要时可同时用胃黏膜保护剂（牛奶、蛋清、植物油等）、解毒剂、中和剂、导泻剂等。

【注意事项】

①有心搏呼吸骤停者先行心肺复苏，生命体征平稳后抓住时机洗胃。②防治洗胃后并发症，如吸入性肺炎、上消化道出血等。

（九）胸腔穿刺术

1. 急救应用

（1）严重气胸，特别是张力性气胸患者现场急救。

（2）胸部损伤所致的严重血胸，暂时解除血液对肺的压迫。

2. 方法

（1）张力性气胸快速排气法：取一无菌粗针头，尾端扎上一末端剪小口的乳胶手套的指套或连接一长胶管，胶管末端插入无菌水封瓶液面下。患者取坐位或仰卧位，取患侧锁骨中线第2肋间为进针点，局部消毒后穿刺入胸膜腔，并以止血钳暂时固定。

（2）血胸：在积极补液、抗休克的基础上，取患侧腋后线第7～9肋间中的某一肋间局部消毒，应用50～100ml注射器穿刺，抽取积血。抽取速度应缓慢，抽取量不宜超过1000ml，并注意观察患者的血压与呼吸情况。

二、监测技术

（一）心电监测

心电监测是重症监测的基本内容之一，通过监护仪持续监测患者心电活动，临床医生可以从中获得患者心电活动的变化情况，以便及早采取相应的措施，处理可能发生危及患者生命的恶性事件。心电监测的设置包括设置心电图波形大小、心率报警的最低及最高极限、心律失常报警范围以及报警强度等。

心电监测主要监测如下指标。

1．持续监测心率和心律。

2．观察P波是否规则出现、形态、高度和宽度有无异常。P-R间期是否正常。

3．观察QRS波形是否正常，有无“漏搏”。有无异常波形出现。

4．观察ST段有无抬高或者降低，如有异常发现及时行床边12导联心电图明确有无心肌缺血或者心肌梗死的发生。

5．观察T波是否正常。

6．出现报警需及时明确原因并及时处理。

（二）无创动脉压监测

1. 适应证　无创血压是常规监测项目，原则上对所有重症患者均应监测无创血压，根据病情调整监测频率。

2. 分类

（1）人工袖套测压法：包括听诊法、指针显示法、触诊法、超声多普勒法。

（2）电子自动测压法：包括振荡测压法、指容积脉搏波法、动脉张力测量法。

3. 操作流程　重症患者多采用电子自动测压法。

（1）仪器及物品准备：主要有心电监测仪、血压插件连接导线、监护仪袖带及袖带连接导线。

（2）将监护仪袖带绑在距离肘窝3～6cm处，使监护仪袖带上动脉标志对准肱动脉搏动最明显处，手臂捆绑袖带的位置和患者心脏位置处于同一水平。

（3）测量时间分为自动监测和手动监测。自动监测时可自行设置监测时间。监护仪也可自动设定监测时间。

4. 并发症

（1）尺神经损伤：常由于袖套位置太低，压迫肘部尺神经；应定时检查袖套防止位置过低。

（2）肱二头肌间隙综合征：由于无创血压监测时间太长、袖套过紧或测压过于频繁导致上臂水肿、局部瘀血瘀斑或水疱等；在监测过程中应注意袖套松紧或定时更换手臂测量。

（3）输液受阻、指脉氧饱和度监测中断：应尽量不在输液侧和进行指脉氧饱和度监测的手臂进行测量。

（三）有创动脉压监测

1. 适应证

（1）各种原因引起的休克（如低血容量性、心源性和感染性休克）。

（2）应用血管活性药物，需要准确监测动脉血压的患者。

（3）外科手术，尤其是体外循环及心内直视手术的患者。

（4）各种原因引起血压异常增高的患者。

（5）需要低温麻醉和控制性降压者。

（6）嗜铬细胞瘤手术患者。

（7）心肌梗死和心力衰竭抢救时。

（8）部分需通过PiCCO测定心排出量患者。

（9）需反复抽取动脉血标本作血气分析测定者。

（10）无法用无创法测量血压的患者。

2. 禁忌证　无绝对禁忌证，以下情况可视为相对禁忌。

（1）若该动脉是肢体或部位唯一的血液供应通路，则不得在此做长时间的动脉置管。

（2）进行桡动脉穿刺时阿伦（Alen）试验阳性。

（3）高凝状态。

（4）有出血倾向或抗凝、溶栓治疗期间。

（5）局部感染或皮肤破损。

3. 操作步骤

（1）穿刺部位选择：可选择的部位有桡动脉、尺动脉、足背动脉、肱动脉，偶可选用股动脉，新生儿常用脐动脉。

（2）器械准备

1）聚四氟乙烯套管针，成人用20G，小儿用22G。

2）固定前臂用的短夹板，垫高腕部的垫子。

3）冲洗装置、换能器、三通开关、延长管、输液器和加压袋，以及每毫升含2～4U肝素的生理盐水。

（3）操作具体步骤

1）适当固定穿刺部位，对于脉搏细小、不易触及者可用多普勒超声脉搏探测仪确定位置。

2）按常规方法消毒、铺巾、戴手套。

3）以2%利多卡因作局部浸润麻醉，儿童一般不用麻醉，尤其是新生儿，因局麻后会影响定位。

4）以适合年龄的带套管的动脉穿刺针在脉搏最明显处进针，进针时针头与皮肤约成30°。

5）缓慢地将穿刺针向前推进，穿刺针指示窗见到鲜红色血液时即证明导管进入血管内。

6）在退出金属针芯的同时将聚乙烯导管缓慢向前推进3 ～ 5cm。

7）用胶布固定导管或将套管缝于皮肤上。如未见回血，可将针头缓缓退出，直至见到鲜红色回血为止。

8）动脉导管固定后与压力传感器连接。压力传感器的输液装置内装有每毫升含2 ～ 4U肝素的生理盐水。用高压加压袋将肝素生理盐水以每小时3ml速度输入动脉导管内，以防止导管内血液凝固，高压加压袋内的压力应维持在300mmHg。

9）不宜反复穿刺，否则易造成血管壁损伤，形成血栓、动脉瘤或血肿。

【注意事项】

若为桡动脉穿刺置管，在穿刺置管前应先做艾伦试验，艾伦试验具体步骤如下：①受检侧手握拳，然后将手抬至心脏水平以上。②确定并紧压该腕部桡动脉和尺动脉，此时手掌因缺血而变成苍白色。③5秒后受检侧手指放松，并将手放回心脏水平。④检查者松开尺动脉同时观察受检手的血运情况。如松开尺动脉后15秒内手掌颜色转红为艾伦试验阴性，表示尺动脉通畅。若15秒后手掌颜色未转红为艾伦试验阳性，说明尺动脉堵塞，则不宜行桡动脉穿刺。

4. 并发症及防治

（1）血栓形成和动脉栓塞：原因主要为置管时间过长，导管过粗或质量差，穿刺技术不成熟或血肿形成，严重休克、低心排综合征和高脂血症。防治策略是在置管过程中应予肝素生理盐水冲洗。

（2）动脉空气栓塞：换能器和连接管道中有空气或连接脱落。防治策略：必须充满肝素生理盐水，排尽空气，防止动脉空气栓塞。

（3）局部渗血、出血和血肿：可予以适当加压。

（4）局部或全身感染：动脉置管期间严格无菌操作和局部消毒。

（四）中心静脉压监测

1. 适应证

（1）各类休克、脱水、循环衰竭的重症患者。

（2）各类心血管手术及其他复杂性手术。

（3）需要快速大量输血、输液。

2. 禁忌证

（1）血小板减少或其他凝血机制严重障碍者避免进行锁骨下静脉穿刺，以免操作中误伤动脉引起局部巨大血肿。

（2）局部皮肤感染者应另选穿刺部位。

（3）血气胸患者避免行颈内及锁骨下静脉穿刺。

3. 穿刺部位　常用颈内静脉及锁骨下静脉，还可选择股静脉、颈外静脉。

4. 临床意义

（1）正常值中心静脉压的正常值为5 ～ 10cmHg。

（2）影响中心静脉压的因素

1）病理因素：中心静脉压升高见于右心房及左（右）心室心力衰竭、心房颤动、肺栓塞、支气管痉挛、输血补液过量、纵隔压迫、张力性气胸及血胸、慢性肺部疾病、心包填塞、缩窄性心包炎、腹压增高的各种疾病及先天性和后天性心脏病等。中心静脉压降低的原因有失血和脱水引起的低血容量，以及周围血管扩张，如神经性和过敏性休克等。

2）神经体液因素：交感神经兴奋，儿茶酚胺、抗利尿激素、肾素和醛固酮等分泌增加，血管张力增加，中心静脉压升高。相反，某些扩血管活性物质使血管张力减少，血容量相对不足，中心静脉压降低。

3）药物因素：快速输液、应用去甲肾上腺素等血管收缩药，中心静脉压明显升高。用扩血管药或心功能不全患者用洋地黄等强心药后，中心静脉压降低。

4）其他因素：有缺氧和肺血管收缩，气管插管和气管切开，患者挣扎和躁动，控制呼吸时胸内压增加，腹腔手术和压迫等，中心静脉压升高。麻醉过深或椎管内麻醉时血管扩张，中心静脉压降低。

（3）中心静脉压波形分析

1）正常波形：有3个正向波（a、v、c）和2个负向波（x、y）。a波由心房收缩产生；x波反映右心房舒张时容量减少；c波是三尖瓣关闭所产生的轻度压力；v波是右心充盈同时伴随右心室收缩，三尖瓣关闭时心房膨胀的回力引起；y波表示三尖瓣开放，右心房排空。右心房收缩压（a波）与舒张压（v波）几乎相同，常为3～4mmHg，正常右心房平均压为2～6cmHg。

2）异常波形：①压力升高、a波抬高和扩大。见于右心室衰竭、三尖瓣狭窄和反流，心脏压塞、缩窄性心包炎、肺动脉高压及慢性左心衰竭，容量负荷过多。②v波抬高和扩大。见于三尖瓣反流，心包填塞时舒张期充盈压升高，a波与v波均抬高，右心房压力波形明显，x波突出，而y波缩短或消失。但缩窄性心包炎的x波和y波均明显。③呼吸时中心静脉压波形。自发呼吸在吸气时，压力波幅降低，呼气时增高，机械通气时随呼吸变化而显著。

三、治疗技术

（一）现场心肺复苏术

现场心肺复苏（cardiopulmonary resuscitation，CRP）术指在患者发生心搏骤停的现场，如家中、办公室、工厂等场所由最初目击者（first responder）为心搏骤停患者施行的心肺复苏技术，亦即基础生命支持。

1. 确保患者周围环境安全。

2. 判断患者意识，确认心搏停止，立即呼救。

（1）迅速判断患者意识：呼叫患者，轻拍患者肩部（5秒）。

（2）判断患者颈动脉搏动："颈动脉无搏动！"，确认患者心搏停止（10秒）。

（3）立即呼救：快来人准备抢救（2秒）。

3. 准备胸外按压（5秒）。

（1）迅速将患者仰卧于硬板床或地上（或胸下垫胸外按压板）。

（2）立即解开患者衣领、腰带。

4. 立即胸外按压30次（18秒）。

（1）立即进行胸外按压30次，抢救者将一手掌根部按在患者胸骨下1/3，双乳头连线与胸骨交界处，另一手平行重叠于此手背上，十指交叉，手指不触及胸壁。

（2）最好呈跪姿，双肘关节伸直，借臂、肩和上半身体重的力量垂直向下按压。

（3）按压频率为100 ～ 120次/分，按压与放松的比例为1∶1。

（4）按压幅度为5～6cm，而后迅速放松反复进行，放松时手掌根部不能离开胸壁，尽可能减少按压中断。

5. 清理口、鼻腔，开放气道，人工呼吸2次后，立即胸外按压。

（1）按压之后，将头偏向一侧，清理口腔、鼻腔分泌物，取下义齿。

（2）开放气道（仰头抬颌法），实施人工呼吸（口对口人工呼吸或应用简易呼吸器）。

仰头抬颌法要点：一手的小鱼际（手掌外侧缘）置于患者的前额，另一手示指、中指将下颌上提，使下颌角与耳垂的连线和地面垂直。

口对口呼吸要点：抢救者以拇指和示指捏住患者鼻孔，深吸一口气，屏气，双唇包绕患者口部形成封闭腔，用力吹气，吹气时间为1 ～ 1.5秒，吹气量为500 ～ 600ml，用眼睛余光观察患者胸廓是否抬起。

（3）人工呼吸2次，注意观察胸廓复原情况，立即继续进行胸外按压。

胸外按压与人工呼吸比例为30∶2，共进行5个循环（余下的4个循环约在2分钟内进行）。

6. 判断抢救成功　抢救过程中随时观察患者的自主呼吸及心搏是否恢复。

（二）电除颤术

电除颤术指在严重快速心律失常时（心室颤动或无脉性室性心动过速），用外加的高能量脉冲电流通过心脏，使全部或大部分心肌细胞在瞬间同时除极，造成心脏短暂的电活动停止，然后由最高自律性的起搏点（通常为窦房结）重新主导心脏节律的治疗过程。

通过电除颤可纠正、治疗心律失常，恢复窦性心律。

1. 适应证

（1）心室颤动、心室扑动。

（2）室性心动过速伴有血液动力学显著改变并出现心力衰竭、休克等，心房颤动、心房扑动伴血流动力学不稳定者可首选。

2. 操作流程

（1）操作前评估：①患者的心律、神志、年龄、体重、除颤部位皮肤情况，去除金属物品。②除颤仪的性能、蓄电池充电情况。③环境温度、光线适宜、电源插座配套。

（2）操作中

1）一看：发现患者心电监护显示心室颤动；二喊：呼喊患者的姓名判断意识；患者无意识；三摆体位：去枕平卧，解开衣襟，暴露除颤部位。告知病情，请家属离开。在除颤仪到达前，按CPR步骤进行。

2）连接电源线，打开除颤仪开关，观察心电监护显示，再次判断除颤指征。

3）选择合适模式（同步或非同步），选择电极板（成人直径10～13cm，儿童4～5cm）。

4）均匀涂导电膏于电极板表面。

5）选择电击能量：成人单向波360J，双向波150J，儿童首次2J/kg，随后用2～4J/kg，并充电。

6）正确握持电极板，左手为sternum paddle，右手为apex paddle，正确放置电极板，右手电极板在心尖部，上缘平左乳头，电极板中心位于左腋前线，左手电极板置于胸骨右缘第2肋间，电极板紧贴皮肤加压。

7）再次观察心电示波确需除颤，大声喊“你离开，我离开，大家都离开”（提示操作者及其他人员，切记勿碰到病床或任何连接到患者身上的设备），环视四周，放电。

8）立即进行5个循环CPR。观察心电图波形，判断除颤结果，必要时重复上述步骤。

（3）操作后

1）安置患者，清洁皮肤，观察除颤部位皮肤情况。

2）继续心电监护等抢救措施，监测心率、心律，根据病情用药。

3）与家属及患者进行必要的沟通：①告知患者家属患者病情危重程度，以配合抢救工作；②根据患者情况，指导患者及家属保持情绪稳定，避免紧张、焦虑、恐惧等不良心理；③告知患者感觉任何不适，及时汇报医护人员。

4）整理用物，关闭电源，清洁电极板上的导电胶（清水擦拭干净后晾干备用，注意保持干燥）。

5）洗手，记录患者病情、除颤时间、能量、次数、效果。

6）评价：①患者的心律失常及时发现并能有效控制；②能量选择正确；③患者无皮肤灼伤等并发症。

【注意事项】

①除颤前确定患者除颤局部无潮湿、无敷料，皮肤与电极接触紧密，减少胸壁阻抗，如佩戴起搏器时，电极板绝不可放其上，最少要隔10cm。②除颤前后必须以心电图监测为主，并加以前后对照。③除颤放电时，术者禁忌带湿操作，并确定操作者和周围人员无直接或间接与患者接触。④注意不要碰撞机器，导线不要过度弯曲，禁忌电极板对空放电、两片板面对面放电。⑤导电胶要涂满电极板，尤其注意边缘，以免灼伤皮肤。⑥操作结束，擦拭电极板、检查记录纸和导电胶等，保持除颤仪完好备用。

（三）纤维支气管镜技术

纤维支气管镜（简称纤支镜）属于可弯曲支气管镜。相比于硬质支气管镜，纤支镜具有很多优点：柔软可弯曲，患者在仰卧或坐位均可检查，无须全麻，扩大了适应证；镜体细长且可到达气管支气管及其更远端，细胞学和组织学阳性率高；操作简单，并发症少，因而在气道病变的诊断和治疗中具有明显优势。纤支镜检查是呼吸内科重要的诊断和治疗技术，在临床得到广泛应用。

1. 适应证

（1）诊断方面

1）不明原因的咯血：许多咯血者需要纤支镜检查明确出血部位和出血原因。尤其是40岁以上患者，持续1周以上的咯血或痰中带血。痰中带血时检查易获阳性结果。

2）不明原因的慢性咳嗽：纤支镜对于诊断支气管结核、气道良性和恶性肿瘤、异物吸入等具有重要价值，对于支气管扩张等慢性炎性疾病的诊断价值受到限制。

3）不明原因的局限性哮鸣音：纤支镜有助于查明气道狭窄的部位及性质。

4）不明原因的声音嘶哑：可能因喉返神经引起的声带麻痹和气道内新生物等所致。

5）痰中发现癌细胞或可疑癌细胞。

6）X线胸片和/或CT检查异常者：提示肺不张、肺部块影、阻塞性肺炎、肺炎不吸收、肺部弥漫性病变、肺门和/或纵隔淋巴结肿大、气管支气管狭窄以及原因未明的胸腔积液等。

7）胸部外伤、怀疑有气管支气管裂伤或断裂，纤支镜检查常可明确诊断。

8）临床已诊断肺癌，决定行手术的治疗前检查，对指导手术范围及估计预后有参考价值。亦可用作治疗后的观察，如肺癌做肺叶或肺段切除后的残端观察，外伤气管、支气管断端吻合的观察等。

9）肺或支气管感染性疾病（包括免疫抑制患者支气管肺部感染）的病因学诊断，如通过气管吸引、保护性标本刷或支气管肺泡灌洗（bronchoalveolar lavage，BAL）获取标本进行培养。

10）机械通气时的气道管理。

11）疑有食管气管瘘的确诊。

（2）治疗方面

1）取出支气管异物。

2）清除气道内异常分泌物，包括痰液、脓栓、血块等。

3）在支气管镜检查中，明确了咯血患者出血部位后可试行局部止血，如灌洗冰盐水、注入凝血酶溶液或稀释的肾上腺素溶液等。

4）经纤支镜对肺癌患者做局部放疗或局部注射化疗药物。

5）引导气管插管，对插管困难者可通过支气管引导进行气管插管。

6）经纤支镜对气道良性肿瘤或恶性肿瘤进行激光、微波、冷冻、高频电刀治疗。

2. 禁忌证　纤支镜检查现已积累了丰富的经验，其使用禁忌证范围亦日趋缩小，或仅属于相对禁忌。但在下列情况下行纤支镜检查，发生并发症的风险显著高于一般人群，应慎重权衡利弊，决定是否做检查。

（1）活动性大咯血。若必须行纤支镜检查，应在建立人工气道后进行，以降低窒息风险。

（2）严重心、肺功能障碍。

（3）严重的高血压和心律失常。

（4）全身情况极度衰竭。

（5）不能纠正的出血倾向，如凝血功能严重障碍、尿毒症和严重肺动脉高压。

（6）严重上腔静脉阻塞综合征，因纤支镜检查易导致喉头水肿和严重出血。

（7）新近发生心肌梗死，或有不稳定心绞痛。

（8）疑有主动脉瘤，有破裂风险者。

（9）气管部分狭窄，估计纤支镜不易通过，且可导致严重通气受阻。

（10）多发性肺大疱。

（11）精神失常。

3. 检查步骤

（1）纤支镜消毒：把2%戊二醛装入足够长度的容器内，将纤支镜放入容器内浸泡15分钟，然后用无菌蒸馏水彻底冲洗干净。

（2）术前检查：①详细询问患者病史，测量血压及进行心、肺检查。②拍摄正和/或侧位X线胸片，必要时拍常规断层片或CT片，以确定病变部位。③对拟行活检检查者，做凝血时间和血小板计数等检查。④对疑有肺功能不全者可行肺功能检查。⑤肝功能及乙型肝炎表面抗原和核心抗原的检查。⑥对高血压或体检有心律失常者应做心电图检查。⑦人类免疫缺陷病毒（HIV）抗体检测。

（3）患者准备：①向患者详细说明检查的目的、意义、大致过程、常见并发症和配合检查的方法等，同时应了解患者的药物过敏史。所有患者在检查前须书面告知风险，并签署知情同意书。②术前禁食6小时。③根据需要在术前30分钟可用少许镇静剂和胆碱能受体阻断剂，如地西泮和阿托品肌内注射；咳嗽较剧烈者可用哌替啶肌内注射，或考虑静脉使用镇静剂如咪唑安定或丙泊酚，但需要麻醉医师在场使用。④有些患者（如老年人、轻度缺氧者）可在鼻导管给氧下进行检查。

（4）麻醉：利多卡因麻醉较丁卡因安全。用2%利多卡因咽喉部麻醉后，纤支镜引导下用利多卡因在气管内麻醉，总量一般不超过2%利多卡因15ml。

（5）体位：多选用仰卧位，病情需要者亦可选用半卧位或坐位。

（6）插入途径：一般经鼻或口插入。

（7）直视观察：应首先有顺序地全面检查可见范围的鼻、咽、气管、隆突和支气管，然后再重点对可疑部位进行观察。应特别重视对亚段支气管的检查，以免遗漏小的病变。

（8）活检：在病变部位应用活检钳钳夹组织，注意尽量避开血管，夹取有代表性的组织。

（9）刷检：对可疑部位可刷检送细胞学检查，同时行抗酸染色以寻找抗酸杆菌，尚可用保护性标本刷获取标本进行细菌培养。

（10）冲洗留培养标本：可注生理盐水20ml后经负压吸出送细菌培养、结核分枝杆菌培养和真菌培养。

（11）治疗：对感染严重、分泌物黏稠者可反复冲洗以达到清除脓性分泌物的目的，并可局部注入抗菌药物，配合全身给药治疗。

（12）术后：术后患者应安静休息，一般在术后2小时之后才可进食、饮水，以免因咽喉仍处于麻醉状态而导致误吸。应注意观察有无咯血、呼吸困难、发热等症状。对疑有结核或肿瘤者，术后可连续几天进行痰细胞学检查或痰抗酸杆菌检查，其阳性率较一般送检标本高。

4. 并发症及其抢救　纤支镜检查总的说来是十分安全的，但也确有个别病例因发生严重并发症而死亡。并发症的发生率约为0.3%，较严重并发症的发生率约为0.1%，死亡率约为0.01%。

1）纤支镜检查时必须配备有效的抢救药品和器械。

2）麻醉药物过敏或过量：在正式麻醉之前先用少许药物喷喉，如出现明显的过敏反应，不能再用该药麻醉。气道注入麻醉药后约有30%吸收至血液循环，利多卡因每次给药量以不超过300mg（2%利多卡因15ml）为宜。对发生严重过敏反应或出现毒副作用者应立即进行对症处理，如使用血管活性药物、抗抽搐药物，对心搏过缓者应用阿托品，心搏停止者进行人工心肺复苏，喉水肿阻塞气道者立即行气管切开等。

3）插管过程中发生心搏骤停：多见于严重器质性心脏病者，或麻醉不充分、强行气管插入者。一旦发生应立即拔出纤支镜，就地施行人工心肺复苏术。

4）喉痉挛或喉头水肿：多见于插管不顺利或麻醉不充分的患者，大多在拔出纤支镜后病情可缓解。严重者应立即吸氧，给予抗组胺药或静脉给予糖皮质激素。

5）严重支气管痉挛：多见于哮喘急性发作期进行检查的患者，应立即拔出纤支镜，按哮喘严重发作进行处理。

6）术后发热：多见于年纪较大者，除与组织损伤等因素有关外，尚可能有感染因素参与。治疗除适当使用解热镇痛药外，应酌情应用抗菌药物。

7）缺氧：纤支镜检查过程中PaO_2下降十分常见，进行纤支镜检查时PaO_2，一般下降20mmHg左右，故对原来已有缺氧者应在给氧条件下或在高频通气支持条件下施行检查。

8）出血：施行组织活检者均有出血。少量出血经吸引后可自行止血，出血持续时可用下列方法止血：①经纤支镜注入冰盐水。②经纤支镜注入稀释的肾上腺素（肾上腺素2mg，加入生理盐水20ml内，每次可注入5～10ml），或稀释的麻黄碱。③经纤支镜注入稀释的凝血酶（凝血酶200μg加入生理盐水20ml内，该制剂绝对不能注射给药）。④必要时同时经全身给止血药物。此外，出血量大者尚可进行输血、输液等。⑤纤支镜的负压抽吸系统一定要可靠有效，以保证及时将出血吸出，不使其阻塞气道。

9）气胸：经支气管肺活检者对于可能发生的气胸应准备充分的抢救措施。

（四）亚低温技术

亚低温治疗（mild hypothermia therapy）是一种以物理或药物手段将患者体温降低

到预期水平，从而达到治疗疾病或改善预后的方法。医学界一般将低温分为轻度低温（33～35℃）、中度低温（28～32℃）、深度低温（17～27℃）、超深低温（≤16℃），其中28～35℃被定义为亚低温。

1. 适应证　包括：①严重颅脑损伤患者，包括手术前后、脑水肿和颅内高压等情况。②感染引起的高热、惊厥。③中枢性高热患者。④心肺复苏患者。⑤其他。

2. 禁忌证　亚低温治疗无绝对禁忌证，年老体弱、妊娠、生命体征不平稳的患者慎用。

3. 亚低温技术的实施方法

（1）亚低温治疗前准备：亚低温实施前需要进行充分的准备。心电监护仪和有创血流动力学设备主要用于监测患者的心电、呼吸、氧饱和度以及中心静脉压等，并评估患者的液体容量和肺水情况。亚低温实施中需要进行镇静和肌松治疗，因此要做好气管插管和呼吸机辅助通气准备，同时采用脑电双频指数监测仪等评估镇静深度。另外，要准备有温度的导管，如导尿管或食管探头等，获得核心体温。

（2）亚低温治疗实施过程：亚低温治疗一般可以分为诱导、维持和复温3个阶段。诱导阶段需要使患者的体温在30分钟至2小时内迅速达到目标核心体温。达到目标核心体温后一般维持12～24小时，再进行复温。复温要缓慢、可控地进行，对于心搏骤停患者以0.2～0.5℃/h为宜，其他患者可以采用0.1～0.2℃/h的复温策略。整个复温过程持续大约12小时，直至体温恢复到37～38℃。

4. 亚低温技术的并发症及防治

（1）寒战：在亚低温实施过程中患者常发生寒战。对于神志清醒的患者，寒战往往导致氧耗和代谢增加、过度通气、心率增快。在围手术期，低温与心血管恶性事件的发生密切相关，特别是有心血管系统疾病的老年患者。然而，低温所致的这些并发症，往往是由血流动力学和呼吸异常所致，而不是寒战本身，可以通过在亚低温过程中使用镇静剂、麻醉剂等防治。

（2）酸碱、电解质紊乱和代谢下降：体温每下降1℃，机体代谢速率降低8%以上，并导致氧消耗和二氧化碳产生降低。这就意味着，呼吸机参数必须及时调整，以避免过度通气导致脑血管收缩。鉴于患者处于低温状态，而血气检测是在室温下进行，因此对于血气结果应该进行校准。有学者推荐以37℃测的血气分析结果为基线，体温每下降1℃，氧分压减去5mmHg，PCO_2减去2mmHg，pH加上0.012。

亚低温可以导致胰岛素敏感性下降和胰岛素分泌增加，从而导致高血糖或维持正常血糖的胰岛素用量增加。由于已经证实血糖水平与危重症患者预后相关，需要实时监测亚低温治疗患者的血糖水平。需要注意的是，在复温阶段，患者的胰岛素需要量减少，过量胰岛素可能导致低血糖发生，需要密切观察。电解质紊乱也是亚低温实施过程中常见的并发症。低温诱导过程中电解质细胞内转移和肾小管功能障碍，可引起钾、镁、磷浓度下降，从而引起心律失常或其他并发症。复温可导致反弹性高钾血症，对于无尿、肾功能不全患者，此阶段可考虑开始肾脏替代治疗。

（3）心血管系统并发症：虽然亚低温已经被证实能够降低心脏代谢并诱导心率减

慢，从而保护缺血心肌。另外有研究表明，轻度低温能够诱导冠脉扩张，增加心脏灌注。但对于严重冠脉狭窄患者，低温则引起心脏血管收缩。此外，低温还可以诱导寒战，进而导致心动过速和氧消耗增加，导致心血管不良事件发生。对于此类患者，有效的镇静和肌松是必要的。

（4）凝血功能异常：亚低温能够诱导轻度凝血功能异常。温度大于35℃对凝血功能无明显影响，低于33～35℃会导致血小板功能障碍和轻度减少，低于33℃则会影响其他凝血途径，如凝血酶和纤溶抑制物等。因此，在实施亚低温前要评估患者的凝血功能状态，选择合适的温度。

（5）感染风险：抑制炎症反应，降低白细胞趋化和吞噬是亚低温发挥保护作用的重要机制，但这种效应不可避免地会增加感染风险。研究发现，围手术期患者的低体温增加了呼吸道感染和创口感染的概率。预防亚低温导致感染风险的方法包括使用抗菌药物，但这并无可靠临床研究证据；选择性消化道去污或许是较为理想的选择。同时需要排除其他感染隐患，如压疮、导管感染等。

（6）其他并发症：如肠道功能受损和胃潴留等，目前没有针对性措施。临床上可以考虑使用甲氧氯普胺及低剂量红霉素等。

（五）心包穿刺技术

1. 目的

（1）引流心包腔内积液，降低心包腔内压，是急性心脏压塞的急救措施。

（2）通过穿刺抽取心包积液，进行检验，帮助鉴别诊断。包括生化测定、涂片寻找细菌和病理细胞、结核分枝杆菌或其他细菌培养，以鉴别诊断各种性质的心包疾病。

（3）通过心包穿刺，注射抗菌药物等药物，进行治疗。

2. 适应证

（1）解除心脏压塞或大量心包积液压迫其他器官如气管或肺脏。

（2）检查积液性质或需获得活检标本。

（3）注入药物或气体行X线检查。

（4）床旁盲探心包穿刺的适应证：高度怀疑心脏压塞导致的心搏骤停。

3. 禁忌证

（1）心包积液的诊断未明确者。

（2）慢性缩窄性心包炎和风湿性心包炎。

（3）正在接受抗凝治疗，有出血倾向或血小板计数＜50×10^9/L。

4. 操作要点

（1）部位选择：常用穿刺部位有2个。

1）心前区穿刺点：于左侧第5肋间隙，心浊音界左缘向内1～2cm处，沿第6肋上缘向内向后指向脊柱进针。此部位操作技术较胸骨下穿刺点的难度小，但不适于化脓性心包炎或渗出液体较少的心包炎穿刺。

2）胸骨下穿刺点：取左侧肋弓角作为胸骨下穿刺点，穿刺针与腹壁角度为30° ～ 45°，针尖过肋骨后压低针尾至与腹壁呈15° ～ 20°，针尖方向指向左肩，达心包腔底部；针头边进边吸，至吸出液体时即停止前进。

（2）体位：多取坐位或半卧位。

（3）穿刺结构

1）心前区穿刺点：皮肤、浅筋膜、深筋膜和胸大肌、肋间外韧带、肋间内肌、胸内筋膜；纤维性心包及壁层心包，进入心包腔。进针深度成人2 ～ 3cm。

2）胸骨下穿刺点：皮肤、浅筋膜、深筋膜和腹直肌、膈肌胸肋部、膈肌筋膜、纤维性心包及壁层心包，进入心包腔。进针深度成人3 ～ 7cm。

（4）进针技术与失误防范

1）常规心包穿刺应在超声或X线引导下采用Seldinger法穿刺置管引流。

2）专用的18 ～ 20号短吻针，12 ～ 18cm长，后接三通和50ml注射器，或有导丝的中心静脉管（双腔或单腔均可）。

3）心电监护，建立静脉通路，可适当镇静。

4）常规消毒铺单。

5）局部麻醉。

6）掌握好穿刺方向及进针深度。

7）进针速度要慢，带负压缓慢进针，当有进入心包腔的感觉后即回抽有无液体，如未见液体，针头亦无心脏搏动感时尚可缓缓边进边抽。若针头有心脏搏动感应立即将针头稍后退，换另一方向抽取，避免损伤心脏及其血管。

8）抽液速度宜缓慢，首次抽液量以100ml左右为宜，以后每次抽液300 ～ 500ml，为减轻急性心脏压塞症状，可抽500 ～ 1000ml，避免抽液过多过快可导致心室急性扩张或回心血量过多而引起肺水肿。应注意防止空气进入心包腔。

9）术中密切观察患者的脉搏、面色、心律、心率变化，如有虚脱等情况，应立即停止穿刺，将患者置于平卧位，并给予适当处理。

10）术后静卧，24小时内严密观察脉搏、呼吸及引流情况。

5. 常见并发症

（1）气胸：是由误穿肺组织所致，多为闭合性气胸，突发一侧胸痛、气急、憋气、干咳等症状，多能自行吸收，不需抽气，若肺压缩30%以上时，胸穿排气，治疗同气胸的处理。

（2）血胸：是由穿刺部位出血或心包积液污染胸腔所致，一般不需处理，出血可自行停止，极少数情况损伤动脉需要手术治疗。

（3）心肌或冠状血管损伤：重点在于预防。预防办法是穿刺时一定带负压缓慢进针，“见液即停”，或穿刺针感到心脏搏动时，特别是手感针尖有“吱吱”声时，说明穿刺针已触及心包膜，应将穿刺针后退少许，调整角度重试。为了避免穿刺时损伤心肌及冠状血管，可考虑在左第5肋间心浊音界内侧2cm处，针尖指向下、向外，与心脏搏动平行进针。

（4）心包反应：穿过心包时可刺激迷走神经而引起血压降低、出汗、面色苍白等症状，可给予阿托品防治。

（5）心律失常：心包穿刺引流诱发心律失常机会很少，但在老年患者，或行剑突下穿刺时，可引起迷走神经功能亢进，出现缓慢心律失常、低血压。紧急处理方法是立即停止操作，静脉注射阿托品0.5～1mg，肾上腺素0.3～1mg。

（6）伴急性肺水肿的心室膨胀：罕见，多因初次引流过快过多所致，应立即停止引流，按照急性肺水肿处理。

（7）肝脏或腹部器官损伤：主要于剑突下穿刺时发生，特别是导管穿刺引流时发生。当穿刺针紧贴肋缘时，穿刺角度较小，易造成引流管折弯，不利于引流。当穿刺部位较低时，可损伤肝脏或腹部器官。预防方法是在剑突与左肋弓缘交界处下1～2cm处进针，穿刺针与腹壁成45°角，向上、稍向左后刺入，既能避免肝脏及腹部器官的损伤，又能保障引流管通畅。

（8）引流管所致的并发症及处理：①胸痛。引流管置入心包膜腔内，导管随呼吸、心搏与脏、壁层心包膜发生摩擦，少部分患者可出现胸痛等症状。轻微胸痛无须处理；疼痛明显口服镇痛剂；严重时向心包膜腔内注射利多卡因200mg或更换一条柔软的导管，若胸痛仍不缓解则不宜继续保留导管。②导管引流不畅。可用穿刺时的导引钢丝或多功能穿刺针芯浸泡消毒后重新插入引流导管内疏通，或调整导管位置，每次抽液完毕，注射肝素生理盐水充满整个引流导管可预防堵塞。原则上，心包置管不超过24小时，否则感染机会增加。

（六）急诊血液净化技术

急诊血液净化技术是通过净化设备将急危重症患者血液中的有毒物质清除到体外，并能够恢复机体内环境稳定的技术。根据治疗的时间，又可分为连续血液净化（又称CRRT）和常规的间断血液净化两大类，目前在急危重症医学领域得到广泛应用。

1. 适应证

（1）急性肾功能损害，尿毒症。

（2）严重脓毒症，脓毒性休克。

（3）急性高血容量状态，充血性心力衰竭。

（4）急性肝衰竭。

（5）严重的酸碱中毒和电解质紊乱。

（6）急性重症胰腺炎。

（7）急性中毒。

（8）其他：包括神经系统疾病（如吉兰-巴雷综合征、重症肌无力），血液系统疾病，自身免疫性疾病等。

2. 禁忌证　对血液净化相关材料过敏者。其他没有绝对的禁忌证，但对于活动性出血、血流动力学不稳定、严重心律失常、血小板明显减少、凝血功能异常、脑血管意外的患者需要重视。对于终末期患者应权衡利弊而定。

3. 血液净化技术的选择

（1）血液透析（hemodialysis，HD）：是最常用的血液净化技术，利用半透膜原理，通过扩散、对流方式将体内各种有害及多余的代谢废物和过多的电解质移出体外，达到净化血液、纠正水电解质紊乱及恢复酸碱平衡的目的。适合于尿毒症、水溶性小分子毒物中毒的清除。

（2）血液滤过（hemofiltration，HF）：是通过机器（泵）或患者自身的血压，使血液流经体外回路中的一个滤器，在滤过压的作用下滤出大量液体和溶质，同时补充与血浆液体成分相似的电解质溶液，达到血液净化的目的。与血液透析不同的是，血液滤过主要通过对流和跨膜压清除中、大分子。和血液透析相比的优势在于：可以控制顽固性高血压、纠正心功能不全、清除过多液体，以及减轻治疗期间副作用和维持心血管状态稳定性、清除中分子物质等方面。

（3）血液透析滤过（hemodiafiltration，HDF）：结合了血液透析和滤过的优点，通过弥散作用清除小分子物质和通过对流作用清除中分子物质，因此治疗效果优于透析和滤过的任何一种。但它仍然不是完美的血液净化技术，会导致蛋白质、水溶性维生素和微量元素丢失。

（4）血液灌流（hemoperfusion，HP）：是借助体外循环，将患者血液引出体外与固态的吸附剂接触，以吸附的方式清除体内某些代谢产物、外源性药物及毒物，使净化后的血液重新返回患者体内，从而达到治疗目的，但不具备清除水分及调节电解质和酸碱平衡的作用。吸附的材料包括活性炭和树脂两类，其中药用炭对中分子量以上的毒物有较好的吸附效应，树脂吸附剂对脂溶性和较大分子量毒物有较强的吸附效应，对于小分子量毒物，两种吸附剂作用都较差。急性药物或毒物中毒是HP的主要适应证。

（5）血浆置换（plasma exchange，PE）：是一种用来清除血液中大分子物质的血液净化疗法，将患者血液经血泵引出，经过血浆分离器分离血浆和细胞成分，去除致病血浆或选择性地去除血浆中的某些致病因子，然后将细胞成分、净化后血浆及所需补充的置换液输回体内。血浆置换可以治疗自身免疫性疾病、血液病、神经系统疾病、高蛋白结合率的毒物中毒及肝衰竭等。

（6）免疫吸附（immunoadsorption，IA）：是将高度特异性的抗原、抗体或有特定物理化学亲和力的物质与吸附材料结合制成吸附剂（柱），选择性地清除血液中的致病因子，从而达到净化血液的目的。免疫吸附是在血浆置换的基础上发展起来的新技术，优点是对血浆中致病因子清除的选择性更高，而血浆中有用成分的丢失范围与数量更小，同时避免了血浆输入所带来的各种不良影响。目前免疫吸附主要用来清除各种自身抗体，常用于新月体肾病、IgA肾病、血小板减少性紫癜、重症肌无力、吉兰-巴雷综合征、系统性红斑狼疮、类风湿关节炎等自身免疫性疾病。

（7）其他：将上述不同的血液净化技术组合应用形成新的技术。腹腔透析也是常用的血液净化技术，本节不做介绍。

4. 并发症

（1）动、静脉穿刺通路相关的并发症，包括穿刺点局部的出血、血肿、血栓形成、远端肢体缺血、动脉瘤或损伤神经、血气胸等。

（2）出血，包括消化道、伤口、颅内和全身其他部位出血，尤其是在使用肝素抗凝、血小板消耗会加重出血倾向。

（3）心血管系统并发症，包括血流动力学不稳定、心律失常甚至心搏骤停。

（4）低氧血症和呼吸衰竭。

（5）脑血管意外。

（6）失衡综合征，严重时可有意识障碍、癫痫样发作、昏迷，甚至死亡。

（7）体外循环管路、膜器凝血、溶血或空气栓塞等。

（8）导管相关的感染。

（9）血液净化材料及相关药物（如鱼精蛋白）导致的过敏。

5. 注意事项　对于行急诊血液净化的患者，做好病情严重度的全面评估，包括意识状况、气道安全、呼吸功能和血流动力学状态，从而确定合适的血液净化场所，可选择在床旁进行还是送血液净化中心。

根据病情特点及有效、安全、经济的原则，选择合适的血液净化技术，充分告知家属病情、血液净化的治疗效果、并发症、预后及费用等问题。

必须连续监测和记录血液净化过程中患者状态及治疗相关的指标。

注意血液净化治疗带来的体内物质的丢失和充，包括水电解质、蛋白质、微量元素及磷酸盐的丢失等。

注意预防导管相关性感染，严格按照指南和规范执行防范措施，包括插入导管的技术、导管护理、导管插入的部位及拔除时间等。

第二节　急诊外科常用技术

一、基本诊疗技术

创伤常发生于生活和工作的场所，院前急救和院内救治是否及时和正确直接关系到伤员的生命安全和功能恢复。

急救的目的是挽救生命和稳定伤情。处理复杂伤情时，应优先解除危及伤员生命的情况，使伤情得到初步控制，然后再进行后续处理，并尽可能稳定伤情，为转送和后续确定性治疗创造条件。必须优先抢救的急症主要包括心跳呼吸骤停、窒息、大出血、张力性气胸和休克等。常用的急救技术主要有复苏、通气、止血、包扎、固定和搬运等（详见本章第一节）。

二、高级诊疗技术

（一）创伤的进一步救治

伤员经现场急救被送到救治机构后，应对其伤情进行判断、分类，然后采取针对性措施进行救治。

1. 判断伤情　可根据前述创伤分类方法及指标进行伤情判断和分类，以便把需行紧急手术和心肺监护的伤员与一般伤员区分开来。常可简单地分为3类：①第一类。致命性创伤，如危及生命的大出血、窒息、开放性或张力性气胸。对这类伤员，行短时的紧急复苏后就应手术治疗。②第二类。生命体征尚属平稳的伤员，如不会立即影响生命的刺伤、火器伤或胸腹部伤，可观察或复苏1～2小时，争取时间进行交叉配血及必要的检查，并同时做好手术准备。③第三类。潜在性创伤，性质尚未明确，有可能需要手术治疗，应继续密切观察，并行进一步检查。

2. 呼吸支持　维持呼吸道通畅，必要时行气管插管或气管切开。张力性气胸穿刺排气或闭式引流；开放性气胸封闭伤口后行闭式引流。如有多根肋骨骨折引起反常呼吸，先用加垫包扎或肋骨牵引限制部分胸廓浮动，再行肋骨固定。发生外伤性膈疝时，可先插入气管导管行人工呼吸，再行手术整复。另外，应保持足够有效的氧供。

3. 循环支持　主要是积极抗休克。对循环不稳定或休克伤员，应建立1条以上静脉输液通道，必要时可考虑行锁骨下静脉或颈内静脉穿刺，或周围静脉切开插管。应尽快恢复有效循环血容量，维持循环稳定。在扩充血容量的基础上，可酌情使用血管活性药物。髂静脉或下腔静脉损伤以及腹膜后血肿者，禁止经下肢静脉输血或输液，以免伤处出血增加。对心搏骤停者，应立即进行胸外心脏按压，药物或电除颤起搏。心脏压塞者应立即进行心包穿刺抽血。

4. 镇静镇痛和心理治疗　剧烈疼痛可诱发或加重休克，故在不影响病情观察的情况下选用药物镇静镇痛。无昏迷和瘫痪的伤员可皮下或肌内注射哌替啶75～100mg或盐酸吗啡5～10mg镇痛。由于伤员可有恐惧、焦虑等，甚至个别可发生伤后精神病，故心理治疗很重要，使伤员配合治疗，利于康复。

5. 防治感染　遵循无菌术操作原则，使用抗菌药物。开放性创伤需加用破伤风抗毒素。抗菌药物在伤后2～6小时内使用可起预防作用，延迟用药起治疗作用，并需延长持续用药时间。对抗感染能力低下的伤员，用药时间也需延长，且常需调整药物品种。

6. 密切观察　严密注视伤情变化，特别是对严重创伤怀疑有潜在性损伤的患者，必要时进行生命体征监测和进一步检查。发现病情变化，应及时处理。

7. 支持治疗　主要是维持水、电解质和酸碱平衡，保护重要脏器功能，并给予营养支持。

（二）急救程序

在创伤的急救过程中，遵循一定的程序，可提高工作效率，防止漏诊。其基本原则是先救命，后治伤。可分为5个步骤进行：①关注呼吸、血压、心率、意识和瞳孔等生命体征，视察伤部，迅速评估伤情。②对生命体征的重要改变迅速做出反应，如心肺复苏、抗休克及外出血的紧急止血等。③重点询问受伤史，分析受伤情况，仔细体格检查。④实施各种诊断性穿刺或安排必要的辅助检查。⑤进行确定性治疗，如各种手术等。

（三）批量伤员的救治

平时的自然灾害（如地震、滑坡、泥石流等）和重大交通事故可造成成批伤员，医务人员现场急救时，重要的是分清轻、重伤。对一般轻伤者，就地医疗处理后，即可归队或转有关部门照料，要把主要救治力量用以抢救重伤员。重伤员中确定急需优先救治者，给予必要的紧急处理后，按轻重缓急顺序，及时组织后送。在后送前或后送途中要向有关救治机构报告伤情、初步诊断及已做处理，密切注意伤情变化，进行相应的应急处理。救治机构在接收成批伤员后，应进行迅速检伤分类，组织救治力量进行抢救。

（四）闭合性创伤的治疗

临床上多见的闭合性创伤包括软组织挫伤、扭伤等。软组织挫伤多因钝性外力碰撞或打击导致部分组织细胞受损，微血管破裂出血，继而发生炎症。临床表现为局部疼痛、肿胀、触痛，或有皮肤发红，继而转为皮下青紫瘀斑。治疗：常用物理疗法，如伤后初期局部可用冷敷，12小时后改用热敷或红外线治疗或包扎制动，还可服用云南白药等。少数挫伤后有血肿形成时，可加压包扎。如挫伤是由暴力所致，须检查深部组织器官有无损伤，以免因漏诊和延误治疗而造成严重后果。闭合性骨折和脱位应先予以复位，然后根据情况选用各种外固定或内固定的方法制动。头部、颈部、胸部、腹部等的闭合性创伤，都可能造成深部组织器官损伤，甚至危及生命，必须仔细检查诊断和采取相应的治疗措施。

（五）开放性创伤的处理

擦伤、表浅的小刺伤和小切割伤，可用非手术疗法。其他的开放性创伤均需手术处理，目的是修复断裂的组织，但必须根据具体的伤情选择方式方法。伤口可分清洁伤口（cleaning wound）（无菌手术切口）、污染伤口（contaminated wound）（有细菌污染但尚未构成感染）和感染伤口。清洁伤口可以直接缝合。开放性创伤早期为污染伤口可行清创术，直接缝合或者延期缝合。感染伤口先要引流，然后行其他处理。较深入体内的创伤，在手术中必须仔细探查和修复。伤口或组织内存有异物，应尽量取出以利于组织修复；但如果异物数量多，或者摘取可能造成严重的再次损伤，处理时必须衡量利弊。另外，开放性创伤者应注射破伤风抗毒素治疗，在伤后12小时内应用可起到预防作用。污染和感染伤口还要根据伤情和感染程度考虑使用抗菌药物。

临床上多见的浅部开放性创伤如浅部的小刺伤（pricking wound），多由庄稼刺条、木刺、缝针等误伤造成。小刺伤因带有细菌污染，可引起感染（如指头炎等）或有异物存留，因此不应忽视。小刺伤的伤口出血，直接压迫3～5分钟即可止血。止血后可用70%酒精或碘伏原液涂擦，包以无菌敷料，保持局部干燥24～48小时。伤口内若有异物存留，应设法取出，然后消毒和包扎。

浅部切割伤（incised wound），多为刀刃、玻璃片、铁片等造成，伤口的长度和深度可不相同，伤口边缘一般比较平整，仅少数伤口的边缘组织因有破碎而比较粗糙。出血可呈渗溢状或涌溢状，个别因有小动脉破裂出血呈喷射状。经过处理，伤口可止血和闭合，但局部组织发生炎症反应，故有轻度疼痛和红肿。如果并发感染，局部的红肿和疼痛就加重，还可有发热等；如有化脓性病变，即不能顺利愈合。

浅部切割伤要根据伤口的具体情况施行清创和修复。

1. 浅表小伤口的处理　长径1cm左右的皮肤、皮下浅层组织伤口，先用等渗盐水棉球蘸干净组织裂隙，再用70%酒精或碘伏消毒外周皮肤。可用1片小的蝶形胶布固定创缘使皮肤完全对合，再在皮肤上涂碘伏，外加包扎。1周内每日涂碘伏1次，10日左右除去胶布。仅有皮肤层裂口，消毒后无菌包扎即可。

2. 一般伤口处理　开放性伤口常有污染，应行清创术（debridememt），目的是将污染伤口变成清洁伤口，为组织愈合创造良好条件。清创时间越早越好，伤后6～8小时内清创一般都可达到一期愈合。清创步骤是：①先用无菌敷料覆盖伤口，用无菌刷和肥皂液清洗周围皮肤。②去除伤口敷料后可取出明显可见的异物、血块及脱落的组织碎片，用生理盐水反复冲洗。③常规消毒铺巾。④沿原伤口切除创缘皮肤1～2mm，必要时可扩大伤口，但肢体部位应沿纵轴切开，经关节的切口应行S形切开。⑤由浅至深，切除失活的组织，清除血肿、凝血块和异物，对损伤的肌腱和神经可酌情进行修复或仅用周围组织掩盖。⑥彻底止血。⑦再次用生理盐水反复冲洗伤腔，污染重者可用3%过氧化氢溶液清洗后再以生理盐水冲洗。⑧彻底清创后，伤后时间短和污染轻的伤口可予缝合，但不宜过密、过紧，以伤口边缘对合为度。缝合后消毒皮肤，外加包扎，必要时固定制动。如果伤口污染较重或处理时间已超过伤后8～12小时，但尚未发生明显的感染，皮肤的缝线暂不结扎，伤口内留置盐水纱条引流。24～48小时后伤口仍无明显感染者，可将缝线结扎使创缘对合。如果伤口已感染，则取下缝线按感染伤口（infected wound）处理。

3. 感染伤口的处理　用等渗盐水或呋喃西林等药液纱布条敷在伤口内，引流脓液促使肉芽组织生长。肉芽生长较好时，脓液较少，表面呈粉红色颗粒状突起，擦之可渗血；同时创缘皮肤有新生，伤口可渐收缩。如肉芽有水肿，可用高渗盐水湿敷。如肉芽生长过多，超过创缘平面而有碍创缘上皮生长，可用10%硝酸银液棉签涂肉芽面，随即用等渗盐水棉签擦去。

（六）康复治疗

主要包括物理治疗和功能练习，特别是对骨折和神经损伤者更属必要。

三、辅助技术

（一）血管性介入治疗和诊断

选择性动脉栓塞在急诊中主要应用于：①某些脏器急性动脉性出血的止血，如胃、十二指肠、肾、肝、骨盆及盆腔脏器病变或损伤引起的出血。②肝、肾、盆腔脏器等原发或转移性肿瘤的姑息性治疗，可控制出血、减轻疼痛，使肿瘤缩小甚至静止，或借此以利手术切除。对某些肿瘤可减少肿瘤产生异常激素。还可在栓塞物内加抗癌药物，以提高肿瘤局部的药物浓度和延长药物在局部停滞的时间。③动静脉畸形或异常、动静脉瘘，某些血管性肿瘤及较小动脉的动脉瘤，如肝动脉或脑动脉瘤。④作为某些手术前的处理，以减少手术出血，使手术易行，如巨脾、肝、肾肿瘤、动静脉畸形手术切除前。⑤对脾大、脾功能亢进有外科手术指征者，多次、部分性脾动脉分支栓塞行部分脾切除术等。

基本方法是经选择性动脉插管注入栓塞物，或用特制的尖端带球囊的导管以阻塞血管，达到永久性或暂时性栓塞效果。前者相对简单，效果好，比较常用；后一种办法因球囊导管常需保留24 ～ 48小时，容易发生导管移位、血管损伤以及菌血症等因长期插管带来的并发症。

动脉栓塞术前应先行选择性动脉造影以确定病变性质、部位和范围等，然后将导管置于拟栓塞的血管部位。经注入少量对比剂证实位置合适后，再经导管注入栓塞物。栓塞后应即刻造影以验证栓塞效果。用于血管栓塞的栓塞物品类繁多。按栓塞效果的暂久有：自体血凝块，吸收较快，属短效栓塞剂；明胶海绵、氧化纤维素、自体肌肉或脂肪组织小片，多在数周或数月内吸收；无水乙醇、碘油乳剂、聚乙烯醇、不锈钢圈等属于长效或永久性栓塞物。另外，还有带球囊导管行暂时性栓塞，以及可脱离的球囊导管行永久性栓塞等。

（二）胸腹部等重要创伤部位的超声评估

胸部超声急诊评估、腹部超声检查及诊断性腹腔灌洗对于快速确定有无腹腔内出血有较大价值。

只要经过适当培训，急诊医学科医生完全可以掌握腹部超声技术，对严重创伤患者腹部损伤及心包积液等做出快速准确的判断，早期鉴别腹腔内出血部位可以决定是否需要手术止血。同时，在超声诊断气胸的价值研究中认为，可以很好地利用床旁超声对严重创伤患者呼吸、循环功能损害的常见问题进行快速评估，包括：①快速准确地诊断气胸，并能对气胸的程度做出半定量诊断，有助于严重创伤患者的快速处理。②对肺不张、肺实变做出快速准确的诊断，特别是能在床旁动态观察不张肺的变化，并直接指导临床肺复张，非常直观地评价相关措施的效果。③能对胸腔积液、积血、量做出较为准确的估算，可方便地用于动态观察积液积血量的变化，有助于病情观察和做出临床决策。

（任　艺　聂时南）

第八章　急诊医学科信息化建设管理

第一节　信息管理的基本要求

一、信息化建设背景

随着国家推进公立医院高质量发展、公立医院绩效考核、国家三级综合医院评审标准的出台和信息技术的快速发展，国内越来越多的医院正加速实施医院信息化的建设，以提高医院的服务水平与核心竞争力。江苏省三级综合医院评审标准（2022年版）明确提出，三级综合医院的电子病历达到5级，互联互通要达到4A级的标准要求。信息化不仅可提高医护人员的工作效率，增加更多为患者服务的时间，还可提高患者的满意度和信任度。目前各医院的医院信息系统（hospital information system，HIS）、实验室信息系统（laboratory information system，LIS）、影像归档和通信系统（picture archiving and communication system，PACS）已经建设并相互融合，信息系统的开发和应用已经从最初侧重于经济运行管理，逐步向临床专科应用、管理决策应用延伸，逐步实现从“以收费为中心”向“以患者为中心”的数字化医院转变。信息系统在合理利用医疗资源、优化医疗业务流程、完善医院管理决策方面发挥越来越重要的作用。

信息管理系统具有收集数据、分析数据、整理数据的功能，不仅可以使相关单位真正实现无纸化办公，还可以实现相关业务流程的高效协同和集成。对于医院急诊医学科来说，急诊医学科每天接诊的人数众多，需要整理统计的信息量巨大且具有一定的复杂性，因此，整合医院的业务流程，构建一套功能完善的急诊管理信息系统是十分重要的。在构建急诊管理信息系统时，应充分考虑医护人员的使用习惯和急诊医学科的发展需求，利用医院集成平台与各个系统进行数据交换，将以往单一的接口模式转变为各系统与集成平台的多对一接口模式，最大限度地降低业务系统的集成复杂性。

随着以5G、大数据和人工智能为代表的新一代信息技术的蓬勃发展和广泛应用，医疗信息化也亟需在新技术推动下进行升级改造，以提质增效，为患者创造更好的医疗体验。急诊医学科在新技术驱动下，开展新一代急诊信息系统的建设探索，实现了一套全新的覆盖急诊医学科及三大中心（卒中、胸痛、创伤）的全流程、一体化的信息系统。实践证明，系统优化了救治流程，提高了救治效率，赋能医、教、研、管，实现了智能化带动急诊医学科的跨越式发展。

二、信息化现状

医院急诊医学科信息化建设，大型医院都比较重视，大部分是融合于HIS中，有部分医院建立了独立的医院急诊信息管理系统，对急诊医学科的发展起到很好的推动作用。由于急诊患者病情复杂、时间要求快、治疗期望值高，导致急诊医疗管理信息系统建设难以满足急诊医学科发展的要求，目前急诊医学科信息系统存在如下问题：

1. 许多预检分诊系统不完善。预检分诊信息系统可以大大缩短分诊时间，提升效率，提高分诊准确率。

2. 医生和护士分别使用不同的工作站，系统彼此之间很难交互，操作不便。

3. 系统未能实现自动采集监护仪、呼吸机数据的功能，靠手工填写，非常烦琐，耗时长，效率低。

4. 大部分系统不提供急诊电子病历（流水病历、抢救病历、留观病历），还是手工填写纸质病历，管理不便。

5. 目前护理文书大多数依赖手工，工作效率低，亟需电子化，实现无纸化办公。

6. 信息化数据库建设处于起步阶段，数据挖掘和运用不成熟。

三、信息化建设的必要性

（一）医疗业务发展的需要

随着各项医疗改革政策出台，信息化将为新医改的跨越式发展保驾护航，新医改的推进也将为医疗信息化的发展带来新的机遇，为医院的信息化建设指明方向。伴随着互联网如火如荼发展，院前急救、院内急诊、胸痛中心、卒中中心、创伤中心的信息化建设登上了信息化舞台。鉴于医院信息化进一步深入建设，需要借助信息科技手段，让医护人员更有效、更快捷、更全面地掌握患者的信息，缩短救治时间。

（二）急诊医学科信息化发展的需要

急诊医学科是医院危重症患者最集中、病种最多、抢救和管理任务最重的科室，是所有急诊患者入院治疗的必经之路，在抢救急危重症患者生命、应对各类突发公共事件中发挥着极其重要的作用。急诊医学科的工作特点是患者就诊突然，病情变化快、病种复杂、人流量大、护士工作量大、抢救任务繁重等。因此，急诊医学科存在很多问题：患者从进入急诊医学科，办理就诊卡、分诊、挂号、候诊、就医、缴费、抽血、检查检验、取药，到最终入科或离院，整个就诊流程繁多复杂，耗时较长；护理人员配置不足，导致基础护理往往不到位；护理记录单、病历等文书书写占据大量工作时间等。通过信息化管理建设，全程记录急诊医学科患者各个就诊节点的时间、进程、位置，优化急诊医学科的工作流程，建立结构化电子病历，实现护理文书电子化，大大减少医护人员烦琐的医嘱录入、文书书写等工作，增加对患者的关注时间，加强医疗行为中各个环节的安全把控，改善医疗服务质量，实现急诊医学科的精细化管理与质量持续改进。

（三）三大中心建设信息化发展的需要

心血管疾病、脑血管疾病、重度创伤（复合伤）等已成为威胁人民群众生命安全的重大疾病，具有起病急、病（伤）情危重、病死率和致残率高等特点。以急性心肌梗死患者为例，急性心肌梗死最有效的治疗手段是通过急诊经皮冠脉介入手术（percutaneous coronary intervention，PCI）或药物溶栓来打通堵塞的血管。在传统的救治模式下，由于民众对胸痛危害认识不足，院前急救资源有限，缺乏与院内抢救有效衔接，治疗程序欠规范，往往使患者错失了黄金救治时间。通过构建急救、急诊、专科中心信息化体系与救治网络，实现重症患者救治绿色通道救治流程优化与信息化，提高急危重症患者综合救治水平和救治能力，降低患者死亡率及致残率，改善患者生命质量和就诊满意度。

（四）医疗体制改革的需要

以信息化带动医疗行业体制改革，用先进的信息化手段，集成医疗设备，实现资源优化配置和设备资源整合，符合医疗卫生事业发展规划的要求，满足医疗体制改革的需要。急诊医学信息化建设不仅为患者提供更快速优质的医疗服务，还可以全面提升急诊医学科室的管理水平。建成“急诊信息系统”“胸痛中心系统”“卒中中心系统”“创伤中心系统”的信息平台，与HIS、LIS、PACS等医疗信息系统的功能对接，实现医疗信息互联互通。

四、信息化建设依据

（一）政策法规

1. 国务院《“十三五”卫生与健康规划》，由国务院于2016年12月27日印发并实施。

2.《国家基本公共卫生服务规范（第3版）》（2017年国家卫生计生委印发）。

3.《“十三五”全国人口健康信息化发展规划》（2017年国家卫生计生委印发）。

4.《基于健康档案的区域卫生信息平台建设指南（试行）》（2009年国家卫生部印发）。

5.《基于健康档案的区域卫生信息平台建设技术解决方案（试行）》（卫生部办公厅2009卫办综发〔2009〕230号）。

6.《基于居民健康档案的区域卫生信息平台技术规范》（征求意见稿）（2012年国家卫生部印发）。

7.《国家卫生计生委办公厅关于加快推进全民健康信息平台互联互通工作的通知》（国卫办规划函〔2017〕851号）。

8.《国家卫生计生委全民健康四级信息平台互联互通技术方案（2017版）》。

9. 国家卫生计生委办公厅《关于提升急性心脑血管疾病医疗救治能力的通知》（国卫办医函〔2015〕189号）。

10. 国家卫生健康委员会《关于进一步提升创伤救治能力的通知》（卫生计生委办公厅发布，成文日期是2018年06月21日）。

11. 国家卫生健康委员会《进一步改善医疗服务行动计划（2018—2020年）》（国卫办发〔2017〕73号）。

12. 国家卫生健康委员会《关于开展互联网＋院前医疗急救试点工作的通知》（国卫办医函〔2019〕588号）。

13.《卫生监督信息化建设指导意见（2012版）》（卫办监督发〔2012〕121号）。

（二）标准与规范

1.《院前医疗急救管理办法》（经2013年10月22日国家卫生计生委委务会议讨论通过，2013年11月29日，国家卫生和计划生育委员会令第3号公布）。

2.《急诊专业医疗质量控制指标》（2015年版）（国卫办医函〔2015〕252号）。

3.《需要紧急救治的急危重伤病标准及诊疗规范》（国卫办医发〔2013〕32号）。

4.《急诊患者病情分级试点指导原则（征求意见稿）》（卫生部医管司于2011年8月发布）。

5.《中国卒中中心建设指南》（由中国卒中学会、国家卫生计生委神经内科医疗质量控制中心、中国卒中中心联盟制定）。

6.《中国胸痛中心认证标准》（第5版）（中国胸痛中心认证工作委员会2015年11月修订）。

7.《创伤中心建设与管理指导原则》（试行）（国家卫生健康委员会）。

8.《中国医院信息系统基本功能规范》。

9.《中国医院基本数据集标准》。

10.《中国电子病历（CHINA EHR）标准》。

11.《健康档案基本架构与数据标准》。

12.《急诊科建设与管理指南（试行）》。

13.《2015急诊专业医疗质量控制指标》（国卫办医函〔2015〕252号）。

14.《电子病历基本规范（试行）》。

15.《电子病历系统功能应用水平分级评价方法及标准（试行）》。

16.《三级综合医院评审标准》。

17.《卫生信息框架标准》。

18.《医院基本数据集标准》。

19.《公共卫生信息分类框架和基本数据集标准》。

20.《社区卫生服务功能规范和基本数据集标准》。

21. HL7标准、DICOM医学影像数据标准、SNOMED医院术语标准。

22. IHE医用信息系统集成标准。

五、信息化建设原则

（一）规划性原则

医院信息化建设是一个动态的进程，是一个复杂的系统工程，不可能一上马就达到国际水平，更不可能一步到位。因此，在建设规划方案中体现了系统建设与医院当前业务及未来业务的协调同步，应考虑到医院的近期、中期及长期的发展。具有统一规划、分步实施、不断完善、逐步升级的能力。

（二）一体化集成原则

围绕医院信息化建设的总体目标，汲取各家所长，为我所用。医院信息化建设是一个复杂的系统工程，通常依靠一家信息技术公司很难顺利完成，必须把多家各有特色的产品和功能集成在一起。摒弃传统的点对点集成方式，采用最为先进的集成平台技术来实现不同系统之间的数据共享与互操作，消除“信息孤岛”。

（三）可扩展性原则

医院自身条件及其外界环境是不断发展变化的。产品从应用到设计不能只满足已知需求的处理能力和性能，应该尽可能不受限制地考虑扩展处理能力，尤其是要考虑与合作业务的关系，延伸业务生命周期。采用开放式体系架构，使系统具备较强的动态适应性。

（四）先进性原则

在技术上采用业界先进、成熟的软件开发技术，面向对象的设计方法，可视化的、面向对象的开发工具。采用先进架构，确保数据存储、事务处理、用户界面等层次的独立性和强大的集成功能，通过RFID、条码、无线等技术提高医疗服务质量和效率。

（五）标准化原则

对于标准化采用引用和开发相结合的原则，关注国际信息化标准化的发展，等同等效应用国际标准，如HL7、CDA、IHE、DICOM等，遵循各种卫生行业标准，如《中国医院信息系统数据集》《病历书写基本规范》等，支持统一的计算机技术和网络互联标准，如XML、WEBSERVICE、JMS等。通过使用标准的语义和编码，支持规范的医疗信息分类和语义理解，如ICD10等。

（六）信息安全原则

系统一旦应用，其可靠性及安全性至关重要。软件方面必须有备用系统及应急系统。在系统功能上要保证患者医疗信息的私有性，通过诸如防火墙、门户管理、数据加密、IP过滤、加密信道等方式确保系统的物理安全、运行安全、信息安全。对于外部接口也必须采用严格的权限控制，防止篡改和破坏。

（七）面向用户原则

医院信息系统功能满足用户的需求是开发工作的出发点和归宿。在成熟产品基础上，提供客户化定制方法及工具，以满足医院急诊医学科管理工作的需要。相关应用遵循统一的应用架构原则，以确保整体运行效率与成本。

第二节　急诊医学科信息化建设

一、急诊医学科信息化的基本功能

针对急诊医学科当前存在的问题，建设一套基于医院信息集成平台的急诊管理信息系统，规范和优化急诊医学科工作流程，提高急诊医学科的工作效率，为医疗安全提供保障，为急诊医学科研提供有效的数据，方便快捷地将急诊信息在医院信息集成平台上共享是非常必要。在急诊管理的过程中，急诊管理信息系统能够对患者发生疾病的时间、疾病种类、地点以及患者年龄、性别等基本信息进行收集，为医生和护理人员提供真实有效的数据信息，为优化各项工作流程提供坚实的基础。急诊管理信息系统对急诊医学科患者的各项数据进行整理和分析，使患者的各项信息能够在院内共享，通过信息化手段使护理人员的工作更加便捷，为医生提供方便、可靠的数据，为患者的后续治疗和护理提供参考，提高急诊医学科的救治成功率和提高患者对医院的满意度。

急诊医学科信息化的建设内容主要包括急诊临床信息系统、胸痛中心信息系统、卒中中心信息系统、创伤中心信息系统、重症监护信息系统和急诊信息数据库系统。

（一）急诊临床信息系统

实现急诊医学科从预检分诊、抢救室、观察室、普通诊室、急诊和住院电子病历、质控统计全流程信息化支持；对于患者实现具有时效机制的救治平台；分诊、抢救、留观多场景的信息共享；全程化的诊疗行为跟踪与电子化的记录。形成以患者为中心的诊疗模式，大大缩短救治时间，提高抢救成功率，确保医疗安全。对于护士实现快速直观地预检分诊、自动采集患者体征数据信息及具有急诊专科特色的独立护理模板，简化工作流程，提高工作效率；具有交接班提醒、异常数据监控效果，提示各种未完成任务及患者各种异常体征信息，确保为患者提供更高效、更高质量的护理服务。对于医生实现精确的时间管理，提供从分诊、抢救、留观全流程时间记录并以此时间为轴，记录患者整个就诊过程。快速可编辑的电子病历，具有专科病历模板，及时为医生提供急救数据，为医疗质控提供依据，为诊疗流程改进提供支撑。医院管理者通过专科电子病历的质量控制，规范医疗行为，明确质量与安全指标，为医疗管理、科研、教学、公共卫生提供数据源，提高了医生的工作效率。

（二）胸痛中心信息系统

实现急救车、急诊医学科、导管室、冠心病监护病房、专科病房等救治链路的信息化管理，达到诊疗数据在救治过程中自动实时记录的目的。对于拨打“120”的胸痛患者，系统将整个急救过程前置，在车载端完成生命体征的采集与传输，借助无线网络与音视频技术完成与院内医生联合会诊，节约救治时间；对于自行来院的胸痛患者，在急诊进行胸痛专科评估与筛查，并可以与院内胸痛团队成员快速对接，进行快速的诊断与抢救，建立远程信息传输通道，与胸痛专家快速会诊，完成对胸痛患者确诊与救治；通过为医疗设备搭建授时器，为客户终端安装统一时钟，实现胸痛诊疗链路所有站点的时间统一；患者在进入胸痛绿色通道时，绑定RFID腕带，自动记录各关键时间点并提取患者救治与诊疗的全息数据，包含院前急救、院内诊断、胸痛诊疗、康复及患者住院期间（时间点、用药、诊疗处置和费用）等信息，形成胸痛数据分析中心，为胸痛中心持续改进提供依据。

（三）卒中中心信息系统

实现急救车、急诊医学科、CT室、导管室、ICU、专科病房等救治链路的信息化管理。达到诊疗数据在救治过程中自动实时记录的目的，减少医护人员事后手工补录的困扰。完成日常临床使用信息化，质控管理过程化，从而真正建立以时间和质量为标准，以患者为中心的卒中绿色通道。对于拨打“120”和/或自行来院的卒中患者，其就诊的流程与胸痛中心一致，提取患者救治与诊疗的全部信息数据，包括院前急救、急诊抢救、介入与手术、患者住院期间的时间点、用药、诊疗处置和费用等信息，形成卒中数据分析中心，为卒中中心持续改进提供依据。

（四）创伤中心信息系统

实现急救车、急诊医学科、CT室、手术室、ICU、专科病房等救治链路的信息化管理，达到诊疗数据在救治过程中自动实时记录的目的。对于拨打“120”和/或自行来院的创伤患者，其就诊的流程与胸痛中心一致，提取患者救治与诊疗的全部信息数据，包括院前急救、急诊抢救、复苏、介入与手术、康复及患者住院期间的时间点、用药、诊疗处置和费用等信息，形成创伤数据分析中心，为创伤中心持续改进提供依据。

（五）EICU信息系统

通过与相关医疗仪器的设备集成，与医院信息系统的信息整合，实现了患者信息的自动采集与共享，使医护人员从烦琐的病历书写中解放出来，集中精力关注患者的诊疗，将更多的时间用于分析、诊断。以服务临床业务工作开展为核心，为医护人员、业务管理人员、院级领导提供流程化、信息化、自动化、智能化的临床业务综合管理平台，它不仅是面向医护人员的业务系统，解决患者诊疗信息的电子化记录问题，可极大地降低医护人员的工作负担，提高整个工作流程的效率，还是面向医院管理层提高医院管理水平、规范医疗行为、改善医疗服务质量的手段。同时，随着电子病历数据的不断累积，它将成为动态、智能的信息源，发挥传统纸质病历难以实现的重要作用，为广大医务人员的科研、教学提供准确、高效的基础数据。方案覆盖了重症诊疗相关的各个临床工作环节，实现对危重症患者科学化、系统化的全程监控，为医护人员开展临床业务提供良好的环境和技术支撑，为全程监护和远程监护提供许多崭新的临床手段，从而实时、动态地反映影响医疗质量安全的各种因素，达到提高重症患者的生存率和治愈率、降低院内感染的目的。实现了患者数据的实时快速获取、共享，人员的合理有效管理，经济收支的全程掌控。

（六）急诊信息数据库

实现对于急诊预检分诊、急诊室门诊、抢救室、病区、EICU、科研、教学和科普工作的全覆盖；实现了数据的自动挖掘和分析，提高了急诊医学科的科学化、信息化管理水平。

二、急诊医学科信息化（含三大中心和EICU）的建设、应用和展望

（一）急诊医学科信息化的建设

1. *技术架构* 医院信息系统采用面向服务的体系结构（SOA）的技术路线，如基于Net FrameWork平台，整体平台采用B/S和C/S混合架构，并采用业界最为领先成熟的轻量级四层架构方式（展示层/业务组合层/业务逻辑层/数据访问层）。从开发语言到开发工具，再到微服务等，可全部采用主流的企业级C#技术体系。

Web网站类应用基于微软MVC技术实现。业务逻辑层采用业界最为成熟和主流的框架，依靠MTS/COM＋服务来支持自动事务。COM＋使用Microsoft Distributed Transaction Coordinator（DTC）作为事务管理器和事务协调器在分布式环境中运行事务，所有内部接口及平板、手机之间的接口均采用Restful Web Api技术，使用JSON（JavaScript Object Notation）作为数据交换格式；与异构系统之间均采用统一的WebService＋xml模式或视图模式/dll模式，根据不同的供应商以及供应商的技术，分层分级使用不同的技术。它们符合最新的C#规范和Web服务标准，提供高级消息传输、Web服务运行支持、高性能和高可扩展的集群，帮助医院方便地构建和管理高效、可靠、稳定和安全的医院应用，也可以支持在集成平台注册并支持使用，监控及运维。

应用服务器将采用Internet Information Server（IIS），它是一种Web服务组件，其中包括Web服务器、FTP服务器等，是目前最流行的Web服务器产品之一。

数据库将使用稳定性和成熟度比较高的Oracle，以支持整个平台的大数据量和高并发量。

操作系统使用微软的WINDOWS SERVER（2016/2019），具备更高的安全性、稳定性和高性能的优势。

2. *建设思路* 进一步应用新理念、新技术，创新医疗服务模式，不断满足人民群

众医疗服务新需求。努力使诊疗更加安全、就诊更加便利、沟通更加有效、体验更加舒适，逐步形成区域协同、信息共享、服务一体、多学科联合的新时代医疗服务格局，推动医疗服务高质量发展，基层医疗服务质量明显提升，社会满意度不断提高，人民群众看病就医获得感进一步增强。

传统的院内急诊医学科缺少信息化支持，诊治流程不够完善，医护工作量大，专科中心建设缺少信息化支持，导致耗费大量人力、物力。急诊信息化建设要紧密结合急救医疗工作实际，应用现代化通信技术、计算机多媒体网络技术，以通信网络、计算机网络系统为纽带，以临床需求为支撑和核心，建成集网络通信、计算机辅助受理、动态与静态调度结合、集中综合控制多种技术手段于一体的现代化急救网络，实现患者信息的互联共享，从而优化急诊业务流程，行之有效地缩短患者救治流程，提高救治成功率。

随着院内急诊医学科信息系统形成网络，实现患者信息共享，构建快速、高效、全覆盖的急危重症医疗救治体系，可以实现信息共享、分级救治和协同救治并举，建立区域协同救治的新模式。

3. 建设目标　急诊临床信息系统实现临床业务流程再造，优化医院工作流程，实现系统科学化管理，是优化临床工作内容和岗位人员配置的有效途径。患者在急诊医学科的整条链路信息采集自动化，信息实时共享，方便急诊患者在院内的流转，实时调阅急救各项数据，为医生诊断提供依据。

通过急诊重症监护病区的信息化建设，覆盖并优化临床医疗业务流程。能够从医院现有信息系统、医院硬件设备及科室医务人员处获取并储存大量的患者及其治疗数据，并将这些复杂数据处理转化为可用信息，以辅助医护人员实时做出正确决策，提高医疗质量，降低医疗差错。临床信息系统能够提供多种统计功能，为医务工作中的研究、质控、管理提供统计报表。

4. 建设内容　新一代信息技术驱动的急诊医学科信息化建设，将学科特点和发展趋势与最新的医疗信息技术相结合，实现急诊及专科救治工作流程一体化、信息化、智能化和移动化。具体的建设内容如下。

（1）急诊临床信息系统：主要包括预检分诊、抢救医护工作站、留观医护工作站、急诊护理管理、急诊电子病历、急诊质控与统计决策等功能模块，主要是落实急诊医学科室内部的工作流程信息化及智能化。

（2）胸痛中心信息系统：主要包括患者登记、院前急救、院内救治、胸痛诊疗、患者转归等功能模块。通过与院内临床信息系统及医疗设备的对接，实现临床信息化、实时质控管理和数据一键上报胸痛联盟等功能，实现院前急救、院内导管室、冠心病监护病房、CT检查、检验等多学科联合救治。

（3）卒中中心信息系统：主要包括患者登记、院前急救、绿通评估、绿通救治、住院诊疗、患者转归等功能模块。通过建立标准化的卒中救治流程，并与医疗设备和院内各临床信息系统对接，实现患者救治全流程数据的自动采集和记录。

（4）创伤中心信息系统：主要包括患者登记、院前急救、急诊就诊、急诊复苏、手术/介入、ICU/专科病房、康复治疗、患者转归等功能模块。通过与医疗设备和院内各临床信息系统对接，实现创伤患者救治的全流程记录，形成创伤患者专科电子病历。

（5）急诊重症监护信息系统：主要包括床旁护理工作站、生命体征自动采集、患者基础数据自动提取、图形化引导式操作、自动生成护理措施以及护理知识库等功能，简化护士的日常操作。实现医嘱自动计算、护理任务清单等业务相关的辅助功能。临床辅诊工作站将为医生提供一个数据集合平台，集中显示散落在多个系统中的数据，方便医生随时调阅患者病情总览，根据患者病情为每个患者定制不同查房数据集合。结合床旁护理工作站，可以实时了解患者病情变化情况，将用药信息与体征等信息相结合进行分析，及时反映药物的医疗效果，显示抗菌药物总用量，帮助科室控制抗菌药物使用强度。统计中心可自动汇总临床护理与诊疗所产生的数据，以图表方式展现科室运营情况。重症运营管理平台的建设将有力地推动数字化病区建设，科室管理向精细化转变。

（二）急诊信息系统

1. 系统和设备集成

（1）系统集成：①HIS支持与HIS融合，可直接从HIS中自动提取患者挂号信息、诊断信息；同时可通过数据接口集成HIS同步电子医嘱信息，避免系统间的重复输入。②LIS支持与LIS融合，提取检验结果。③PACS支持与PACS融合，提取检查报告和检查图像。④电子病历系统实现电子病历的融合，实现住院与急诊电子病历之间的相互调阅。

（2）设备集成：系统支持多种具有输出端口或输出协议的设备数据的自动采集，可以对医院使用的监护仪、心电图设备数据进行自动采集、存储和利用。

2. 急诊分诊工作站

（1）患者信息登记：①系统支持登记读卡功能，可通过读取患者就诊卡、身份证、医保卡途径自动获取患者基本信息，避免信息的重复录入。②挂号系统实现与HIS挂号系统对接，获取患者基本信息、医保信息、费用信息。支持先分诊后挂号模式，减少工作人员对信息的二次录入与患者的排队等待，达到分诊挂号流程的优化再造。③对于无法通过以上方式录入的患者信息，支持手动录入功能。④系统支持三无患者的信息记录，在接收没有任何信息患者的时候，系统提供特殊患者标示，对特殊患者可以实现诊疗信息与护理信息的录入，最终由系统对本次就诊的费用与就诊行为进行统计，后期可将患者信息补录完整。⑤对于需开通绿色通道的急危重症患者，允许先抢救，利用抢救过程采集的体征对分诊信息进行补录。⑥对于车祸、火灾、中毒等群体性事件，系统支持对患者的快速登记、批量管理，实现对患者病情监控、去向追踪等功能。⑦记录患者来院方式（步行、拨打120、轮椅、搀扶等）、发病时间、发病地点和流行病学史登记（患者是否有持续发热史、是否有到疫区等）等详细信息，完善患者到院信息的采集。

（2）三区四级分诊：按照急诊分诊标准《急诊患者病情分级试点指导原则》，护士通过观察、询问等方式，快速收集来院患者的主诉、生命体征数据、患者评分，实现对患者进行快速分级，在最短的时间内将患者分配到最合适的诊疗区域。诊后患者分流状态显示：处于抢救室（红区）、密切观察诊疗室（黄区）、普通急诊医学科室等（绿区）。

采用以下几种方式，实现患者的快速分级：①支持向导式的分诊知识库进行分级。②支持自动采集的患者生命体征进行分级。③支持引入患者评分进行分级。④支持常见病症的快捷分诊。实现自动分级、自动选择患者去向，分诊人员做最后判断。

（3）分诊知识库：系统提供一套已有的广泛使用的急诊分级知识库，包括外伤和非外伤两大类；分诊知识库具备患者主诉、主诉判断依据，供预检分诊作为依据；护士根据患者的主诉确定不同等级患者候诊时的评估需要，并通过智能提醒护士予以适时评估，保证患者得到适时诊治；标准化的预检分级知识库使分级分区不再流于经验和形式，并为流程规范提供明确定义的决策依据。

（4）知识库维护：系统在医院长期运行之中，对医院个性的急诊分级知识可以进行增加与编辑，完成急诊患者标准化的就诊资料管理、数据的收集及统计分析，以便发现急诊管理中存在的问题。

（5）患者生命体征采集：利用具有输出端口的监护仪、臂式自助血压计可实现患者体征信息的自动采集，支持采集患者收缩压、舒张压、SpO_2、心率、体温数据，将采集的信息保存至系统中，同时可利用采集的生命体征作为分诊分级的依据。

（6）患者评分：①改良早期预警评分。②快速急诊内科评分。③格拉斯哥昏迷评分法（Glasgow coma scale，GCS）。④疼痛评分。⑤创伤评分。

（7）患者标识：①腕带为患者提供唯一的识别编号，系统支持为危重症患者提供腕带打印功能，急诊抢救室的患者和留观的患者需要佩戴腕带，腕带可协助快速准确地完成患者出入院、临床治疗、检查、手术、急救等。同时作为突发卫生事件患者统计与追踪的依据，为信息上报和及时获取提供支持。②患者在分诊结束后，患者分诊信息条包含患者的基础信息和分诊科室、分诊级别，同时上面包含患者在分诊时测量的生命体征，可供医生进行参考。

（8）患者去向：患者分诊结束后，可自动记录患者去向，同时支持手工修改。

（9）查询导出：可以按照自定义的查询条件，实现将患者列表信息（分诊时间，患者主诉，急诊诊断，分诊级别及去向等）数据按照excel格式导出，完成患者分诊信息的个性化汇总为每个医护人员提供所需数据。

3. 抢救医护一体化工作站

（1）临床信息集成：实现和医院现有HIS、LIS、PACS、电子病历（electronic medical record，EMR）信息系统对接。①系统支持与HIS融合，可通过数据接口集成HIS同步电子医嘱信息，避免系统间的重复输入。②系统支持与LIS融合，提取检验结果。③系统支持与PACS融合，提取检查报告和检查图像。④系统实现了电子病历系统的融合，实现住院与急诊电子病历之间的相互调阅。

（2）设备集成：支持多种具有输出端口或输出协议的设备数据进行自动采集，能够对医院使用的监护仪、心电图设备数据进行自动采集、存储和利用，采集到的体征数据信息需要提供数字、曲线图多种方式展现，对于异常情况可以进行数据修正和报警。

（3）患者基本信息管理：提供多种查询条件，可利用就诊日期、性别、姓名、急诊编号、病历号、病种、就诊区域、床位等条件进行查询，同时可根据自定义的特定条件筛选出患者列表用于统计，如可查询规定日期内所有急性创伤的患者明细。患者信息支持床头卡和列表两种显示方式。

（4）患者床位管理：及时获取急诊资源并做出调整，通过查看合适床位，给患者提供资源分配功能。

（5）患者首页：自动对患者的监护信息、护理信息、治疗信息进行整合，配合表格、曲线图等形式完整展现给医护人员，帮助医护更好地对患者病情进行了解。

（6）分诊信息回顾：患者在进入抢救室后医生可直接点击患者信息模块查询出该患者的主诉及病因，了解患者的最初病情及后续变化情况，为患者诊疗提供保障。同时，支持分诊信息的修正功能。

（7）检查检验结果调阅：急诊医学科可查询检查检验系统患者进行到哪一步骤的状态，是否已完成检查，根据完成的情况可直接调阅检查检验报告，并提供检验数据危急值预警。

（8）病种监控：根据ICD码与设定的诊断编码进行关联，为医生提供病种的统计与分析，达到对病种监控的目的。

（9）绿色通道：为特殊患者、急危重症患者、时间窗病种患者等提供绿色通道救治流程，患者可先行诊疗后付费，系统记录诊疗措施与检查处方信息，完成救治行为。对于时间窗病种，自患者进入抢救流程，自动计时，针对关键时间点进行提醒。

（10）患者诊断：支持ICD10标准诊断库与手工录入诊断（可配置）两种方式，诊断信息自动体现在病历中；同时对于诊断未明确的患者可以先记录自定义诊断与主诉，在患者离开急诊医学科会对诊断进行质控判断，未输入诊断的患者会进行提醒。医生根据病情诊疗情况，可对初步诊断进行确认或修订。

（11）抢救记录：详细叙述病情变化情况，按时间顺序记录所采取的具体措施，如患者入科情况、体温、血压、病情评估、药物治疗（药名、药物剂量）、气管插管、呼吸器使用、心脏复苏和除颤器使用等。对发生的情况和所采取的抢救措施均自动记录具体时间。

（12）护理措施记录：提供各类护理文书，进行护理措施记录，包括各类评分类文书、同意书。护理措施功能可以将记录工作电子化，结合护理模板实现护理措施的快速记录。护理模板可按照抢救过程进行不同时间段的记录，也可对初步诊断的患者按照病种模板进行整体录入：①医嘱核对与执行：护士需要对医生所开立的医嘱内容进行核对转抄，核对内容主要包括医嘱名称、时间、途径、使用频次、剂量、医嘱标示等内容。通过信息系统集成平台，将医生开立的电子用药医嘱自动转抄至抢救记录单，将原来手工转抄的工作完全电子化，减轻护士工作量。②生命体征：支持体征数据的自动与手工记录，绑定监护仪设备，采集血压、心率、体温、血氧饱和度等关键数据，能够将获取到的监护体征数据按医疗规范要求的时间间隔自动在系统中绘制出体征趋势图，提供体征信息手动更改功能，实时传到系统中，为护理记录单提供数据，减少护士手动输入动作。③特殊护理统计：记录该患者在护理措施中特殊的护理操作（如气管插管、呼吸器的使用、心脏复苏、除颤器的使用），为护士工作量与护理统计提供数据支撑。同时对于心肺复苏患者，会记录复苏时间与复苏操作数据。④抢救记录单实现与住院部科室的无纸化交接。支持医院所有格式的护理文书，包括抢救记录单、各类评分类文书、各种同意书等。病情交接单支持电子化交接，住院护士可在护士工作站中查看患者抢救记录单详情，如果对病情没有意义可数字化签名，作为交接依据。自动生成交班所需统计汇总信息，交接双方书写交班记录并保存。

4. 留观医护一体化工作站

（1）临床信息集成：同抢救医护一体化工作站。

（2）设备集成：同抢救医护一体化工作站。

（3）患者基本信息管理：同抢救医护一体化工作站。

（4）患者床位管理：及时获取急诊资源并做出调整，通过查看合适床位，给患者提供资源分配功能。

（5）患者首页：同抢救医护一体化工作站。

（6）分诊信息回顾：同抢救医护一体化工作站。

（7）检查检验结果调阅：同抢救医护一体化工作站。

（8）病种监控：同抢救医护一体化工作站。

（9）患者诊断：同抢救医护一体化工作站。

（10）留观记录：留观患者护理记录。留观患者护理记录是指护士根据医嘱和病情对危重症患者留观期间护理过程的客观记录。危重症患者记录应当根据相应专科的护理特点书写。内容包括患者姓名、科别、住院病历号、床位号、页码、记录日期和时间、出入液体量、体温、脉搏、呼吸、血压等病情观察，护理措施和效果，护士签名等。记录时间应该具体到分钟。

留观记录单可以与相应的电子病历进行数据校对，如医生在书写完患者主诉后，护理记录单可以自动提取进行显示，减少数据的不一致。

（11）护理文书：支持医院所有格式的护理文书，包括抢救记录单、各类评分类文书、各种同意书等。

护理评估：护理人员根据患者基本信息，疾病的重要症状、体征、生理参数进行加权或赋值，从而量化评价疾病严重程度，准确反映疾病严重程度及迅速变化，早期识别潜在危重症，系统支持多种评估表单（压疮评估、跌倒评估、导管滑落评估等）。

出入量管理：医护人员可通过系统自动提取患者入量的来源，记录进入体内的所有液体，包含输液量、饮水量、输血量等；同时可记录从体内排出的所有液体，计算出入量，作为了解病情、协助诊断、决定治疗方案的重要依据。

患者区域转归：患者在相应的诊区诊疗结束时，需要进行转归至另外病区进行下步治疗，系统提供转归区域自动提取的功能，在后台记录患者转归的去向，同时支持手工修改，实现EICU、病房、转归等区域的记录。

留观时间轴：时间管理实现对患者进行记录，实现精细化管理。记录患者何时进入抢救室，开始抢救，出抢救室，计算危重症患者停留抢救室时间，统计医嘱作用到患者时间间隔。记录患者何时进入观察室，出观察室，记录患者停留观察室的时间，提示停留超过72小时患者。以时间为轴，记录患者在各个时间点的医疗行为（入观察室时间，离开观察室时间，下达处方时间，患者用药时间，检查检验报告结果时间），每项时间点对应相关的医疗行为，形成规范诊疗，记录在各个区域，医疗措施执行的时间间隔，统计反馈，为科研与医疗质量提高提供依据支撑。

（12）危急值预警：用户可自定义采集与检验数据设置报警阈值，当科室内患者的体征信息超出或低于报警阈值时，系统将对异常出现报警；并且可以对个别患者进行个性化报警定义。①危急值报告有统一的危急值范围，一旦检查结果出现危急值，可以及时捕获，并记录报告时间。②报告后处理时间自动记录，上传危急值后第一次处理的时间，并形成处理后的报告。

（13）病情交接单：护士输入完抢救护理记录单后，如患者需要转归住院，此时住院护士会要求急诊护士提供护理措施记录，本系统支持电子化交接，住院护士可在护士工作站中查看患者抢救记录单详情，如果对记录没有异议可数字化签名，作为交接依据。

（14）医护交接：系统自动生成交班所需统计汇总信息，交接双方书写交班记录并保存。

5. 抢救留观区急诊电子病历

（1）电子病历规范：传统病历采用手写的方式来记录病历的内容，由于每个临床医生的习惯不同，再加上医疗水平的差异，造成了同一种疾病，不同医生写出来的病历内容各不相同，且在数据的完整性、可读性、关联性、智能化、病例保存与共享等方面存在各种问题，这就给病案管理部门在进行病历质量评定、医生工作量考核等造成了困难。

急诊信息系统提供的电子病历模块，采用结构化电子病历模板，无论是抢救区、留观区，各区域所采用的病历均为结构化电子病历，病历模板的书写内容和书写格式均符合国家卫生健康委员会印发的《电子病历系统功能规范（试行）》的功能及质量管理与控制等要求内容。

（2）病历模板：模板内容应根据卫生主管部门制定的病历书写规范要求统一制定，每个疾病制定1个病历模板。医生在填写病历的时候，按照病历模板内容和格式逐项填写，这样每个疾病写出来的病历不但格式和内容可以符合病历书写规范要求，而且医疗术语的使用也达到规范化的要求，为病历质量评定带来了方便。同时计算机的标准字体也解决了手写病历笔迹难以辨认的问题。

按照医院实际使用需要，提供病种和科室两种病历模板，同时根据给医生配置不同的操作权限，支持医生或科室自行进行病历模板的维护，并可将病历模板添加到个人模板中，方便下次病历书写工作。

（3）病历书写：提供结构化模板，医生可根据需要调取不同模板，书写病历时对特殊体征进行点击选择，患者基本信息与医嘱、检查检验结果可通过集成方式调取至病历中，系统会根据患者在不同区域诊疗提供抢救与留观的病历模式。

（4）会诊记录单：提供申请功能，记录会诊时间、内容、参与人员、会诊摘要与意见，经各方确认进行电子化存档。记录会诊申请时间、会诊医生到达时间，将会诊意见进行提取，形成病历内容，记录至电子病历中。

（5）病程记录：抢救、留观病历对患者病情和诊疗过程进行连续性记录。内容包括患者的病情变化情况、重要的辅助检查结果及临床意义、上级医师查房、会诊文书、会诊意见、医嘱信息、知情同意书等重要事项。

由于留观科室的特殊性，要求患者在留观期间不超过72小时，在此过程中，往往需要多次进行病程记录，系统提供病程的续写及续打功能，满足实际业务需要。同时，可将患者病程记录进行合并打印，以用作病情分析、讨论、存档或满足患者需要。

（6）抢救和留观病历：结构化的抢救病历和留观病历，满足抢救室、观察室的不同需求。病历模板可根据医院实际使用需要进行定制，符合医院的质控需要。

（7）病历集成：①数据共享：实现急诊医学科分诊、抢救、留观业务数据的“单次输入，全程共享”，可以自动导入前续诊疗中所录入的数据，支持自动导入和选择导入两种方式，从而实现护理、病历数据的充分衔接。②病史调阅：可与医院现有EMR进行接口对接调取，调阅患者历次急诊就诊病历，方便掌握患者病史与制订治疗计划，通过查看比对历次诊疗病历与检查检验结果，为医生救治提供数据支撑。③电子病历调阅：在医生完成电子病历进行提交操作时候，系统会与住院医生工作站进行对接，住院医生只需点击患者急诊病历连接，即可查阅患者病历信息。患者急诊病历信息能够以历次就诊顺序进行排列，医生可以对患者就诊历史进行调阅与查看。

（8）病历质控：电子病历系统对于病历的修改由系统日志自动来记录，记录每次修改的内容、修改的时间及修改人。医生在查看病历的时候，通过把系统日志记录的内容进行还原，可以查看到最新的修改内容，同时也可以通过对照的方式直接查看修改的过程，检查修改的原因。

结构化电子病历系统可以对医疗文书的内容进行检查，如患者基本信息、主诉、既往史、体格检查、辅助检查、诊断、处理意见和医师签名等，确定是否完整齐全。如果记录不全，系统会自动发出提醒信息到医生的工作站中。

（9）知情同意书：病历中所有相关的医疗文书都是需要完整齐全的，特别是知情同意书。病危通知单、危重症患者知情同意书、危重症患者病情交接单实现电子化，让诊疗有据可循。

（10）病历存储与打印：传统病历在存储上都是采用纸制病历保存的方式，这样的方式对存储的条件要求比较高，而且存储的病历数据不安全，容易丢失和损坏。电子病历的存储采用数据库与文档形式保存，可支持PDF形式导出与打印。

6\. 急诊质控管理　急诊质控管理系统提供完善的统计分析报表，系统基于数据仓库技术，将各个业务的孤立数据进行抽取、筛选，满足急诊医学科日常管理、三甲评审、急诊质控管理要求。规范了医疗行为，使急诊部有了明确的质量与安全指标，为医疗管理、科研、教学、公共卫生提供数据源；不仅提升医生的工作效率，还提高患者满意度和信任度。与此同时，通过数据的统计分析，为诊疗流程提供支持，从而提高科室管理水平。单病种的质控与管理为教学科研提供数据支撑。提供给医生方便的电子病历科研分析工具，可以让医生定制科研检索。通过检索出科研分析结果，提供导出工具，可以将数据导出为excel等需要的格式文件，为科研分析进一步利用。

（1）质控报表：①患者分诊正确率报表。通过分诊正确率的统计，可查看分诊有出入的患者数据。②患者疾病谱分布统计。急诊患者病谱发布统计是急诊工作的一项重要内容，也是反映地区疾病构成及变化的重要依据。因此，对急诊患者疾病构成进行分析，不仅可以掌握当前主要危害人民健康的疾病，还为制订科学的防治工作提供依据。③患者入科统计报表。患者入科统计报表是反映从急诊医学科转入院内其他科室的患者列表。④急诊患者救治统计。科室管理人员可以通过统计查询功能对离院、死亡、转院等患者进行统计，通过查看入科的人数占比的统计，实现对科室工作结果的统计。⑤危重症患者抢救成功率统计。自动对死亡例数做统计分析，可按照月度、季度、年度等进行分析。⑥病种质控统计分析。是以病种为管理单元的全过程质量管理，能对疾病诊疗过程进行质量控制，是提高医疗技术、进行持续改进的方法，在某种程度上反映医疗质量的变化趋势，是评价医生诊疗行为是否规范、是否合理的手段，是反映全院医疗质量管理能力的重要新途径，为医疗质量管理提供了一项重要手段。⑦重点患者主诉统计分析。通过对重点患者主诉统计、分析，急诊医学科可针对某。病种提供更多的医疗资源以及更好地优化处理流程。⑧急诊医学科时间质控统计。患者在急诊医学科停留时间质控统计，不管是在抢救区还是在留观区，都会对以后的持续改进及缩短治疗时间提供最直接的数据支持。

（2）2015年急诊专业医疗质量10项质控指标。实现急诊专业医疗质量质控指标的自动采集和分析。①急诊医学科医患比。②急诊医学科护患比。③急诊各级患者比例。④抢救室滞留时间中位数。⑤急性心肌梗死门球时间。⑥急诊抢救室患者死亡率。⑦急诊手术患者死亡率。⑧心肺复苏术后自主呼吸循环恢复成功率。⑨急性心肌梗死门药时间。⑩非计划重返抢救室率。

（三）胸痛中心系统

1. 业务流程　患者由救护车在途中完成远程会诊和术前准备到院后直接接入导管室，优化了工作流程，实现了院内外无缝连接，快速诊断，流程少，时间短。优化后的工作流程，行之有效地缩短了患者的总缺血时间，提高了救治成功率，取得了良好的效果。

2. 场景及设备

（1）3个场景：急诊室、导管室和冠心病监护病房。

（2）4类设备：射频识别设备、监护仪、心电图机、床旁快速检测设备。

（3）采集信息：实时采集各设备信息、PACS信息和生命体征信息。

3. 急诊胸痛工作站　患者基础信息与系统专科信息录入功能。

4. 导管室工作站　患者基础信息内容对接与导管室胸痛专科信息录入功能。

5. 数据管理　患者列表支持患者查询，高级查询，患者新增，删除，院前电子病历调阅，一键归档；同时支持胸痛患者数据完整性核查及校对。

6. 院前急救　院前急救信息主要包含院前发病、呼救时间、患者生命体征、院前首份心电图等关键时间节点和重要诊断信息，为患者诊疗提供重要依据；根据院前信息与院内专家会诊结果，为患者争取缩短救治时间，提高疾病救治比例。做到院前、院内信息共享，实现院前双绕行（急诊、冠心病监护病房）直达导管室。

（1）来院方式：患者不同来源，系统也将根据选项显示不同救治流程内容：如选择120、转院患者，内容展示院前救治信息；如患者为自行来院、院内发病，填报内容将跳转至院内诊断模块。

（2）重要时间节点记录：S-2-FMC，FMC-2-ECK，首份心电图传输。

（3）救治措施：胸痛患者院前心电图信息传输至院内，在院内心内科专家指导下进行药物治疗和术前信息收集，为患者争取更多有效救治时间。

7. 院内急诊/绕行急诊　在急诊中，胸痛患者病情具备急症性、复杂性及多变性等显著特征，如果没有及时地对患者进行治疗护理，患者随时可能有生命危险。

8. 疾病诊断　临床医疗人员通过心电图和心肌标志物的检查结果确认疾病诊断，如ST段抬高心肌梗死、非ST段抬高心肌梗死、主动脉夹层、肺动脉栓塞、非急性冠脉综合征、胸痛等。

9. 溶栓决策　提供临床医疗人员及时记录给药时间、治疗措施，是否进行溶栓治疗；溶栓过程中记录药物名称、用药时间、药物剂量、浓度等专科信息。

10. 胸痛诊疗　根据患者疾病诊断进行对应治疗措施：急诊PCI、溶栓、补救PCI、择期PCI等。提供临床医疗人员及时记录治疗过程中重要时间节点及用药信息。

11. 患者转归　提供查看及调阅患者转归的信息记录，包含诊断、转归去向及费用等。

12. 胸痛数据上报　具有提供自动上报功能和自动报错功能。

13. 胸痛数据质控

（1）概要信息：①胸痛患者趋势图。②胸痛病历统计饼图。③延误原因分析。

（2）认证统计：包括FMC-2-ECK平均时间，首份心电图至首份心电图确诊平均时间，远程传输心电图比例，肌钙蛋白抽血时间到出结果时间统计，D-2-B时间统计，导管室激活时间统计，绕行急诊、冠心病监护病房直达导管室统计，ST段抬高心肌梗死患者死亡率统计，急性冠脉综合征院内患者死亡率统计，急性冠脉综合征患者院内心力衰竭发生率，FMC到负荷量双抗给药时间统计，FMC到抗凝给药时间统计，D-2-N平均时间统计，FMC-2-N平均时间统计，door in-door out时间统计，ST段抬高心肌梗死患者中呼叫120入院比例，ST段抬高心肌梗死患者发病2小时内获得首次医疗接触比例，通知CT室至CT室做好准备时间。

（四）卒中中心系统

1. 业务流程　患者由救护车在途中完成远程会诊和术前准备到院后通过绿色通道直接接入导管室，优化了工作流程，实现了院内外无缝连接，快速诊断，流程少，时间短。

2. 救治路径　按照病种诊疗过程制订救治路径，为方便医护人员在车上操作，采用按钮点击的方式将所需数据进行记录，每操作一个步骤系统自动进入下一个界面，方便点选与信息的记录。

3. 流程数据　卒中患者在诊疗过程中会产生很多过程数据，很多数据存储在异构系统中，可进行复用。依据患者的来源可大致分为以下几类：

（1）院前急救患者：拨打120的急救患者，这部分患者的数据从发病呼叫到出车接诊，进入医院最终到达导管室，覆盖整个救治流程的数据会通过院前急救系统在诊疗过程中记录下来，卒中数据库通过自动/手动两种方式提取数据，把所需字段同步到数据库中，减少医生手工录入的麻烦与差错概率。

（2）院内急诊患者：自行来院进入急诊医学科的患者，直接进入抢救室会在抢救过程采集患者心电图信息、诊断时间、启动导管室，数据会通过急诊系统记录下来，卒中数据也可与之集成直接同步信息。

（3）门诊住院患者：院内发病患者既可以是住院患者卒中发病，又可能是门诊卒中患者，此类患者信息存储在医院HIS中，卒中数据库可与HIS进行对接获取诊疗过程数据。

4. 场景及设备

（1）4个场景：急救、急诊室、CT室、导管室和神经内科。

（2）4类设备：射频识别设备、监护仪、床旁快速检测设备、CT。

（3）采集信息：实时采集各设备信息、PACS信息、生命体征信息、手术信息和住院信息。

5. 系统功能介绍

（1）卒中工作站：根据不同数据来源，全面覆盖卒中救治流程；系统支持卒中患者的院前急救数据、院内急诊数据和导管室数据管理。

（2）卒中急诊抢救室工作站：急诊工作站主要收集未通过院前急救来院患者数据，包含院内发病患者、自行来院患者的卒中数据，系统通过对医疗设备的数据集成，患者信息录入和采集完成急诊诊疗工作。①120来院：患者基本信息、生命体征、首诊医生及诊断医生、FAST评估信息、院前各采集时间（包括首次患者接触时间、发病时间、院前心电图检查、专科评分、到达医院大门时间、病情评估）。②自行来院：院内接诊时间、首次发病时间、患者基本信息、生命体征、首诊医生及诊断医生、院内心电图检查、血糖监测和CT检查。③转诊来院：患者基本信息、生命体征、首诊医生及诊断医生、患者到达医院大门时间和院内接诊时间。

（3）导管室工作站：患者基础信息内容对接与导管室卒中专科数据录入功能，包括首次医疗接触时间、患者基本信息、生命体征、院前给药信息、首诊医生及诊断医生、FAST评估信息、血糖和CT检查、到达医院大门时间、院内接诊时间、导管室相关采集时间（包括启动导管室时间、导管室激活时间、到达导管室时间和手术结束时间）。

（4）卒中中心数据管理平台：实现卒中患者的发病－出院－随访全流程数据管理，包括卒中地图、卒中直报、院内筛查。

6. 脑卒中数据自动上报　根据国家卫生健康委员会脑卒中防治工程委员会要求，

配置数据上报内容，实现卒中急救数据的收集与上报管理。系统提供完整的急性卒中数据库，支持与院前卒中数据和急诊卒中数据对接，为质控和改进提供有力的数据支持。数据内容具备良好的兼容性，可与HIS等系统对接。

7. 临床治疗　卒中患者静脉溶栓和介入治疗两种方案的选择，涉及禁忌证、适应证、谈话、知情同意、治疗措施、用药信息、不良事件的填写等功能。

8. 患者转归　患者治疗是否延误、原因填写、患者的相关去向等。

9. 住院诊疗　根据国家卫生健康委员会脑卒中防治工程委员会要求配置数据上报内容，实现卒中急救数据的收集与上报管理。系统支持与卒中地图模块对接相关信息，实现患者在院期间的卒中专科治疗、检查、用药的数据共享。

（1）基本信息：患者姓名、性别、年龄、身份证号、联系方式等。

（2）病种类型：按照病种类型划分填报数据内容，包括脑梗死、脑出血、颅内动脉瘤，支持卒中地图的救治数据的推送与对接。

（3）临床治疗：按照临床治疗类型划分数据，包括静脉溶栓、血管内介入治疗、颈动脉内膜剥脱术/颈动脉支架植入术等过程数据的录入与管理，对接卒中地图的相关内容。

（4）专科信息：院内专科治疗数据的对接与录入，包括用药、检查检验、康复等。

10. 出院情况　患者转归信息的录入与管理，包括出院时间、拍片信息、手术信息、住院用药信息（抗血小板药、抗凝药、降压药、降糖药、调脂药等）。

11. 院内筛查　根据国家卫生健康委员会脑卒中防治工程委员筛查项目要求，实现卒中院内筛查数据的上报功能。实现在卒中患者住院全流程的筛查，其中包括基本信息、病史和体格检查、检验检查、治疗情况、康复治疗、健康教育以及相应多病种的数据填写。

（1）筛查列表：对于需要筛查的卒中患者，实现与患者基础专科数据对接，根据专科数据统计需要筛查的患者，生成卒中筛查列表，同时在列表界面，支持患者数据的录入功能。

（2）数据对接：与院前急救系统、院内急诊系统、绿通管理平台、全程管理平台进行对接，按照先进的卒中单元管理模式，实现患者救治多学科联合诊治，实现患者信息在全院的互联互通，实现患者救治闭环化管理。

（3）数据上报对于所有的筛查及卒中相关的数据，建立卒中数据中心，包括数据审核、归档、上报，支持上报失败提醒。

（五）创伤中心系统

1. 创伤患者院前评估　院前创伤评估分4步：生命体征评估、受伤机制评估、解剖结构损伤评估及储备功能评估。

2. 场景及设备

（1）场景：急救、急诊室、CT室和手术室。

（2）设备：射频识别设备、监护仪、动脉血气分析、床旁X线仪、床旁超声快速检测设备、CT。

（3）采集信息：实时采集各设备信息、PACS信息、生命体征信息、手术信息和住院信息。

3. 系统功能

（1）数据管理：对所有患者的数据进行采集、储存和分析。

（2）患者列表：患者列表支持患者查询、高级查询、患者新增、删除、院前电子病历调阅及一键归档；同时支持创伤患者数据完整性核查及校对。

（3）院前急救：①伤情评估。院前急救的医护人员到达现场后，立即根据患者的神志、呼吸、脉搏、面色等进行迅速判断，评估呼吸及循环状况，是否存在致死的危险因素，有无呼吸道阻塞、气胸、活动性大出血、颅外伤等。依据现场情况充分暴露伤员各部位，以发现危及生命的重要损伤，及时实施心肺复苏、止血、固定等并迅速转运，遇到有群体伤的首选检伤，并对患者进行救治分类和后送分类。②院前评估。创伤指数评估：选择受伤部位、损伤类型、循环、呼吸、意识5个参数，按照它们的异常程度各评1、3、5分或6分，相加求得积分（5～24）为TI值。TI值5～7分为轻伤；8～17分为中到重度伤；＞17分为极重伤，预计约有50%的死亡率。TI的triage标准为＞10，现场急救人员可将TI＞10的伤员送往创伤中心或大医院。③救治措施。对创伤患者急救应本着先救命、后治伤的原则。创伤院前护理包括开放气道、包扎、止血、心电监护等措施。④一键通知。当创伤患者在院前急救诊断为严重创伤患者，可以发起远程会诊，同时一键通知创伤专家团队，为救治创伤患者提前做好准备。

（4）院内急诊：整个创伤救治形式为模块式设计，包括闭合性损伤、开放性损伤、多发伤和复合伤，也可以根据医院不同的需求增加创伤模块，如烧烫伤等。

（5）创伤早期评估和复苏：创伤患者的早期评估包括初次评估与二次评估。通过初步观察与检查，记录患者的基本诊断信息，平台调阅患者以往病史。系统提供快速点选的方式对患者病情进行筛查（ABCDEF抢救定位），辅助医生诊断。复苏初次评估指采取ABCDE法依次对气道、呼吸、循环、残疾、环境控制进行快速评估，在评估过程如果发现危及生命的情况立即复苏，复苏和评估同时进行。

抢救定位：

A位：气道管理（气道通畅、颈托固定、气道可疑损伤）。

B位：呼吸状态（呼吸急促、呼吸缓慢、呼吸频率、SpO_2、发绀）。

C位：循环系统（意识水平、皮肤色泽、脉搏、血压）。

D位：神经系统（格拉斯哥昏迷评分、意识水平、瞳孔大小与反应、神经定位、脊髓损伤）。

E位：暴露与环境控制（加温静脉输液、提高室温、加盖被服）。

F位：创伤评估（修正创伤评分、疼痛评分）。

创伤评估：①GCS评分。包括睁眼反应、语言反应、运动反应3个项目，应用时，应分测3个项目并计分，再将各个项目的分值相加求其总和，即可得到患者意识障碍的客观评分。轻伤：GCS≥13分；重伤：GCS＜13分。②修正创伤评分。包括呼吸频率（次/分）、收缩压（mmHg）和GCS分值指标。用于指导院前伤员分类：轻伤，总分＞11分；重伤，总分＜11分。③创伤严重程度评分（injury severity score，ISS）。包括头颈部、胸部、面部、腹部及盆腔、四肢及骨盆、体表。轻伤：ISS≤16分；重伤：ISS＞16分。

（6）专家会诊：外科科室、内科科室、急重症科、妇儿科、其他科室及总值班，既支持单科室会诊，又支持多科室联合会诊。

（7）手术与介入：①当伤者需要紧急数字减影造影术或紧急手术，或者转入EICU/ICU，或者转入病区时，衔接相应的电子病历，必须先行重复ABCDEs评估后，再进行“从头到足”的全面评估，完成创伤严重程度评分，获得诊断及确切治疗、早期康复介入。②当患者初次评估、二次评估、生命体征稳定后，决定是否做手术。整个手术过程包括手术决策、术前准备及患者转运。在早期复苏评估后如果做损伤控制性手术，就进入损伤控制手术，否则就做确定性手术。③大部分数据可与手麻系统互联互通，实现数据共享。

（8）康复治疗：创伤康复是创伤救治不可缺少的重要环节。创伤康复不仅仅注重机体功能的康复，还应注重心理创伤的康复。康复治疗在创伤急性期间的早期参与和后期的恢复治疗都是十分的重要。整个创伤康复功能设计包括创伤的康复评估、关键时间点的记录、残疾程度等信息。

（9）创伤质量控制分析：①创伤患者一般情况分析。②时间效率分析。院前时间、院前接警平均时间、院前到达现场平均时间、院前信息传输到医院平均时间、严重创伤小组启动后至到达时间于10分钟内的达标率≥80%、严重创伤紧急创伤手术于30分钟内进入手术室或介入室的达标率需≥80%、严重创伤患者在创伤复苏单元救治时间、严重创伤患者到达至医院影像学检查时间、严重创伤患者到达医院确定致命性损伤的诊断时间、严重创伤患者到达医院输第一袋血平均时间、严重创伤患者到达医院至呼吸机治疗时间、严重创伤患者的预后分析等。

三、急诊医学科信息化的应用

（一）日常管理中的应用

急诊医学科信息化根据急诊医学科的专科特点，将急诊日常诊疗工作标准化、流程化和自动化，充分利用床边设备数据采集、临床信息集成，以及基于移动设备的临床数据可视化技术，最大限度地提升了临床工作效率。同时，通过专门针对急诊设计的人机界面和模板工具，节省医护人员书写标准化临床文书的时间，提高医护人员工作效率。通过分诊的信息化，优化急诊医疗资源配置，使患者在合适的时间去合适的区域获得恰当的诊疗，该系统大量使用规范化、标志化的业务操作流程，在提升医护人员的整体医疗水平外，更加趋于同质化，使考核和管理变得更加容易。通过专科中心信息化建设，建立患者专科救治数据库，实现对患者救治全流程数据的自动采集和记录，实现临床信息全程质控管理，利用信息化手段辅助医院规范专科临床诊疗，提升专科救治水平。

系统以患者为中心，汇总来自各种医疗设备，以及HIS、LIS、放射科信息系统、PACS、EMR等系统的临床信息，形成集成化、结构化数据，帮助医生对患者的病情进行详细的跟踪，以及量化的综合分析。同时能够对海量的临床数据进行长期保存、转换、规整、合并和筛选后，实现不同数据模型的数据分析，以及多种格式导入导出，为临床科研积累完整的、可信的第一手资料，实现全面医疗数据集中。从患者进入医院的第一时间开始，对整个救治流程进行多维度数据采集和记录，通过数据有效链接各个业务部门，消除信息不对称，增强互动协作，充分调动各种资源，极大地赋能了医、教、研、管，从而提高了急诊急救的整体效率，缩短抢救时间，改善医疗质量，降低了整体医疗成本。

（二）5G通信技术在急诊医学科的应用

5G是具有高速率、低时延和大连接特点的新一代宽带移动通信技术，5G通信设施是实现人机物互联的网络基础设施。结合5G技术的特性，5G技术在急诊急救全流程中应用中取得明显成效。

1. 应用场景

（1）基于5G的智能医疗终端的应用：面向患者的5G移动智能医疗终端，如车载多功能监护仪等，可以客观、实时地采集患者生命体征信息，实现高危人群的血压、心率等关键体征参数的连续监测，数据通过5G网络同步存储至服务器或传输给监护人员，可以及时预警并触发急救信号，与传统的手工采集、填报、传阅模式相比，大幅提升了数据准确率，为抢救赢得宝贵时间。

（2）实现远程指导与院前急救：120救护车作为移动急救单元，进行5G网络的信息化升级改造后，在转运途中可以利用5G网络，进行院前救护车载设备与医院急诊抢救室的实时信息交互，医院急诊抢救室医护人员可以给救护车上人员进行救治指导和为患者来院的救治做好相关准备工作，有效地缩短患者的抢救时间。5G救护车上多路高清晰的音视频信号、患者生理参数、心电图、超声、内镜和放射图像可以实时流畅地传递到急救指挥中心、医院急诊医学科、远程专家，实现多方高清晰视频交流。虽然在4G网络下可以实现部分上述功能，而5G的高带宽、高速率、低时延的特点可以让救护车服务实现量与质的飞跃。

（3）院前、院内信息一体化融合：利用5G技术，基于院前集成平台，可以实现院内五大救治中心与院前现场救治功能完全融合，实现院前院内信息一体化融合。常规急诊、抢救室、观察室、EICU、五大中心医护人员可在一个主要界面中查看患者院前、院内相关的所有诊疗活动记录。

（4）采用5G新技术破解急救难题：利用5G、人工智能等新一代信息系统等相关技术，破解急诊普遍存在的医护人员不足、抢救时效性要求高、工作量大、抢救氛围紧张易出错等普遍存在的难题，通过科学调度资源、智能抢救预案推荐等措施缓解医患之间的供需矛盾，为急诊急救的持续发展注入新的发展动力。

（5）智能化急救预警和调度服务：居家监测的数据通过5G网络实时上传到云端，

结合既往健康资料，云智能计算后自动进行初步诊断、急救分级预警，同时通知到家人、社区医生和急救中心等，结合地理信息系统、医院服务状态和距离、道路交通状况，自动指派合适的救护车、目的医院，通过对接城市大脑系统智能化规划交通线路和调控道路交通信号灯，实现最快速度出车、最快速度送到最合适的医院。

（6）5G急诊室、手术室、ICU和病房建设：5G在这些场所的主要应用包括以下内容。①远程融媒体交流，包括远程会诊、远程手术和操作、远程家属探视。②各种仪器设备的定位、信息的传递与整合，免去有线传输的约束，连续保留监测治疗的信息。③各种增强现实（augmented reality，AR）、虚拟现实（virtual reality，VR）、混合现实（mixed reality，MR）眼镜的应用，实现更有效地远程会诊、探视、交流、治疗、学习。

（7）远程会诊/远程操作：在5G技术支持下，各种场景的远程会诊和远程操作可以得到质的提升，包括现场、救护车、急诊室、手术室、ICU、病房、远程专家的固定终端和移动会诊终端之间。远程会诊中获得更全面、实时的患者信息，参与各方的现场浸入感更强，远程操作包括手术、操作、超声检查的过程更加精准、流畅，实现优质急诊医疗资源跨越时空阻隔、第一时间送到患者身边。

（8）AR/VR/MR眼镜应用：现场急救者佩戴AR/MR眼镜，一方面可以将第一视觉（first person view，FPV）图像传输回指挥中心，专家通过VR眼镜实现第一视觉指导下的复苏（first person view resuscitation，FPVR）；另一方面可以在眼镜上同时显示远程专家指导、患者既往健康状况、相关知识点。利用VR眼镜链接云端资料库，可用于缓解患者疼痛和焦虑、远程指导心理咨询、康复训练和急救培训中。VR眼镜也可以用于远程会诊、远程手术和操作、远程家属探视和沟通等。

（9）无人机应用于急救：无人机在高速、稳定的5G网络支持下能自主精准导航，在急救情况可以通过无人机实现医疗资源包括物资、药品、血液、生物标本的快速转运值得进一步探索。

2. 问题与展望

（1）目前5G网络还不成熟，5G商用终端设备很少，离5G真正投入临床应用还相差较远。中国急诊难得赢得有可能领先世界的良机，需要把握好机会大力深入研究，积极开发相应的新设备、新软件，不断完善和丰富急诊应用场景、急诊服务模式，实现真正领先世界急诊的伟大目标。

（2）5G技术不是万能的，存在信号传播容易受阻挡、需要密集基站、耗电量大、投入成本大的缺点，先进技术并不能替代急诊医疗服务的基本要素，即人员素质、技术规范、流程及人文关怀。各地要基于实际条件和实际需求，因地制宜地逐步发展5G的急诊应用，决不能盲目地跟风，做无谓的浪费。

（3）需要论证和制订5G急诊应用的技术规范，确保医疗安全和医疗质量，包括高强度5G毫米波信号对机体的长期生物学效应需要进一步的研究和评估。

总之，5G作为新一代通信技术的出现将极大地改变世界，急诊工作者要积极地拥抱这个新时代，努力探索5G在急诊的创新应用，不断提高急诊医疗服务的水平，促进急诊学科的发展。

四、急诊医学科信息化的展望

急诊医学科信息化覆盖急诊相关的各个临床工作环节，以急诊患者的完整救治过程为主线，建立急诊临床信息数据库，全流程、全方位地追踪和监控医疗护理过程，特别是通过对救治过程中各个环节所经历时间的记录，以及对急诊医嘱执行全过程的跟踪，满足急诊护理质量控制的要求，极大地提升患者的医疗服务质量。

（一）实现信息共享

急诊医学信息系统可与医院现有的信息系统（HIS、PACS、RIS、LIS等）进行数据交换，能够充分降低信息集成的复杂性，将各种信息实现数据化、电子化，并快速共享至平台。医院通过利用急诊信息系统，不仅能够将分诊结果等信息上传至集成平台，还能收集患者的基本信息。

（二）节约医院资源

通过对医疗资源的统一管理与调度，有效合理地安排救治资源，避免人力、医疗设备的浪费。同时，实现信息共享，加强各个部门之间的沟通交流，简化工作流程，节约人力资源和时间，提高工作效率。在医院的整个管理过程中，医疗和护理的管理是十分重要的一个环节，而智慧医疗信息化建设，在业务上，可提供准确、及时的信息，可以让政府、医院领导阶层及时做出相应的决策。同时在管理上，信息化方案减少一些经费浪费，协调资金调整和资金占用的比例。

（三）提升协同效率

从整体上促进了急诊及专科救治协同作用。通过对物联网、云计算、大数据等最新计算机技术的利用，整合基层的资源，可以充分、合理利用相关的软硬件资源，实现协同救治体系。同时又避免各科室、医院自行建设时造成的服务器、网络等硬件设施的闲置、浪费和重复建设，有效提高了资源的使用效率。

（四）提升市民健康水平

通过急诊信息化建设，可以提升对于广大疾病的救治能力，为人民群众健康需求提供了重要保障。同时，也通过广泛开展高危筛查及健康宣教等重点活动，普及辖区居民的科学健康观、基本医疗、慢性病防治、传染病防治、妇幼保健等重点知识，提升居民的自我管理能力，降低急性胸痛、脑卒中、创伤等重大疾病的死亡率。

（五）提升医院临床质量

在急诊临床数据集成平台上构建急诊专科数据中心，对于提升医院临床质量非常重要。以患者360°全景视图的展现方式实现患者临床信息的实时共享、浏览全部历史和当前临床数据基础上的单病种科研数据库，支持医院急诊医学科研，形成临床科研快速灵活的多维度查询分析平台，为慢性病、多发病研究提供数据支持。

（六）提高卫生管理服务水平

完善医院卫生信息化平台，利用信息化手段提高卫生管理服务水平，全面提升社会和公众对卫生事业的满意度。

通过基于平台级的医疗数据分析，以居民为中心，实现医疗机构的治疗安全、治疗警示等应用，减少医疗差错，缓解医疗纠纷；通过重复用药、重复检验检查提示，减轻患者费用，缓解"看病难、看病贵"的问题，增加患者对医生的信任度，共建健康和谐的医患关系。

（七）促进政府与医院协同能力

通过"体系化、信息化、全程化、标准化"的综合工作策略，构建了符合分级诊疗制度"基层首诊、双向转诊、急慢分治、上下联动"要求的新型服务体系和模式，提升相关部门的信息共享和业务协同能力，实现纵向到底横向到边，打破信息孤岛。

急诊医学科的信息化整体建设可以促进跨机构的诊疗经验交流，共享科研和教学资源，拓宽沟通范围，使各个部门、各家医院能及时掌握卫生资源的储备和使用情况，提高对卫生资源的调配效率。

第三节　常用急诊信息系统

一、急诊临床信息系统

急诊临床信息系统覆盖急诊业务全流程，一名患者在急诊医学科产生的每一个诊疗动作都可以被详细记录，为医院提供全面的质控管理方法和手段。系统功能模块包括预检分诊、急诊抢救、急诊留观、急诊医嘱、急诊病历、急诊查房及交接班管理、危急值管理、急诊质控和统计。系统全程记录急诊医学科患者各个就诊节点的时间、进程、位置，优化急诊医学科的工作流程，建立结构化电子病历，加强医疗行为中各个环节的安全把控，实现急诊医学科的精细化管理与持续改进。

二、三大中心信息系统

医院一般采用的专科中心信息系统建设思路为1＋N专病平台建设，即一个平台，N个病种。除胸痛、卒中、创伤中心外，目前医院正在建设高危新生儿中心、高危孕产妇中心、中毒中心及危险性上消化道出血中心等。专科中心信息系统提供基于患者专病的全流程闭环管理，从患者进入医院（或"120"急救车）到患者离开医院，包括离院后的随访，实现以患者为中心的全面数据记录，有效跟踪患者在各环节节点的操作，实现以基于患者的全流程闭环管理，为患者提供快速诊疗通道，为患者提供医疗救治绿色通道和多学科联合的一体化综合救治服务，降低专科患者的死亡率及致残率，改善患者健康质量和就诊满意度，能够使患者得到有效预防和治疗，得到全方位的干预措施，建立长久可行、高效的工作机制。

三、院前院内急救一体化系统

院前院内急救一体化系统将患者在院前“120”急救的数据提前传入院内，传入的数据包括患者疾病类型及危重程度、急救车预计到院时间、患者的生命体征及心电图报告、急救车实时的视频画面等完整的患者院前病历信息，通过院前院内信息化共享，保证院前院内实时信息互通。通过上下级医疗机构间实现统筹协调，实现全城覆盖、全程管理、全民参与的三全模式，为患者提供快速诊疗通道。

四、急诊EICU信息系统

系统通过与EICU内相关的医疗设备和医院信息系统集成，自动采集监护仪、输注泵、呼吸机、血气分析仪等相关医疗设备的监测数据，并与HIS、PACS、LIS、EMR等系统无缝集成，实现对EICU全过程信息化闭环管理。系统不仅协助医护人员详细记录、分析临床过程的全部信息，还能规范其操作行为，通过对患者全病程的记录，为医护人员提供患者的详细监护信息。除此以外，系统能够协助管理层随时查看患者信息、医务人员工作安排、设备运行情况。通过高级统计功能，自定义检索条件，最终达到闭环管理的目的。

（陈建荣　李　明）

第九章　急诊医学科医疗文书管理

第一节　急诊医学科医疗文书的重要性及种类

一、急诊医疗文书的重要性

急诊医学科是医疗纠纷的高发科室，这与急诊医学科的工作性质和特点有关。避免医疗纠纷的关键是提高急诊工作质量，而医疗文书的规范书写是提高急诊工作质量的重点。

急诊医生应及时、详尽、全面、系统、确切、真实地记录急诊的全部工作内容。完善的急诊医疗文书是急诊医生对整个急诊治疗过程思维活动的客观记录，既是一份客观完整的病史记录，又可作为法律文书成为医疗过程的最有力证据，而且能反映医院的医疗质量。

二、种类

在2010年卫生部颁布的《病历书写基本规范》中，病历是指医务人员在医疗活动过程中形成的文字、符号、图表、影像、切片等资料的总和，包括门（急）诊病历和住院病历。病历是医务人员记录患者疾病诊疗过程的文件，客观、完整、连续地记录了患者的病情变化、诊疗经过、治疗效果及最终转归，是医疗、教学、科研的基础资料，也是医学科学的原始档案资料。

目前我国尚无统一的急诊文书种类要求，公认的基本内容应该至少包括院前院内交接单、急诊门诊病历（初诊病历记录）、急诊抢救病历、急诊留观病历、急诊住院病历，其他急诊相关文书还包括药品处方、病危病重通知书、病情沟通、病程记录、会诊记录、医保患者自费项目知情同意书等。

各种类型文书以相应的文书形式加以记录，汇集成一份完整的资料，进入纸质病历或电子病历统一保存。

第二节　急诊医学科医疗文书书写规范

一、急诊医疗文书的一般要求

根据卫生部《病历书写基本规范》（卫医政发〔2010〕11号）的要求，急诊文书书写应遵循以下基本要求：

1. 病历书写应当客观、真实、准确、及时、完整、规范。

2. 病历书写应当使用蓝黑墨水、碳素墨水，需复写的病历资料可以使用蓝或黑色油水的圆珠笔。计算机打印的病历应当符合病历保存的要求。

3. 病历书写应当使用中文，通用的外文缩写和无正式中文译名的症状、体征、疾病名称等可以使用外文。

4. 病历书写应规范使用医学术语，文字工整，字迹清晰，表述准确，语句通顺，标点正确。

5. 病历书写过程中出现错字时，应当用双线划在错字上，保留原记录清楚、可辨，并注明修改时间，修改人签名；不得采用刮、粘、涂等方法掩盖或去除原来的字迹；上级医务人员有审查修改下级医务人员书写的病历的责任。

6. 病历应当按照规定的内容书写，并由相应医务人员签名；实习医务人员、试用期医务人员书写的病历，应当经过本医疗机构注册的医务人员审阅、修改并签名；进修医务人员由医疗机构根据其胜任本专业工作实际情况认定后书写病历。

7. 病历书写一律使用阿拉伯数字书写日期和时间，采用24小时制记录；病历完成的时限：急诊病历由首诊医师书写，应当在患者就诊时立即完成，不同于住院病历要求的规范时限；急诊抢救病历记录时间具体到几时几分。同时应记录抢救时的生命体征，书写记录应在6小时之内完成。

8. 整体的内容和结构设计必须符合卫生主管部门关于病历书写规范格式的要求，具有法定的效力。

9. 电子文书在格式上与纸质文书应保持一致，确认保存的修改实施后台留痕处理，以便溯源。

10. 对需取得患者书面同意方可进行的医疗活动，应当由患者本人签署知情同意书。患者不具备完全民事行为能力时，应当由其法定代理人签字；患者因病无法签字时，应当由其授权的人员签字；为抢救患者，在法定代理人或被授权人无法及时签字的情况下，可由医疗机构负责人或者授权的负责人签字；因实施保护性医疗措施不宜向患者说明情况的，应当将有关情况告知患者近亲属，由患者近亲属签署知情同意书，并及时记录。患者无近亲属的或者患者近亲属无法签署同意书的，由患者的法定代理人或者关系人签署同意书。

二、院前院内交接记录

院前院内交接记录又称院前急救机构与医院急诊医学科患者病情交接单，是院前急救医生在院前急救过程中对救治经过、处理措施、治疗反应及注意事项等的文字记录。

院前院内交接记录的内容应包括患者的一般信息和诊疗情况。既要纳入患者的姓名、性别、地址等基础信息，生命体征、初步查体、既往病史等病情相关内容，还要记录出车、抵达现场、返回医院等相关时间节点或环节，保证内容详实。

（一）院前急救机构名称

交接单上应写明承担转运的院前急救机构名称。

（二）患者一般信息及转运信息

交接单中患者的一般信息应包括姓名、性别、年龄、发病地点、转送、送达时间、急救车号。

1. 姓名　患者有效身份证件显示的姓名。如果患者无法提供有效身份证件，可按患者提供的姓名记录，以后与有效身份证件进行验证。意识不清且未随身携带有效身份证件的患者，可赋予一个唯一性的标识或编号，待得到患者有效身份信息时再行修正。

2. 性别　交接单中的患者性别应与患者提供的有效身份证件中的性别一致。

3. 年龄　交接单中的年龄以按有效身份证件的出生年月日计算的年龄为准。紧急抢救时可按患者或家属提供的年龄或出生年月日确定。成人及学龄后儿童、青少年年龄精确到（周）岁，新生儿应精确到天，婴儿应精确到月，幼儿及学龄前儿童也应精确到月。

4. 发病地点　指患者突发疾病或外伤的发生地。发病地点应书写到区、街道、门牌号，如果没有确切门牌号的地点，应当尽可能地详细书写。

5. 送达时间　指院前急救机构将患者送至医院，急诊医学科接纳患者的时间，以急诊挂号的时间或急诊抢救室接收患者时间为准。记录方式应采用阿拉伯数字，准确书写日期和时间（精确到分），时间采用24小时制记录。

6. 送达医院　指患者被送达的医院。记录应包括医院名称和科室名称，如×××医院急诊医学科。

7. 急救车号　应写明承接患者的急救车号。

（三）诊疗信息

1. 初步诊断与病情判断　以检查患者后得出的“印象诊断”作为初步诊断记录在交接单上，诊断应采用文字描述的方式进行记录。

2. 体格检查　交接单中患者的体格检查包括体温、脉搏、呼吸频率、血压、意识情况、外伤情况。体温以摄氏度表达，血压以mmHg表达。意识情况应包括清醒、嗜睡、模糊、谵妄、昏睡、浅昏迷、深昏迷等。所有选择项目打“√”记录，计数应使用阿拉伯数字书写。外伤患者应标明外伤的部位和外伤类型。各项均应填写完整。

3. 辅助检查　辅助检查包括快速血糖检查、血氧饱和度检查和心电图检查，在交接单中记录检查结果，计数一律以阿拉伯数字书写。

4. 治疗措施　治疗措施应尽量写明。用打“√”的方式表明采用的一般治疗手段，包括心电监测、吸氧、体外起搏、除颤、心肺复苏、球囊面罩通气、气管插管、机械通气、外伤处理等。药物治疗及注意事项等应采用文字或医嘱形式进行描述。在时间允许的情况下，应尽可能详细写明注意事项的内容，如治疗的具体时间、方式、气管插管的型号、机械通气的治疗模式及参数等。

5. 其他记录　交接单应当以打“√”的方式注明患者陪同人员的身份。从医院转诊患者还应当以阿拉伯数字注明患者携带液体的总量，以及到达目的医院的余量。如果患者有体内连接管，应当以文字注明其种类、部位、是否通畅及局部是否有炎症反应。

6. 院前急救人员签字　交接患者后，院前急救人员应以正楷清楚写明全名签名。

7. 医院接诊医师或护士签字　接收患者后，医院接诊医师或护士应正楷清楚写明全名签名。

三、急诊病历记录

（一）急诊病历的内容及要求

急诊病历与门诊病历在内容构成上一致，均由主诉、现病史、既往史和体格检查、辅助检查等构成。

1. 内容包括急诊病历首页、病历记录、检验报告单、医学影像检查资料等。
2. 首页内容包括患者姓名、性别、出生年月、民族、婚姻状况、职业、工作单位、住址、药物过敏史等项目。
3. 来院方式及病情分级应按要求填写清楚。
4. 就诊时间不能仅填写年、月、日，而要准确填写到小时、分钟。
5. 抢救危重症患者时，应记录抢救时的生命体征，书写抢救记录。
6. 对收入急诊观察室的患者，应当书写留观期间的观察记录。
7. 对法定传染病，应注明疫情报告情况。

（二）急诊病历记录格式

1. 就诊时间（年、月、日、时、分）、急诊医学科别。
2. 主诉。
3. 现病史。
4. 既往史及重要的相关病史。
5. 查体　体温、脉率、呼吸、血压，主要记录阳性体征及必要的阴性体征。
6. 辅助检查结果。
7. 初步诊断。
8. 处理意见与建议。
9. 医师签名（可辨认的全名）。

（三）急诊专用病历内容

急诊病历记录可以在门诊病历上书写，也可以使用专用病历。

1. 生命体征趋势图，包括体温、脉搏、呼吸、血压。
2. 医嘱单　记录抢救医嘱（相当于临时医嘱）。

3. 急诊病历记录与抢救记录（相当于病程记录）。

4. 辅助检查结果、会诊单、配（输）血单、各种谈话签字单、手术和操作记录单、化验报告粘贴单等。

5. 护理记录单。

（四）急诊抢救病历

1. *急诊抢救病历的要求与内容*

（1）病历书写要及时、准确、全面。

（2）病历记录的内容及要求基本同急诊病历记录。但应迅速、详细地记录病情变化和抢救措施。抢救无效患者死亡时，还应记录抢救经过、死亡时间和死亡诊断。

2. *急诊抢救病历记录格式*

（1）就诊时间（年、月、日、时、分）、急诊医学科别。

（2）主诉（代主诉）。

（3）现病史。

（4）既往史及重要的相关病史。

（5）查体：体温、脉率、呼吸、血压，主要阳性体征及必要的阴性体征。

（6）辅助检查结果。

（7）初步诊断。

（8）抢救措施。

（9）医师签名（可辨认的全名）。

（10）病情变化及进一步抢救的记录。

（五）急诊留观病历

1. *急诊留观病历的要求* 凡需急诊留观患者，医师需书写正规留观病历。急诊留观记录是急诊患者因病情需要留院观察期间的记录，重点记录观察期间病情变化和诊疗措施。急诊留观病历的书写基本同入院记录，但要及时准确、简明扼要、重点突出。全面记录患者病情评估和诊疗方案，综合分析患者病情，不断归纳总结，以保证留观病案内容的完整性、可靠性。

2. *急诊留观病历的内容*

（1）留观病历首页：首页基本信息和诊疗信息。

（2）主诉与现病史，体格检查记录。

（3）病程记录：首次留观记录包括主诉、现病史、既往史、用药禁忌证、过敏史、阳性体征和必要的阴性体征、初步诊断、治疗处理意见等；留观病程记录每班不得少于2次，急危重症及时记录；抢救患者及时记录抢救经过，包括病情变化、检查项目和结果、抢救措施和用药、抢救后转归等，并记录上级医师及指示；留观病历24小时内应有上级医师查房诊疗意见及对病情的评估；疑难重症患者每天有组长（主治医师以上人员）查房意见；交接班、转科、转院均有病程记录；患者留观48小时以上应有病情小结。

（4）会诊意见：被邀请急会诊的科室医师需详细记录会诊意见。

（5）知情告知：及时向家属说明患者病情及诊治情况，做好记录及知情同意签字。

（6）出观记录：出观记录和医师签字。

（7）其余急诊留观病案资料。

（8）急诊留观专用病历内容：①生命体征趋势图。②医嘱单。③辅助检查结果、会诊单、配（输）血单、各种知情同意书单、手术和操作记录单、化验报告粘贴单等。④护理记录单。

四、急诊住院病历

急诊住院病历内容包括住院病案首页、入院记录、病程记录、手术同意书、麻醉同意书、输血治疗知情同意书、特殊检查（特殊治疗）同意书、病危（重）通知书、医嘱单、辅助检查报告单、体温单、医学影像检查资料、病理资料等。

（一）急诊入院记录

入院记录是指患者急诊入院后，由经治医师通过问诊、查体、辅助检查获得有关资料，并对这些资料归纳分析书写而成的记录。可分为入院记录、再次或多次入院记录、24小时内入出院记录、24小时内入院死亡记录。

入院记录、再次或多次入院记录应当于患者入院后24小时内完成；24小时内入出院记录应当于患者出院后24小时内完成；24小时内入院死亡记录应当于患者死亡后24小时内完成。

1. 入院记录

（1）患者一般情况：包括姓名、性别、年龄、民族、婚姻状况、出生地、职业、入院时间、记录时间、病史陈述者。

（2）主诉：指促使患者就诊的主要症状（或体征）及持续时间。

（3）现病史：指患者本次疾病的发生、演变、诊疗等方面的详细情况，应当按时间顺序书写。内容包括发病情况、主要症状特点及其发展变化情况、伴随症状、发病后诊疗经过及结果、睡眠和饮食等一般情况的变化，以及与鉴别诊断有关的阳性或阴性资料等。与本次疾病虽无紧密关系、但仍需治疗的其他疾病情况，可在现病史后另起一段予以记录。

（4）既往史：指患者过去的健康和疾病情况。内容包括既往一般健康状况、疾病史、传染病史、预防接种史、手术外伤史、输血史、食物或药物过敏史等。

（5）个人史，月经史、婚育史，家族史。

个人史：记录出生地及长期居留地，生活习惯及有无烟、酒、药物等嗜好，职业与工作条件及有无工业毒物、粉尘、放射性物质接触史，有无冶游史。

月经史、婚育史：女性患者记录初潮年龄、行经期天数、间隔天数、末次月经时间（或闭经年龄），月经量、痛经及生育等情况。婚姻状况、结婚年龄、配偶健康状况、有无子女等。

家族史：父母、兄弟、姐妹健康状况，有无与患者类似疾病，有无家族遗传倾向的疾病。

（6）体格检查：应当按照系统顺序进行书写。内容包括体温、脉搏、呼吸、血压，一般情况，皮肤、黏膜，全身浅表淋巴结，头部及其器官，颈部，胸部（胸廓、肺部、心脏、血管），腹部（肝、脾等），直肠肛门，外生殖器，脊柱，四肢，神经系统等。

（7）专科情况：应当根据入院时专科表现记录专科特殊情况。

（8）辅助检查：指入院前所做的与本次疾病相关的主要检查及其结果。应分类按检查时间顺序记录检查结果，在其他医疗机构所做的检查，应当写明该机构名称及检查号。

（9）初步诊断：指经治医师根据患者入院时情况，综合分析所做出的诊断。如初步诊断为多项时，应当主次分明。对待查病例应列出可能性较大的诊断，待诊断明确后记录修正诊断。

（10）书写入院记录的医师签名。

2. 再次或多次入院记录　指患者因同一种疾病再次或多次住入同一医疗机构时书写的记录。要求及内容基本同入院记录。主诉是记录患者本次入院的主要症状（或体征）及持续时间；现病史中要求首先对本次住院前历次有关住院诊疗经过进行小结，然后再书写本次入院的现病史。

3. 24小时内入出院记录　患者入院不足24小时出院的，可以书写24小时内入出院记录。内容包括患者姓名、性别、年龄、职业、入院时间、出院时间、主诉、入院情况、入院诊断、诊疗经过、出院情况、出院诊断、出院医嘱及医师签名等。

4. 24小时内入院死亡记录　患者入院不足24小时死亡的，可以书写24小时内入院死亡记录。内容包括患者姓名、性别、年龄、职业、入院时间、死亡时间、主诉、入院情况、入院诊断、诊疗经过（抢救经过）、死亡原因、死亡诊断及医师签名等。

（二）急诊病程记录

病程记录是指继入院记录之后，对患者病情和诊疗过程所进行的连续性记录。内容包括患者的病情变化情况、重要的辅助检查结果及临床意义、上级医师查房意见、会诊意见、医师分析讨论意见、所采取的诊疗措施及效果、医嘱更改及理由、向患者及其近亲属告知的重要事项等。

1. 首次病程记录　指患者入院后由经治医生或值班医生书写的第一次病程记录，应当在患者入院8小时内完成。首次病程记录的内容包括病例特点、拟诊讨论（诊断依据及鉴别诊断）、诊疗计划等。

（1）病例特点：应当在对病史、体格检查和辅助检查进行全面分析、归纳和整理后写出本病例特征，包括阳性发现和具有鉴别诊断意义的阴性症状和体征等。

（2）拟诊讨论（诊断依据及鉴别诊断）：根据病例特点，提出初步诊断和诊断依据；对诊断不明的写出鉴别诊断并进行分析。

（3）诊疗计划：提出具体的检查及治疗措施安排，并对下一步诊治措施进行分析。

2. 日常病程记录　指对患者住院期间诊疗过程的经常性、连续性记录。由经治医生书写，也可以由实习医务人员或试用期医务人员书写，但应有经治医生签名。书写日常病程记录时，首先标明记录时间，另起一行记录具体内容。对病危患者应当根据病情变化随时书写病程记录，每天至少1次，记录时间应当具体到分钟。对病重患者，至少2天记录1次病程记录。对病情稳定的患者，至少3天记录1次病程记录。

（1）上级医师查房记录：是指上级医师查房时对患者病情、诊断、鉴别诊断、当前治疗措施疗效的分析及下一步诊疗意见等的记录。

主治医师首次查房记录应当于患者入院48小时内完成。内容包括查房医师的姓名、专业技术职务、补充的病史和体征、诊断依据与鉴别诊断的分析及诊疗计划等。

主治医师日常查房记录间隔时间视病情和诊疗情况确定，内容包括查房医师的姓名、专业技术职务、对病情的分析和诊疗意见等。

科主任或具有副主任医师以上专业技术职务任职资格医师查房的记录，内容包括查房医师的姓名、专业技术职务、对病情的分析和诊疗意见等。

（2）疑难病例讨论记录：指由科主任或具有副主任医师以上专业技术任职资格的医师主持、召集有关医务人员对确诊困难或疗效不确切病例讨论的记录。内容包括讨论日期、主持人、参加人员姓名及专业技术职务、具体讨论意见及主持人小结意见等。

（3）交（接）班记录：指患者经治医师发生变更之际，交班医师和接班医师分别对患者病情及诊疗情况进行简要总结的记录。交班记录应当在交班前由交班医师书写完成；接班记录应当由接班医师于接班后24小时内完成。交（接）班记录的内容包括入院日期、交班或接班日期、患者姓名、性别、年龄、主诉、入院情况、入院诊断、诊疗经过、目前情况、目前诊断、交班注意事项或接班诊疗计划、医师签名等。

（4）转科记录：指患者住院期间需要转科时，经转入科室医师会诊并同意接收后，由转出科室和转入科室医师分别书写的记录。包括转出记录和转入记录。转出记录由转出科室医师在患者转出科室前书写完成（紧急情况除外）；转入记录由转入科室医师于患者转入后24小时内完成。转科记录内容包括入院日期、转出或转入日期，转出、转入科室，患者姓名、性别、年龄、主诉、入院情况、入院诊断、诊疗经过、目前情况、目前诊断、转科目的及注意事项或转入诊疗计划、医师签名等。

（5）阶段小结：指患者住院时间较长，由经治医师每月所做病情及诊疗情况总结。阶段小结的内容包括入院日期、小结日期、患者姓名、性别、年龄、主诉、入院情况、入院诊断、诊疗经过、目前情况、目前诊断、诊疗计划、医师签名等。

（6）抢救记录：指患者病情危重，采取抢救措施时做的记录。因抢救急危患者，未能及时书写病历的，有关医务人员应当在抢救结束后6小时内据实补记，并加以注明。内容包括病情变化情况、抢救时间及措施、参加抢救的医务人员姓名及专业技术职称等。记录抢救时间应当具体到分钟。

（7）有创诊疗操作记录：指在临床诊疗活动过程中进行的各种诊断、治疗性操作（如胸腔穿刺、腹腔穿刺等）的记录。应当在操作完成后即刻书写。内容包括操作名称、操作时间、操作步骤、结果及患者一般情况，记录过程是否顺利、有无不良反应，术后注意事项及是否向患者说明，操作医师签名。

（8）会诊记录（含会诊意见）：指患者在住院期间需要其他科室或者其他医疗机构协助诊疗时，分别由申请医师和会诊医师书写的记录。会诊记录应另页书写。内容包括申请会诊记录和会诊意见记录。申请会诊记录应当简要载明患者病情及诊疗情况、申请会诊的理由和目的，申请会诊医师签名等。常规会诊意见记录应当由会诊医师在会诊申请发出后48小时内完成，急会诊时会诊医师应当在会诊申请发出后10分钟内到场，并在会诊结束后即刻完成会诊记录。会诊记录内容包括会诊意见、会诊医师所在的科别或者医疗机构名称、会诊时间及会诊医师签名等。申请会诊医师应在病程记录中记录会诊意见执行情况。

（9）出院记录：指经治医师对患者此次住院期间诊疗情况的总结，应当在患者出院后24小时内完成。内容主要包括入院日期、出院日期、入院情况、入院诊断、诊疗经过、出院诊断、出院情况、出院医嘱、医师签名等。

（10）死亡记录：指经治医师对死亡患者住院期间诊疗和抢救经过的记录，应当在患者死亡后24小时内完成。内容包括入院日期、死亡时间、入院情况、入院诊断、诊疗经过（重点记录病情演变、抢救经过）、死亡原因、死亡诊断等。记录死亡时间应当具体到分钟。

（11）死亡病例讨论记录：指在患者死亡1周内，由科主任或具有副主任医师以上专业技术职务任职资格的医师主持，对死亡病例进行讨论、分析的记录。内容包括讨论日期、主持人及参加人员姓名、专业技术职务、具体讨论意见及主持人小结意见、记录者的签名等。

（12）病重（病危）患者护理记录：指护士根据医嘱和病情对病重（病危）患者住院期间护理过程的客观记录。病重（病危）患者护理记录应当根据相应专科的护理特点书写。内容包括患者姓名、科别、住院病历号（或病案号）、床位号、页码、记录日期和时间、出入液量、体温、脉搏、呼吸、血压等病情观察、护理措施和效果、护士签名等。记录时间应当具体到分钟。

（三）急诊手术相关记录

1. *术前小结*　指在患者手术前，由经治医师对患者病情所做的总结。内容包括简要病情、术前诊断、手术指征、拟施手术名称和方式、拟施麻醉方式、注意事项，并记录手术者术前查看患者相关情况等。

2. *术前讨论记录*　指因患者病情较重或手术难度较大，手术前在上级医师主持下，对拟实施手术方式和术中可能出现的问题及应对措施所做的讨论。讨论内容包括术前准备情况、手术指征、手术方案、可能出现的意外及防范措施、参加讨论者的姓名及专业技术职务、具体讨论意见及主持人小结意见、讨论日期、记录者的签名等。

3. *麻醉术前访视记录*　指在麻醉实施前，由麻醉医师对患者拟施麻醉进行风险评估的记录。麻醉术前访视可另立单页，也可在病程中记录。内容包括姓名、性别、年龄、科别、病案号、患者一般情况、简要病史、与麻醉相关的辅助检查结果、拟行手术方式、拟行麻醉方式、麻醉适应证及麻醉中需注意的问题、术前麻醉医嘱、麻醉医师签字并填写日期。

4. *麻醉记录* 指麻醉医师在麻醉实施中书写的麻醉经过及处理措施的记录。麻醉记录应当另页书写，内容包括患者一般情况、术前特殊情况、麻醉前用药、术前诊断、术中诊断、手术方式及日期、麻醉方式、麻醉诱导及各项操作开始及结束时间、麻醉期间用药名称、方式及剂量、麻醉期间特殊或突发情况及处理、手术起止时间、麻醉医师签名等。

5. *手术记录* 指手术者书写的反映手术一般情况、手术经过、术中发现及处理等情况的特殊记录，应当在术后24小时内完成。特殊情况下由第一助手书写时，应有手术者签名。手术记录应当另页书写，内容包括一般项目（患者姓名、性别、科别、病房、床位号、住院病历号或病案号）、手术日期、术前诊断、术中诊断、手术名称、手术者及助手姓名、麻醉方法、手术经过、术中出现的情况及处理等。

6. *手术安全核查记录* 指由手术医师、麻醉医师和巡回护士三方，在麻醉实施前、手术开始前和患者离室前，共同对患者身份、手术部位、手术方式、麻醉及手术风险、手术使用物品清点等内容进行核对的记录，输血的患者还应对血型、用血量进行核对。应有手术医师、麻醉医师和巡回护士三方核对、确认并签字。

7. *手术清点记录* 指巡回护士对手术患者术中所用血液、器械、敷料等的记录，应当在手术结束后即时完成。手术清点记录应当另页书写，内容包括患者姓名、住院病历号（或病案号）、手术日期、手术名称、术中所用各种器械和敷料数量的清点核对、巡回护士和手术器械护士签名等。

8. *术后首次病程记录* 指参加手术的医师在患者术后即时完成的病程记录。内容包括手术时间、术中诊断、麻醉方式、手术方式、手术简要经过、术后处理措施、术后应当特别注意观察的事项等。

9. *麻醉术后访视记录* 指麻醉实施后，由麻醉医师对术后患者麻醉恢复情况进行访视的记录。麻醉术后访视可另立单页，也可在病程中记录。内容包括姓名、性别、年龄、科别、病案号、患者一般情况、麻醉恢复情况、清醒时间、术后医嘱、是否拔除气管插管等，如有特殊情况应详细记录，麻醉医师签字并填写日期。

（四）知情同意书

1. *手术同意书* 指手术前，经治医师向患者告知拟施手术的相关情况，并由患者签署是否同意手术的医学文书。内容包括术前诊断、手术名称、术中或术后可能出现的并发症、手术风险、患者签署意见并签名、经治医师和术者签名等。

2. *麻醉同意书* 指麻醉前，麻醉医师向患者告知拟施麻醉的相关情况，并由患者签署是否同意麻醉意见的医学文书。内容包括患者姓名、性别、年龄、病案号、科别、术前诊断、拟行手术方式、拟行麻醉方式，患者基础疾病及可能对麻醉产生影响的特殊情况，麻醉中拟行的有创操作和监测，麻醉风险、可能发生的并发症及意外情况，患者签署意见并签名、麻醉医师签名并填写日期。

3. 输血治疗知情同意书　指输血前，经治医师向患者告知输血的相关情况，并由患者签署是否同意输血的医学文书。输血治疗知情同意书内容包括患者姓名、性别、年龄、科别、病案号、诊断、输血指征、拟输血成分、输血前有关检查结果、输血风险及可能产生的不良后果、患者签署意见并签名、医师签名并填写日期。

4. 特殊检查、特殊治疗同意书　指在实施特殊检查、特殊治疗前，经治医师向患者告知特殊检查、特殊治疗的相关情况，并由患者签署是否同意检查、治疗的医学文书。内容包括特殊检查、特殊治疗项目名称、目的、可能出现的并发症及风险、患者签名、医师签名等。

5. 病危（重）通知书　指因患者病情危（重）时，由经治医师或值班医师向患者家属告知病情，并由患方签名的医疗文书。内容包括患者姓名、性别、年龄、科别，目前诊断及病情危重情况，患方签名、医师签名并填写日期。一式两份，一份交患方保存，另一份归病历中保存。

（五）其余相关病历内容

1. 医嘱　指医师在医疗活动中下达的医学指令。医嘱单分为长期医嘱单和临时医嘱单。

长期医嘱单内容包括患者姓名、科别、住院病历号（或病案号）、页码、起始日期和时间、长期医嘱内容、停止日期和时间、医师签名、执行时间、执行护士签名。临时医嘱单内容包括医嘱时间、临时医嘱内容、医师签名、执行时间、执行护士签名等。

医嘱内容及起始、停止时间应当由医师书写。医嘱内容应当准确、清楚，每项医嘱应当只包含一个内容，并注明下达时间，应当具体到分钟。医嘱不得涂改。需要取消时，应当使用红色墨水标注“取消”字样并签名。

一般情况下，医师不得下达口头医嘱。因抢救急危患者需要下达口头医嘱时，护士应当复诵一遍。抢救结束后，医师应当即刻据实补记医嘱。

2. 辅助检查报告单　指患者住院期间所做各项检验、检查结果的记录。内容包括患者姓名、性别、年龄、住院病历号（或病案号）、检查项目、检查结果、报告日期、报告人员签名或者印章等。

3. 体温单　体温单为表格式，以护士填写为主。内容包括患者姓名、科室、床号、入院日期、住院病历号（或病案号）、日期、手术后天数、体温、脉搏、呼吸、血压、排便次数、出入液量、体重、住院周数等。

五、电子病历

电子病历是使用医疗机构信息系统生成的医疗记录，是病历的一种形式，不包括使用文字处理系统编辑打印的病历文档。电子病历系统的输入方式增加数字化信息的输入、传输与共享，大大减少人工书写病历的工作量，提高准确性，便于统一规范管理。在分级管理的模式下，电子病历将保存操作印痕，标记操作时间，识别操作人员信息，确保以上信息可查询、可追溯。可靠的电子签名和手写签名具有同等的法律效力，维持了医疗文书的法律效力。

随着医院加大对电子化信息系统的投入和建设，电子信息系统逐步覆盖到医疗活动的方方面面。急诊医学科作为医疗信息最密集的科室，国内许多医疗机构已经在电子信息系统上实施对急诊医学科电子病历的现代化管理。根据《电子病历基本规范（试行）》（2010）的要求，以下简要叙述急诊相关电子病历的填写规范。

（一）电子病历的系统设计要求

1．满足国家信息安全等级保护制度与标准。

2．具有资格的急诊医生取得使用病案系统专有的身份标识和识别手段。

3．工作人员对本人身份标识的使用负责。

4．使用有注册的身份登录方可对电子病历实现阅读、修改、复制等操作。

5．对不同管理人员按级别设置有相应审查、修改的权限和时限。

6．登录电子病历系统完成各项记录等操作并予确认后，系统应当显示操作人员电子签名。

7．对所有登录后的操作后台均有记录。

8．为患者建立个人信息数据库（包括姓名、性别、出生日期、民族、婚姻状况、职业、工作单位、住址、有效身份证件号码、社会保障号码或医疗保险号码、联系电话等），授予唯一标识号码并确保与患者的医疗记录相对应。

9．为病历质量监控、医疗卫生服务信息以及数据统计分析和医疗保险费用审核提供技术支持。

10．专门的管理部门和人员负责电子病历系统的建设、运行和维护。

（二）急诊电子病历系统的使用要求

1．电子病历录入应当遵循客观、真实、准确、及时、完整的原则。

2．录入要求同《病历书写规范》。

3．及时开始急诊相关信息的采集，一般指患者进入抢救室，有条件者对特殊危重症患者的转运过程仍需记录。

4．核对患者一般信息。

5．明显失真数据应予以及时修改或纠正。

6．纸质版必须由主管医生执笔签名方可视为有效。

7．病案归档后不得修改。

8．依据电子病历的客观实时的信息，对医疗质量进行追踪管理。

第三节　急诊医学科处方书写规范

处方指由注册的执业医师和执业助理医师（以下简称“医师”）在诊疗活动中为患

者开具的、由取得药学专业技术职务任职资格的药学专业技术人员（以下简称“药师”）审核、调配、核对，并作为患者用药凭证的医疗文书。处方包括医疗机构病区用药医嘱单。

一、处方的标准

（一）处方内容

1. 前记　包括医疗机构名称、费别、患者姓名、性别、年龄、门诊或住院病历号、科别或病区、床位号、临床诊断、开具日期等。可添列特殊要求的项目。

麻醉药品和第一类精神药品处方还应当包括患者身份证明编号，代办人姓名、身份证明编号。

2. 正文　以Rp或R（拉丁文Recipe“请取”的缩写）标示，分列药品名称、剂型、规格、数量、用法用量。

3. 后记　医师签名或者加盖专用签章，药品金额以及审核、调配，核对、发药药师签名或者加盖专用签章。

（二）处方颜色

1. 普通处方印刷用纸为白色。
2. 急诊处方印刷用纸为淡黄色，右上角标注“急诊”。
3. 儿科处方印刷用纸为淡绿色，右上角标注“儿科”。
4. 麻醉药品和第一类精神药品处方印刷用纸为淡红色，右上角标注“麻、精一”。
5. 第二类精神药品处方印刷用纸为白色，右上角标注“精二”。

二、处方书写规则

1. 患者一般情况、临床诊断填写清晰、完整，并与病历记载相一致。
2. 每张处方限于1名患者的用药。
3. 字迹清楚，不得涂改；如需修改，应当在修改处签名并注明修改日期。
4. 药品名称应当使用规范的中文名称书写，没有中文名称的可以使用规范的英文名称书写；医疗机构或者医师、药师不得自行编制药品缩写名称或者使用代号；书写药品名称、剂量、规格、用法、用量要准确规范，药品用法可用规范的中文、英文、拉丁文或者缩写体书写，但不得使用“遵医嘱”“自用”等含糊不清字句。
5. 患者年龄应当填写实足年龄，新生儿、婴幼儿写日、月龄，必要时要注明体重。
6. 除特殊情况外，应当注明临床诊断。
7. 西药和中成药可以分别开具处方，也可以开具一张处方，中药饮片应当单独开具处方。
8. 开具西药、中成药处方，每一种药品应当另起一行，每张处方不得超过5种药品。

9．中药饮片处方的书写，一般应当按照“君、臣、佐、使”的顺序排列；调剂、煎煮的特殊要求注明在药品右上方，并加括号，如布包、先煎、后下等；对饮片的产地、炮制有特殊要求的，应当在药品名称之前写明。

10．药品用法用量应当按照药品说明书规定的常规用法用量使用，特殊情况需要超剂量使用时，应当注明原因并再次签名。

11．药品剂量与数量用阿拉伯数字书写。剂量应当使用法定剂量单位：重量以克（g）、毫克（mg）、微克（μg）、纳克（ng）为单位；容量以升（L）、毫升（ml）为单位；国际单位（IU）、单位（U）；片剂、丸剂、胶囊剂、颗粒剂分别以片、丸、粒、袋为单位；溶液剂以支、瓶为单位；软膏及乳膏剂以支、盒为单位；注射剂以支、瓶为单位，应当注明含量；中药饮片以剂为单位。

12．开具处方后的空白处划一斜线以示处方完毕。

13．处方医师的签名式样和专用签章应当与院内药学部门留样备查的式样相一致，不得任意改动，否则应当重新登记留样备案。

14．其他参见第十三章第五节。

（徐　峰　路　鑫）

第十章　急诊医学科文化建设管理

第一节　科室文化建设的基本内涵

中国传统文化内容丰富，包罗万象，历史悠久，博大精深，中华民族的伟大不仅仅在于时间的宽度、广度，更能体现在文化的延续性上。文化是一种“活”的载体，目的在于让有文化的人来带动各行各业日新月异的发展，促进全社会、全行业的和谐共进。

卫生部和国家中医药管理局于2007年3月2日印发《2007年“以患者为中心，以提高医疗服务质量为主题”的医院管理年活动方案》的通知中，工作目标和重点要求中提到加强思想道德教育，树立社会主义荣辱观，加强医院文化建设，推进精神文明建设，纠正损害群众利益的不正之风。重点要求：加强医院文化建设，强调忠诚的服务精神和人道的服务文化。

2017年7月14日国务院办公厅发布《国务院办公厅关于建立现代医院管理制度的指导意见》，在完善医院管理制度中提到“加强医院文化建设，树立正确的办院理念”，弘扬“敬佑生命、救死扶伤、甘于奉献、大爱无疆”的职业精神。恪守服务宗旨，增强服务意识，提高服务质量，全心全意为人民健康服务。推进医院精神文明建设，开展社会主义核心价值观教育，促进形成良好医德医风。关心爱护医务人员身心健康，尊重医务人员劳动成果和辛勤付出，增强医务人员职业荣誉感。建设医术精湛、医德高尚、医风严谨的医务人员队伍，塑造行业清风正气。

医院文化可以说是医院发展过程中的重要内容，同时也是医院全体医护人员的工作实践积累，是医院创造的物质和精神成果的总和。医院文化对医院未来发展来说至关重要，其主要内容包括精神文化、物质文化、制度文化以及行为文化四个方面，在这个基础上还可以进一步细分为医院发展规范、医院环境、医院服务质量等。

总的来说，医院文化就是包括医院理想、信念、发展目标、价值观等内容的复合体，是一家医院最重要的无形资产，能够深入挖掘医护人员的潜力，激发医护人员的工作热情，让他们为医院的发展作出自己的贡献。医院文化建设对医院管理、发展和改革等工作都具有非常重要的现实意义。医院文化能够为医院的发展提供方向，激励和约束医院医护人员，同时能够提升医院整体的向心力和凝聚力，促进医院整体实力的提升。良好的医院文化还能够起到一定的育人作用，培养医护人员的正确思想，提升他们的职业道德素养，打造一支高水平、高素质的医护人才队伍。人才作为医院发展的根本，高水平医护人才队伍能够有效提升医院的核心竞争力，并在提升医院管理效率的同时，提高医院的综合能力。

科室文化是从医院文化演化而来的，是一个科室在长期的医疗实践活动中塑造、培养、提炼而成的，是科室业务技术和精神风貌的集中体现。科室文化建设是医院文化建设的重要部分，是科室生存发展的根基和动力，对提高医院核心竞争力起着推动作用。医院应该像重视医院文化建设一样给予科室文化建设规划、指导和支持。

科室文化建设的内涵就是从文化的角度来考虑科室的管理行为，充分尊重人的价值，重视人性的完整和现代人需求的多样，利用共同的价值观、信念和谐的人际关系以及积极进取的精神来达到科室的管理目标。科室文化是一种渗透于科室一切活动之中的精神内涵，是科室的灵魂所在。一个没有科室文化的科室是没有发展前途的。

科室文化的主要内涵是在科室长期发展过程中逐渐形成并不断发展完善的、被全体医护人所认同和遵循的价值理念和行为准则。科室文化具有文化的共性，也具有医院科室自身的专业特色与服务个性。它不但是科室全体医护人员群体素质的外在表现，还是科室业务技术和精神风貌的集中体现。

科室是医院文化建设的基本单位，是医院文化深入人心、有效落实的关键环节。科室文化是科室建设的精神源泉和科室发展的原动力，需要科室全体人员共同建设，充分认识科室文化建设对科室发展的引导激励作用、规范教育作用和凝聚协调作用，将科室文化建设与科室发展同部署、同落实，提升科室“软实力”。科室文化建设不仅对医务人员及医院管理有积极作用，对患者满意度的提高也是非常重要的。不同科室收治的病种各异，各个科室可根据病种开展有针对性的、患者喜闻乐见的健康宣教活动，如健康讲座、健康知识竞赛、发放图文健康宣传手册、录制健康宣教视频等，形成浓郁的健康文化。不仅让患者掌握疾病保健知识，也增进了医患间的沟通交流，有助于建立友好和谐的医患关系，提升患者满意度。科室文化是从文化的角度来考虑管理行为，充分尊重人的价值，重视人性的完整和现代人需求的多样性，利用共同的价值观、信念、和谐的人际关系以及积极进取的精神来达到管理目标；科室文化是一种渗透于科室一切活动之中的精神内涵，是科室的灵魂所在，是科室进步取之不尽、用之不竭的精神源泉。其中最重要的核心因素有两大方面：一是科室自身生长力，包括科室内凝聚力、人才激发机制、科室不断的延续功能；二是科室形象推进市场竞争力，包括科室信誉度、科室美誉度、市场亲和力等。在创建品牌医院的进程中，一定要大力提倡科室文化的塑造和培养。

第二节　科室文化的特征、功能与内容

一、科室文化建设的指导思想

良好的科室文化对科室建设和发展有着强大的推动作用。它能化解科室成员之间的矛盾；能使成员在工作中分享工作的乐趣，分享科室的成就与荣誉；能够帮助成员克服职业倦怠，释放压力，平衡心态，提高工作效率和工作质量；能激发出成员的敬业精神和对事业的追求；能激发成员对集体的热爱，体会到“没有成功的个人，只有成功的团

队”的团队化的精髓。因此，加强具有时代精神风貌、渗透科学管理思想、强调人文精神与创新理念、极具凝聚力和执行力的科室文化建设，是在当代新医改形势下保障医院可持续发展的基础和力量源泉。

二、科室文化的基本构成

科室文化内容丰富要素众多，可以概括为4个层面：精神层、制度层、行为层和物质层。精神层面的文化是指意识形态和文化理念的总和，体现为科室理念、职业道德、经营哲学、价值观念、精神风貌等，主要包括理想和信念、思想和情操、价值观和道德观、工作态度、行为规范、修养及人际关系等；制度层面文化主要是指对医护人员的行为给予一定限制，具有共性和强有力的行为规范要求，科室需要建立较为完备的制度体系。包括科室规章制度、岗位行为规范、岗位职责、工作规范与流程等；行为层面文化是指医护人员在工作及学习生活中产生的活动文化，在教育宣传、服务患者、服务社会、人际关系、文娱体育等活动中产生的文化现象，包括围绕医院、科室的重要工作开展丰富多彩、寓教于乐的文化活动，围绕增进医患沟通、普及健康知识开展的医疗下乡和进社区志愿者服务等多种形式的医患互动活动等；物质层面文化是各种科室硬件建设和科室环境等构成的器物文化，是一种以物质形态为表现的表层文化，如设计科室徽标及徽章，设置科室文化宣传栏，建立新媒体传播媒介等。

三、科室文化建设的基本原则

1. *核心价值观的原则* 科室文化是医院文化的承接和继承，必须遵循医疗卫生事业内在的特殊要求以及医院本身的自我传统，并把这些理念作为科室文化建设的核心价值观。

2. *以“人为本”的原则* 科室成员是科室的基础细胞和力量源泉，是科室中最有价值的财富。关注科室成员的心理身体健康，关注科室成员发展是科室恒久发展的首要任务，也是一个组织的人际道德准则。秉承“人人是人才”的“理人”“用人”理念，为每名成员提供均等的发展和深造的机会，使每个人都发挥最大的潜能，实现自身价值。

3. *“和谐”的原则* 科室文化建设的关键在于实现个人与组织的“和谐”。也就是现代组织管理学中表达的“个人－组织契合”理论 。“和谐”原则，注重关注员工与组织的相互作用，强调实现组织成员与组织的一致性或互补性，不仅注重组织成员的能力与特定岗位要求相匹配，同时也注重组织成员的内在特征与组织的潜在特征相吻合。

4. *继承创新原则* 挖掘科室发展过程中积淀的优秀文化成果，继承和发扬科室的特色文化，探索新时期科室文化建设的方法和途径，总结科室文化建设的特点和经验，努力实现科室文化传承性和创造性的统一，推动科室文化建设向高水平发展。

5. *务实的人文建设原则* 以人文建设促进科室成员整体的素质提高，形成推动科室发展的内在动力；以人文建设促进环境改善，创造良好的工作条件、工作氛围；以人文建设促进科研创新和科室管理，提高科室工作质量和优质服务水平；打造科室品牌特色和团队文化，不断增强核心竞争力。

6. 科学有序，长期积累的原则　“十年树木，百年树人”，科室文化建设是一个渐进积累的长期过程，必须坚持科室文化建设工作的科学有序性，整体规划与具体计划相互配套，相互承接，相互补益的原则。

四、科室文化特征

科室文化功能具有导向、激励、凝聚、辐射作用。良好的科室文化能够打造一支高素质的员工队伍，从而提高管理效率，提升核心竞争力。良好的医院科室文化建设能充分发挥科室在医院的智能、作用过程中的贡献性，是医院科学化、人性化管理的具体体现，并且在医院建设发展中也起着十分重要的作用。

1. 凝聚与激励作用　当一种文化的核心即价值观被科室成员认同后，就能将不同层次、不同类别的成员融合团结起来。科室文化建设的目标就是要建立起一个命运共同体，用共同的价值观和信念使全科人员团结一心、众志成城，同时在科室内部形成一种良好的工作氛围，使员工产生责任感、荣誉感、归属感和进取心，激励员工与科室发展，同呼吸共命运，使科室成员自觉维护科室形象，故内涵深厚的科室文化可以凝结和激励科室全体员工推动科室有序、高效发展。

2. 约束作用　临床科室处于医院组织结构和医院管理工作的中间层，要服从医院的整体规划设计，服从院领导统一指挥，服从医院的整体利益，从而最大限度地实现医院发展的总体目标，科室必须在医院总体要求下寻求发展，医院和科室倡导的价值观、理念和成文的规章制度或约定俗成的规矩、习惯等，对每一个员工的思想、行为起着有力的规范和约束作用，约束不是限定和阻碍科室发展，而是集科室全部力量和资源于一体，朝着医院发展的总体目标努力奋斗。

3. 导向作用　科室文化把员工引导向一个预定的目标，将科室员工逐步培育成为一群有着共同价值观、精神状态、理想追求的人，凝聚起来的单位对员工进行潜移默化的引导，使员工自然而然地融合于团队之中，这种间接并无具体执行者的文化强制是最为隐形的一种机制，也是力量最强的一种导向。

4. 辐射作用　一个科室的文化不仅对本科室员工发挥作用，还对医院其他科室或其他医院的相关科室产生一定的影响。一个具有良好文化力的科室将会影响和带动医院其他科室的发展，促进科室间的相互协作和团队精神的培养，对医院的整体发展产生巨大的推动作用。良好的科室文化有利于科室树立良好的社会形象，吸引更多的就诊患者，创造更多的经济效益，有利于科室吸引人才，增强发展的实力。

五、科室文化功能与内容

科室文化建设的内容是全方位建设的集群，其实施的内容应包括7个方面，即科室的道德文化、组织文化、制度文化、行为文化、品牌文化、团队文化、人文素养。①道德文化建设：包括人生观、价值观、世界观、评价体系、职业操守、岗位职责、工作理念等。②组织文化建设：包括组织行为学、组织管理学理论的学习；提升组织执行力、组织纪律、组织观念，加强组织民主集中制，丰富组织活动等方面。③制度文化建设：包括打造系统科学的各项管理、业务、考评、报表、统计、财务等制度系统；学习并研讨对有关制度的深入理解及调整、创新等。④行为文化建设：包括工作规范、工作风格、工作氛围的确立和导向；树立典型或模范；开发和激励群体行为，形成群体约束力及行为识别系统等。⑤品牌文化建设：包括科室理念、口号、服务宗旨、标识的确立；各个管理环节的理念、标准的确立等。⑥团队文化建设：包括人才培育；团队理念、凝聚力、团队士气、协作精神的确立和提升，团队活动的开展等。⑦人文素养建设：包括人文意识、人文精神、人文方法等理论的学习；人文环境的打造；人文活动的开展；人文素养普查与分析等。

科室文化的形成需要外力予以塑造和培育，是一项综合过程，需要科室领导和全体人员的共同努力。通过精神文化统一员工价值取向、培养职业信念；通过制度文化和行为文化统一和规范员工的行为，通过科室物质文化建设，营造良好的文化环境愿景、核心理念、服务理念等；制订具有本科室特点的发展规划、发展目标和科室愿景，还需要围绕新一轮医疗体制改革，顺应社会对医学人文精神的呼唤，推行人文管理及知识管理，实现以文育人特色的科室文化核心理念，包含着大家认同的愿景、目标、价值观和行为方式，以此正确处理与患者、同事、工作、教学、科研、生活的关系，才能使科室始终处于一个动态、有序、和谐的状态之中，使员工自觉为科室的发展不断努力，使学科呈现可持续性发展。

第三节　急诊医学科的科室文化建设

急诊医学科文化建设涉及科室的各项诊疗活动和护理工作，是急诊医学科进步的精神源泉，具有特色的急诊文化将进一步指导科室的发展和医务人员的行为，可以把医护人员有目的、有步骤地引导向科室预定的进步目标，用共同的价值观和信念使急诊医学科全体人员团结一心，建立起一个命运共同体，推动急诊医学科有序、高效发展。

急诊医学科因其自身独特科室构建及运行模式决定了科室文化建设与其他科室不一样，科室由急诊抢救室、急诊输液室、急诊观察室、急诊病房、急诊重症监护病房及其附从的其他辅助科室等多科室组成，分布的区域不同，承担任务不同；工作于急诊的医生、护士大部分以年轻人为主，工作特性决定需要频繁倒班，年轻人的社会特性与科室文化特性存在代差，人员集中困难；急诊救治患者病情急、危、重，病种复杂，患者及家属心态千奇百怪，要协调统一的科室文化是有很大的挑战。

首先，搞好科室文化建设离不开素质高、能力强的科主任。急诊医学科主任是一个科室的管理者和组织领导者，也是急诊文化建设的倡导者、实践者和推动者。急诊医学科文化建设是软任务，科主任的重视程度决定着急诊医学科文化建设的直接效果。科主任要不断提高素质，做具有突出才能的管理者，突出才能即善于综合分析的决策能力，知人善任的组织能力，多方面协调能力和驾驭全局的领导能力，真正做到在其位、谋其责。同时具有良好的道德、品行、作风，为急诊医务人员起表率作用，带领大家一起同心同德去建设特色急诊文化。

其次，要“多鼓励，少批评”。急诊是一个十分复杂的体系，年轻医生多，患者心情急，极易发生冲突，稍有沟通不到位，即可出现矛盾。外加频繁倒班，劳动强度大，出错的概率自然多，因此在一定程度上要容许年轻医生“犯错误”，但必须给予年轻医生“机会”，让他们不断更新理念，查找自身不足，改正缺点，不断优化，为患者提高优质服务。积极建立“医学要有人的温度”的理念，针对急诊医学科急危重症患者多的特点，推崇“温馨5分钟”“沟通零距离”“措施走在季节前”等活动，保证医护人员及时与患者及家属进行面对面的交谈，缩短与患者的空间距离，拉近医患的心理距离。

作为科室文化建设的重要部分，团队建设、团队表彰、科室宣传是不可或缺的一部分，各种表彰不仅仅追求省市、医院层面的，科室应该建立自己能代表科室文化的各类表彰，让科室人员有自己科室的荣誉归属感。不同区域在科室大框架下，可以根据自身特点建立自己的不同文化特色。以员工为本，充分尊重员工的主人翁地位，尊重员工的人格，通过多种形式集思广益为员工实现自身价值提供平台，营造非惩罚性的管理氛围，增强员工的归属感，提高员工对医院的忠诚度。建立科学、合理、公平、公正的学习晋升和绩效考核制度，鼓励员工的创新意识和团队精神，引导员工与组织共同成长。培养浓厚的学习氛围，真正建立起高度柔性的、扁平的、符合人性的、可持续发展的科室文化，使每个员工置身其中，都能得到陶冶和提高。

急诊医学科室文化建设需要注重学科专业特色，形成具有学科专业内涵的小环境，一方面要以建设学科专业化内涵特色鲜明的科室文化为抓手，培育员工终身学习、团队共同学习的新理念，定期组织疑难病例讨论和学术沙龙等，加快员工专业知识更新；另一方面要结合学科建设发展规划，充分利用各种资源，鼓励科研创新，拓展新技术新业务，不断提升技术实力、专业层次和学科水平，扩大学科的影响力。科室文化建设能实现文化自觉、文化自信、文化自强，充分发挥文化的导向、约束、凝聚和辐射作用。特色科室文化打造能够形成群体价值意识，构建和谐医患关系，提升管理服务水平，增强医院竞争能力，进而产生更好的社会效益和经济效益，促进学科的可持续性发展。

要建设好急诊医学科室的文化建设，必须实现5个思想转变，树立6大基本意识。5个思想转变包括：经验型向科学型，管理理念上的转变；由“管人”向“理人”，管理意识上的转变；由“训导”向“言传身教”，管理者管理角色上的转变；由上级领导指令性管理向科室成员自觉自发自主，管理重心上的转变；由以罚扣为主要手段的绩效考评向以导向、激励为主要手段，绩效考评内容和方式上的转变。6个基本意识包括民主意识、公明意识、平等意识、组织意识、品牌意识、纪律意识。

（陈晓兵　李小民）

第十一章　急诊医学科临床医疗技术管理规范

第一节　医疗技术的定义、分类和管理办法

一、医疗技术的定义

医疗技术指用于卫生保健领域和医疗服务系统的特定知识体系，包括用于医疗保健的仪器设备、医疗程序、手术操作及相关的组织系统与后勤支持系统。医疗技术是技术的一种，是医学科学和其他学科知识应用于医疗实践的产物，是人类为了认识、调整、控制人自身及其生存环境的设备、工具、技巧、能力、方法的总和。

二、医疗技术的分类

根据不同的标准，医疗技术可以分为不同的种类。

1. 根据医疗技术的技术特征，可分为内科、外科、妇产科、儿科等技术，根据医学学科进一步细分，如内科可以细分为呼吸内科、消化内科等。还可以根据适用性的不同，分为一般技术和专科技术。

2. 根据医学特征，可分为诊断技术、预防技术、治疗和康复技术、医学组织管理技术、医学后勤支持技术。

3. 根据物理特性，可分为：①药物、化学或生物制剂，用于疾病的诊治与预防。②医疗仪器设备，诊断与治疗设备。③医疗程序，是提供者根据自己的医疗技能对药物和仪器设备的综合运用。

4. 根据医疗技术的应用范围，可分为新技术和现有技术。现有技术又分为专项技术和常规技术。新技术是指在一定范围内首次应用于临床的诊断和治疗技术，包括：①使用新试剂的诊断项目。②使用二、三类医疗器械的诊断和治疗项目。③创伤性的诊断和治疗项目。④生物基因诊断和治疗项目。⑤使用产生高能射线设备的诊断和治疗项目。⑥组织、器官移植项目。⑦其他可能对人体健康产生重大影响的新技术项目。专项技术是指经卫生行政部门核准后，医疗机构方可进行临床应用的现有技术项目。常规技术是指专项技术以外的其他现有技术项目。

5. 根据医疗技术的发展程度，可分为探索使用技术（医疗机构引进或自主开发的在国内尚未使用的新技术）、限制使用技术（需要在限定范围和具备一定条件方可使用的技术难度大、技术要求高的诊疗技术）、一般诊疗技术（限制使用技术外的常用诊疗项目）。卫生部起草的《特殊医疗技术临床应用管理办法》将特殊医疗技术定义为可能

对人体健康和生命安全、社会伦理道德、医疗质量和医疗安全产生重大影响的诊断和治疗技术项目。

三、医疗技术管理的概念

医疗技术活动是医疗工作中最活跃、最基本的要素，是构成医疗过程的基本内容，医疗技术管理是整个医院管理的重要组成部分。医疗技术管理包括医疗技术管理和医疗技术建设两项内容。

医疗技术管理的领域甚广、内容庞大，包括医院医疗技术科室和各学科的各个医疗技术环节，管理内容涵盖：①依照法规政策对重要医疗技术工作做出政策。②制定、修订技术常规、操作规程、技术标准，并监督执行。③加强技术培训和技术指导，提高医院整体技术水平，保证各项技术工作正常进行。④抓好医院部门间的技术配套工作，重点解决技术配套中的技术问题。⑤计划、决策、管理新技术的开发与建设。

（一）医疗技术管理的基本方法

1. 分级管理　总体上讲，医院的医疗技术管理可分为3个层次，即医院、科室和各级医护技术人员。院级技术管理要在院直接或统一领导下，由分管院长会同医务处（科）、护理部等职能部门负责全院性的技术管理工作，落实和检查评价各项技术管理的实施计划。科室技术管理由科主任、护士长负责，一方面要对院长负责，完成医院下达的各项技术管理任务，另一方面要对本科室的技术工作进行具体指导、组织实施。各级医护人员在技术管理中的最主要任务是保证高标准、严要求地完成各项技术工作，并严格执行逐级请示报告、逐级技术指导制度。从分级管理角度来看，医疗技术管理的重点在科室，要加强医疗技术管理必须健全科室的各项技术管理制度。例如，坚持科主任查房制度，检查科室技术管理的实施情况，加强技术指导把关，解决技术管理中的疑难问题等。健全技术负责人定期碰头会制度，研究科室技术管理中的关键问题，协调技术工作，制订改进措施，确定下一阶段技术管理的重点。

2. 循环管理　循环管理是对某项具体技术工作采用的管理方法，是指将技术管理工作按照计划（研究确定技术管理方案、措施、要求）-实施（技术管理方案的贯彻执行）-检查（对技术管理方案的实施情况进行检查监督）-总结（将技术管理结果进行综合分析）的模式循环往复地进行，每一次循环过程可以看作一个管理周期，每一个周期的终结又是下一个周期的开始。在循环式管理中，应根据项目的性质采取不同的方法，对于通用性、共同性或需要多部门联合实施的项目，可采用定项循环管理法，重点在于立项和确定管理计划；对于疾病诊疗、护理方面的技术管理，可采用病种循环方法，重点在于计划治疗。每一个循环周期可以指一个疗程，周期的开始是确定诊断和初步诊疗计划，周期的终末要做出疗程小结。通过综合分析修订诊断，改进治疗方案，并做好一个周期的诊疗计划，依次循环往复达到治愈患者的目的。

3. 协调管理　由于医疗技术工作的广泛联系性，协调式技术管理在医疗技术管理中显得极为重要。协调管理就是协调各技术部门、各科室和各个技术环节的相互关系，包括日常医疗技术工作的协调管理（如医护关系管理、会诊管理、临床科室与医技科室联系制度等）和新技术开展过程中的协调管理。

（二）医疗技术管理的重点内容

1. *基础医疗技术管理* 基础医疗技术包括基础医学理论、基础临床经验和基本操作技能，也就是通常所讲的“基本功”。加强基础医疗技术管理是优化医疗技术、保证医疗质量、发展专科技术的前提条件和根本保证，对于各医疗技术科室、各专业和各项医疗技术工作的管理都具有重要的意义。加强基础医疗技术管理主要通过健全基础技术管理制度，强化基础技术培训考核，制订基础技术操作规程等方法加以实施。基础医疗技术的掌握并不是一劳永逸的，基础技术本身也是不断发展的。因此，基础技术管理工作是永恒的、连续的和发展的。

2. *重点病例的医疗技术管理* 按照医院管理中心法则，新入院病例、急症病例、疑难病例、危重病例、重大手术病例都应作为重点病例，对上述类别的病例管理是医疗技术管理的中心环节。加强重点病例医疗技术管理就是通过健全制度，落实措施，抓时限、抓抢救抓攻关，创出高水平，保证高质量。做好重点病例医疗技术管理工作，整个医疗技术管理就能争取主动提高效率。重点病例经过最优化的医疗技术治疗，转化为一般病例、康复病例，医疗质量就得到了保证。重点病例的医疗技术管理可以与其他业务技术工作同步进行，重点强调各项规章制度的健全和执行，如三级查房制度、三级护理制度、病例讨论制度、会诊制度和抢救制度等。

3. *技术培训和技术考核* 对各级卫生技术人员进行技术培训和技术考核是医疗技术管理的重要内容，技术培训和技术考核的目的在于使每一个技术人员树立良好作风，掌握基础理论，巩固基本技能，促进技术建设。卫生技术人员培训要坚持理论与实践相结合的原则，一个卫生技术人员无论在学校时医学理论掌握得如何全面，实践中都必须不断地充实、更新，忽视了理论再学习就等于放弃了自身的发展。因此，必须强调理论学习和技术培训。技术培训一要坚持基本功训练与专科培训相结合，培养既有过硬的基本功，又有较高专科造诣的技术人才。二要坚持普遍培训与重点培养相结合，根据总体规划，更快更好地造就学科带头人。三要坚持技术培训与技术考核相结合，根据现代管理学的观点，技术培训不仅要有计划、有实施，而且必须有检查、有考核。技术考核包括对培训工作的考核和对培训结果的考核两个方面。通过考核要保证每一个被培训人员完成培训课目，达到规定要求。

四、医疗技术建设

医疗技术建设是指医疗技术的创新、引进、提高和医疗技术能力的扩展、增强，主要包括人才培养、新技术应用和专科建设等内容。一方面，加强医疗技术建设是医学科学发展的要求。现代医学微观上已发展到分子水平、量子水平，宏观上已从个体、群体、环境发展到宇宙空间，医疗技术和医学学科结构发生着深刻的变化，医院只有加速技术建设，才能顺应现代医学的发展。另一方面，加强医疗技术建设也是最大限度地满足人民群众健康卫生需要的要求。随着人民物质文化生活水平的提高，群众对身心健康的要求越来越高，医院只有不断地发展新技术、充实新项目，才能满足群众疾病治疗和健康卫生方面的需要。

（一）医疗技术建设的基本方法

1. *加强医疗技术建设的计划管理*　要使医疗技术建设有序地稳步开展，就必须加强计划管理。制订医疗技术建设计划，要在调查研究、评估预测、统筹规划的基础上，确定技术建设的重点和发展目标。医疗技术建设的目标要适应现代医学发展的方向、水平和趋势，符合医院的实际情况，具备人、财、物方面的基本条件，还要在全面分析有利条件和制约因素的基础上制订出具体详尽的实施方案。实施方案要具体落实技术建设的每一项内容和每一个环节，并确定详细的实施进度。计划的落实还必须有严格的检查制度，因此在制订技术建设计划时就要制订检查考核措施，保证计划的坚决执行和及时修正。

2. *装备先进的技术设备*　多数医疗技术发展是由先进医疗设备促进的，如断层扫描技术、超声成像技术、免疫荧光技术的应用，使医学诊断技术有了巨大的发展，医用激光、体外循环、低温冷冻、人工器官、生物导弹、直线加速器，γ-刀等使医学治疗能力跃向了一个又一个台阶，现代化仪器设备已成为医疗技术先进程度的标志之一。医院在引进设备时一定要进行周密的调查研究，掌握动态，了解性能，做出科学的可行性评价，求精不图多，求实用不图立异，要与专业技术人员的培养相结合。

3. *加强技术储备，打好建设基础*　建立新学科、开发新领域是难度比较大的任务，不仅要与引进新技术、装备新仪器相结合，还必须做好物质和技术方面的准备。首先要做好人员准备，包括学科带头人和整体队伍的培养。要在日常工作中有目的地围绕医学科学的发展趋势培养专业人才，投入足够的人力、财力，争取尽快地形成技术规模，为发展新技术做好准备。

4. *填补空白，克服薄弱环节*　新技术的含义是多层次的，可以指国际水平、国内水平的新技术，也可以指本医院尚未开展的技术项目。因此，医院进行技术建设时，可根据自己的人、财、物条件，首先解决自己技术上的空白点和薄弱环节，通过派出人员进修、聘请专家兼职等方式把某些已经成熟的医疗技术移植或嫁接到自己的医院，这样做投入小，见效快，效益大，是事半功倍之举。有些专业技术是不能引进的，只有根据本院的条件，针对医院的空白点或薄弱点，组织全院力量加强科研攻关。这种新技术建设方法投入可能很大，见效往往很慢，但一旦攻关成功，则可全面促进医疗技术的建设工作。

（二）医疗技术建设的重点内容

1. *专科技术建设*　加强专科建设，提高专科技术水平，加速新技术、新方法在医学领域的推广应用，是多年来卫生行政主管部门和各医院已成共识的医疗技术建设重点。专科技术建设应该以重点专科建设为突破口，优先投入，重点发展。医院在研究技术建设计划时应根据现有技术力量、仪器设备、房屋物资等，先确定1～2个专科进行重点建设，争取在短期内形成优势，专业形成规模，然后带动和促进一般科室的技术建设。如何选择重点专科是专科技术建设的关键问题，可考虑2个因素：一是所确定的专业必须已经基本具备人才条件，包括学科带头人的水平和基本技术人员队伍，而且人才结构基本合理，这是重点专科建成后有效开展业务活动的必要保证；二是所确定专科的专业技术发展方向必须符合本地区疾病发生、控制的需要。只有符合所在地区人民群众的医疗卫生需要，在市场竞争中才具有立足的价值和发展的可能。重点专科建设过程中，除优先发展重点专科的专业技术队伍和专科技术项目外，还要对重点专科相关的科室给予相应关注，协同发展，达到以点带面、以面促点的效果。

2. *合理划分小专业* 划分小专业，加强一般专科的技术建设，也是医疗技术建设的重点内容。因为随着现代医学科学的发展，临床和医技科室越分越细，专业分工越来越精，新技术、新疗法研制与应用越来越快。医学科学发展到现在，任何人都不可能掌握所有的技术，泛则难精，欲精必专，适当合理地划分小专业，对尽快提高专业技术、推进科技进步、加速人才成长都有确切的促进作用。但划分小专业必须因地制宜、适当合理，当细不细则阻碍医疗技术向精深发展，分科过细、病例很少则不利于技术的提高和人才的成长。

3. *发展新技术* 新技术是指国内外医学领域出现的具有发展新趋势的新项目和取得新成果的新手段。对于医院而言，新技术还具有一个更为重要的含义，就是本地区、本单位尚未开展的项目和尚未采用的手段，尽管在国内某些大医院早已被采用，仍可视为新技术。因此，开展新技术时既要关注国内外医学科技发展的最新动态，又要结合实际、侧重特色、讲求实效，因地制宜地发展新技术。在新技术建设中，医技科室占有重要的地位。在当今医院建设中，医技科室的技术水平和设备条件，很大程度上反映了一个医院的技术水平。没有医技科室的发展，临床专业的发展就会受到限制，甚至停滞不前。因此，新技术建设要侧重于检验科、放射科、特检科、核医学科、麻醉科等医技科室的技术革新、设备引进和技术人员的培养。临床科室的技术建设一般以选择培养技术骨干、造就学科带头人为突破口，这是因为临床新技术、新疗法的推广应用主要取决于医疗技术骨干的数量和质量，尤其是学科带头人的学术水平和技术能力。培养技术骨干应以医院内培养为主，提倡岗位成才，一方面充分发挥老专家的技术特长和传帮带作用，另一方面要认真选择思想优秀、基础扎实、爱岗敬业、勇于进取的中青年技术人员进行重点培养，或指定为本院老专家的助手，或指派到有关医院进修，使他们在较短的时间内成长为专业技术骨干。

第二节　急诊医学科临床医疗技术的特点和管理

一、急诊医学科临床医疗技术的特点

1. 急诊医学科是整个医院的前沿阵地，是普通急诊和危重症患者就诊的第一场所，

是医院进行公众医疗服务的窗口，是社会医疗服务体系中不可或缺的组成部分。

2. 急诊患者发病急，病情变化快，需要及时的诊断和紧急有效的医疗处理，要求急诊工作人员素质高、责任心强和医疗技术精湛。

3. 急诊危重症患者多为病情突发变化或受意外伤害等原因就诊，由于发病急，患者和家属缺少思想准备，对急诊医学科诊治要求紧急而迫切。

4. 急诊医疗工作随机性较强，患者就诊时间、数量、病种及病情变化等均难以预料。

5. 急诊医护人员要求具有较全面的医疗知识，能对急诊患者疾病的变化做出及时有效的对策，工作强度大。

6. 急诊患者的诊治往往需要多学科人员同时参加，要求各学科之间、医护人员之间团结协助。

二、急诊医学科临床医疗技术的管理

（一）2009年卫生部颁布的《急诊科建设与管理规范（试行）》要求急诊医学科仪器设备及药品配置的基本标准

1. 仪器设备　心电图机、心脏起搏/除颤仪、心脏复苏机、简易呼吸器、呼吸机、心电监护仪、负压吸引器（有中心负压吸引可不配备）、给氧设备（中心供氧的急诊医学科可配备便携式氧气瓶）、洗胃机。三级综合医院还应配备便携式超声仪和床旁X线机。有需求的医院还可以配备血液净化设备和快速床旁检验设备。

2. 急救器械　一般急救搬动、转运器械，各种基本手术器械。

3. 抢救室急救药品　心脏复苏药物，呼吸兴奋药，血管活性药，利尿及脱水药，抗心律失常药，镇静药，镇痛、解热药，止血药，常见中毒的解毒药，平喘药，纠正水电解质、酸碱失衡类药，各种静脉补液液体，局部麻醉药及激素类药物等。

（二）2009年颁布的《江苏省急诊科建设管理规范》规定急诊医师需掌握的基本技能

1. 常规辅助诊断技能　能对以下辅助检查项目熟练掌握并能做出迅速判断。

（1）血、尿、粪便常规。

（2）电解质、肝功能、肾功能、血糖、血/尿淀粉酶。

（3）出凝血时间、凝血酶原时间。

（4）血气分析。

（5）心肌酶谱、心肌标志物。

（6）胸部平片。

（7）腹部平片。

（8）胸、腹部B超。

（9）心电图。

（10）骨折X线片。

（11）头颅CT。

2. 急救操作技能

（1）心肺复苏术、电除颤。

（2）气管插管术、呼吸机使用。

（3）环甲膜穿刺术、经皮气管切开术。

（4）胸腔穿刺、胸腔闭式引流、腹腔穿刺、心包穿刺、腰椎穿刺。

（5）深静脉穿刺、动脉穿刺。

（6）导尿、洗胃、胃肠减压、放置食管三腔二囊管。

（7）止血、包扎、清创、骨折固定。

3. 临床处理能力

（1）独立处理各种急诊急症。

（2）掌握心肺脑复苏抢救治疗，能独立开展初级生命支持和高级生命支持。定期接受急救技能的考核和再培训。

（3）急诊外科医师能掌握创伤的初步诊断和处理原则；具有多发伤和复合伤的抢救和处理能力。

（4）对暂时未明确诊断的急危重症患者给予适当的抢救治疗。

（5）有急诊诊断的思维能力。

（6）具有较好的与急诊患者及家属沟通和解释的能力。

近年来，随着体外生命支持技术和各种监测技术的发展，带动了急诊医疗技术的发展，急诊医疗技术不断增多，对医疗技术的管理同样也会随之改变，需要推进更加科学、更加规范的管理要求。

（赵　扬　聂时南）

第十二章　急诊急救的仪器设备管理

第一节　仪器设备配备原则

一、现场快速检测仪器设备

现场快速检测（point-of-care testing，POCT）又称床旁快速检测，是指可在患者床边或身边就能进行的临床检测。POCT在急诊危重症患者诊断中具有重要作用，特别是对于一些需要在短时间内获得检测结果的急诊患者的早期诊断和快速处理有着极其重要的临床价值。临床上常用的POCT仪器包括血糖仪、血气分析仪、心肌标志物检测仪、凝血检测仪、血生化检测仪等，这些仪器一般体积小，方便携带，操作简便，能快速地获得检测结果，可由实验室人员或非实验室人员（如医生、护士等）完成操作。

急诊医学科配置POCT仪器并非越多越好，而是少而精，并且应完善POCT管理和质量控制体系，做到以下原则。

1. 确定POCT管理架构，明确人员岗位职责，科主任是POCT管理的主要负责人。

2. 确定POCT技术顾问人员，负责检验全流程的质量控制、技术问题和仪器维护。

3. 确定POCT检验人员并做好操作培训，从事POCT操作的医护人员应同时满足以下条件：具有卫生专业技术职称，经专门的POCT培训并考核合格。

4. 建立POCT标准操作流程文件，包括患者准备、标本留取、检验方法、检测操作步骤、结果分析和报告、室内质量控制、仪器校准和维护、结果超出可报告范围的处理程序。

5. 制订质量控制方案

（1）要求仪器厂商定期对POCT仪器进行质量检查和运行检测，要求每月1次并做好记录。

（2）做好仪器校准和使用前后的保养。有内部模拟质控装置的，每次开机后应先确认模拟质控通过后再进行标本检测。

（3）检测试剂或芯片的正确存放和使用。

（4）做好室内质量控制。

二、循环管理所需仪器设备

监测和评估患者循环功能是急危重症患者抢救中的重要手段，临床上需要根据患者病情选择合适的循环监测方法，并维持患者循环功能稳定。心电监测是最基本措施，多功能心电监护仪可对患者心率、呼吸、血压、脉氧等生命体征指标进行持续动态监测，有助于急诊医学科医护人员发现患者的病情变化和评估患者的状况，及时发现患者是否发生心律失常、低血压或休克等循环功能异常。急诊抢救室和EICU应每张床位配置1台多功能监护仪，并需配置备用和应急用仪器，同时需配置转运监护仪。急诊室和其他诊疗单元根据医疗需要配置数量不等的心电监护仪。

对于急危重症患者抢救来说，血流动力学监测十分重要，除监测基本的心率、血压外，还需要监测中心静脉压、肺动脉压、肺毛细血管楔压、心脏泵血功能等心血管功能评估的重要指标。急诊抢救室和EICU配置的心电监护仪应除具备动、静脉压监测功能外，还应配置高级别血流动力学监测技术，如Swan-Ganz漂浮导管、PiCCO等。

血压是血流动力学的重要指标，多功能心电监护仪监测都具有无创血压监测功能，但由于患者血管原因、测量部位和体位等因素，无创血压监测存在一定测量误差。在危重症患者抢救中，持续、准确地评估患者血压至关重要。有创血压监测通过导管以及监测探头直接插入心腔或血管腔内对血压进行直接测量，可准确地反映血压情况。所以，危重症抢救时首先应考虑有创血压监测。

Swan-Ganz漂浮导管通过将带气囊的导管插入静脉经过右心后置入肺动脉，可以测定患者的中心静脉压、右心室压、肺动脉压、肺毛细血管楔压（PCWP）、混合静脉血血氧饱和度，以及计算心功能和血流阻力等，在急性心肌梗死、心力衰竭、严重创伤、各种类型休克及其他内外科急危重症患者抢救中为医生提供动态、精确可靠的血流动力学数据及心功能状态（图12-1）。

PiCCO技术是一项创伤小的新型血流动力学监测技术，通过将一根带有特殊温度探头的动脉导管置入患者股动脉，另一根导管置入中心静脉用于注射生理盐水，根据温度探头感知血液温度变化，计算出临床所需的血流动力学参数，可实现连续、床边化监测心排血量、外周血管阻力、心搏量变化，用单次温度稀释可测出心排血量、胸内血容量等，可评估肺水肿严重程度和心脏前负荷状态。PiCCO技术操作相对简便，并且留置导

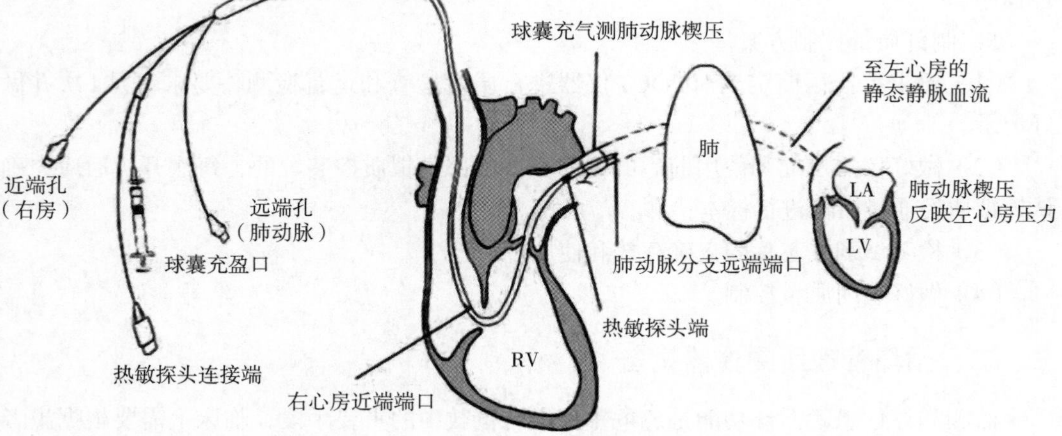

图12-1　Swan-Ganz漂浮导管示意

管时间较长，可获得较多血流动力学参数，在急危重症患者抢救中应用广泛。

心脏超声检查是急危重症救治中评估患者心脏功能的重要方法，通过心脏超声检查：

1. 可以检查心脏结构，如心脏房室腔大小、心脏瓣膜大小、心室壁厚度、主动脉和肺动脉宽度等。

2. 可以评估心脏功能，如心脏搏动情况、室壁运动状况、瓣膜关闭和反流情况、瓣环位移、心脏射血分数、每搏输出量等。

3. 可以估测肺动脉压等。经食管超声心动图则可将超声探头置入食管内，从心脏后方向前近距离探查心脏，与普通经胸超声相比，可避免患者体型、肺气肿、胸廓畸形等影响，可显示更清晰的心脏图像，提高对心血管疾病和循环评估的敏感性和准确性。有条件的医院急诊医学科应配置床边心脏超声机，甚至配置经食管超声检查的心脏超声机。

三、呼吸管理所需仪器设备

呼吸功能监测最常用的是脉搏血氧饱和度仪，通过监测人体末梢组织，如手指或耳垂等部位对不同波长的红外光吸光度变化率值，推算出组织动脉血氧饱和度，可进行连续性监测，间接反映机体是否缺氧。

呼气末二氧化碳监测仪可实时测定呼气终末期患者呼出的混合肺泡气中含有的二氧化碳分压，用以指导调节呼吸模式及评价肺泡通气、气道及呼吸回路是否通畅、通气功能、循环功能、肺血流及重复吸入等情况，在气管插管，特别是困难插管操作中可作为确定气管导管是否到位的工具，正常值为35 ～ 45mmHg。

现代呼吸机除控制/辅助通气的治疗功能外，还具有监测功能，在机械通气过程中可实现对患者呼吸功能监测，如呼吸频率、潮气量、分钟通气量、气道压、平台压等。通过预设报警值，可在监测指标超出设定范围时发出报警提醒医护人员，及时发现患者问题并进行处理或调整呼吸机参数。

血气分析仪是监测患者体内血气及酸碱平衡的重要工具，可检测患者动脉血酸碱度、氧分压、二氧化碳分压等指标，可评估患者机体内环境、辅助通气效果及呼吸功能状况。血液分析仪是急诊医学科最常用的POCT检测仪器，抢救室和EICU都应配置。

四、其他仪器设备

（一）超声诊断仪

常规患者做超声检查都需到超声检查室，而急危重症患者，特别是血流动力学不稳定的患者不便搬动，需借助床旁超声检查获得疾病相关信息。循环、呼吸、创伤、血管、腹腔病变情况都可通过超声检查进行诊断和病情评估，各种穿刺置管也可借助超声定位进行操作。急诊医学科需配置床旁多功能超声诊断仪，急诊医学科医生也需掌握超声检查技术。随着超声诊断仪小型化、便携化、智能化发展，超声诊断仪有望成为急诊医学科医生的“可视听诊器”。

（二）床边摄片机和CT机

床边摄片机在危重症患者无法搬动时，可对患者进行床边摄片检查，帮助判断患者是否存在气胸、胸腔积液、肺水肿、肠道穿孔、腹水、骨折等情况，是急诊医学科必备辅助检查仪器。CT具备对器官组织成像清晰、对病变分辨率高的特点，是疾病诊断最重要的辅助检查。CT室应靠近抢救室，以便危重症患者近距离检查。随着现代科学技术的发展，移动CT机已开始运用于临床，危重症患者不用搬动就能进行CT检查。

（三）抢救治疗仪器

急危重症患者的救治还需要一些仪器设备支持。心肺复苏需要自动心肺复苏机、除颤仪；循环支持需要IABP；呼吸支持需要呼吸机，包括有创呼吸机和无创呼吸机。气管异物、机械通气患者的气道管理需配置支气管镜；食管异物、上消化道出血止血治疗需配置胃镜；中毒、肾衰竭需配置血液灌流机和血液透析机；创伤性出血和复苏可配置急救血管内球囊阻断。各级单位应根据急诊医学科运行和人员技术实际情况配置这些危重症救治仪器设备。ECMO作为危重症患者呼吸和循环的高级支持设备，在心搏骤停、心源性休克、顽固性呼吸衰竭等危重症抢救中极为重要，是危重症抢救的高端技术，因需要较高的技术和资质要求，各级单位可根据科室实际情况进行配置。

第二节　急诊监测基本仪器设备

急诊危重症抢救的目标是维持患者生命体征，及时稳定患者病情，减少或避免患者死亡。监测患者生命体征是抢救过程中的重要措施，医护人员须借助现代化仪器设备动态监测患者的生命体征和病情变化，并予以及时处理。

一、多功能监护仪

心电监护仪是急危重症患者救治最常用的仪器，可以动态监测患者心率、血压、脉搏、呼吸、血氧饱和度、体温等生理参数，具有对患者心电信息采集、存储、智能分析、报警等功能。当监护仪监测到的患者指标超出正常范围时，可以自动发出警报，提醒医护人员注意并采取处理措施。多功能监护仪一般包括心电监测模块、无创或有创血压监测模块、血氧饱和度监测模块、呼气末二氧化碳监测模块、体温监测模块等。

（一）心电监测

心电监测一般通过5个导联监测患者心电，导联电极包括右上（RA）：右锁骨中线锁骨下；左上（LA）：左锁骨中线锁骨下；中间（C）：胸骨左缘第4肋骨间；右下（RL）：右锁骨中线剑突水平处；左下（LL）：左锁骨中线剑突水平处（图12-2）。导联通过具有黏性的电极片连接患者体表，心电信号由电极片感应通过导联传至监护仪。放置电极前应清洁局部皮肤，避开粘贴在心电图检查及除颤的部位。电极应粘贴牢固，有脱落及时更换，出汗多的患者及时擦干皮肤；局部皮肤烧伤的患者，导联可通过皮下放置针式微型电极来测定。

心电监测可反映患者心脏搏动频率，有无快速性/缓慢性心律失常甚至心搏骤停情况，有无ST-T波形改变提示心肌缺血或损伤等异常表现；通过心电监护也能评估治疗的效果。需要注意的是，心电监护仪应设置合适的报警限，正确的报警可以让医护人员及时发现患者病情变化，及时采取必要的救治措施。

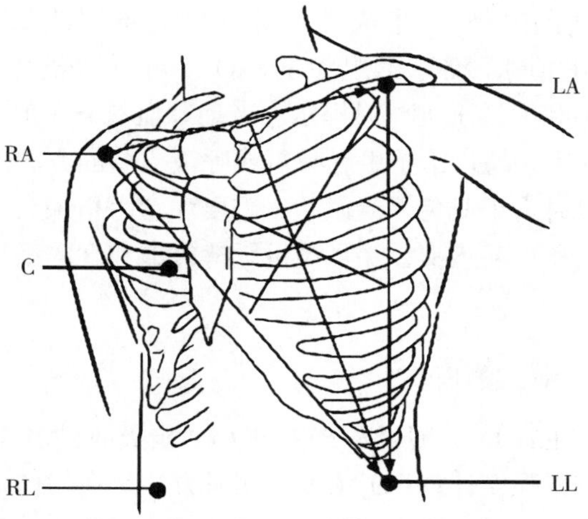

图12-2 心电监护导联放置位置示意

（二）无创血压监测

通过袖带绑在上下肢部位测定血压，一般测量上肢血压。袖带绑在上肢肘关节上方，袖带下缘距离肘弯上2.5cm，袖带宽度需覆盖上臂长的37%～50%，长度达到上臂周长的75%～100%。袖带松紧程度以插入一指为宜。两上肢不能测量血压时，可测量下肢腘动脉压或踝部血压。腘动脉压测量部位为将袖带绑在腘窝上方，袖带下缘距腘窝4cm；踝部血压测量位置为袖带绑在小腿处，袖带下缘距内踝上2～3cm。为了测量准确，测压时袖带处应与心脏保持平齐，肢体尽量避免活动。测量侧的肢体应尽量避免穿刺血管，以免影响输液治疗或穿刺处血液回流。血压测量有手工测量和自动测量，自动测量应设置间隔时间，根据监测目标设定报警限。

（三）有创血压监测

有创血压监测需行动脉穿刺，穿刺部位通常选择桡动脉、足背动脉或肱动脉。有创血压监测的压力传感器连接导线接监护仪，传感器一侧连接加压肝素抗凝的输液袋，另一侧连接充满肝素抗凝液体的压力管。动脉穿刺置管连接压力管后经压力传感器连接监护仪。压力传感器保持与右心房平齐进行调零。血压的压力波通过液体传到压力传感器，压力传感器通过换能器将电流和压力转化为波形在监护仪的显示屏显示出来。有创血压监测准确可靠，可进行持续测量，动态反映患者的血压变化。在休克、心力衰竭、脓毒症、严重创伤等急危重症患者救治以及急诊手术中，能提供可靠的血压变化情况，让医护人员能及时准确地掌握患者血压变化，提升救治成功率。但由于该方法需进行侵入性操作，会引起出血、血栓、感染、影响肢端供血等并发症，需要在监测过程中进行管道护理。

（四）血氧饱和度监测

通过检测人体末梢组织如手指或耳垂等部位对不同波长的红光和红外光的吸光度变化率之比（R/IR值），推算出组织的SaO_2，可反映机体是否缺氧。正常成人$SpO_2 \geqslant 95\%$，当血氧饱和度低于90%时提示患者动脉血氧分压低于60mmHg，存在明显的缺氧，应查明缺氧原因，通过给予患者吸氧或呼吸支持的方法保持患者血氧饱和度维持在90%以上。在测量时为了避免测量误差，需要注意手指探头是否在位，患者指甲不能过长，也不能有染色和真菌感染，并且测量脉搏氧饱和度的手指探头与测血压的手臂不能在同一侧。

（五）呼气末二氧化碳监测模块

呼气末二氧化碳（$ETCO_2$）测量原理基于CO_2能吸收波长4.3μm红外线的特性进行，通过监测红外线衰减强度计算CO_2浓度。测量方法是在气体一侧用红外线照射，另一侧用传感器测出所接收的红外线衰减程度。监测仪再转化为电子信号和曲线。根据传感器在气流中位置不同，可分为主流式取样和旁流式取样两种。主流式取样是将传感器连接在患者的气道内，传感器直接与气流接触，识别反应快，适用于气管插管患者。旁流式取样是经取样管从气道内持续吸出部分气体进行测定，传感器并不直接连接在通气回路中。

将测得的呼吸过程中二氧化碳浓度与对应时间进行描图，即可得到时间－二氧化碳分压曲线：纵坐标为二氧化碳分压，横坐标为时间。波形可分为4个部分：波形Ⅰ为基线，是吸气开始和无效腔通气期；波形Ⅱ为上升支，是无效腔和肺泡内混合气体呼出期；波形Ⅲ为肺泡平台期，是肺泡气呼出期；波形Ⅳ为下降支，是下一次吸气开始（图12-3）。

$ETCO_2$监测主要作用：①人工气道定位。人工气道建立后，观察到连续4～6个稳

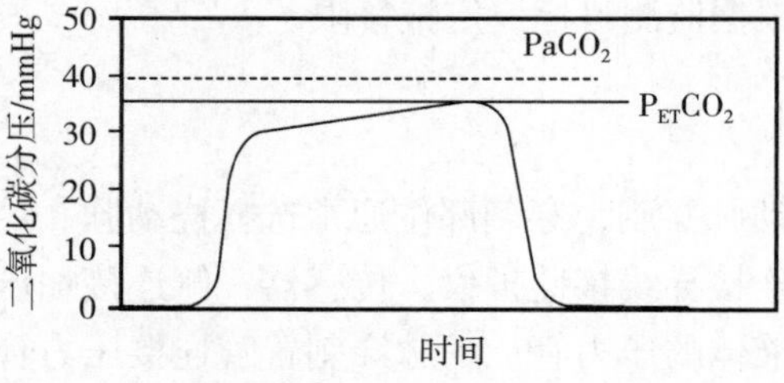

图12-3　时间－二氧化碳曲线示意

定波形即可判断气管插管在气道内。对于心肺复苏患者，出现连续稳定的$ETCO_2$波形可确定气管导管在气道内，如未出现波形则不能确定气管导管是在气道内还是在食管内。②鼻胃管定位。协助鼻胃管定位，判断是否误入气道。③气管插管患者的转运监测。通过连续监测$ETCO_2$，可及时发现气管导管是否脱出或异位，减少转运风险。④低通气状态监测。对于治疗性低通气患者，实时监测$ETCO_2$，可以及时发现二氧化碳潴留。⑤气道梗阻判断。严重气道梗阻的患者，因无效腔通气比例增大，可导致呼出气二氧化碳分压显著下降。⑥判断自主循环恢复。在心肺复苏的高级生命支持阶段，$ETCO_2$数值突然上升10mmHg以上提示自主循环恢复。

二、脉搏指示连续心输出量监测

PiCCO是利用经肺热稀释技术和动脉搏动曲线分析相结合，进行血流动力学监测和容量管理的一项监测技术。该技术的原理是从中心静脉导管注入冰生理盐水，通过大动脉内的热敏探头测得的温度，获得温度-时间变化的热稀释曲线，分析动脉压力波形曲线下的面积获得心输出量等参数。

PiCCO监测方法：首先放置中心静脉导管（颈内静脉或者锁骨下静脉置管），同时在患者股动脉放置PiCCO专用监测管。测量开始，从中心静脉注入一定量的冰水（0～8℃），经过上腔静脉→右心房→右心室→肺动脉→血管外肺水→肺静脉→左心房→左心室→升主动脉→腹主动脉→股动脉→PiCCO导管接收端；计算机可以将整个热稀释过程画出热稀释曲线，并自动对该曲线波形进行分析；然后结合PiCCO导管测得的股动脉压力波形，得出一系列临床参数，包括心输出量/心脏指数（CO/CI）、连续心输出量（PCCO）、胸腔内总血容量（ITBV）、心脏舒张末总容积（GEDV）、血管外肺水（EVLW）、肺血管通透性指数（PVPI）、每搏输出量变异率（SVV）等。将PiCCO测量出的各种参数结合起来分析，可以有效地指导临床患者的液体管理，准确客观地掌握临床决策时机（图12-4）。

三、急诊超声

由于急危重症患者不宜搬动，但需要快速诊断和及时治疗，床边检查成为关键措施。超声检查具有良好的科学性和准确性，超声机器可移动，无须搬动患者即可进行床边检查，具有极强的快捷性和便利性。急诊超声（emergency ultrasound，EUS）是由急诊医生在患者床边进行的超声检查（point of care ultrasonography，POCUS），可对所有急危重症患者进行超声诊断和病情评估、监测病理生理状况、指导临床穿刺操作、判断治疗效果等，具有便捷、及时、准确、可重复等优势，是急诊医学科必不可少的辅助检查，是急诊医学科医生的必备技能。EUS能使急诊医生及时获得有用的诊断信息，提高诊断准确率，缩短救治时间，提高急诊医疗质量。床旁超声检查可显示人体的解剖结构，被称为急诊医师的“可视听诊器”。

急诊超声的作用如下。

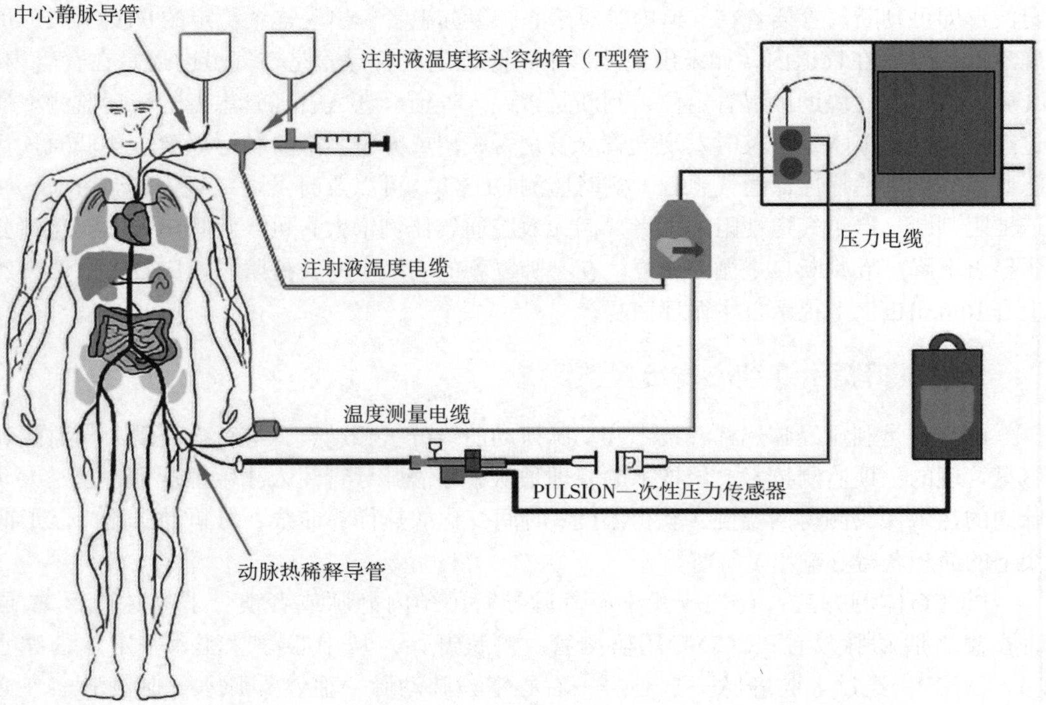

图12-4 PiCCO监测示意

（一）创伤重点超声评估

在创伤救治时利用超声检查进行腹腔重点部位的评估筛查，可快速筛查创伤患者是否存在腹腔内出血，以明确是否需要进行手术，而不必将不稳定的患者转送至CT室。将胸部超声加入创作重点超声评估（focused assessment with sonography in trauma，FAST）后，即为扩展的FAST（extended focused assessment with sonography for trauma，eFAST），检查内容扩展到胸腔、心包。eFAST通过重点部位的超声探查，可快速判断有无血胸、心包积液（血）、腹腔内游离液体（血），快速甄别有生命威胁的创伤，能够快速明确有无严重的腹腔、胸腔、心脏损伤出血及气胸，指导患者是否需要直接进手术室急诊手术。eFAST能重复、动态地评估创伤患者伤情，减少和避免患者不必要的搬动，以免加重伤情，成为创伤初步评估的首选方法。

1. 创伤常见疾病的超声影像特点

（1）胸腹腔出血：表现为胸腔、心包、肝周切面、脾肾间隙、耻骨上/盆腔切面存在无回声区，提示胸腹腔出血可能。

（2）心脏压塞：表现为心外膜和心包壁层间无回声区，舒张期的右心室或右心房有塌陷。其他征象还包括心脏摆动，心脏逆时针转位运动类似于舞蹈样动作。心脏左侧受压也可出现左心房或左心室壁塌陷。另外，扩张的下腔静脉进一步高度提示心脏压塞。

（3）气胸：可表现为肺滑动征消失伴A线，M型超声下可见条码征。

2. 创伤超声筛查部位

（1）剑突下：可显示右心室、左心室、右心房、左心房、心包，用于探查有无心包积血。

（2）右侧胸膜腔（腋前线第6～9肋间）：探查是否有血胸、膈肌破裂、肺实变/挫伤。

（3）右上腹：探查右侧膈下、肝肾隐窝（Morision陷凹）、右肾下极（右结肠旁沟）有无游离积液。

（4）左侧胸膜腔（腋前线第6～9肋间）：探查是否有血胸、膈肌破裂、肺实变/挫伤。

（5）左上腹：探查左膈下间隙、脾肾间隙、左肾下极（左结肠旁沟），有无游离积液。

（6）耻骨上/盆腔：男性直肠膀胱陷凹；女性道格拉斯陷凹，如显示膀胱后或子宫后无回声区，提示盆腔出血可能。

（7）右上胸部（锁骨中线第2～3肋间）：评估是否有气胸。

（8）左上胸部（锁骨中线第2～3肋间）：评估是否有气胸（图12-5）。创伤患者床旁超声至少检查5个部位：右上腹、左上腹脾肾间隙、耻骨上/盆腔切面、剑突下切面、肺部超声，快速明确有无严重的腹腔、胸腔、心脏损伤出血及气胸，指导是否进行急诊手术。

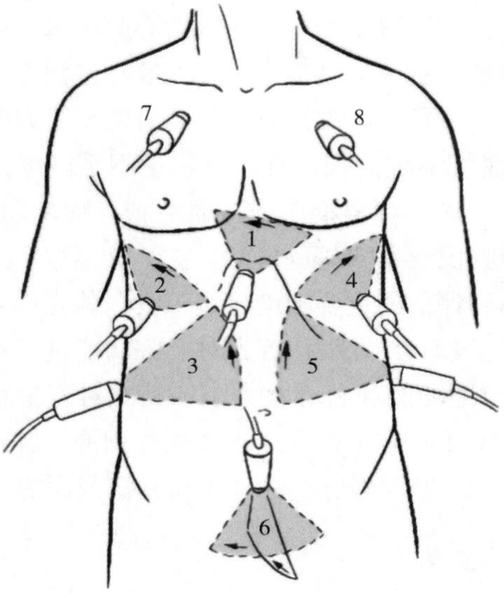

图12-5　eFAST超声探查部位示意

（二）急性呼吸困难的诊断

呼吸困难的病因复杂，其中心肺疾病所致的呼吸困难占绝大多数。床旁心肺超声探查有助于不便搬动的患者进行呼吸困难原因的诊断。诊断步骤首先明确有无填塞性的呼吸困难，如液气胸、心包积液；其次区别心源性和肺源性呼吸困难，最后再进一步明确肺源性呼吸困难的原因。

急性呼吸困难常见病因的超声影像特点：

1. 肺水肿　急性肺水肿时可见多条与胸膜表面垂直的大B线及火箭征，为双侧对称性。

2. 肺炎　可出现肺实变征象即肝样变、碎片征、胸腔无回声区，还可出现胸膜改变和胸膜下结节。

3. 气胸　表现为肺滑动征消失伴A线，M型超声下可见条码征。

4. 肺栓塞　床旁心脏超声诊断肺栓塞主要依据间接征象，主要包括右心室增大、肺动脉增宽和肺动脉压升高。

（三）休克诊断和血容量评估

1. 低血容量休克　血容量减少为其特征，典型超声改变包括心脏收缩增强，心腔变小，下腔静脉、颈静脉塌陷，可出现腹水、胸腔积液等。血管超声可发现主动脉瘤、主动脉夹层。

2. 心源性休克　心脏泵衰竭为其原因，典型的超声表现包括心脏收缩减弱，心室腔扩大，下腔静脉、颈静脉扩张，可出现胸腔积液、腹水。

3. 梗阻性休克　由于血液循环的主要通道（心脏和大血管）受机械性梗阻造成回心血量或心排血量下降引起循环灌注不良。通常由心脏压塞、张力性气胸或肺动脉栓塞导致。其典型超声特点包括心脏收缩增强，中－大量心包积液，心脏压塞，右心室壁塌陷，心脏血栓，下腔静脉、颈静脉扩张，肺滑行征消失（气胸）。

4. 分布性休克　由血管系统扩张，有效血容量不足以维持器官灌注所致。典型超声特点包括心脏收缩亢进（脓毒症早期）或减弱（脓毒症晚期），下腔静脉正常或变窄（脓毒症早期），可出现胸腔积液和/或腹水。

超声检查是休克诊断和评估的重要辅助检查工具，休克的超声诊断方案有多种，其中2010年由Perera等提出了RUSH方案，首先对心脏功能进行检查，内容包括是否有心包积液/心脏压塞，左心收缩功能和右心室大小。其次对容量状态进行评估，内容包括下腔静脉和颈内静脉，eFAST明确是否有腹水和胸腔积液、肺水肿和气胸。再次是血管检查，内容包括腹主动脉和下肢深静脉，除外主动脉瘤或深静脉血栓。

（四）心搏骤停原因的筛查

有助于识别导致心搏骤停的可逆性病因，如低血容量、心脏压塞、气胸、肺栓塞和创伤等。

（五）急性胸痛的诊断

对于急性胸痛患者的鉴别诊断，超声检查可鉴别急性心肌梗死还是主动脉夹层；识别呼吸困难的病因，如心肌缺血、急性肺栓塞、心包积液、心脏瓣膜病及心肌病；低血压的病因筛查，是否为心力衰竭、心脏压塞、主动脉狭窄或肥厚梗阻性心肌病等。

1. 急性胸痛的常见致命性病因的超声影像特点

（1）急性心肌梗死：早期即可表现室壁节段性运动异常，心肌回声可减低或变化不明显。

（2）主动脉夹层：直接征象为撕脱主动脉内膜呈带/线状漂浮摆动，间接征象包括升主动脉根部增宽、心包积液、心脏压塞和主动脉瓣反流。

2. 胸痛的超声诊断流程

（1）观察室壁运动：室壁节段性运动障碍高度提示急性心肌梗死，但应除外脓毒症休克导致的心肌顿抑。

（2）观察心包积液：存在心包积液者：①伴主动脉扩张、内膜撕脱，提示主动脉夹层。②伴右心塌陷，提示心脏压塞。③心脏大小、形态及运动正常，结合临床鉴别急性心包炎。

（3）无心包积液者：①右心负荷增加及肺动脉高压表现，提示肺栓塞。②行肺部超声检查观察肺滑动，存在肺滑动并可探及胸腔积液和/或肺实变，提示急性胸膜炎和/或肺炎；肺滑动消失并可探及肺点提示气胸；未探及肺点但可观察到肺实变或B＋线提示肺炎伴胸膜粘连。③观察肋骨皮质连续性，排除肋骨骨折。此外，急性胸痛病因还包括急腹症、带状疱疹、肋间神经炎、肋软骨炎、食管裂孔疝、神经官能症等，需根据病史、临床表现及其他辅助检查综合判断。

（六）超声引导下穿刺

超声能够清晰地显示人体深部组织结构，并能对目标进行准确定位，床旁超声引导下的穿刺操作可提高穿刺成功率，提高有创穿刺操作的安全性，避免严重并发症。

1. 超声引导血管穿刺　穿刺前首先在超声下识别目标血管，超声引导下血管穿刺有平面内（纵断面）和平面外（横断面）两种方法。平面内穿刺法（纵断面法）是指超声探头长轴、血管长轴、穿刺针均位于同一平面内的超声引导穿刺方法。此种方法最大的优点是整个穿刺过程中穿刺针的全长及行进途径均始终显示在超声影像中，非常直观，全程可见，并发症少；缺点主要是穿刺过程中容易丢失目标血管而误穿伴行的血管。平面外穿刺法（横断面法）是指超声探头长轴与血管长轴及穿刺针垂直的穿刺方法。此种方法穿刺针容易从血管壁正中穿入血管，减少血管侧壁损伤可能；穿刺过程中可始终监测伴行血管情况，避免误穿；缺点是穿刺过程中仅能看见穿刺针的针尖，无法看见穿刺针全程。

2. 超声引导下胸腔穿刺　胸腔积液是急诊常见的临床情况，可以作为各类疾病的伴发状态，包括肿瘤性疾病、感染性疾病、炎症疾病和器官功能不全等。胸腔积液穿刺抽吸或置管引流可缓解患者的呼吸系统症状，并能进行积液性质的诊断；也可进行胸腔冲洗、注射药物治疗等。

3. 超声引导下心包穿刺　心脏压塞是临床常见的危重症之一，多继发外伤、急性心包炎症、恶性肿瘤等疾病，需积极穿刺引流。床旁超声穿刺路径多选择剑突下或心尖区途径。剑突下途径是在剑突下与左肋弓下缘之间，朝向左肩方向，与皮肤呈15°～30°角将穿刺针刺入心包腔内。心尖区穿刺位点是在左乳头外侧肋间隙，心尖搏动最明显处。

4. *超声引导下腹腔穿刺* 床旁超声引导腹腔穿刺抽液，超声探头多选择腹部探头。在超声引导下，针尖及导丝一旦进入无回声的液体区时就可表现为强回声影。超声定位腹腔穿刺点一般选择"反麦氏点"或腹水最深处，避开腹内脏器如肠管、膀胱、肝、脾等。

四、血气分析仪

血气分析仪是测定动脉血pH、PaO_2、$PaCO_2$及血电解质（Na^+、K^+、Ca^{2+}）等指标，从而判断患者机体酸碱平衡、气体交换及氧合作用情况。

血气分析仪的基本结构包括电极系统、管路系统、电路系统3个部分。电极系统及管路系统能将血样吸入毛细管中，与毛细管壁上的pH参比电极、pH、PaO_2、$PaCO_2$电极接触，电极将样本中的pH、PaO_2、$PaCO_2$等物理、化学信号转变为电信号；电路系统中的微型计算机和显示器能将这些电信号进行转换计算和显示出来并打印出数据。

（一）电极系统

电极测量系统包括pH测量电极、PaO_2测量电极、$PaCO_2$测量电极。

pH测量电极是一种玻璃电极，利用电位法原理测量溶液中的H^+浓度，由Ag/AgCl电极和H^+缓冲液组成，利用膜电位测定溶液中H^+浓度。pH参比电极一般为甘汞电极，其作用是为pH电极提供参照电势。

PaO_2测量电极由Pt阴极、Ag/AgCl参比阳极和缓冲液组成，基于电解氧的原理，样本中的O_2透过渗透膜，在Pt阴极处被还原，形成稳定的电流，其强度与O_2的扩散量成正比，通过测定该电流的变化测定样本中的PaO_2。

$PaCO_2$测量电极是一种气敏电极，电极浸在氯化物-碳酸氢钠溶液中，CO_2扩散膜将溶液和样本隔开，只允许中性的CO_2透过。样本中CO_2扩散入氯化物-碳酸氢钠溶液中引起溶液中H^+浓度变化，内部pH电极产生一个电位，该电位变化与pH变化及$PaCO_2$成一定比例。计算机通过测量pH的变化值，再通过对数变换得到$PaCO_2$数值。

（二）管路系统

管路系统是血气分析仪的样本测量通路，可在计算机控制下自动完成气体和液体的定标，自动完成样本测量，自动完成对电极和通路的检测。管路的中心是恒温测量室，内部设有传感器、加热器、检测器等。

（三）电路系统

电路系统主要是针对仪器测量信号的放大和模数转换，显示和打印结果。

随着科技的发展，血气分析仪越来越智能化和小型化。对于急诊医学科来说，芯片式便携式血气分析仪实用性更强，可以实现床边快速检测。芯片式血气分析仪使用一次性测试芯片，芯片整合微型生物传感器、定标系统、流控系统和废液池，只需1～2滴血样即可检测。检测时，样本滴入特制的芯片样本槽内，插入血气分析仪后自动进行检测，一般1～2分钟即可获得结果，是急危重症患者抢救时的必备床边检测工具。

血气分析仪的临床应用意义：急危重症患者常会出现血气变化和酸碱失衡，需及时发现患者内环境的变化。①检测血液酸碱度。pH正常范围是7.35～7.45，大于7.45为碱血症，小于7.35为酸血症，可判断人体是否发生酸碱失衡，但pH正常并不能完全排除酸碱失衡，需结合碳酸氢根、碱剩余等指标。②检测氧分压和二氧化碳分压，PaO_2的正常值为≥60mmHg，$PaCO_2$的正常值为35～45mmHg，可判断人体是否存在缺氧及缺氧的严重程度；是否存在二氧化碳排出增多或者二氧化碳潴留。③检测碳酸氢根、碱剩余等，可以判断酸碱失衡的类型。

五、血生化分析仪

血生化分析仪包括自动生化分析仪、糖化分析仪及血细胞分析仪等，是用来检查人体血液中生化指标的仪器，可检测多种血液学指标，如红细胞、血红蛋白、电解质、转氨酶、肾功能、白蛋白、血脂指标、葡萄糖、淀粉酶、胆碱酯酶等，为疾病诊断提供检验数据。生化分析仪按照反应装置结构可分为连续流动式、分立式、离心式；按照自动化程度分为手工型、半自动型和全自动型；按测定项目可分为单通道和多通道两类。

自动生化分析仪是生化分析中取样、加试剂、去干扰物、混合、保温反应、检测、结果计算和显示，以及清洗等步骤都能自动完成的仪器。全自动生化分析仪工作原理是采用分光光度法，主要为以单色光/白光射入被检测液体，透过被测液体的光信号被检测后转换成电信号，对该信号进行适当转换及运算处理，参照标准曲线，从而可得到被测液体的浓度，然后送入信号处理系统进行分析。血液生化检查在急危重症患者诊治中的意义：①红细胞、血红蛋白和血细胞比容的变化有助于出血性疾病的诊断和疾病严重程度的判断，可以判断有无出血性贫血、消化道出血等。②K^+、Na^+、Cl^-、Ca^{2+}等电解质检查有助于明确患者是否存在电解质紊乱，并指导纠正治疗效果。③谷丙转氨酶、谷草转氨酶、胆红素等是评估患者肝功能的重要指标；肌酐、尿素氮是评估肾功能的重要指标。根据这些指标的异常情况可对脏器功能进行诊断和评估。④心肌酶谱检查对诊断急性心肌梗死和评估心肌损伤具有重要意义。

六、脑氧饱和度监护仪

脑氧饱和度仪通过脑部细胞对近红外光的吸收不同，测定局部脑氧饱和度，可及早发现脑部氧的供需状况和脑血流变化情况，是急危重症患者救治和心肺脑复苏中评估患者脑组织缺血缺氧程度、脑功能变化的重要工具。

（一）基本原理和性能要求

近红外光对人体组织具有良好的穿透性，可穿透头皮组织和颅骨进入脑组织几厘米深处。组织中的血红蛋白、肌红蛋白、细胞色素等具有不同波长吸收特性，其中血红蛋白是近红外光在颅内衰减的重要色基，当体内氧化状态变化时，它的吸收光谱会发生改变，从而导致穿透生物体的光强度发生变化。近红外光谱仪采用双探测器本体感受器的工作原理，包括1个近红外线的发射器和2个反馈信号探测器，利用监测头颅闭合状态下的氧合血红蛋白与还原血红蛋白的混合透射强度，通过Beer-Lamber定律，测算出局部血红蛋白的氧饱和度（$rScO_2$）。$rScO_2$的实质为局部脑组织的混合氧饱和度（ScO_2），由于脑血容量中动静脉血流比为15∶85，所以主要代表了脑部静脉氧饱和度，不受低氧血症、低碳酸血症的影响，较好地反映了脑部氧供和氧耗的平衡变化。

（二）临床意义

脑氧饱和度仪对于脑缺氧非常敏感，且不受动脉搏动影响，对于生命体征不稳定的患者如体温过低、血压过低、休克，甚至心搏骤停的患者，仍可以获得比较稳定的ScO_2数值；且在体外循环下也可对脑氧饱和度进行无创、持续地监测。ScO_2低于50%或者较基础值下降20%以上提示存在脑缺血可能。

当中心动脉压（mean artery pressure，MAP）波动于50～150mmHg时，脑血管通过自动调节机制使脑血流量保持恒定。心搏骤停患者的脑血管自动调节能力下降，将MAP和ScO_2联合起来分析可较好地评估患者的复苏效果。MAP增高同时ScO_2下降提示脑血管自动调节能力严重受损；MAP升高ScO_2不变提示脑血管自动调节机制仍然发挥作用。ScO_2动态监测在心搏骤停的抢救中可降低患者的死亡率，可为复苏质量提供相应的数据。ScO_2水平可以作为患者能否恢复自主循环恢复的指标。患者心搏骤停后进行ScO_2测定可以预测神经功能损伤的程度，具有较高的特异性和较高的预测价值。

第三节　仪器设备使用管理制度

医疗仪器设备是疾病诊疗和危重症抢救的重要工具。急诊医学科应根据卫生行政管理部门的《医疗机构管理条例》《医疗器械监督管理条例》《医院感染管理办法》等规章制度以及仪器设备配置所在单元、使用人员、摆放位置等实际情况制订严格的管理制度。加强医疗仪器设备临床使用安全管理，降低医疗仪器设备临床使用风险，提高急诊救治医疗质量；确保医疗仪器设备专人专管，正确使用并进行日常维护，保持良好的性能，处于24小时备用状态，以便随时使用。

一、日常使用管理制度

1. 科室应制订严格的仪器设备使用和维护管理制度，设立仪器设备管理员。仪器设备管理员应能较好地掌握仪器设备的详细信息、使用和维护方法。

2. 仪器设备管理员应做好仪器设备的登记造册，做好使用和维护记录，避免错误使用、资产损坏、丢失和被化学品或微生物污染。

3. 仪器设备管理员应熟悉机器的一般性能和结构，随时进行清洁卫生和日常保养工作，保持机器整洁、完整，保证随时备用；对不常用的机器应定期通电开机运行1次。

4. 仪器设备应有专门的存放位置，环境应该干净、干燥、通风，避免腐蚀性物品侵蚀。

5. 仪器设备应明确规定使用的范围、摆放的位置，如有借用需经仪器设备管理员同意确认并行借用手续，仪器设备归还时要检查机器是否损坏。

6. 科室应制订仪器设备的操作规范、使用范围、使用人员权限。每个机器需悬挂操作规程，大型仪器设备需有使用管理登记本。

7. 仪器设备使用人员应为经过该仪器设备的使用培训，具备操作资质，避免无关人员操作导致机器损坏。

8. 使用仪器设备应遵守使用说明书和操作规程，大型仪器设备使用中应有管理员监督，使用后应清洁、整理、归还原处。

9. 需要清洗消毒的仪器设备，在使用结束后应及时按要求消毒或送专门洗消部门处理。

二、仪器设备使用培训和考核制度

1. 仪器设备操作培训和考核应由医院医务部门和设备管理部门负责，制订相关的培训考核方法；高精尖仪器设备需有操作考核准入标准；特殊仪器设备使用和操作人员需持有上岗使用证；具有放射性的设备应严格按照安全防护管理制度考核。

2. 急诊医学科应制订仪器设备使用和操作的培训计划，仪器设备使用人员均应经过培训后才能操作机器以保证机器正常使用。

3. 新引进的仪器设备投入使用前，操作人员必须进行系统的培训，经考核合格后，才能正式上岗操作机器；高精尖仪器设备使用还需取得操作培训考核证书或上岗使用证；培训和考核记录应存档保存。

4. 仪器设备培训内容包括仪器设备功能、工作原理、操作程序、日常维护、一般故障排除等；培训方法为由已有的仪器设备操作员培训、仪器设备生产厂家工程师培训、观看操作录像或操作说明书等。

5. 仪器设备使用人员在熟悉操作后，必须及时制订出操作规程和安全维护保养制度；贵重的仪器设备均应配有设备保养及操作记录本，按时记录并要求记录详实。

6. 医务部门和设备部门应定期检查仪器设备使用者执行仪器设备操作规程的情况，定期考核；不合格者停止操作机器资格并进行再培训，培训合格后才能再上岗。

三、仪器设备故障报修制度

1. 设立仪器设备故障报修呼叫中心和统一呼叫号码，实行24小时值班制度，全天候统一受理仪器故障报修和调度维修任务。

2．维修工程师应24小时待命，接收维修任务后能及时到现场进行维修和故障排除；紧急抢修10分钟内到场，普通维修30分钟内到场。

3．医院应该设立仪器设备备用制度，在机器不能即时维修好时可调配备用机器供应急使用。

4．维修申请、维修记录、调配机器等记录应实行信息化管理，维修任务完成后即时将故障信息和维修状况录入系统以备查；纸质的维修记录应有维修工程师和科室负责人签字后由维修部门审核并汇总保管。

5．仪器设备的维修时间一般故障不应超过4小时，复杂故障不应超过48小时，疑难故障不应超过2周；故障修复或更换配件后的仪器设备应经过检测合格后方可使用。

6．重大故障和疑难维修、大型仪器设备故障应即时向医院主管领导报告并记录备案，同时提出解决方案。

7．仪器设备维修配件购置应由维修工程师上报医院采购部门统一采购，并计入医院规定的机器承担部门的成本。

8．医院仪器设备管理部门应每月对维修任务完成情况进行回访，重大、疑难和大型仪器设备每次维修结束后进行回访，形成回访报告，上报并存档。

四、仪器设备计量和质量管理制度

1．医院应有经过培训合格的仪器设备计量检定人员，持证上岗，每年组织1次技能考核。

2．制订年度计量检定计划和方法并严格实施，落实每年度的检定计划，新进仪器设备检定率100%。

3．计量检定、校准和测试方法、自定方法应采用现行有效的版本执行。

4．计量检定原始记录、检测证书、校准证书等记录齐全，保存期限一般为5年。

5．强制计量检定设备应在机器明显部位粘贴“合格”“限定”或“停用”等质量标识，注明检定机构、检定人员和有效期，未经检定的仪器设备不得擅自粘贴标识。

6．计量管理部门应定期组织仪器设备的安全检查，定期进行仪器设备质量督查。

7．科室应建立仪器设备质量管理体系，制订质量控制的方法、程序和规范，定期进行质量控制检查，并做好记录。

8．科室应设立仪器设备质控管理员，做好科室仪器设备的质控管理；对由厂家负责质控的仪器设备应进行严格监督其质控执行情况；所有仪器设备的质量控制检测原始记录要存档备案。

五、仪器设备清洗消毒制度

1．科室应制订仪器设备清洗消毒规定，明确仪器设备清洗消毒的程序和方法；不同仪器设备使用后应严格执行相应清洗消毒，明确清洗和消毒禁忌以免腐蚀或损坏机器。

2. 仪器设备实行每日清洁维护，应确定好日常维护人员，除检查仪器设备是否处于正常状态外，还应负责保持仪器设备的清洁和减少污染。

3. 仪器设备日常清洁时应使用中性洗涤剂进行主机表面清洗污垢；接触患者体表的导线、指套、肢夹、探头等可用纱布蘸水或消毒酒精等液体擦洗，用干纱布彻底擦干，必要时用紫外线消毒主机及配件，防止细菌交叉感染。

4. 呼吸机在每次使用后均应进行机器表面擦拭，可以使用擦拭/紫外线的方式来进行消毒；吸气阀、呼气阀、管道等应定期浸泡消毒、蒸汽消毒或更换；滤网、防尘网等配件应定期进行浸泡清洁和消毒或定期更换。

5. 内镜等侵入人体的仪器设备使用后应由专人负责清洗或送专门洗消部门进行彻底清洗和消毒。

6. 有特殊清洗消毒要求的仪器设备应严格按照其规范的清洗消毒程序进行。

（孙　凯）

第十三章　急诊医学科药品管理

第一节　急诊药品管理制度与岗位职责

急诊医学科是医院救治患者的前沿阵地，与其他的科室相比，急诊医学科的患者多病情紧急或危重，如得不到及时有效的治疗，将会严重影响患者的身体健康，甚至危及生命。在急诊及危重症患者的救治过程中，急诊药房是急诊医学科的物资保障部门，肩负着急救药品管理的重要职责。

一、急诊药房管理制度

1. 按时上班，严守工作岗位，不得擅离职守。

2. 交接班时认真清点麻醉药品、精神药品、医疗用毒性药品及其他指定移交的药品。

3. 药品调配时仔细审核处方，做到“四查十对”。发现疑问及时与医生联系，不得擅自更改，核对准确无误后方可发药。

4. 配药时，不得将过期失效、变质药品发给患者，发药时做到先进先用，近效期先用。

5. 值班人员应着装整洁，态度和蔼，不厌其烦，主动热情地为患者提供服务。发药时应向患者交代清楚，书写要工整。

6. 严格执行《处方管理办法》，调配、核对实行双签字。麻醉药品、精神药品、医疗用毒性药品按特殊药品的管理办法要求实行专柜、专人、专账，逐日统计管理。

7. 药品定位存放，库存不超过2周用药量，定期检查质量，注意药品的有效期，按药品有效期管理要求列出退货调剂品种，对变质、破损药品制表上报，经科主任批准进行报损处理。

8. 对库存药品及时报增报减。

9. 实行定期盘点制度。盘点准确，账物相符，账账相符，误差率符合 ±3‰。

10. 药品不得随意外借或兑换。

11. 工作时思想集中、坚守岗位，保持各工作室内清洁、安静。急诊药房严禁娱乐活动，禁止会客、闲谈，禁止放置私人杂物，值班室内严禁科外人员留宿或使用。

12. 建立差错事故登记制度，发生重大差错事故时必须及时向上级报告，定期地进行分析讨论，避免再次发生类似差错事故。

13. 认真填写交接班记录，记录当班处理和传达有关工作内容、需交代的注意事项、工作中发现的问题及意见等。

14. 白班人员应做好药品的核对、补充、请领、统计等工作，为夜班人员做好准备。夜班人员应做好当班所有药品的消耗统计工作，必须做到基数药品的账物相符。

15. 其他人员非公事不得进入急诊药房。

16. 认真做好安全保卫工作，定期检查防火设备，掌握防火常识及防火器材的使用。

二、急诊药房人员岗位职责

（一）配方

1. 配方药师根据计算机打印出的清单调配药品，做到准确无误。

2. 调配时注意药品的有效期，保证无过期失效药，同时检查药品的外观质量，如有问题，不得配方，并通知科室质量监督人员做好记录。

3. 及时补充药品并遵循近期药品前置的原则。

4. 每日清点贵重药品，做到账物相符。

5. 每月负责管辖内药品的盘点，做到账物相符。

6. 保证工作区内卫生整洁。

（二）发药

1. 急诊药师收到处方后对处方进行一般审查，内容包括患者姓名、性别、年龄、科室及临床诊断。对药品名称、规格、剂量、用法及药价确认准确无误。

2. 对处方进行药理及配伍审查，排除配伍禁忌后按处方发药。

3. 若处方上的药品名称不清楚或对所用剂量有疑问，应该向开具处方医生询问或咨询其他药师，必要时向医生提出修改意见。

4. 处方如有超剂量使用、重复用药或更改时，需医生重新签字确认后方可调配。

5. 发药时再次核对药品、规格、数量及药品的效期，并在处方上签字、发药。

6. 仔细交代用法并加贴用法标签，需特殊条件保存的药品，向患者提出警示，对患者的提问要耐心解释和解答。

7. 协助调配人员备药及参加盘点。

8. 保持柜台整洁干净。

9. 每日工作完毕时清点处方，按日装订，并应与计算机发药数一致。

（三）药品管理

1. 分组负责重点药品的每日清点和对账工作，账物不符时要及时查找原因，定期检查药品的有效期。

2. 实行药架个人负责制（包括药架清洁、药品上架和摆放，药品的有效期管理等工作），当有效期近至3个月时及时同质量监督员或与组长联系或报告。

（四）药物咨询

1. 负责解答患者提出有关药品名称、异名和商品名、剂型及含量、使用方法、剂量及疗程、适应证、禁忌证、慎用症、特殊人群（孕妇、哺乳妇女、儿童、老年患者）用药注意事项、药品不良反应、配伍药物间的相互作用、药品的储存及有效期等问题。

2. 负责解答其他相关的药学使用问题及注意事项，必要时应向临床医生咨询或查找资料后再做答复。

3. 记录咨询内容，注明解决的问题，若属药物不良反应要及时报告。

4. 及时收集、整理药物不良反应事件，并报告本科药物不良反应监测人员。

5. 定期汇总药物咨询内容，归纳典型案例向其他急诊药师反馈交流。

（五）麻醉药品、一类精神药品的发放

1. 急诊药师收到处方后审查处方各项目填写是否完整，排除禁忌证；审查医生是否有处方权，处方若有涂改须请医生签字认可；审查癌症患者专用卡期限，验明取药者身份证。

2. 收回空安瓿，急诊患者一次性使用注射用麻醉药品时，药品一律交医护人员并收回空安瓿。

3. 填写麻醉药品处方登记表，空安瓿回收记录表。

4. 在处方上须有配方和发药药师双签名。

第二节　急诊药品分类

药品一般分为处方药和非处方药两大类。

通常所说的甲类乙类的分法是《基本医疗保险药品目录》中的分类，甲类目录的药品是临床治疗必需，使用广泛，疗效好，同类药品中价格适中的药品。甲类目录由国家统一制定，各地不得调整。基本医疗保险参保人员使用甲类目录的药品所发生的费用，按基本医疗保险的规定支付。乙类目录的药品是可供临床治疗选择使用，疗效好，同类药品中比甲类目录药品价格略高的药品。基本医疗保险的参保人员自付一定比例，再按基本医疗保险的规定支付。非处方药（又称OTC药物）也分甲类和乙类，非处方药是指经国务院药品监督管理部门批准生产，不需医生处方，消费者即可自行判断、购买和使用的药物。根据非处方药的安全程度，又分为甲类和乙类两种。非处方药的包装、标签、说明书上均有其特有标识OTC。红色为甲类，必须在药店出售；绿色为乙类，除药店外，还可在药监部门批准的宾馆、商店等商业企业中零售。相对而言，乙类比甲类更安全。消费者要正确使用非处方药，必须切记在使用前应仔细阅读使用说明书。

一、按药物分类

A类：临床对照研究中，未发现药物对妊娠早期、中期及晚期的胎儿有损害，其危险性极小。

B类：临床对照研究中，药物对妊娠早期、中期及晚期的胎儿的损害证据不足或不能证实。

C类：动物实验发现药物造成胎儿畸形或死亡，但无妇女对照研究，使用时必须谨慎权衡药物对胎儿的影响。

D类：药物对人类胎儿有危害，但临床非常需要，又无替代药物，应充分权衡利弊后使用。

X类：对动物和人类均具有明显的致畸作用，这类药物在妊娠期禁用。

二、按照功能与用途分类

1. 抗菌药物类药品。
2. 心脑血管用药。
3. 消化系统用药。
4. 呼吸系统用药。
5. 泌尿系统用药。
6. 血液系统用药。
7. 五官科用药。
8. 抗风湿类药品。
9. 注射剂类药品。
10. 糖尿病用药。
11. 激素类药品。
12. 皮肤科用药。
13. 妇科用药。
14. 抗肿瘤用药。

三、药物常见制剂

片剂、注射剂、酊剂、栓剂、胶囊剂、软膏剂、眼膏剂、滴眼剂、滴丸剂、糖浆剂、气雾剂、膜剂、丸剂、散剂、冲剂、锭剂、煎膏剂、胶剂、合剂、酒剂、流浸膏剂、浸膏剂、膏药、橡胶膏剂等。

第三节　急诊药品储存管理制度

一、应急药品储存管理制度

急诊药房要定期维护应急药品目录，应急药品目录由药事管理与药物治疗学委员会制订、修订，设立药品专区，张贴统一的标识。实行基数管理，设立最低限量，保持货源稳定。专人管理，每月盘点，保证效期。

1．严格执行应急药品管理及分发规定，保证发生突发公共卫生事件时的应急工作所需。

2．严格执行应急药品入库验收制度，做到应急药品的名称、生产厂家、数量、产地、规格、型号、参数、批号（出厂日期）“八核对”。

3．定期对应急药品进行清点核对，做到账物相符，账册资料齐全、完整。

4．定期对应急药品进行检查，保证应急药品不发生霉变、变潮、变质、损坏、短缺和丢失。

5．经常性做好应急药品库房的卫生清洁工作，做到库房整洁、通风，物资存放整齐有序。

6．做好应急药品库房安全保卫和防火、防盗工作，做到消防设施齐备有效、电器线路安全、防盗设备完好无损，防止各种事故发生。

7．严格执行应急药品分发制度，未经领导签字同意，不得擅自发放应急药品。

8．要做到工作时间在岗，下班后保持通信畅通，应急状态随叫随到，确保应急药品的发放及时、快速，不发生差错。

二、急诊冷链药品储存管理制度

急诊药房需严格规范冷链药品管理，以确保冷链药品的质量安全。

（一）大库冷藏药品验收

1．收货前，应查看并确认运输全程温度是否符合规定要求（记录时间间隔设置不得超过10分钟），确认符合要求后当场导出随行的温度记录仪记录数据，方可接收货物（发现温度超过规定的冷藏药品，应拒绝验收）；如不能当场导出随行的温度记录仪数据，应暂移入规定温度的待检区，待获得运输全程温度数据并确认符合规定后，才能移入合格品区。

2．冷藏药品收货时，应向承运人索取冷藏药品运输交接单，做好实时温度记录（用温度探测器检测），并双方签字确认。

3．冷藏药品的收货、入库通常应在30分钟内完成，冷冻药品通常应在15分钟内完成。为了确保冷链药品的验收时间，药品入库时应优先验收冷链药品。

4．冷藏药品验收记录应记载供货单位、数量、到货日期、品名、剂型、规格、批准文号、产品批号、生产日期、有效期、质量状况、验收结论和验收人员等内容，同时包括发货方温度记录仪编号、收货时间、入库时间、入库温度等。

5．运输过程中的温度记录应作为验收记录保存，验收记录应保存至有效期后1年，但不得少于3年。

6．药品配送公司应该严格按照冷链方式运送冷藏药品，否则不予验收入库。

（二）冷库冷藏药品的储藏与温度控制

1．制冷设备的启停温度应设置在5℃，不得随意改变。

2. 冷库必须配备24小时自动监测、调控、显示、记录温度状况和自动报警的设备，温度记录间隔时间设置不得超过30分钟/次。温度报警装置应能在设定的温度下报警，报警时由保管员及时处置，做好温度超标报警情况记录，并有相应的应急处置措施。

3. 冷藏药品按品种、批号分类堆垛，药品堆垛应留有一定距离。药品与墙、屋顶（房梁）的间距不小于30cm，与库房内控温设备的间距不小于30cm，与地面的间距不小于10cm。应按规定进行养护检查，如发现质量异常，应先行隔离，暂停发货，做好记录，及时送检验部门检验，根据检验结果处理。

4. 保管员每月应将自动记录的温度监测数据导出并存档，养护记录应保存至冷藏药品有效期后1年，记录至少保留3年备查。

5. 遇停电、电路损坏、冷风机组异常等原因造成冷库不能制冷，必须转运冷藏药品时，由科主任决定启动冷藏药品储存应急预案。

（三）冷库日常维护

1. 保管员为冷链设施设备维护使用的责任人。保持冷库干净、整洁，药品存放符合要求，每天应巡视、检查冷库的24小时在线温控系统，做好监测和记录工作。如有异常及时上报，主动联系技术人员检修。

2. 建立冷链设施设备档案和清单，详细记录设备名称、生产厂家、购买日期、使用状况、设备来源、设备保管人、维修服务商等内容，长期保存设备使用说明书。

3. 每半年对温度自动记录、自动监控及自动报警装置等设备进行1次维护保养、校验或测试，保持准确完好，并做好记录。

4. 冷库专用温度计等每年必须经过计量部门校验，确保温度记录准确。

5. 冷库内至少放置3个电子温度计，方便库内温度监控。

6. 冷库保养记录至少保存3年。

（四）冰箱冷藏药品的储藏与维护

1. 冰箱温度设置为2～8℃，每台冰箱放置1个电子温度计，由专人每日做好监测和记录工作。

2. 发现冰箱温度异常，立即将冰箱内冷藏药品转移至其他冰箱，同时联系设备处，等待工程师上门维修。

3. 新的或维修好的冰箱须经温度验证合格后，方可放置冷藏药品。

4. 冰箱每年必须经过计量部门校验，确保温度记录准确。

（五）院内大库至药房冷藏药品运输管理

1. 冷藏药品保温箱应在冷库放置4小时以上，在冷库内将要发放的冷藏药品放入保温箱内，同时放入电子温度计，加盖密封。

2. 由专人将保温箱送至各个药房，接收人员应将冷藏药品置阴凉环境，首先查看保温箱内电子温度计，温度超过10℃可以拒收。不得将冷藏药品置于露天、阳光直射和其他可能改变周围环境温度的位置验收入库。

3．接收人除按照正常程序验收药品外，还应在冷链药品院内运输记录表上填写到达部门、到达温度，并签名确认。

4．冷藏药品从验收到存放药房冰箱应在30分钟内完成，冷冻药品应在15分钟内完成。为了确保冷链药品的验收时间，冷链药品优先验收。

5．冷链药品院内运输记录表由大库保存，不得少于3年。

（六）病区药房至各病区冷藏药品运输管理

1．冷藏药品保温箱加蓄冷冰板和电子温度计，待箱内温度降至8℃以下放入冷藏药品，加盖密封。

2．由专人将保温箱送至各个病区，接收人员首先查看保温箱内电子温度计，温度超过10℃可以拒收。

3．接收人清点药品后，在冷链药品院内运输记录表上填写到达部门、到达温度、到达时间，并签名确认。

4．冷藏药品从验收到存放病区冰箱应在30分钟内完成，冷冻药品应在15分钟内完成。为了确保冷链药品的验收时间，冷链药品优先验收。

5．病区冷链药品院内运输记录表由病区药房保存，不得少于3年。

（七）急诊药房冷藏药品发放管理

1．急诊药房发放冷藏药品时，应将冷藏药品放入小纸盒内，并加放小冰袋1个，并交代患者到家后将药品放入冰箱冷藏保管，尽量减少在途时间。

2．急诊抢救室、急诊病区护理单元在接收到冷藏药品后应严格按照药品的贮藏条件存放药品。

3．冰箱内应放置电子温度计，做温度校验和监控使用，每日安排专人记录冰箱温度（注明记录的时间、温度，上午、下午各记录1次）。

（八）人员培训

所有从事冷链管理的工作人员（收货、验收、储存、养护、出库、转运、临床、发药等过程中的药师、转运人员、护理人员、临床医生等）都应接受冷链培训并经考核合格后，方可上岗，培训内容包括冷链基础知识、医院制度流程、设施设备使用、应急情况处理、相关法律法规等。

（九）冷藏药品的监督管理

药学部质量控制小组定期检查督促冷藏药品的管理工作，完善应急预案。冷藏药品一经发出后不予退换。

三、急诊毒麻药品储存管理制度

急诊药房需根据各医疗机构相关《毒麻药品管理制度及规范》成立急诊毒麻药品管理小组，设组长、成员，严格落实急诊毒麻药品储存管理制度。

1．急诊药房建立麻醉药品、第一类精神药品使用专项检查制度，并定期组织检查，做好检查记录。

2．急诊药房根据各医疗机构急诊急救日常需要，按有关规定储备麻醉药品和精神药品，保持合理库存。

3．麻醉药品、第一类精神药品入库验收必须货到即验，至少双人开箱验收，清点验收到最小包装，验收记录双人签字。

4．入库验收应当采用专薄记录，内容包括日期、凭证号、品名、剂型、规格、单位、数量、批号、有效期、生产单位、质量情况、验收结论、验收和保管人员签字。

5．在验收中发现缺少、缺损的麻醉药品和第一类精神药品应双人清点登记，报医院负责人批准并加盖公章后向供货单位查询、处理。

6．指定专人负责麻醉药品、第一类精神药品管理，专柜加锁，责任明确，交接班有记录。

7．在药品库房中设立独立的专库或者专柜储存第二类精神药品，并建立专用账册，实行专人管理。专用账册的保存期限应当自药品有效期期满之日起不少于2年。

8．每月10日之前，毒麻药品专职管理人员将急诊药房上个月麻醉药品和精神药品购进、库存使用、报损的数量以及流向，通过药品监督管理部门建立的监控信息系统实施网报。

9．急诊药房需对麻醉、精神药品库必须配备保险柜，门、窗有防盗设施。保险柜安装报警装置。

10．二级及二级以上医疗机构急诊药房设麻醉药品、第一类精神药品周转柜，配备保险柜，药房调配窗口、各病区、手术室存放麻醉药品、第一类精神药品配备必要的防盗设施。

11．麻醉药品、第一类精神药品储存各环节专人负责，明确责任，交接班应当有记录。

12．麻醉药品、第一类精神药品处方统一编号，计数管理，建立处方保管、领取、使用、退回、销毁管理制度。

13．患者使用麻醉药品、第一类精神药品注射剂或者贴剂的，再次调配时，应当要求患者将原批号的空安瓿或者用过的贴剂交回，并记录收回的空安瓿或者废贴数量。

14．医院内各病区、手术室等调配使用麻醉药品、第一类精神药品注射剂时，收回空安瓿，核对批号和数量，并做记录。剩余的麻醉药品、第一类精神药品应办理退库手续。

15．收回的麻醉药品、第一类精神药品注射剂空安瓿、废贴由专人负责计数、在医务管理部门的监督下销毁，并做记录。

第四节　急诊药品发放管理制度

一、急诊药品发放管理制度

1．要首先保证急诊急救药品质量合格，有效地杜绝不合格药品的流失。急诊药师在药品发放时，必须对医生处方与药品实物进行质量检查和数量核对，如有问题及时与处方医生联系。对使用剂量、药品数量等严重违反规定的，急诊药房药师应拒绝药品发放。发现有如下问题应停止药品发放，并报质量管理小组处理：①药品包装内有异常响动和液体渗漏。②外包装出现破损、封口不牢、衬垫不实、封条严重损坏等现象。③包装标识模糊不清或脱落。④药品已超出有效期。

2．急诊药品发放要按“先进先出”“近期先出”“按批号发货”的原则，做到处方与药品相符，避免因库存太久过期失效，造成不必要的经济损失。

3．急诊药品出库后，急诊药师如发现存在差错时应立即追回并进行补救。

4．因特殊原因退回的药品，做好记录，以保证每个批号药品进出相符。

5．在突发事件、救灾、抢险、急救及无主患者救治等特殊情况下，可先发货后补办手续，并建立后续相关汇报审批流程规范。

6．按规定每月定期做好急诊药房药物出库复核。核查无误后经急诊药房主管领导签字确认。

二、急诊药品处方调配制度

1．急诊药师接到处方后，应仔细阅读、逐项审核检查，及时调配，发现问题应立即与开具处方的急诊医师联系，不得擅自更改。

2．非药学专业技术人员不得从事处方调剂、核发工作。

3．处方调配过程中，必须做到“四查十对”，确保调配的处方和发出的药品准确无误，处方调配合格率为100%。

4．急诊药师发出药品应按说明书或处方医嘱，向患者或家属进行相应的用药交代与指导，发放用药指导单，内容包括每种药品的用法、用量、注意事项，必要时在药盒上贴标签注明。

5．急救药物处方、老年人处方、军人处方优先调配。

6．对取药患者要以礼相待，态度和蔼，有问必答，不得与患者争吵。

7．要保持工作场所整洁、卫生，做好配方准备工作。下班时要按规定整理、统计处方，填写工作日记，认真交接班。

8．有处方权的急诊医生将本人的签字（含电子签名）或图章式样交药学部留样备查。调离时要及时撤销其留样。

9．急诊处方内容　①前记：包括医疗机构名称、处方编号、患者姓名、性别、年龄、急诊门诊号或住院号、就诊科室、临床诊断、开具日期等。②正文：以R起头，分列药品名称、剂型、规格、数量、用法、用量。③后记：包括医师签名或加盖专用章、药品金额以及审核、调配、核对药师签字。

10. 急诊医师开具处方应当使用经药品监督管理部门批准并公布的药品通用名称、新活性化合物的专利名称和复方制剂药品名称，开具院内制剂时应当使用经省级卫生行政部门审核、药品监督管理部门批准的名称。

11. 急诊处方一般不得超过3日用量；对于某些慢性病、老年病或特殊情况（如医保政策等因素），处方用量可适当延长，但医师必须注明理由。麻醉药品、精神药品、医疗用毒性药品、放射性药品的处方用量应当严格执行国家有关规定。开具麻醉药品处方时，应有病历记录。

12. 处方当日有效，超过时限，需经医生签字注明有效期限方可调配，但有效期限最长不得超过3天。

三、急诊药房药品查对制度

1. 急诊药品查对制度涉及急诊药房及药学部各个科室。

2. 各调剂部门调配处方应做到"四查十对"（查处方，对科别、姓名、年龄；查药品，对药品名称、剂型、规格、数量；查配伍禁忌，对药品性状、用法用量；查用药合理性，对临床诊断）。

3. 特殊药品必须严格执行相关规定。

4. 一级库药品保管人员要按照药学部的相关规定，根据药品采购计划查对购入药品的配送单位、质量标准、发货凭证、品种、数量、价格、内外包装、标签和说明书、有效期等，严把质量关。

5. 根据急诊药房药物目录清单，一级库药品发放、二级库药品请领时要注意查对药品的品名、规格、数量、价格、有效期、发放日期等，经手人签字。

第五节 急诊药品使用及处方管理制度

一、急诊处方管理制度

（一）总则

1. 为规范急诊处方管理，提高处方质量，促进合理用药，保障医疗安全，根据《执业医师法》《药品管理法》《医疗机构管理条例》《麻醉药品和精神药品管理条例》《处方管理办法》、抗菌药物使用、放射性药品等有关法律、法规、规章，制定本制度。

2. 急诊医师开具处方和急诊药师调剂处方应当遵循安全、有效、经济的原则。处方药应当凭医师处方销售、调剂和使用。

（二）急诊处方管理一般规定

急诊处方由医院按照卫生行政部门规定的标准和格式印制，或使用统一电子处方并已进行院内医务部门备案。其他内容参见第九章第三节。

（三）处方权获得

1. 经注册的执业医师在各医疗机构取得相应的处方权。经注册的执业助理医师开具的处方，应当经执业医师签名或加盖专用签章后方有效。

2. 已注册的医师须经签名留样或者专用签章备案后，方可开具急诊处方。

3. 执业医师和药师须进行麻醉药品和精神药品使用知识和规范化管理的培训，执业医师经考核合格后取得麻醉药品和第一类精神药品的处方权，药师经考核合格后取得麻醉药品和第一类精神药品调剂资格。急诊执业医师取得麻醉药品和第一类精神药品处方权后，方可在本医疗机构开具麻醉药品和第一类精神药品处方，但不得为自己开具该类药品处方。急诊药师取得麻醉药品和第一类精神药品调剂资格后，方可在所在医疗机构调剂麻醉药品和第一类精神药品。

4. 急诊执业医师须进行抗菌药物、放射性药品使用相关知识和规范化管理培训，经考核合格后授予相关的处方权限，方可在所在医疗机构开具相应授权处方药品。

5. 试用期人员开具处方，应当经有处方权的执业医师审核、并签名或加盖专用签章后方有效。

6. 进修医师由所在进修单位对其胜任本专业工作的实际情况进行认定后授予相应的处方权。

（四）处方开具

1. 急诊执业医师应当根据医疗、预防、保健需要，按照诊疗规范、药品说明书中的药品适应证、药理作用、用法、用量、禁忌、不良反应和注意事项等开具处方。开具医疗用毒性药品、放射性药品的处方应当严格遵守有关法律、法规和规章的规定。

2. 医院应当根据本院性质、功能、任务，制定药品处方集。

3. 医院应当按照经药品监督管理部门批准并公布的药品通用名称购进药品。同一通用名称药品的品种，注射剂型和口服剂型各不得超过2种，处方组成类同的复方制剂1～2种。因特殊诊疗需要使用其他剂型和剂量规格药品的情况除外。

4. 医师开具处方应当使用经药品监督管理部门批准并公布的药品通用名称、新活性化合物的专利药品名称和复方制剂药品名称。医师开具院内制剂处方时应当使用经省级卫生行政部门审核、药品监督管理部门批准的名称。医师可以使用由卫生行政部门公布的药品习惯名称开具处方。

5. 急诊处方开具当日有效。特殊情况下需延长有效期的，由开具处方的医师注明有效期限，但有效期最长不得超过3天。

6. 急诊处方一般不得超过3日用量；对于某些慢性病、老年病或特殊情况，处方用量可适当延长或按照相关规定执行，但医师应当注明理由。医疗用毒性药品、放射性药品的处方用量应当严格按照国家有关规定执行。

7．医师应当按照卫生行政部门制定的麻醉药品和精神药品临床应用指导原则，开具麻醉药品。

8．急诊癌症疼痛患者和中、重度慢性疼痛患者需长期使用麻醉药品和第一类精神药品的，首诊医师应当亲自诊查患者，建立相应的病历，要求患者签署《知情同意书》。病历中应当留存下列材料复印件：①二级以上医院开具的诊断证明。②患者户籍簿、身份证或者其他相关有效身份证明文件。③为患者代办人员身份证明文件。

9．除需长期使用麻醉药品和第一类精神药品的门（急）诊癌症疼痛患者和中、重度慢性疼痛患者外，麻醉药品注射剂仅限于医院内使用。

10．为门（急）诊患者开具的麻醉药品注射剂，每张处方为1次常用量；控缓释制剂，每张处方不得超过7日常用量；其他剂型，每张处方不得超过3日常用量。第一类精神药品注射剂，每张处方为1次常用量；控缓释制剂，每张处方不得超过7日常用量；其他剂型，每张处方不得超过3日常用量。哌醋甲酯用于治疗儿童多动症时，每张处方不得超过30日常用量。第二类精神药品一般每张处方不得超过7日常用量；对于慢性病或某些特殊情况的患者，处方用量可以适当延长，医师应当注明理由。

11．为急诊癌症疼痛患者和中、重度慢性疼痛患者开具的麻醉药品、第一类精神药品注射剂，每张处方不得超过3日常用量；控缓释制剂，每张处方不得超过15日常用量；其他剂型，每张处方不得超过7日常用量。

12．为住院患者开具的麻醉药品和第一类精神药品处方应当逐日开具，每张处方为1日常用量。

13．对于需要特别加强管制的麻醉药品，盐酸二氢埃托啡处方为1次常用量，仅限于医院内使用；盐酸哌替啶处方为1次常用量，仅限于医院内使用。

14．急诊医师利用计算机开具、传递普通处方时，应当同时打印出纸质处方，格式与手写处方一致；打印的纸质处方经签名或者加盖签章后有效。急诊药师核发药品时，应当核对打印的纸质处方，无误后发给药品，并将打印的纸质处方与计算机传递处方同时收存备查。

15．医师应当履行告知义务，尊重患者的知情同意权，落实大处方患者或其亲属签字制度。

（五）处方调剂

1．取得药学专业技术职务任职资格的人员方可从事处方调剂工作。

2．药师在医院取得处方调剂资格。药师签名或者专用签章式样应当在本院留样备查。

3．具有药师以上专业技术职务任职资格的人员负责处方审核、评估、核对、发药以及安全用药指导；药士从事处方调配工作。

4．药师应当凭医师处方调剂处方药品，非医师处方不得调剂。

5．药师应当按照操作规程调剂处方药品，认真审核处方，准确调配药品，正确书写药袋或粘贴标签，注明患者姓名和药品名称、用法、用量，包装；向患者交付药品时，按照药品说明书或者处方用法，进行用药交待与指导，包括每种药品的用法、用量、注意事项等。

6．药师应当认真逐项检查处方前记、正文和后记，书写是否清晰、完整，并确认处方的合法性。

7．药师应当对处方用药适宜性进行审核，审核内容包括：①规定必须做皮试的药品，处方医师是否注明过敏试验及结果的判定。②处方用药与临床诊断的相符性。③剂量、用法的正确性。④选用剂型与给药途径的合理性。⑤是否有重复给药现象。⑥是否有潜在临床意义的药物相互作用和配伍禁忌。⑦其他用药不适宜情况。

8．药师经处方审核后，认为存在用药不适宜时，应当告知处方医师，请他确认或者重新开具处方。药师发现严重不合理用药或者用药错误，应当拒绝调剂，及时告知处方医师，并做好记录，按照有关规定报告。

9．药师调剂处方时必须做到“四查十对”：查处方，对科别、姓名、年龄；查药品，对药名、剂型、规格、数量；查配伍禁忌，对药品性状、用法用量；查用药合理性，对临床诊断。

10．药师在完成处方调剂后，应当在处方上签名或者加盖专用签章。

11．药师应当对麻醉药品和第一类精神药品处方按年、月、日逐日编制顺序号。

12．药师对于不规范处方拒绝调剂。

13．除麻醉药品、精神药品、医疗用毒性药品和儿科处方外，医院不得限制急诊就诊人员持处方到药品零售企业购药。

（六）监督管理

1．医院应当加强对本院处方开具、调剂和保管的管理。

2．建立急诊处方点评制度，填写处方评价表，对急诊处方实施动态监测及超常预警，登记并通报不合理处方，对不合理用药的应及时予以干预，按医院《合理用药管理规定》处理。

3．对出现超常处方3次以上且无正当理由的急诊医师提出警告，限制其处方权；限制处方权后，仍连续2次以上出现超常处方且无正当理由的，取消其处方权。

4．急诊医师出现下列情形之一的，处方权予以取消：①被责令暂停执业。②考核不合格离岗培训期间。③被注销、吊销执业证书。④不按照规定开具处方，造成严重后果的。⑤不按照规定使用药品，造成严重后果的。⑥因开具处方牟取私利。

5．未取得处方权的人员及被取消处方权的医师不得开具处方。未取得麻醉药品和第一类精神药品处方资格的医师不得开具麻醉药品和第一类精神药品处方。

6．除治疗需要外，急诊医师不得开具麻醉药品、精神药品、医疗用毒性药品和放射性药品处方。

7．未取得药学专业技术职务任职资格的人员不得从事处方调剂工作。

8. 处方由药学部妥善保存。急诊处方、儿科处方保存期限为1年，医疗用毒性药品、第二类精神药品处方保存期限为2年，麻醉药品和第一类精神药品处方保存期限为3年。处方保存期满后，经医院主要负责人批准、登记备案，方可销毁。

9. 药学部应当根据麻醉药品和精神药品处方开具情况，按照麻醉药品和精神药品品种、规格对其消耗量进行专册登记，登记内容包括发药日期、患者姓名、用药数量。专册保存期限为3年。

二、抗菌药物急诊使用分级管理制度

为提高细菌性感染的抗菌治疗水平，保障急诊急救患者用药安全及减少细菌耐药性，预防和纠正不合理应用抗菌药物现象，急诊医学及急诊药房需根据国家卫生健康委员会《抗菌药物临床应用指导原则》将抗菌药物分三级进行严格管理。

（一）分级原则

1. 非限制使用　处方医师开具。
2. 限制使用　主治以上医师开具。
3. 特殊使用　主任医师开具。

（二）分级管理办法

1. 非限制使用的抗菌药物　指经临床长期应用证明安全、有效，对细菌耐药性影响较小，价格相对较低的抗菌药物。如青霉素、氯霉素、一代头孢、阿奇霉素等。

2. 限制性使用的抗菌药物　是相对于非限制抗菌药物来说的。在疗效、安全、对细菌耐药性影响等方面存在一定的局限性，药品价格也相对较高，这类抗菌药物应控制使用。如三代头孢类抗菌药物。

3. 特殊性使用的抗菌药物　是指不良反应明显，不宜随意使用或临床需要倍加保护，以免细菌过快产生耐药性而导致严重后果的；新上市的抗菌药物，其疗效或安全性任何一方面的临床资料尚较少，或并不优于现用药物的；价格昂贵的药品。特殊使用抗菌药物须经由医院药事管理委员会认定，具有抗感染临床经验的感染或相关专业专家会诊同意，由具有高级专业技术职务任职资格的医师开具处方后方可使用。以下为特殊使用的抗菌药物：①第四代头孢菌素。头孢吡肟、头孢匹罗、头孢噻利。②碳青霉烯类抗菌药物。亚安培南/西司他丁、美洛培南、帕尼培南/倍他米隆、比阿培南、呋利培南。③多肽类与其他抗菌药物。万古霉素、去甲基万古霉素、替考拉宁、利奈唑胺。④抗真菌药物。卡泊芬净、米卡芬净、伊曲康唑（口服剂、注射剂）、伏利康唑（口服剂、注射剂）、两性霉素B含脂制剂。

（三）分级管理临床应用

临床上轻度或局部感染患者，应首选非限制使用抗菌药物进行治疗；严重感染、免疫功能低下合并感染者或已明确病原菌，只对限制性或特殊抗菌药物品敏感的患者，可使用限制性或特殊的抗菌药物。

急诊患者若需要使用限制性抗菌药物，应经具有中级以上专业技术任职资格的医师同意并签名。若需要使用特殊抗菌药物，应具有严格临床用药指征或确凿依据，处方需经具有高级专业技术职务任职资格的医师同意并签名。若科室上述级别的医师不在，则需要科主任签名。紧急情况下，急诊医师可以越级使用高于权限的抗菌药物品，但仅限于1天的用量，要做好相关的病历记录。

急诊患者若需要抗菌药物治疗，原则上只能选择非限制性药物。若病情需要使用限制性、特殊抗菌药物，分别需具有中级、高级以上专业技术职称任职资格的医师同意并在处方上签名。另外，急诊抗菌药物的使用时间原则上不得超过5天，肺结核、慢性阻塞性肺疾病等慢性感染性疾病除外。

（谢永鹏　李小民）

第十四章　急诊医学科门诊管理

急诊医学科门诊是急诊医学科的重要组成部分。急诊医学科门诊实行24小时开放，承担来院急诊患者的紧急诊疗服务，为患者及时获得后续的院内诊疗服务提供支持和保障，同时又要面向社会承担大量非急诊患者的门诊工作。急诊医学科门诊既可以保障危重症患者抢救，又可以为非危重急诊患者就诊提供重要场所。

第一节　急诊医学科门诊的任务

一、分诊急诊患者，提高患者就诊安全

急诊患者首先经过急诊分诊进行病情评估，门诊诊室接诊预检分诊Ⅲ、Ⅳ级的轻症患者，而分诊为Ⅰ、Ⅱ级急诊重症患者，需送抢救室处理。这样可以缩短危重症患者的急诊救治时间，提高救治成功率，同时又可以有序安排非急诊患者的诊疗，提高了急诊患者就诊的安全性。

虽然急诊门诊接诊的大多是急诊轻症患者，但因为疾病的复杂性、患者及家属的文化程度和表达能力、分诊护士的经验以及分诊技术的局限性等原因，分诊到急诊诊室的患者仍可能存在潜在的危重风险。通过急诊门诊医生的后续诊疗，可以进一步甄别潜在的危重症患者，及时转入抢救室，保障患者的就诊安全。

二、对轻症患者的诊疗和处置

通过急诊分诊进入急诊门诊的轻症患者需要按照就诊次序进行诊疗和处置，减缓患者症状，进行必要的体检和辅助检查，来明确患者的疾病和/或疾病严重度。并根据病情的需要进行分别处置：住院、急诊留观或门诊随访。

三、联系专科医生会诊，协同诊疗

通过病史采集、体格检查以及相应的辅助检查，急诊门诊医生可以对患者进行初步诊断，并进行初步处置。对于特定的疾病或病情，可以联系专科医生进行会诊，协同诊治患者，必要时可以急诊留观或专科住院治疗。

四、收治患者住院治疗

急诊门诊就诊的患者如病情严重，可以转入急诊抢救室抢救；如病情较重且病因不

明，可以转入急诊留观病区；如病情加重且病因明确，可联系专科病房住院。急诊门诊医生可以根据自己的判断，以及专科医生的会诊意见，对患者进行正确的处置。

五、门诊治疗患者的复诊

急诊门诊就诊的患者病情不严重者，可以门诊口服药物或输液治疗，并在急诊门诊复诊，如病情加重，患者可以留观或住院治疗。急诊门诊还需要对急诊医学科专科患者进行门诊随访，动态了解和诊疗此类患者，指导患者的后续诊疗直至康复。如急性中毒、中暑等属于急诊医学科的专科疾病，常收住于急诊病房或急诊监护病房治疗，创伤患者尤其是重症创伤患者常收治于创伤中心或急诊监护病房，此类患者出院后的病情随访以及复诊都需要在急诊门诊进行。因此，急诊门诊还承担急诊医学科出院患者的门诊随访工作。

第二节　急诊医学科门诊的建设和管理

急诊医学科门诊包括急诊预检分诊、急诊各科诊室、治疗处置室、清创室、急诊手术室及辅助支持部门。主要承担各种急诊患者的救治、诊疗，接诊院前急救危重症患者的抢救，也是突发及重大公共卫生事件集中处置的场所。不仅提供连续24小时不间断的医疗服务，也是应对各种紧急情况的重要先头部队，也兼教育、科研、社会服务等多种功能属性。

一、急诊医学科门诊的设置

（一）门诊的布局

急诊医学科门诊应比邻急诊大厅，应有足够的面积。候诊区宽敞，就诊流程便捷通畅，建筑格局和设施应当符合医院感染管理的要求。

其布局要从应急出发，以方便患者就诊和抢救为原则，合理的布局有利于患者顺利就诊以及最大限度地节省诊前时间，急诊门诊作为急危重症患者进入医院的必经之路，除完成日常的急诊救治任务外，同时应积极搭建急诊急救大平台，包括胸痛中心、卒中中心、创伤中心、危重孕产妇救治中心、危重儿童和新生儿救治中心这五大中心的体系建设，保障绿色通道的畅通，提供更高效、更便捷的急救医疗服务。另外，还要考虑：①患者经过急诊大厅预检分诊后很方便到急诊诊室就诊或候诊。②急诊门诊区域内的候诊、叫号、护理、信息系统以及辅助支持区域各检查室、收费、各项服务设施以及患者的流向等均对急诊门诊直到很好的支撑作用。③方便各种流程设计。④合理利用资源，利于成本控制。⑤设立传染病等特殊患者诊室。

急诊医学科门诊的诊室应独立设置，以确保各专科急诊门诊业务的正常有序开展。特别应规避两种情况。①与其他科室共用同一诊室。②诊室不固定，被临时安排在机动诊室。

（二）功能分区

急诊门诊根据功能需要分设医疗区和支持区。医疗区包括预检分诊、分诊挂号处、急诊各科诊室、专科诊室、治疗室、处置室、抢救室、输液室、观察室、传染病隔离室，有条件的综合医院应当设急诊手术室和EICU；支持区包括候诊区、挂号、收费、药房、各类辅助检查部门、警务室等部门。

急诊门诊的墙面、地面应有醒目的路标和标识，以方便和引导患者就诊。与手术室、重症医学科等相连接的院内紧急救治绿色通道标识应当清楚。在医院挂号、收费、化验、药房等窗口应当有抢救患者优先的标识。

1. 预检（分诊）　预检及分诊是急诊患者就诊的第一站，应设在急诊入口的明显位置。分诊人员一般由有经验的护士担任，具体负责分诊和挂号工作。分诊要求快速疏导患者进入各专科诊室或抢救室，合理调配医护人员，使患者得到快速诊断和治疗。分诊处应备有诊察台和常用的医疗器械，如血压计、听诊器、体温表等以及对讲、呼叫装置，便于呼叫医生抢救。三级医院急诊医学科的预检分诊应有信息化平台支撑。

2. 专科诊室　专科诊室是急诊门诊的诊疗区，应根据本地区就诊需求和科室人员协同安排，设置内科、外科、妇产科、儿科、眼科、耳鼻喉、口腔科等科室及胸痛诊室、卒中诊室、急性中毒诊室、传染病及特殊患者诊室等。其建筑面积应满足患者就诊量的需求。诊疗区内每一诊室应是独立的房间，面积不得低于20平方米，有侧门与急诊抢救区域相通。开放区和闭合区相结合，闭合区配备检查床和隔帘，便于保护患者的隐私。床旁墙面上有固定的设置，可连接灯、氧气、吸引器、复苏设施、电插座，便于连接监护仪和除颤仪。诊室普通和活动的诊查床互补，便于患者的转送。儿科急诊应当根据儿童的特点，提供适合患儿的就诊环境。

3. 治疗及处置室　急诊医学科治疗区域应包括：输液准备室、输液室、注射室、雾化治疗室、洗胃室和处置室。

4. 清创缝合室　清创缝合室的位置应紧靠外科诊室，设有诊察床、清创台、清创缝合所需的各种设备如清创缝合包、敷料、落地灯及其他照明设备、洗手池、消毒设施等。

5. 急诊抢救室　急诊医学科抢救室应临近急诊分诊处，根据医院的等级和急诊量，设置足够数量的抢救床和抢救单元（床单元不少于8张），急救应当与院前急救有效衔接，并与紧急诊疗相关科室的服务保持连续与畅通，保障患者获得连贯医疗的可及性。每床净使用面积不少于15平方米。

6. 候诊区域　候诊区的面积应满足就诊人群的需要，原则上面积大于300平方米，在急诊大厅和入口附近设置急诊区域的平面图和楼层图。

7. 其他辅助部门　挂号处、收费处、药房、放射科、化验室等应设置在急诊区域内。应在急诊区域设置警务室。

（三）硬件配置

急诊医学门诊应设有急诊通信装置（电话、对讲机等），便于抢救、会诊和转运的需要。配备足够数量的急救转运床及转运辅助设备。抢救室应始终保留有空抢救床，以备急救患者使用。急诊门诊电子病历实行结构化，与120实行无缝对接，分诊信息化系统。

急诊门诊区域实行统一的时钟管理系统。

急诊门诊系统要有足够数量的转运车及相应的配套设施。急诊辅助系统能够满足和支持24小时急诊急救的保障任务。

诊室内安装连接警务室、保卫科的一键报警装置。

二、急诊医学科门诊的管理

（一）执行相关医疗安全制度

急诊医学科门诊是医疗机构内唯一为患者提供24小时医疗保障的窗口。应严格执行各项医疗制度和流程，如急诊医学科首诊医师负责制度、急诊会诊制度、急危重症患者抢救制度、急诊病历书写与管理制度、急诊绿色通道管理制度、急诊门诊值班与交接班制度、危急值报告制度、请示报告制度、临床用血审核制度及信息安全管理制度等。

（二）人员配置及管理

急诊门诊医生应当具有3年以上临床工作经验，具备独立处理常见急诊病症的基本能力，熟练掌握心肺复苏、气管插管、深静脉穿刺、动脉穿刺、心电复律、呼吸机、血液净化及创伤急救等基本技能。

（三）标准化建设与质量控制

1. *急诊门诊的标准化建设* 急诊医学科门诊的建设应按照国家急诊医学科建设规范及二/三级医院的等级医院评审标准进行规范化建设。

2. *急诊门诊的质控数据管理* 按照国家对急诊门诊质控指标来进行质量控制及持续改进。如急诊各级患者比例、抢救室滞留时间中位数、急诊抢救室患者死亡率、急诊手术患者死亡率、心肺复苏后自主呼吸循环恢复成功率等。

（四）应急管理

急诊门诊承担应对重大突发公共卫生和重大灾害事件医疗处置，短时间内快速、安全、有序地开展应急管理是维护社会稳定、保障人民生命健康的关键。

新时代下，急诊门诊应具有对传染病的防控策略，应改变传统急诊同一扇门的模式，设立针对高风险区域或疑似患者的独立入口、出口，设立单向人流通道，避免人员对冲，由专门人员引导进入发热门诊就诊，避免进入急诊大厅，引发院内交叉感染；对于需要紧急抢救的高风险患者，设立临时开启的抢救专用通道，使用完毕后立即关闭，进入应急隔离单元，地点接近抢救室又相对独立，保障危重症患者的抢救安全，同时与其他危重症患者相对隔离。相对隔离单间的出入口加强安保力量，保证无关人员不得进入。疑似患者经由感染医学科会诊后及时收治专科进行筛查和诊治。以新型冠状病毒感染为例，按照新型冠状病毒感染管理的专家共识，加强急诊预检筛查，在急诊通道对就诊患者进行首次测温后，在急诊设定专门的预检分诊区域，要求户外良好通风，由预检分诊完成第二道高危人群的筛查，包括测温、流行病学调查。对疑似病例，由全面防护的专职人员按指定路线转送至发热门诊筛查。对所有专职预检分诊、转运和参与疑似患者抢救的医护人员实行闭环管理。

总之，疾病的突发性、结果的不确定性和就诊的时限性赋予了急诊医学门诊特殊的责任和使命。作为抗击疾病第一线的“先头部队”及紧急救援的后备力量，急诊医学门诊应始终坚定、有效地发挥其在急危重症患者抢救、应对重大公共卫生事件中的职责。

（沈　艳　沈雁波　黄中伟）

第十五章　急诊临床路径管理规范

第一节　概　述

一、临床路径的产生背景

20世纪60年代，美国人均医疗费用为每年80美元，到了20世纪80年代末，人均医疗费用涨到每年1710美元。美国政府为了遏制医疗费用的不断上涨，提高卫生资源的利用率，1983年10月1日经法律的形式确定了诊断相关分类为付款基础的定额预付制（DRGs-PPS），用于老年医疗保险和贫困医疗补助方案的住院医疗费用的支付。即同一种疾病诊断相关分组（diagnosis related group，DRG）患者均按同样的标准付费，与医院实际的服务成本无关。这样，医院出于自身利益考虑，将临床路径用于护理管理，作为缩短住院日的手段。1985年美国马萨诸塞州波士顿新英格兰医疗中心制定出第一部护理临床路径，并用于临床证实这种管理方式既可降低住院天数、节约医疗费用，又可以达到预期的治疗效果。此后，该模式受到美国医学界的重视，许多机构纷纷效仿，并不断发展。20世纪90年代，世界多个国家纷纷效仿并加以运用，这种既能保证贯彻质量保证法以及持续质量改进法，又能节约资源的治疗标准化模式，较为普遍地称为临床路径。

二、临床路径定义

临床路径（clinical pathway）是指针对某一疾病建立的一套标准化治疗模式与治疗程序，是一个有关临床治疗的综合模式，以循证医学证据和指南为指导来促进治疗组织和疾病管理的方法。或者说，临床路径是一组人员共同针对某一病种的治疗、护理、康复、检测等所制定的一个最适当的、能够被大部分患者所接受的照顾计划。

临床路径使患者从入院到出院依照该模式接受检查、手术、治疗、护理等医疗服务，最终起到规范医疗行为、减少变异、降低成本、提高质量的作用。相对指南来说，其内容更简洁、易读，适用于多学科多部门具体操作，是针对特定疾病的诊疗流程，注重治疗过程中各专科间的协同性，注重治疗的结果，注重时间性。

三、临床路径的作用

临床路径是相对于传统路径而实施的，传统路径是每位医师的个人路径，不同地区、不同医院、不同治疗组或者不同医师个人针对某一疾病可能采取的不同治疗方案。

采用临床路径后，可以避免传统路径使同一疾病在不同地区、不同医院、不同治疗组或者不同医师个人间出现不同的治疗方案，避免了其随意性，提高了准确性、预后等的可评估性。

实施临床路径，要求在实际应用中，不断遵循疾病指南、循证医学的进展调整路径的实施细则，使之符合医学科学的发展，从而提供给患者最新的治疗手段与最优化的治疗方案。实施临床路径，可以加强学科之间、医护之间、部门之间的交流；保证项目精细化、标准化、程序化，减少治疗过程的随意化；提高医院资源的管理和利用，加强临床治疗的风险控制；缩短住院周期，减低费用；为无相关经验人员提供教育学习机会；改善患者教育，提高患者及家属参与治疗过程的主动性。

临床路径对于医疗、护理和患者都会产生有利的作用。对于医务人员，由于有了统一的临床路径，医务人员通过有计划的标准医疗和护理，从而减轻医生、护士的工作量，并且可以减少失误；可以明确医生、护士以及相关人员的责任；如治疗或护理偏高于标准易于发现，并且可以及早处理；由于各种处理措施是依据临床路径制定的，可以使医务人员在医疗、护理过程中的协调性增强。对于患者，通过了解住院中的治疗计划，可以对自己的疾病治疗有相应的心理准备，减少入院后的不安感；提高患者的自身管理意识，治疗效果更好；还可以增加患者同医生的沟通，提高患者对医生、护士的信任；由于可以大致预计出院时间，因此患者可以对费用进行预测。对于医院，实行临床路径便于医院对资料进行归纳管理，对于改进诊疗方法，提高医疗水平都是十分必要的。

四、临床路径在我国的发展

2009年7月卫生部向国务院做出工作承诺，“拟定100种常见疾病临床路径，在50家医院试点”。2009年12月8日卫生部下发《临床路径管理试点工作方案》，国家临床路径管理试点工作正式启动。由卫生部医政司牵头，开展22个专业112个病种的临床路径试点。共计筛选了14个省、市共73家医院作为试点医院。2010年起，卫生部在全国100多家医院开展临床路径试点工作，试点医院包括大中型城市公立医院和部分民营医院。至2017年第一季度，全国近7000家公立医院开展了临床路径管理工作，占全国公立医院的88.5%。我国临床路径制定方式有3种：①临床路径由国家制定后由国家卫生和计划生育委员会发布。②各医院根据中华医学会颁布的临床路径具体细化本院的临床路径。③通过培训、推广促进临床路径的实施。

五、中美临床路径管理的区别

中国临床路径管理是由中国政府主导推动，经过十多年的艰苦准备，是在深入研究美国式临床路径应用局限性的基础上，通过技术创新逐渐形成的一种有中国特色的管理模式。以“节点要素管理”为技术突破口，形成“开放临床路径，约束诊疗节点，管理知识更新”的18字方针和坚持“路径授权”与“变异协商”原则，组成一套全新的临床路径管理思路，这种思路与临床医生诊疗规律更加吻合，管理者与被管理者之间更加容易达成共识。

美国式临床路径是在美国政府无条件推行DRGs付费制度的强大压力挤压下诞生的一种医院自救策略。美国医院真正开展临床路径管理的动机是约束医疗行为，保卫医院利益。因为，美国政府在医疗行业无条件推行DRGs付费制度本质上是一种医疗付费封顶制度。因此，作为临床路径的内容诊疗计划被执行的完整性越好，医院的利益和利润越有保障，诊疗计划被执行的偏差越大，医院的利益和利润越没保障。中国临床路径与美国临床路径关键技术差异见表15-1。

表15-1　中国临床路径与美国临床路径关键技术差异

主要区别	中国临床路径管理	美国临床路径管理
假设不同	假设现有诊疗服务流程是有问题的	假设现有诊疗服务流程是没有问题的
核心不同	以流程重组为核心，重新评估作业的必要性和价值	以实现全方位的医疗服务标准化为核心
重点不同	关键节点诊疗服务标准化（诊断、治疗计划）	全方位医疗服务标准化（护理、照顾计划）
导向不同	诊疗标准以顾客为导向	诊疗标准以技术提供者为导向
目的不同	目的是提高质量，是一份质量标准	目的是控制费用，是一份诊疗计划
追求不同	为患者提供适宜的诊疗服务	为患者提供全面的诊疗服务
依据不同	依据循证医学成果制定诊疗标准	依据诊疗指南和专家经验制定诊疗标准
过程不同	标准执行过程直接管理干预	标准执行过程无直接管理干预
适用对象	临床变异比较大的病种病例，适用医生	临床变异比较小的病种病例，适用护士
持续改进	诊疗标准支持临床变异，支持路径学习，可持续改进流程质量	诊疗标准不支持临床变异，无路径学习能力，不支持持续改进质量

注：资料来源于马谢民等著《中国式临床路径管理》。

六、中国临床路径管理的重要意义

中国医改强调公益性，包括政府投入和政府监管。政府监管策略创新以临床路径管理为核心。临床路径管理是公立医院改革的核心内容。临床路径管理试点是公立医院改革中直接针对医疗活动和医疗服务的改革，是持续改进医疗质量、保障医疗安全有力举措。

近年来，国家卫生计生委大力推进临床路径管理工作。截至目前，临床路径累计印发数量达到1212个，涵盖30余个临床专业，基本实现临床常见、多发疾病全覆盖，基本满足临床诊疗需要。为贯彻落实全国卫生与健康大会精神和深化医药卫生体制改革有关要求，指导医疗机构加强临床路径管理工作，规范临床诊疗行为，加强医疗质量管理，国家卫生计生委、国家中医药管理局组织《临床路径管理指导原则（试行）》进行了修订，印发了《医疗机构临床路径管理指导原则》（国卫发〔2017〕49号）（以下简称《指导原则》）。

《指导原则》规定了医疗机构临床路径管理的组织机构和职责，明确了临床路径病种选择与文本制定的基本原则，细化了临床路径实施流程和管理制度，强调了临床路径信息化建设和监督评价的有关要求。同时，《指导原则》突出了临床路径“四个结合”的原则，即临床路径管理与医疗质量控制和绩效考核相结合、与医疗服务费用调整相结合、与支付方式改革相结合、与医疗机构信息化建设相结合。《指导原则》的印发有助于发挥临床路径规范医疗服务行为、保障医疗质量安全、提高医疗服务效率及控制医疗费用等作用，进一步提高临床路径管理水平和实施效果，为推进支付方式改革等工作奠定基础。

第二节　临床路径组织机构和职责

《指导原则》明确规定：医疗机构主要负责人是临床路径管理的第一责任人。医疗机构应当建立临床路径管理工作制度。医疗机构应当成立临床路径管理工作体系，负责临床路径管理工作。临床路径管理工作体系应当包括临床路径管理委员会、临床路径指导评价小组和临床路径实施小组。

一、临床路径管理委员会

临床路径管理委员会由医疗机构主要负责人和分管医疗工作的负责人分别担任正、副主任，相关职能部门主要负责人和临床、护理、药学、医技等专家任成员。临床路径管理委员会是医疗机构开展临床路径管理的最高决策机构，应当定期组织会议，主要履行以下职责。

1. 审定本医疗机构开展临床路径管理的实施方案。
2. 审定本医疗机构临床路径管理中长期规划、年度计划和总结。
3. 审定本医疗机构开展临床路径管理的各项相关制度。
4. 审议指导评价小组提交的有关意见建议。
5. 协调解决临床路径管理过程中遇到的问题。
6. 审定本医疗机构中临床路径管理所需的关键数据、监测指标、考核指标。
7. 其他需要临床路径管理委员会承担的职责。

二、临床路径指导评价小组

临床路径指导评价小组由医疗机构分管医疗的负责人任组长，相关职能部门负责人和临床、护理、药学、医技等专家任成员。临床路径指导评价小组是管理委员会的日常管理部门，应当设置在医疗管理部门，并指定专人负责，临床路径指导评价小组主要履行以下职责。

1. 落实临床路径管理委员会的各项决议。
2. 向临床路径管理委员会提交临床路径管理有关意见、建议，制度草案，规划、计划草案，评价结果或报告。
3. 对临床路径各实施小组的临床路径管理工作进行技术指导。

4．审定临床路径各实施小组上报的开展临床路径管理的病种及文本，涉及伦理学问题的，按相关文件规定执行。

5．组织开展临床路径相关培训工作。

6．组织开展临床路径管理评价工作，并负责评价结果运用。

7．临床路径管理过程中关键数据统计与汇总等数据和档案管理。

8．其他需要临床路径指导评价小组承担的职责。

三、临床路径实施小组

临床路径实施小组由实施临床路径的临床科室主任任组长，该临床科室医疗、护理人员和药学、医技等相关科室人员任成员，主要履行以下职责。

1．在临床路径指导评价小组指导下，开展本科室临床路径管理工作。

2．制定科室临床路径实施目标及方案，并督促落实。

3．负责临床路径相关资料的收集、记录和整理。

4．组织科室人员进行临床路径管理方面的培训。

5．向临床路径指导评价小组提出本科室临床路径病种选择。

6．调整及临床路径文本制修订的建议。

7．分析变异的原因及提出解决或修正的方法。

8．参与临床路径的实施过程和效果评价与分析，并对临床路径管理工作进行持续改进。

9．其他需要临床路径实施小组承担的职责。

第三节　临床路径实施内容

一、组成要素

临床路径的对象是针对一组特定诊断或操作，如针对某个ICD码对应的各种疾病或某种手术等；路径的制定是综合多学科医学知识的过程，这些学科包括临床、护理、药剂、检验、麻醉、营养、康复、心理以及医院管理，甚至包括法律、伦理等；路径的设计要依据住院的时间流程，结合治疗过程中的效果，规定检查治疗的项目，顺序和时限；结果是建立一套标准化治疗模式。

临床路径通过设立并制定针对某个可预测治疗结果患者群体或某项临床症状的特殊的文件、教育方案、患者调查、焦点问题探讨、独立观察、标准化规范等，规范医疗行为，提高医疗执行效率，减少变异，降低成本，提高质量。

二、执行流程

临床路径包含以下内容或执行流程：疾病的治疗进度表，完成各项检查以及治疗目标和途径，有关的治疗计划和预后目标的调整，有效地监控组织与程序。

三、执行内容

临床路径的具体执行包含以下几方面内容：患者病历及病程记录，以日为单位的各种医疗活动多学科记录，治疗护理及相关医疗执行成员执行相关医疗活动后签字栏，变异记录表，分开的特殊协议内容。临床路径所设立的内容应当不断更新，与疾病的最新治疗标准或治疗指南保持一致。临床路径也是整个治疗过程行之有效的记录模式，该模式允许治疗方案根据患者的具体情况进行恰当的调整。

第四节　临床路径实施步骤

一、实施准备

（一）科室建立临床路径管理实践小组

人员包括科主任、护士长、科室其他医疗护理人员及药学、医技等相关科室人员。

（二）确立本科疾病要建立的临床路径

在科主任的领导下，医护人员共同商讨对本科疾病要建立的临床路径。科室按照以下原则选择临床路径管理的病种。

1. 常见病、多发病。
2. 诊断治疗方案明确，技术成熟，疾病诊疗过程中变异较少。
3. 优先选择国家卫生计生委、国家中医药局已经印发临床路径的病种。

设计如何去收集资料、如何分析和运用收集的研究资料，选择路径的结构。

（三）明确职责和人员分工

制订出每个人的具体任务，如主治医师负责收集和统计患者住院期间的治疗情况、住院天数等；护士运用护理程序收集和统计通过护理手段促进或延缓患者康复的因素等。

收集自己机构或病房内近几年内有关此病种的平均住院日；收集此病种的一般用药、检验、治疗等常规；收集此病种每日护理的实践情况、预期结果和并发症的情况；分析对此病种每日照顾的过程、护理计划和记录，以及意外情况；查找国内外有关此病种的最近资料，收集相关的研究结果，提供制订临床路径内容的参考；各专业人员整理所收集的相关资料，并分析总结和参与制作小组的决策。

二、建立路径

（一）路径内容及表格制订

在临床路径的实施过程中，对临床路径的设计内容和表格的框架，如治疗、检验、饮食、活动、护理、健康教育、出院计划和变异记录等方面进行适用性的评估。

（二）制订标准化医嘱

标准化医嘱是指依据某一病种的病情发展与变化，制订出该病种基本的、必要的、常规的医嘱，如治疗、用药等。这标准化的医嘱应与临床路径的内容相对应。使之相对全面化、程序化，并相对固定，方便明确临床路径的进行。

（三）设定电脑套装检验单

临床路径是控制品质与经费的工作模式。在临床的实施过程中，应将某病种某日所需要做的检验单一并输入电脑，即套装化，方便明确临床路径的进行，避免漏检、多检的发生。

（四）各部门的教育宣传

临床路径是多种专业人员合作的工作模式。在实施临床路径前应举办说明会，对各专业人员进行说明，使医生、护士和其他科室人员明确各自的角色和职责，通过沟通协调达成共识。还要向社会、患者和家属说明所开展的现代化服务的目的和相关内容。

（五）试行临床路径

科室制订的临床路径方案报院临床路径管理指导评价小组审批后可试行。通过试行可对临床路径进行检测，找出存在的问题，加紧修改，逐步制订出一个相对完善、合理并切实可行的临床路径。

（六）退出临床路径

进入临床路径的患者出现以下情况之一时，应当退出临床路径：

1. 患者出现严重并发症，需改变原治疗方案的。
2. 患者个人原因无法继续实施的。
3. 对入院第一诊断进行修正的。
4. 因合并或检查发现其他疾病，需转科治疗的。
5. 其他严重影响临床路径实施的。

医疗机构应当严格落实危急值管理制度，当患者在临床路径实施过程中出现危急值情况，应当立即组织专家进行评估，确定是否退出路径，确保患者安全。

三、变异处理与效果评价

（一）变异处理

1. 变异的定义　变异是假设的标准临床路径与实际过程出现了偏离，与任何预期的决定相比有所变化。

2. 变异的分类 实施临床路径时有时会产生变异，即任何不同于临床路径的偏差。变异有正负之分，负变异是指计划好的活动没有进行（或结果没有产生），或推迟完成，如延迟出院、CT检查延迟；正变异是指计划好的活动或结果提前进行或完成，如提前出院、CT检查提前等。变异可分为患者/家庭的变异、医院/系统的变异、临床工作者/服务提供者的变异。

3. 应对变异的措施 包括收集、记录变异，在临床路径变异记录单上记录与患者有关的变异，其他变异记录在科室的变异记录本上；医疗机构应当做好临床路径的分析、报告和讨论工作，对反复发生同一变异，可能影响此病种临床路径实施的，应当及时、仔细查找原因，必要时通过修改临床路径等措施进行整改。

4. 变异的后果 标记当前变异对后续医疗行为产生的后果。

（二）实施结果的评估与评价

对临床路径进行结果评估和评价时，应包括以下项目：①住院天数；②医疗费用；③临床结果；④患者的满意度；⑤工作人员的满意度；⑥资源的使用；⑦患者的并发症发生率；⑧患者再住院率。

（三）修正与改良

临床路径的宗旨是为患者提供最佳的照顾。因此，每一次每一种的临床路径实施后，都应根据对其评价的结果，及时加以修改和补充。

医疗机构应当积极配合物价管理和基本医疗保险管理部门，按照临床路径做好费用测算，推进单病种付费、DRG付费等支付方式改革。

（四）临床路径的监督与评价

1. 各级卫生行政部门应当进一步建立、完善临床路径管理质量控制、效果评价和绩效考核的具体制度与评价标准，并加强对本区域内医疗机构临床路径管理情况的监督与评价；应当将医疗机构临床路径管理情况纳入医疗机构考核指标体系，并作为医疗机构评审、评价的重要指标。

2. 各级卫生行政部门应当不断总结和推广临床路径先进管理经验，组织临床路径管理工作开展较好的医疗机构交流先进经验和典型做法，充分发挥示范带头作用。对临床路径管理工作开展不到位的医疗机构，要进行通报批评，督促改进。

3. 省级卫生行政部门应当以医疗机构为依托，建立省级临床路径管理培训机构，开展医疗机构临床路径实施、管理的培训工作。

4. 医疗机构应当制订临床路径管理评价制度并纳入绩效管理体系，由指导评价小组和绩效考核部门对临床科室和医务人员进行绩效考核。引导医疗机构和医务人员规范诊疗行为，控制不合理医疗费用，持续改进临床路径管理工作。

（五）临床路径的信息化

《指导原则》鼓励医疗机构通过信息化开展临床路径管理工作。指出：

1．医疗机构应当按照信息化建设的有关要求，推动临床路径管理信息化纳入医疗机构信息化整体建设，做到有机统一，互联互通。

2．开展医疗服务信息化管理的医疗机构，应当将临床路径有关文本嵌入信息系统。

3．鼓励医疗机构将智能终端、物联网技术等，运用至临床路径信息化管理，减轻临床科室和管理部门相关人员工作负担，提高工作效率。

4．医疗机构应当通过信息化，对临床路径管理有关数据进行统计、分析，为提高医疗管理质量和水平提供依据。

5．医疗机构要对开展临床路径管理的临床科室和管理部门相关人员进行信息系统操作培训指导。

第五节　DRG/DIP模式下的临床路径管理

一、临床路径管理现状

临床路径是针对某一疾病制定的一套标准化治疗模式，被视为医院应对DRG支付改革“保质控费”的有效管理工具。2009年至今，国家共印发了1212个临床路径，涵盖30余个临床专业；并明文规定，到2022年底前，三级医院50%出院患者，二级医院70%出院患者要按照临床路径管理。

自临床路径实施以来，国家持续加强对医院临床路径入径率、完成率的监测。一项调查显示，我国约有94%的公立医院已实施临床路径，但实施病种平均数为45种，医院临床路径入径率最高为95%，最低仅为4.6%。原因主要在于：①临床路径的病种选择较单一，复杂病例易进入变异范围并因此导致退径。②传统的临床路径管理过于固化，限制了医疗自主权，医务人员的实施意愿普遍不高。③医院缺乏良好的信息化平台对临床路径的实施、变异等情况进行监控与分析。

另外，临床路径的实施一定程度上会影响到医保支付结算水平，会直接影响医院的收益，影响医生的医疗决策行为和收入待遇。我国虽然较早试点推行了临床路径，但相应的单病种付费、DRG付费等相关支付方式改革尚不完善。我国绝大多数的医院收费模式是按项目收费，虽然卫生部门从“医疗质量”和“医疗服务行为”规范方面强力推动临床路径，但由于医保是按照“项目付费”，医院从主观上不很乐意推动，医生也不很乐意配合执行临床路径。即使入径，变异退出路径率也很高，临床路径管理流于形式。因此，如何将临床路径与医保支付方式改革有效地结合，已成为医保支付方式改革的重要问题。

二、DRG/DIP医保支付改革

（一）DRG/DIP支付方式改革

医保支付改革是我国一项长期性的系统工程。2016年10月，国务院印发的《“健康中国2030”规划纲要》明确地提出，积极推进按病种付费（diagnosis intervention packet，DIP）、按人头付费，积极探索按DRG付费、按服务绩效付费，形成总额预算管理下的复合式付费方式。2019年，国家医保局正式公布了DRG支付的试点城市名单。经过半年试点后，国家医保局于2020年印发了DIP支付的规范与病种目录库。经过2019—2021年DRG/DIP付费国家试点，国家医疗保障局于2021年11月19日印发了《DRG/DIP支付方式改革三年行动计划》（医保发〔2021〕48号）。本行动计划的工作目标是以习近平新时代中国特色社会主义思想为指导，坚持以人民健康为中心，以加快建立管用高效的医保支付机制为目标，分期分批加快推进，2022—2024年，全面完成DRG/DIP付费方式改革任务，推动医保高质量发展。到2024年底，全国所有统筹地区全部开展DRG/DIP付费方式改革工作，先期启动试点地区不断巩固改革成果；到2025年底，DRG/DIP支付方式覆盖所有符合条件的开展住院服务的医疗机构，基本实现病种、医保基金全覆盖。完善工作机制，加强基础建设，协同推进医疗机构配套改革，全面完成以DRG/DIP为重点的支付方式改革任务，全面建立全国统一、上下联动、内外协同、标准规范、管用高效的医保支付新机制。这意味着未来3年，DRG/DIP将从试点变为主流，各级医疗机构的诊疗、用药、医保报销乃至医院运行管理方式都将发生重大改变。本次3年行动计划是对之前医保付费改革的衔接和延续，“十四五”规划已经提出2025年之前DRG占比70%，这次强调加快进度，统筹地区、医疗机构、病种分组、医保基金四个方面全面覆盖，区别于之前的政策最大的不同是本次政策将改革指标落实到了医疗机构。

支付方式改革直接作用对象是定点医疗机构，要最大限度地争取医疗机构的理解、配合和支持，促进医疗机构推进相关配套改革，支付方式改革的主要目的，就是要引导医疗机构改变当前粗放式、规模扩张式运营机制，转向更加注重内涵式发展，更加注重内部成本控制，更加注重体现医疗服务技术价值。各统筹地区要充分发挥DRG/DIP支付方式改革付费机制、管理机制、绩效考核评价机制等引导作用，推动医疗机构内部运营管理机制的根本转变，在促进医院精细化管理、高质量发展的同时，提高医保基金使用绩效。

（二）什么是DRG/DIP支付方式

1. DRG和DIP定义

（1）DRG是指将住院患者按照疾病严重程度、治疗方法复杂程度以及资源消耗程度的相似性分成一定数量的疾病组，原则上覆盖所有急性住院患者（亚急性和慢性病，如慢性精神疾病、安宁疗护、纯中医治疗等不适宜按DRG付费），决定患者入组的因素包括住院患者的主要诊断和主要治疗方式及合并症、并发症、年龄、住院天数等。

（2）DIP是以历史数据为基础，依据现实匹配关系对每个病例“疾病诊断＋治疗方式”进行穷举与聚类，将稳定的住院病种进行组合，根据各病种费用均值、技术难度等与某基准病种的比例关系确定相应的病种点数，再结合点数单价及各医疗机构开展的总点数计算出支付总金额，是医保向医疗机构进行支付的方法。区域点数法总额预算是为保证医保预算收支平衡，将统筹区域总额预算与点数法相结合而实现多元复合式支付方式的一种医保资金分配方法。医保部门不再细化明确各医疗机构的总额控制指标，医疗机构根据各类服务的总点数及其实际费率获得医保资金的补偿。

2. DRG付费与DIP付费的差异（表15-2）

表15-2 DRG付费与DIP付费的差异

差异点	DRG付费	DIP付费
分组原理不同	对分组器及专家依赖度高，强调以临床经验为基础，从疾病诊断大类出发，“多病一组”或“多操作一组”，组间差异较大。所分组数较少，在1000组以内	依赖历史病案数据，强调对临床客观数据的统计分析，直接以主要诊断和关联手术操作的自然组合形成病种，“一病一操作一组”，组间差异较小，所分组数较多在10 000级以上
结算方式不同	DRG付费标准分为相对权重和费率的测算，体现对医疗机构规划“同病同操作”病例诊疗路径的导向作用，发挥医保支付的激励约束作用	DIP付费标准分为病种分值与点值的测算，通过不同病种赋予分值的大小差异，体现对治疗方式和合理成本的导向作用
控费机制不同	根据指标主观确定同等级医疗机构总额，基金风险较大，故控费采用结余留用、超支不补的方法	存在诱导医疗机构采用复杂技术、高分值治疗方式的风险，故控费采用结余留用、超支分担的方法

三、DRG/DIP模式下的临床路径管理

2022年5月20日，国务院办公厅发布《“十四五”国民健康规划》，明确提出医院要完善诊疗规范和技术指南，全面实施临床路径管理。这意味着国家将进一步加强对医院推行临床路径的监管，但目前医院仍面临着临床路径实施程度不高、病种选择单一等诸多挑战。

DRG/DIP核心实质是付费制度改革使医院的经济效益不再取决于医疗项目发生的多少，而是从按项目“后付费”向“预付费”转型，DRG/DIP付费制度改革实行“预算包干、结余留用、超支分担”设计，必将导致临床路径管理发生重大变革，为临床路径的推行提供强大的外在动力。其中最重要的变革是临床路径管理将由“被动执行”变“主动推进”。

采用DRG/DIP支付制度改革，医院必然要从追求粗放收入增长模式转型为精细化的内涵质量效益提升发展模式，如何合理地进行病种成本管控，切实有效地降低成本。规范化、标准化的临床路径管理对于规范医疗服务行为、提高病种效益具有重要的意义和作用。过去的临床路径是以各级卫健委、相关学会、全国性专家为主体制定的，未来

我们要做的是基于DRG下支付标准和病组盈亏的临床路径，这个制订的主体是各家医院的临床专家、管理专家。

总之，国家推行临床路径管理旨在规范医疗行为、保障医疗质量和安全、降低患者负担、提高患者就医体验，这与医保支付方式改革的政策预期一致。因此，DRG/DIP付费制度改革与临床路径的联动具有可操作性。国内多项研究显示，DRG医保支付制度改革让医疗机构有了“控制成本”的动力，临床路径管理给DRG付费提供有力支撑，既能保证医疗质量，同时又能有效降低医疗成本，DRG与临床路径有机结合促进医院内部精细化管理，医保基金拒付率下降、回款率上升，有利于提高医院的运营效率，提高医保基金的使用效率。临床路径作为重要的质控与效益提高的管理工具，医院从被动执行必然变成主动管理。

第六节　急诊临床路径

一、急性胰腺炎临床路径（2022版）

［标准住院流程］

（一）适用对象

第一诊断为急性胰腺炎。

（二）诊断依据

根据《急性胰腺炎急诊诊断及治疗专家共识》（2021年，中华医学会急诊医学分会），《内科学》（第9版）（人民卫生出版社），《外科学》（第9版）（人民卫生出版社），《中国急性胰腺炎诊治指南》（2021年，中华医学会外科学分会）。

临床上符合症状、实验室检查及影像学检查3项特征中的2项，可做出急性胰腺炎的诊断。

1. 临床表现　上腹部持续性疼痛。
2. 实验室检查　血清淀粉酶和/或脂肪酶浓度增高≥正常值上限3倍。
3. 辅助检查　腹部影像学检查结果显示符合急性胰腺炎影像学改变。

（三）治疗方案的选择

根据《急性胰腺炎急诊诊断及治疗专家共识》（2021年，中华医学会急诊医学分会），《内科学》（第9版）（人民卫生出版社），《外科学》（第9版）（人民卫生出版社），《中国急性胰腺炎诊治指南》（2021年，中华医学会外科学分会）。

1. 监护，禁食，胃肠减压。
2. 液体复苏，维持水、电解质平衡，营养支持治疗，呼吸支持，肠功能维护，连续血液净化。

3．药物治疗　抑酸治疗、生长抑素及其类似物、胰酶抑制剂，预防和抗感染，镇静和镇痛药物。

4．内镜逆行胰胆管造影（endoscopic retrograde cholangiopancreatography，ERCP）/腹腔镜微创治疗（必要时）。

5．开腹手术治疗　对于胆总管结石性梗阻、急性化脓性胆管炎、胆源性败血症等尽早行手术治疗。

（四）标准住院日

10～14天。

（五）进入临床路径标准

1．第一诊断符合急性胰腺炎疾病编码。

2．排除有严重并发症的患者（合并心、肺、肾、脑等脏器功能损害，合并胰腺脓肿、胰腺囊肿等）。

3．排除其他急腹症　急性肠梗阻、消化性溃疡穿孔、胆石症和急性胆囊炎、肠系膜血管栓塞。

4．当患者同时具有其他疾病诊断，但在住院期间不需要特殊处理也不影响第一诊断的临床路径实施时，可以进入临床路径。

（六）住院期间的检查项目

1．必需的检查项目

（1）血常规、尿常规、便常规＋隐血。

（2）肝肾功能、三酰甘油、电解质、血糖、血淀粉酶、脂肪酶、C反应蛋白（CRP）、凝血功能。

（3）血气分析、血型（Rh）。

（4）心电图、腹部超声、腹部及胸部X线片、腹部CT。

2．根据患者病情可选择检查项目

（1）肿瘤标志物筛查（CA199、AFP、CEA）。

（2）腹部及胸部X线片、腹部CT、MRI、磁共振胰胆管造影（MRCP）、ERCP、EUS。

（七）治疗方案与药物选择

1．抑酸药　质子泵抑制剂、H_2受体阻滞剂。

2．生长抑素及其类似物。

3．抗菌药物　最佳为根据药敏试验结果指导用药，多数情况下需要在药敏试验结果出来之前根据患者的病情决定抗菌药物的选择与使用时间。

4．营养及支持药物。

5．肝功能纠正药物。

6．ERCP和微创治疗。

（八）出院标准

1．腹膜炎体征缓解，少量进食。

2．血淀粉酶水平稳定下降，或进食后无明显升高。

3．复查超声、CT无明显异常。

（九）变异及原因分析

1．患者急性胰腺炎加重或转为坏死性胰腺炎，退出本路径。

2．对于内镜微创治疗后病情恶化者，转入相应临床路径。

3．临床症状改善不明显，调整药物治疗导致住院时间延长、费用增加。血淀粉酶持续高水平，或进食后明显升高，CRP持续高水平，导致住院时间延长。

[临床路径表单]

适用对象：第一诊断为急性胰腺炎

患者姓名：________性别：________年龄：________门诊号：________住院号：________

住院日期：_____年____月____日　出院日期：_____年____月____日　标准住院日：10～14日

时间	住院第1天	住院第2～3天	住院第4天
主要诊疗工作	□ 询问病史和体格检查 □ 完成病历书写 □ 观察患者腹部症状和体征 □ 明确急性胰腺炎的诊断，行急性胰腺炎严重程度床边指数评分 □ 完善常规检查 □ ERCP/腹腔镜微创治疗（必要时），有多学科诊疗理念	□ 上级医师查房 □ 明确下一步诊疗计划 □ 观察患者腹部症状和体征，BISAP评分 □ 完成上级医师查房记录 □ 多学科诊疗及中医特色治疗	□ 观察患者腹部症状和体征 □ 上级医师查房及诊疗评估 □ 完成查房记录 □ 对患者进行坚持治疗和预防复发的宣教 □ 注意患者排便情况
重点医嘱	**长期医嘱：** □ 急诊医学科护理常规 □ 一级护理 □ 禁食、镇痛治疗 □ 生命体征监测 □ 记24小时液体出入量 □ 补液治疗 □ 质子泵抑酸治疗 □ 抑制胰酶分泌药物 □ 如有感染征象给予抗菌药物治疗 **临时医嘱：** □ 血、尿、便常规＋潜血 □ 肝肾功能、三酰甘油、电解质、血糖、CRP、血淀粉酶、脂肪酶、凝血功能、血气分析 □ 心电图、腹部超声、胸腹部X线片或CT	**长期医嘱：** □ 急诊医学科护理常规 □ 一级护理 □ 禁食、镇痛治疗 □ 生命体征监测 □ 记24小时液体出入量 □ 补液治疗 □ 质子泵抑酸治疗 □ 抑制胰酶分泌药物 □ 如有感染征象给予抗菌药物治疗 **临时医嘱：** □ 根据病情复查：血常规、CRP、肾功能、血钙、血气分析、血淀粉酶、脂肪酶	**长期医嘱：** □ 急诊医学科护理常规 □ 一级护理 □ 禁食不禁水 □ 生命体征监测 □ 记24小时液体出入量 □ 补液治疗 □ 抑酸治疗 □ 抑制胰酶分泌药物 □ 如有感染征象给予抗菌药物治疗 **临时医嘱：** □ 根据病情变化及检查异常复查 □ 腹部增强CT □ 腹部MRI＋MRCP
主要护理工作	□ 协助患者及家属办理入院手续 □ 进行入院宣教和健康宣教（疾病相关知识） □ 静脉抽血	□ 基本生活和心理护理 □ 记录24小时液体出入量及排便次数 □ 静脉抽血	□ 基本生活和心理护理 □ 监督患者用药 □ 对患者进行饮食宣教 □ 静脉抽血
病情变异记录	□ 无　□ 有，原因 1. 2.	□ 无　□ 有，原因 1. 2.	□ 无　□ 有，原因 1. 2.
护士签名			
医师签名			

时间	住院第5～9天	住院第10～14天
主要诊疗工作	□ 观察患者腹部症状和体征，注意患者排便情况 □ 上级医师查房及诊疗评估 □ 完成查房记录 □ 监测血淀粉酶水平下降至基本正常，腹痛缓解，可酌情给予流食 □ 对患者进行坚持治疗和预防复发的宣教 □ 观察进食后患者病情的变化	□ 观察患者腹部症状和体征，注意患者排便情况 □ 上级医师查房及诊疗评估，确定是否可以出院 □ 对患者进行坚持治疗和预防复发的宣教 □ 观察进食后患者病情变化 □ 完成上级医师查房记录、出院记录、出院证明书和病历首页的填写 □ 通知出院 □ 向患者及家属交代出院后注意事项，预约复查时间 □ 如患者不能出院，在病程记录中说明原因和继续治疗的方案
重点医嘱	**长期医嘱：** □ 急诊医学科护理常规 □ 二级护理 □ 低脂低蛋白流质饮食 □ 记24小时液体出入量 □ 补液治疗 □ 抑酸治疗 □ 急性胆源性胰腺炎给予抗菌药物治疗 **临时医嘱：** □ 视病情变化及检查异常结果复查：血淀粉酶、脂肪酶、电解质	**出院医嘱：** □ 出院带药（根据具体情况） □ 门诊随诊 □ 1个月后复查腹部超声
主要护理工作	□ 基本生活和心理护理 □ 监督患者用药 □ 对患者进行饮食宣教 □ 静脉抽血	□ 基本生活和心理护理 □ 对患者进行饮食宣教 □ 对患者进行坚持治疗和预防复发宣教 □ 帮助患者办理出院手续、交费等事宜 □ 饮食指导 □ 出院指导
病情变异记录	□ 无　□ 有，原因 1. 2.	□ 无　□ 有，原因 1. 2.
护士签名		
医师签名		

二、脑梗死临床路径（2022版）

[标准住院流程]

（一）适用对象

第一诊断为急性脑梗死。

（二）诊断依据

根据《中国急性缺血性卒中诊治指南》（2022年，中华医学会神经病学分会脑血管病学组）。

1. 急性起病。
2. 局灶神经功能缺损（一侧面部或肢体无力或麻木，语言障碍等），少数为全面神经功能缺损。
3. 症状或体征持续时间不限（当影像学显示有责任缺血性病灶时），或持续24小时以上（当缺乏影像学责任病灶时）。
4. 排除非血管性病因。
5. 脑CT/MRI排除脑出血。

（三）治疗方案的选择

根据《中国急性缺血性卒中诊治指南2014》（中华医学会神经病学分会脑血管病学组，中华神经科杂志，2015，48：246～257）。

1. 一般治疗　维持呼吸循环功能，监测体温、血压、血糖。
2. 改善脑血循环治疗　根据患者具体情况选择如溶栓、血管介入、抗血小板、抗凝、降纤、扩容等方法。
3. 神经保护剂　结合患者具体情况选择。
4. 中医中药　结合具体情况选择。
5. 并发症处理　监测控制脑水肿及颅内压增高，必要时选择手术；癫痫防治；感染及压疮防治、深静脉血栓防治。
6. 早期营养支持及康复治疗。
7. 根据个体情况启动二级预防措施。

（四）标准住院日

7～10天。

（五）进入临床路径标准

1. 第一诊断符合急性脑梗死疾病编码。
2. 排除有严重并发症的患者（合并心、肺、肾、脑等脏器功能损害，合并胰腺脓肿、胰腺囊肿等）。

3．排除其他急腹症　急性肠梗阻、消化性溃疡穿孔、胆石症和急性胆囊炎、肠系膜血管栓塞。

4．当患者同时具有其他疾病诊断，但在住院期间不需要特殊处理也不影响第一诊断的临床路径实施时，可以进入临床路径。

（六）住院期间的检查项目

1. 必需的检查项目

（1）血常规、尿常规、便常规。

（2）肝肾功能、电解质、血糖、血脂、凝血功能、感染性疾病筛查（乙肝、丙肝、梅毒、艾滋病等）。

（3）胸部X线片、心电图。

（4）头、颈部动脉血管超声：经颅多普勒超声（TCD）、颈部动脉血管超声。

（5）头颅CT、头颅MRI＋DWI。

2. 根据患者病情可选择检查项目

（1）自身免疫抗体：抗核抗体（ANA）、可提取性抗原（ENA）、抗中性粒细胞抗体（ANCA）等。

（2）TCD发泡试验。

（3）超声心动图、动态心电监测、腹部B超（肝、胆、胰、脾、肾）。

（4）头颅磁共振：磁共振血管造影（MRA）、磁共振静脉血管成像（MRV）、灌注加权成像（PWI）等。

（5）头颅CT血管造影（CTA）、CT灌注成像（CTP）。

（6）数字减影血管造影（DSA）。

（七）治疗方案与药物选择

根据《中国急性缺血性卒中诊治指南2014》，结合患者具体情况选择治疗药物。

1. 溶栓治疗　可选择阿替普酶或尿激酶。

2. 抗血小板治疗　根据患者情况可选择阿司匹林、氯吡格雷等。

3. 抗凝、降纤、扩容、神经保护、中药　可根据具体情况选择使用。

4. 降低颅内压　可选择甘露醇、甘油果糖、呋塞米、高渗盐水和白蛋白等。

5. 并发症治疗　根据患者具体情况选择抗感染、控制癫痫发作及预防深静脉血栓形成药物。

（八）出院标准

1．患者病情稳定或临床症状好转、恢复。

2．没有需要住院治疗的并发症。

（九）变异及原因分析

当患者出现以下情况时，退出路径。

1．缺血性脑梗死病情危重，需要外科手术治疗时，退出本路径，进入相应疾病临床路径。

2．当患者存在颈动脉狭窄，根据现行诊治指南需要外科或血管介入干预时，进入相应疾病临床路径。

3．病情危重　意识障碍、呼吸循环衰竭，需转入ICU或手术治疗。

4．既往其他系统疾病加重非需要治疗，或出现严重并发症，导致住院时间延长和住院费用增加。

［临床路径表单］

适用对象：第一诊断为急性脑梗死

患者姓名：________性别：________年龄：________门诊号：________住院号：________

住院日期：______年___月___日 出院日期：______年___月___日 标准住院日：7～10日

时间	住院第1天	住院第2天	住院第3天
主要诊疗工作	□ 询问病史 □ 体格检查［包括国立卫生研究院卒中量表（NIHSS）评分、GCS评分、Barthel评分、吞咽功能、营养评估］ □ 完成病历书写 □ 护理及饮食医嘱 □ 监测并管理血压 □ 预防并发症：感染、应激性溃疡、压疮等 □ 抗血小板（或抗凝）治疗 □ 他汀治疗、降血糖治疗 □ 健康宣教：饮食、戒烟	□ 上级医师查房 □ 评价神经功能状态 □ 继续宣教：饮食、戒烟 □ 完成或预约辅助检查 □ 继续抗血小板（或抗凝）、他汀类药物治疗 □ 继续防治并发症 □ 康复治疗评估及治疗 □ 完成上级医师查房记录	□ 上级医师查房并书写查房记录 □ 评价神经功能状态 □ 宣教：饮食、戒烟 □ 完善辅助检查 □ 继续抗血小板（或抗凝）、他汀药物治疗 □ 继续防治并发症 □ 继续康复治疗
重点医嘱	**长期医嘱：** □ 急诊内科护理常规 □ 一/二级护理 □ 低盐低脂（糖尿病）饮食 □ 生命体征、血糖监测 □ 抗血小板（或抗凝）治疗 □ 他汀类药物治疗 **临时医嘱：** □ 血、尿、便常规 □ 肝肾功能、电解质、血糖、血脂、心肌酶谱、凝血功能、感染性疾病筛查、心电图等 □ 预约TCD、颈部血管超声、UCG检查 □ 必要时预约头颅MRI＋DWI、腹部超声	**长期医嘱：** □ 急诊内科护理常规 □ 一/二级护理 □ 低盐低脂（糖尿病）饮食 □ 生命体征、血糖监测 □ 抗血小板（或抗凝）治疗 □ 他汀类药物治疗 □ 床边康复治疗 **临时医嘱：** □ 辅助检查，生命体征监测 □ 必要时复查有异常值的检查 □ 康复科会诊	**长期医嘱：** □ 急诊内科护理常规 □ 一/二级护理 □ 低盐低脂（糖尿病）饮食 □ 生命体征、血糖监测 □ 抗血小板（或抗凝）治疗 □ 他汀类药物治疗 □ 床边康复治疗 **临时医嘱：** □ 必要时复查有异常值的检查 □ 必要时行MRA、CTA、DSA检查
病情变异记录	□ 无 □ 有，原因 1. 2.	□ 无 □ 有，原因 1. 2.	□ 无 □ 有，原因 1. 2.
护士签名			
医师签名			

时间	住院第4～6天	住院第7～10天
主要诊疗工作	□ 通知病情稳定患者及家属出院准备 □ 向患者交代出院后注意事项，预约复诊日期 □ 如果患者不能出院，在病程记录中说明原因和继续治疗方案 □ 上级医师查房 □ 评估辅助检查结果 □ 评价神经功能状态 □ 继续防治并发症 □ 必要时相关科室会诊 □ 继续抗血小板（或抗凝）治疗 □ 继续他汀类药物治疗 □ 康复治疗	□ 出院宣教：出院后规范二级预防，控制危险因素、生活方式等
重点医嘱	**长期医嘱：** □ 急诊内科护理常规 □ 一/二/三级护理 □ 低盐低脂（糖尿病）饮食 □ 生命体征、血糖监测 □ 抗血小板（或抗凝）治疗 □ 他汀类药物治疗 □ 床边康复治疗 **临时医嘱：** □ 异常检查复查 □ 复查血常规、肾功能、电解质、血糖	**长期医嘱：** □ 急诊内科护理常规 □ 一/二/三级护理 □ 低盐低脂（糖尿病）饮食 □ 生命体征、血糖监测 □ 抗血小板（或抗凝）治疗 □ 他汀类药物治疗 □ 床边康复治疗 **临时医嘱：** □ 出院 □ 出院前神经系统功能评估 □ 出院带药
病情变异记录	□ 无 □ 有，原因 1. 2.	□ 无 □ 有，原因 1. 2.
护士签名		
医师签名		

三、脓毒症休克早期（6小时）临床路径（2022版）

［标准住院流程］

（一）适用对象

第一诊断为脓毒症休克。

（二）诊断依据

根据《中国脓毒症/脓毒症休克急诊治疗指南（2018）》（中国医师协会急诊医师分会，中国研究型医院学会休克与脓毒症专业委员会，2018年），《拯救脓毒症运动：2021国际脓毒症和脓毒症休克管理指南》（美国重症医学会及欧洲危重病医学会，2021年）。

1. 脓毒症诊断

（1）快速序贯性器官衰竭评分（qSOFA）≥2分是早期识别脓毒症的有用指标。器官功能障碍考虑为感染引起。

（2）序贯性器官衰竭评分（SOFA）在基线水平上升2分以上。

2. 脓毒症休克诊断　在明确诊断脓毒症基础上，伴有持续性低血压（在充分补充血容量基础上，仍需要升压药物以维持平均动脉压≥65mmHg且血清乳酸＞2mmol/L）。

（三）治疗方案的选择

根据《中国脓毒症/脓毒症休克急诊治疗指南（2018》（中国医师协会急诊医师分会，中国研究型医院学会休克与脓毒症专业委员会，2018年），《拯救脓毒症运动：2021国际脓毒症和脓毒症休克管理指南》（美国重症医学会及欧洲危重病医学会，2021年）。

1. 一般治疗　血流动力学、血乳酸、重要生命体征及器官功能监测。
2. 使用抗菌药物前抽取血培养。
3. 给予广谱抗菌药物治疗。
4. 静脉补液晶体液为主扩容。
5. 血管活性药的应用。
6. 去除感染病灶。

（四）标准住院日有急诊重症监护病房6小时

（五）进入路径标准

1. 第一诊断必须符合脓毒症（感染性）休克诊断编码。
2. 当患者合并其他疾病，但治疗期间不需要特殊处理也不影响第一诊断的临床路径实施时。

（六）住院期间的检查项目

1．一般检查　血常规、尿常规、粪常规。

2．血液检查　肝肾功能、血气分析、乳酸、凝血功能。

3．血培养及药敏　至少2套（用抗菌药物前）。

4．炎症相关指标　CRP、降钙素原（PCT）、血清淀粉样蛋白A（SAA）、肝素结合蛋白等。

5．影像学、心电图等检查。

（七）治疗方案

抗感染药物的选择应考虑以下因素：原发（局部）感染灶、近期感染史及抗菌药物使用情况（近3个月）。宜选择广谱抗菌药物，联合治疗。

如存在需要外科干预才可控制病灶时，应积极听取外科医生的意见，及时实施手术治疗，尽早控制病灶，并退出本路径。

（八）变异及原因分析

1．14岁以下儿科患者作为变异因素，不纳入本路径。

2．获得性免疫缺陷病或其他已知免疫缺陷/免疫抑制治疗者作为变异因素，不纳入本路径。

3．妊娠作为变异因素，不纳入本路径。

4．出现并发症或存在严重合并症，需要相关诊治措施，作为变异因素，退出本路径。

5．出现严重治疗相关不良事件，需要相关诊治措施，作为变异因素，退出本路径。

6．需要外科治疗时，作为变异因素，退出本路径。

7．发生非医疗相关事件影响临床诊治时，作为变异因素，退出本路径。

[临床路径表单]

适用对象：第一诊断为脓毒症（感染性）休克

患者姓名：________性别：________年龄：________门诊号：________住院号：________

时间	住院3小时内	住院6小时
主要诊疗工作	□ 询问病史、体格检查、评估病情 □ 尽快完成血培养 □ 在1小时内完成抢救：吸氧、建立静脉通路、液体复苏、血管活性药物使用、输注广谱抗菌药物（必要的联合治疗） □ 完成重要客观检查及评估：血常规、PCT、CRP、血气、肝肾功能、凝血功能、尿常规、血糖、床边影像学检查。 □ 与患者/家属交流，知情同意书签字 □ 完成病历书写	□ 评估生命指征，治疗效果 □ 完整的体格检查 □ 发现原发感染灶时及时评估外科干预的必要性 □ 监测血压、血糖、尿量、血乳酸、中心静脉压、$ScvO_2$等休克重要指标 □ 继续血管活性药使用，必要时联合用药及加用糖皮质激素及胶体输注 □ 与患者/家属交流 □ 书写抢救记录
重点医嘱	**长期医嘱：** □ EICU护理常规 □ 特级护理 □ 普食/半流质饮食 □ 持续心电、血压、血氧饱和度监测 □ 记24小时出入量 □ 吸氧/机械通气（必要时） □ 休克体位 □ 抗菌药物治疗方案 **临时医嘱：** □ 血、尿、便常规 □ 血气、血乳酸 □ 肝肾功能、电解质、血糖 □ 血培养（2套，在用抗菌药物前） □ 其他部位微生物标本留取 □ CRP、SAA、PCT、肝素结合蛋白检测 □ 留置导尿管 □ 静脉输入平衡液30ml/kg（3小时内） □ 留置中央静脉插管成组医嘱 □ 输液泵及血管活性药物输注	**长期医嘱：** □ EICU护理常规 □ 特级护理 □ 普食/半流质饮食 □ 持续心电、血压、血氧饱和度监测 □ 记24小时出入量 □ 吸氧/机械通气（必要时） □ 休克体位 □ 抗菌药物治疗方案 **临时医嘱：** □ 监测尿量（每1小时1次×3） □ 监测血糖（每1小时1次×3） □ 留置桡动脉插管，监测有创平均动脉压或PiCCO监测（每1小时1次×3） □ 监测乳酸（每2小时1次×2） □ 监测中心静脉压（每2小时1次×2） □ 监测$ScvO_2$（每2小时1次×2） □ 输液泵及血管活性药物输注 □ 氢化可的松200mg静注（必要时） □ 白蛋白40g静注（必要时）
病情变异记录	□ 无 □ 有，原因 1. 2.	□ 无 □ 有，原因 1. 2.
护士签名		
医师签名		

[脓毒症/脓毒症休克的临床诊断流程]

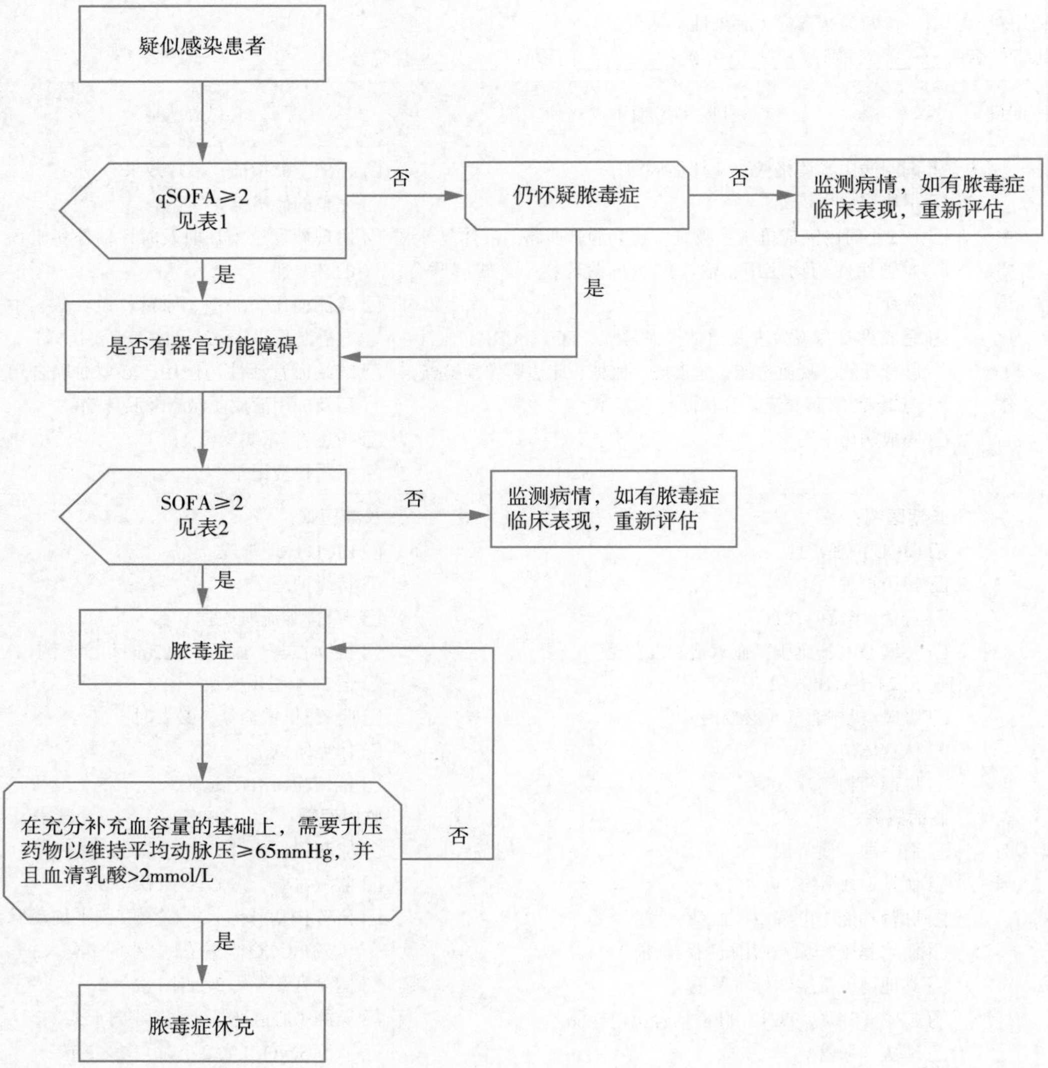

表1　快速序贯性器官衰竭评分

项目	评分
呼吸频率≥22次/分	是：1　　否：0
神志改变	是：1　　否：0
收缩压≤100mmHg	是：1　　否：0

表2　序贯性器官衰竭评分

评分	0	1	2	3	4
呼吸系统					
PaO_2/FiO_2（mmHg）	≥400	＜400	＜300	＜200	＜100
机械通气				是	是
凝血系统					
血小板（$\times10^9$/L）	≥150	＜150	＜100	＜50	＜20
肝脏					
胆红素（μmol/L）	＜20	20～32	33～101	102～204	＞204
心血管系统					
平均动脉压（mmHg）	≥70	＜70			
多巴胺［μg/（kg·min）］			≤5	＞5	＞15
多巴酚丁胺［μg/（kg·min）］			任何剂量		
肾上腺素［μg/（kg·min）］				≤0.1	＞0.1
去甲肾上腺素［μg/（kg·min）］				≤0.1	＞0.1
中枢神经系统					
格拉斯哥昏迷评分	15	13～14	10～12	6～9	＜6
肾脏					
肌酐（μmol/L）	＜110	110～170	171～299	300～440	＞440
24小时尿量（ml）				≤500	≤200

[脓毒症休克6小时bundle治疗目标核查表]

适用对象：第一诊断为脓毒性（感染性）休克

患者姓名：________性别：________年龄：________门诊号：________住院号：________

入院时间	bundle治疗	是否完成	未完成原因	是否达标
3小时	监测乳酸水平（即刻），＞2mmol/L（2小时后复测） 留取标本培养：血培养等（在抗菌药物使用之前，双侧双套） 联合使用抗菌药物，负荷剂量（1小时内），广谱覆盖可能病原菌兼顾耐药情况 如果存在低灌注予液体复苏：30ml/kg晶体液（3小时完成） 医生签字：	□ 是□ 否 □ 是□ 否 □ 是□ 否 □ 是□ 否 护士签字：		
6小时	液体复苏后血压仍低，首选去甲肾上腺素作为一线血管活性药 监测乳酸（每2小时1次） 监测中心静脉压（每2小时1次） 监测 $ScvO_2$（每2小时1次） 医生签字：	□ 是□ 否 □ 是□ 否 □ 是□ 否 □ 是□ 否 护士签字：		

（陈雪峰　李小民）

第十六章　急诊重症监护病房管理

随着急危重症医学（critical care medicine，CCM）的发展和各种危重抢救技术在急诊医学科的推广使用，近年来许多医院急诊医学科建立起EICU。《急诊科建设与管理指南（试行）》强调了EICU的建设，使急危重症序贯救治成为可能，也标志着急诊医学科从功能科室向专业学科蜕变。我国EICU建设总体晚于欧美国家，经过十余年急诊工作者的努力和奋斗，方有长足的进步，但依然在全科化和专业化之间摸索，且由于我国各地区经济发展不均衡，各地域EICU发展建设水平也参差不齐，EICU的建设与管理标准仍需进一步完善。

第一节　急诊重症监护病房的任务、功能及意义

一、任务

急诊是急危重症患者在医院诊疗的首诊场所，是社会医疗服务体系的重要组成部分。急诊医学科实行急诊抢救室-ICU-急诊病房/留观室连贯性一体化的管理体系。作为该管理体系的中间环节，EICU是集中救治急危重症患者的监护病房，不仅承担急诊就诊的急危重症患者的综合救治，还接收突发公共卫生事件中的危重伤病患者，并对全院开放，接收各科要求转入的符合本专业特色的危重症急救患者。

二、功能

EICU和综合ICU同样都是收治危重症患者的单元，然而EICU不同于综合ICU，EICU重在救命，而综合ICU重在监护与支持。EICU是以收治急危重症患者为主，经急诊抢救室处置后需要进行生命支持和严密观察的高危患者，可作为急诊与病房之间的缓冲区，在某种意义上也是抢救室的延续，与原有的ICU在功能上互补，确保患者在被送达医院之初便能得到及时、精准、高效的救治，提高抢救成功率，降低患者滞留时间。

国内对EICU的功能和收治范围缺乏统一的标准，主要收治对象为急性中毒、急性危重症患者、严重慢性病急性发作、严重创伤以及未能确诊但存在高危因素这几大类患者，包括心搏呼吸骤停、急性冠脉综合征、严重心律失常、高血压急症与危象、急性心力衰竭、脑卒中、癫痫持续状态、急性呼吸衰竭、急性肾衰竭、重症哮喘、内分泌危象、急性中毒、呼吸道出血、上消化道出血、急性多器官功能障碍综合征、各种类型休克、水电质失衡、酸碱紊乱、慢性病急性发作需要急诊处理者、重症感染、严重创伤

(原发性创伤需要止血、清创、包扎、固定及手术者)、创伤致命性并发症(气道梗阻、血气胸、创伤失血性休克等)、急腹症、蛇犬等咬伤、中暑、电击伤、淹溺等。由于大型医院就诊量大，有时EICU还会接受部分不能马上入院的危重症患者先进行抢救和部分专科治疗。

三、意义

EICU的建设使急危重症序贯救治成为可能，也标志着急诊从功能科室向专业学科蜕变，并具有多方面的作用，包括基石作用、可持续发展的作用、提升急诊医学科地位的作用、建立急诊特色的作用、训练急诊专业队伍的作用等，有利于高水平急救技术在急诊的推广和应用，对于推动急诊医学科发展及提供优质医疗服务有重要意义。

第二节　急诊重症监护病房的建设、制度和管理

一、建设

(一)EICU的位置

EICU承担着急危重症抢救、监护和观察等重要任务，所以EICU的选址相当讲究。EICU应位于急诊的红区附近，周围环境相对安静和独立，同时要求交通便利，有宽敞的通道以便患者转运。

(二)EICU内部环境的设计和布置

EICU内部环境的设计和布置应该兼顾患者和工作人员的需要，常常将一个封闭的大房间划分为病床监护区、护士站、治疗室和医生工作室，留置一定空间安置备用的抢救监护设备；床位之间以透气移动隔帘隔开并有足够间距，以便于床位移动和抢救操作。EICU的床应具备多功能，可以移动、升降，便于医护人员抢救和推动，还可具有按摩、牵引功能，防止压疮发生，床头可自由取下，便于气管插管及抢救。

(三)床位与人员

EICU按护士数与床位数比例2∶1配备护士，设护士长1名，由主管护师以上的护士担任；可酌情配备适量的护理员或卫生员；鼓励与综合监护病房一体化管理，对全院开放的急诊医学科一体化管理的ICU，可酌情增加ICU床位数。

日均急诊量＞800例次的医院：EICU床位≥24张，床位∶医师比例1∶0.6编制配备。

日均急诊量500～800例次的医院：EICU床位≥16张，床位∶医师比例1∶0.6编制配备。

日均急诊量300～500例次的医院：EICU床位≥12张，床位∶医师比例1∶0.6编制

配备。

日均急诊量200～300例次的医院：EICU床位≥8张，床位：医师比例1∶0.6编制配备。

日均急诊量100～200例次的医院：EICU床位≥6张，床位：医师比例1∶0.8编制配备。

日均急诊量＜100例次的医院：EICU床位≥4张，床位：医师比例1∶0.8编制配备。

（四）设备与技术

EICU的设备可分为监测设备和治疗设备两种。

1. 每张监护床配备监护仪1台（至少具有监测体温、心电、呼吸、血压、经皮动脉氧饱和度和有创压力功能），输液泵和微量注射泵各1台。

2. 每1～2张监护床配备1台有创呼吸机（至少具有CMV、SIMV、PSV、PEEP等模式功能）。

3. 每个ICU基本配备无创呼吸机≥2台、便携式呼吸器≥1台、除颤仪1台、临时心脏起搏仪1台、心肺复苏机1台、心电图机1台、降温仪≥1台/3床、肠内营养泵≥1台/3床、连续动态血糖监测仪≥1套、血气生化分析仪1台（如ICU未配备，院内应提供24小时血气分析检查）、气管插管箱1套（装有喉镜、2种型号以上的气管套管、导引钢丝、送管钳、牙垫、注射器、胶带、备用电池等，有条件者可配置高清晰度可视喉镜）。

4. 监护病床≥8张的ICU，配置纤维支气管镜1套、血液净化仪≥1台。

5. 监护病床≥12张的ICU，按需要配置人工心肺机（体外膜肺氧合器）1台。

6. 监护病床≤6张的ICU，医院其他相关专科能提供纤维支气管镜和床旁血液净化的诊疗服务。

7. 抢救车1辆。抢救车内药品、用品按标准配备。

8. 可开展心肺脑复苏术、临时心脏起搏术、电复律除颤术、胸外心脏按压术、人工心肺支持术（ECMO）、面罩氧疗术、气管插管术/气管切开术、机械通气术、支气管肺泡灌洗术、深静脉置管术、胸腔闭式引流术、腹腔冲洗引流术、胃肠减压术、胃肠内营养术，胃肠外营养术、床旁血液净化术、静脉溶栓术、镇痛镇静术、调温术等。

二、制度

EICU必须建立健全各项规章制度，制订各类人员的工作职责，规范诊疗常规。除执行政府和医院临床医疗的各种制度外，应该制订以下符合EICU相关工作特征的制度，以保证EICU的工作质量。

1. 医疗质量控制制度。

2. 临床诊疗及医疗护理操作常规。

3. 患者转入、转出EICU制度。

4. 抗菌药物使用制度。

5．血液与血液制品使用制度。

6．抢救设备操作、管理制度。

7．特殊药品管理制度。

8．院内感染控制制度。

9．不良医疗事件防范与报告制度。

10．疑难重症患者会诊制度。

11．医患沟通制度。

12．突发事件的应急预案、人员紧急召集制度等。

严格执行收治标准，所有收入EICU的急危重症患者可分为两大类：第一类为威胁患者生命的急性病、伤，如各种休克、心脏急症、重症急性中毒、脑血管意外、严重复合伤等；第二类为各种慢性病的急性加重或合并症，如心力衰竭、糖尿病酮症酸中毒、消化道大出血、慢性阻塞性肺疾病合并呼吸衰竭等，排除一般急症、终末期慢性病和恶性肿瘤。换言之，这类患者经过EICU的严实监测和加强治疗短期内可能得到恢复，甚至可能减少死亡风险。当然，各医院可根据上达要求，结合本院EICU资源情况拟订详细的个体化制度实施细则。在已有院级规章制度的基础上，各EICU应进一步拟订相应的制度及细则，精益求精及完善本科室的诊断常规，所有的医务人员均应娴熟掌握。严格执行医疗工作制度（如三级查房制度、病历书写制度、病历议论制度、请示报告制度、危重症患者抢救及会诊制度、消毒隔绝等规章制度）及护理工作制度（如护士准入制度、护理管理制度、护理查对制度、紧急替代制度、报告制度等规章制度）。

三、管理

（一）组织管理

EICU主任可由急诊医学科行政主任兼任，或行政主任指派专职高级职称医师承担，负责EICU日常临床工作，协助急诊医学科主任管理病区相关行政、医疗及科教工作，其业务质量向急诊医学科行政主任负责，主要工作职责包括：

1．负责组织EICU业务建设规划、年度工作计划和质量监测控制方案的制订、实施、检查以及总结。

2．组织领导EICU人员做好各项医疗工作，完成各项质控指标。

3．负责审签药品、器材的请领和报销，检查器材的使用和保管情况。昂贵或新型仪器设备的购置，由EICU进行学科专家论证后提出申请，经急诊医学科科室管理小组讨论批准后上报医院。

4．负责组织EICU业务训练、人才培养和技术考核。安排进修、实习人员的培训，并担任一定的教学任务。

5．在急诊医学科主任领导下，组织学习、运用国内外先进理论及经验，开展新业务、新技术和科研工作，总结经验，撰写学术论文。

6．督促检查EICU各诊疗组人员履行职责，执行各项规章制度和技术操作常规，预防事故和差错。

7. 负责EICU医德医风建设。掌握所属人员的思想、业务能力和工作表现，提出考核、晋升、奖惩和培养使用意见。

8. 及时上报各项医疗指标和重大事件，如医疗质量或医院内感染暴发流行等。

EICU行政主任下设若干医疗小组，实行主诊负责制度，各医疗小组组长由高年资医师承担，主持管理相应床位的临床业务工作，包括临床诊疗、指导下级医师临床操作、主诊查房与教学查房、与相关学科医师分析讨论患者诊疗、院内会诊及病情交流等。主诊医师下可有若干低年资医师等。各级医师均严格执行相应医疗规章制度，保证医疗质量。其中，主诊医师可为EICU专职主治医师，主治医师以下则由急诊医学科根据急诊医师的职称、技能以及学科发展需要等由急诊医学科统一调整轮转，其中，急诊医学科低年资（3年以下）主治医师及住院医师必须到EICU参加专科轮转。主治医师一般在EICU轮转1年，住院医师则轮转0.5～1年，规范化培训医师在EICU轮转3个月以上。EICU的住院总医师由3年以上主治医师担任，负责床位的协调，院内会诊以及协助EICU主任督察医疗文件、保证医疗质量等。

EICU护士长由专职护士担任，编制隶属于急诊医学科。EICU护士则固定编制。若有条件，还可配备血液净化专职护士等。因EICU的仪器设备由急诊医学科统一配置，故可共享相关的技术支持与维修人员。

ElCU病区应当组建由医护人员共同组成的医疗质量控制小组，包括医疗/护理质量监督控制小组、感染控制小组、随访跟踪小组、危机处置小组等。各小组均由EICU负责人及急诊医学科主任负责。

EICU行政隶属急诊医学科，因此经费调配由急诊医学科主任及急诊医学科科室管理小组统一调配，在保证社会效益的同时提高科室经济效益。在当前我国物价体系下，EICU因为硬件投入较大，工作人员配备需求相对普通病房较多，其经济效益较低，纳入整个急诊医学科的经济与经费支配，有利于提高工作人员的积极性，保证急诊危重症患者的积极救治，从而有利于急诊医学科全面健全地发展，并促进医院社会效益与经济效益双丰收。

（二）信息化管理

EICU作为急诊医学科的一个救治单元，应当有自己独立的病区管理系统，按照三级医院评审要求，其内容涵盖科室行政管理工作、科室质量管理工作、科室业务管理工作、科室技术管理工作、科教管理工作、医德医风及服务管理工作等方面。但接受急诊医学科垂直行政管理的EICU，没有独立的行政、人事和经济权，因此有关医院行政管理部门的会议记录、科务会记录及科室奖惩方案等应有与其相适应的管理体系。

随着计算机及网络技术的发展，急诊大数据及5G技术的应用，以及急诊急救大平台的成功建立，急诊医学的发展进入3.0时代。我国医院信息系统经数十年的发展已日趋成熟，但不同地域及不同级别医院发展仍严重不平衡，整体仍落后于发达国家。到目前为止，我国的三级医院及有条件的其他医院已基本普及了电子病历，但使用上仍停留在院内存档和提供查询的初级水平，跨医院信息互动共享甚至全国医疗护理信息一体化仍有待完善。现代信息化管理要求医疗信息流畅完整，不仅有助于临床医师的诊疗，而且有助于科室及医院行政部门管理决策。

EICU的信息管理系统不仅包括所有医疗护理信息，还应包括所有行政、人事、医护质量管理、感染控制及仪器设备管理等方面内容。EICU是对危重症患者的全面密集监测与支持，全面实现无纸数字化记录，有利于客观真实地反映患者的病情变化。同时信息系统最好进一步智能化，减少工作人员的工作量。医疗信息系统应当有助于临床医学科研，便于急诊医师提取相关数据统计分析。

总之，EICU是急诊医学科发展壮大必不可少的一部分，建设规范化、现代化、高质量的EICU需要医院行政、急诊医学科学科带头人及全体急诊医学同仁的共同努力。一个现代化EICU的建设不仅需要严谨有效的管理、现代化硬件设施的设计与配备，还需要高质量的人才储备与培养。

（王　军）

第十七章　专科医院急诊医学科管理

专科医院是指专门从事某一病种诊疗的医院，它与综合性医院的区别在于前者诊疗疾病的范围比较单一，但对某一病种的诊疗更加专业化。专科医院的分类各种文献叙述略有不同，多数认为可分为两类：一是专门收治某一类专科伤病员的医院，如传染病医院、口腔医院、结核病医院、骨科医院、胸科医院、肿瘤医院、心血管病医院、脑科医院、眼科医院等；二是以某种特定人群为服务对象的专科医院，如儿童医院、妇产科医院及近年来国内外出现的老年病医院等，具有综合性医院性质，如儿童医院包括小儿内科、外科、眼科、耳鼻喉科等。专科医院是专科专治、专病专治，重点解决专科疑难重症的诊疗，并为专科疾病患者提供良好的专科护理和照顾。专科医院能集中优势资源和技术，专门负责一种或一类疾病的诊疗研究，具备解决一般综合性医院无法解决的专科问题的能力，并积累了丰富的专科临床经验，能够培养专业的医疗技术人才，在医学科学迅猛发展、临床分科日趋精细的大环境下，作用日趋凸显。

第一节　专科医院的定位

专科医院的特点在于医疗技术上的“专”，进而达到诊治等方面的“精”与“优”。专科医院拥有一大批医疗专门技术人才，可以按照客观需要和专科技术本身发展规律的要求，进行精细分工，对伤病员进行专科的临床诊疗及研究，并推动专科的诊疗技术水平快速向前发展。专科医院应根据设备、人员技术水平、专业分工、收治能力等自身特点进行定位，明确自己的辐射范围、收治范围和科研方向，制订符合自身特点的发展规划。

第二节　专科医院急诊医学科的建设与管理

一、专科医院急诊医学科的组织结构

急诊医学科的特殊工作性质使急诊医学科更加偏向于综合性，这与更加专注于某一病种的专科医院理念不相一致。《医疗机构基本标准（试行）》对不同的专科医院建设急诊医学科的要求不同，如儿童医院、传染病医院等要求必须建设急诊医学科，部分专科医院如精神病医院，仅三级医院需要建设急诊医学科。

完整的专科医院急诊医学科组织结构应由院前急救、急诊诊室、急诊抢救室、急诊

观察室、急诊病房、EICU组成。

1. *院前急救* 专科医院因其救治病种专一性的特点，通常无法提供对综合能力需求较强的院前急救服务。专科医院应建立与区域内综合医院及急救中心的联络途径，并有完善的双向转诊方案。对于初步分诊、诊断明确的专病患者，如满足转运条件，有合适条件的专科医院可派遣具备资格的医务人员陪同车辆进行转运。

2. *急诊诊室* 急诊诊室是急诊医学科的基础区域，是院内急诊工作的核心。儿童医院、中西医结合医院应按照综合医院需求，开设各病种的独立诊室，如外科、内科、发热门诊、口腔科、眼科、耳鼻喉科等。其他专科医院急诊室则应根据自身特点开设相关病种的诊室。应当设在医院内便于患者迅速到达的区域，并邻近大型影像检查等急诊医疗依赖较强的部门。入口应当通畅，设有无障碍通道，方便轮椅、平车出入，并设有救护车通道和专用停靠处。应当设医疗区和支持区。医疗区包括分诊处、就诊室、治疗室、处置室；支持区包括挂号处、各类辅助检查部门、药房、收费处及安全保卫处等部门。急诊室区域应设有单独的复苏室、隔离间，应设有候诊区及家属等待区。

3. *急诊抢救室* 急诊抢救室应设置在邻近急诊分诊处区域，并邻近影像检查、救护车通道、急诊手术室，有利于缩短急诊检查和抢救距离半径。根据需要设置相应数量的抢救床，每床净使用面积不少于$12m^2$。抢救室内应当备有急救药品、器械及心肺复苏、监护等抢救设备，并应当具有必要时施行紧急外科处置的功能。每一位抢救患者必须有完善的抢救病历，记录抢救室内诊疗的全过程以及患者的去向，所有记录必须记录时间，时间精确到分钟。

4. *急诊观察室* 专科医院急诊医学科应当根据急诊患者流量和专业特点设置观察床，收住需要在急诊临时观察的患者，观察床数量根据医院承担的医疗任务和急诊患者量确定。急诊患者留观时间原则上不超过72小时。每一位观察患者必须有观察病历，记录留院观察全过程以及患者的去向，对于滞留观察室≥72小时的患者，应记录滞留原因。

5. *急诊病房* 专科医院急诊医学科应设置合适床位数量的急诊病房，以收治诊断明确、专科床位紧张不能及时收治的患者，以使患者及时得到处理治疗或手术。急诊病房由急诊医学科医护人员进行管理，病历书写及诊治流程同住院患者。

6. EICU 专科医院EICU倾向于针对本专业的危重症患者进行集中管理和加强监测治疗。

二、专科医院急诊医学科的管理制度

1. 专科医院急诊医学科必须24小时开诊，随时应诊，节假日照常接诊。工作人员必须明确急救工作的性质、任务，严格执行首诊负责制和抢救规则、程序、职责、制度及技术操作常规，掌握急救医学理论和抢救技术，实施急救措施，遵守抢救制度、分诊制度、交接班制度、查对制度、治疗护理制度、观察室工作制度、监护室与抢救室工作制度、病历书写制度、查房会诊制度、消毒隔离制度，严格履行各级各类人员职责。

2. 分诊工作由满足条件的专职护士进行。询问患者情况，速查体温、呼吸、体重，盖好登记章，必要时速查血压、脉搏。根据急诊范围，如属急诊，嘱患者持急诊牌挂号后就诊。分诊护士应立即通知有关急诊医师，急诊医师在接到通知后，必须在5～10分钟内接诊患者并进行处理。

3. 专科医院急诊医学科应选择掌握相应专科理论知识和操作技能，满足足够工作年限的急诊或专科医师担任急诊工作。实习医师和实习护士不得单独值急诊班。进修医师经科主任同意报医务科、门诊部批准，方可参加值班。

4. 专科医院急诊医学科各类抢救药品、器材要准备完善，由专人管理，放置固定位置，经常检查，及时补充更新、修理和消毒，保证抢救需要。

5. 对急诊患者要有高度的责任心和同情心，及时、正确、敏捷地进行救治，严密观察病情变化，做好各项记录。疑难、危重症患者应在急诊医学科就地组织抢救，待病情稳定后再护送病房。对需立即进行手术治疗的患者，应及时送往手术室进行手术。急诊医师应向病房或手术医师直接交班。任何科室或个人不得以任何理由或借口拒收急重危症患者。

6. 急诊患者收入急诊观察室，由急诊医师书写病历，开好医嘱，急诊护士负责治疗，对急诊患者要密切观察病情变化并做好记录，及时有效地采取治疗措施。观察时间一般不超过3天。

7. 遇重大抢救患者须立即报告医务科有关领导亲临参加指挥。凡涉及法律纠纷的患者，在积极救治的同时，要积极向有关部门报告。

8. 急诊抢救室工作制度　①抢救室专为抢救患者设置，其他任何情况不得占用。抢救的人一旦允许搬动，即应转移出抢救室以备再来抢救患者的使用。②一切抢救药品、物品、器械、敷料均须放在指定位置，并有明显标记，不准任意挪用或外借。③药品、器械用后均需及时清理、消毒，消耗部分应及时补充，放回原处，以备再用。④每日核对1次物品，班班交接，做到账物相符。⑤无菌物品须注明灭菌日期，超过1周时重新灭菌。⑥每周须彻底清扫、消毒1次，室内禁止吸烟。⑦抢救时抢救人员要按岗定位，遵照各种疾病的抢救常规程序，进行工作。⑧每次抢救患者完毕后，要做现场评论和初步总结。

9. 急诊观察室工作制度　①因病情需要，可在急诊医学科观察室短期观察患者（包括病情复杂难以确诊，需入院诊治而暂时无床又不能转出者）。②急诊医学科医师和护士要严密观察病情变化，开好医嘱，及时填写急诊观察病历，随时记录病情和处理经过，认真做好交接班。③急诊观察室医师早、晚各查床1次，重症随时查看。主治医师每日查床1次，及时修订诊疗计划。④急诊观察室值班护士，要随时主动巡视患者的病情、输液、给氧等情况。发现病情变化，立即报告医师并及时记录。⑤加强基础护理，预防压疮、肺炎等并发症的发生。⑥留观察者只许留一人陪伴（特殊情况除外）。⑦留观察时间一般不超过3天，滞留时间超过72小时患者，急诊医学科医务人员须讨论其滞留原因并留下记录。

10. 急诊首诊负责制　①一般急诊患者，参照门诊首诊负责制执行，由急诊护士通知急诊医学科值班医师。②危重症患者，首诊医师应首先对患者进行一般抢救，并马上通知有关科室值班医师，在接诊医师到来后，向接诊医师介绍病情及抢救措施后共同抢救。③如遇复杂病例，需两科或更多科室协同抢救时，首诊医师应首先进行必要的抢救，并通知医务科或总值班人员，以便立即调集各有关科室值班医师、护士等有关人员。当调集人员到达后，以其中职称最高者负责组织抢救。

第三节　不同专科医院急诊医学科的管理

一、专科医院急诊医学科的建设管理概要

（一）总则

专科医院急诊医学科负责24小时为经初步分诊的急诊专科疾病患者进行稳定病情和缓解病痛的处置，为患者获得后续的专科诊疗提供支持和保障。

各级管理部门应加强对专科医院急诊医学科的指导和监督，提高急诊救治水平，保障医疗安全。

（二）基本条件

1. 专科医院急诊医学科应具备与医院级别、功能和任务相适应的场所、设施、设备和药品等条件，以保障急诊救治工作及时有效开展。

2. 专科医院急诊医学科应设在医院内便于患者迅速到达的区域，并邻近各类辅助检查部门。应合理设置相应的医疗区和支持区，以便于缩短患者就诊、抢救、分流过程。

3. 专科医院急诊医学科应设置一定数量的抢救床，抢救室内应备有完好的急救药品、器械及处于备用状态的心肺复苏、监护等抢救设备，并应具有必要时施行紧急外科处理的功能。应根据专业特点设置观察床，收住需要留院观察的患者，患者留观时间原则上不超过72小时。

4. 专科医院急诊医学科应当建立健全并严格遵守执行各项规章制度、岗位职责和相关诊疗技术规范、操作规程，保证医疗服务质量及医疗安全。

（三）人员队伍

1. 专科医院急诊医学科应配备足够数量、受过专门训练、掌握相应专科理论知识和操作技能、具备独立工作能力的医护人员。专科医院急诊医师及护士人员应能够独立掌握内、外科常见急诊处理的基本能力，包括心肺复苏、气管插管、深静脉穿刺、动脉穿刺、电除颤、呼吸机使用及创伤急救等基本技能，同时应掌握专科常见病的理论知识和专科特色操作技能。

2. 医师结构梯队合理，高级、中级、初级专业技术任职人员比例均衡，针对专科医院的重点病种和优势病种，应有连续的梯队。

3. 专科医院急诊医学科主任负责本科的医疗、教学、科研、预防和行政管理工作，是本科诊疗质量与患者安全管理和持续改进第一责任人。应由具备相关专科副高级以上

专业技术职务任职资格且具有5年以上急诊临床工作经历的医师担任。

二、传染病医院急诊医学科

（一）组织结构及管理制度

按照我国《医疗机构基本标准（试行）》条例，传染病医院应设置配备完善的急诊医学科，其组织结构应满足《急诊科建设与管理指南（试行）》及《传染病医院建设标准》的要求。

传染病医院急诊医学科具备流动性大、危重症多的特性，应设立针对烈性传染病的筛查和隔离措施方案，以及应急状态下整个区域的隔离措施方案。传染病医院传染病防治工作管理制度包括以下几个方面。

1. 早期诊断及隔离收治　在诊治中发现甲类传染病的疑似患者，应当在2日内做出明确诊断。甲类传染病患者和病原携带者以及乙类传染病中的艾滋病、淋病、梅毒患者的密切接触者必须按照有关规定接受检疫、医学检查和采取相应的防治措施。传染病医院急诊医学科要严格分诊检诊制度，要根据当地情况和发病季节，专设肠道传染病诊室、呼吸道传染病诊病、病毒性肝炎诊室和寄生虫病诊室等，以及隔离观察室，在初步确诊后转至相应病房，病房要有适合传染病诊治的特殊要求，并要在病房设立一定数量的严密隔离病间。

2. 早期疫情报告　医务人员发现甲类、乙类和监测区域内的丙类传染病患者、病毒携带者或者疑似传染病患者，必须按照国务院卫生行政部门规定的时限向当地卫生防疫机构报告疫情。责任疫情报告人发现甲类传染病和乙类传染病中的艾滋病、肺炭疽的患者、病原携带者和疑似传染病患者，城镇于6小时内，农村于12小时内以最快的通信方式向发病地的卫生防疫机构报告，并同时报出传染病报告卡；发现乙类传染病患者、病原携带者和疑似传染病患者时，城镇于12小时内，农村于24小时内向发病地的卫生防疫机构报出传染病报告卡；在丙类传染病监测区内发现丙类传染患者时，应当在24小时内向发病地的卫生防疫机构报出传染病报告卡。

3. 消毒隔离管理　对甲类传染病患者和病原携带者，乙类传染病中的艾滋病患者、炭疽中的肺炭疽患者，予以隔离治疗。隔离期限根据医学检查结果确定。拒绝隔离治疗或者隔离期未满擅自脱离隔离治疗的，可以由公安部门协助治疗单位采取强制隔离治疗措施。对除艾滋病患者、炭疽中的肺炭疽患者以外的乙类、丙类传染病患者，根据病情，采取必要的治疗和控制传播措施。对疑似甲类传染病患者，在明确诊断前，在指定场所进行医学观察。对传染病患者、病原携带者、疑似传染病患者污染的场所、物品和密切接触的人员，实施必要的卫生处理和预防措施。传染病医院急诊医学科建设应充分考虑必要的卫生安全防护，应考虑急诊患者和医护人员之间以及不同患者之间区域的相对隔离，设置绝对分离的医护人员通道与患者通道。建筑设计必须包括严密的隔离室，传染病隔离病房要有单独的厕所、洗手间，备有隔离衣架、消毒洗手盆、污物桶，较好的通风，充足的阳光，良好的防蝇、防蚊装置等。有条件时可配备患者专用电话或电视机等设备。必须严格遵守隔离制度，严格各项规章制度。

（二）专科特点

传染病医院作为诊治传染病的医疗机构，其急诊医学科的运作依赖于与各综合医院以及区域内其他急救中心的互相协作。大部分传染病患者由各综合医院分诊检出。综合医院应设立完善的传染病预检、分诊制度，以控制传染病疫情，防止医院内交叉感染，保障人民群众身体健康和生命安全。经预检为传染病患者或者疑似传染病患者的，应当将患者分诊至发热门诊或肠道门诊就诊，并做好门诊日志登记和疫情上报工作，同时对接诊处采取必要的消毒措施。发生特定传染病疫情时，各医院设立特定的传染病预检处，来院就诊患者一律到预检处分诊，初步排除特定传染病后，再到相应的普通科室就诊。发热门诊和肠道门诊为传染病的最终预检分诊处，分诊护士应详细询问并登记患者的姓名、住址、流行病学史等。门诊医生应对就诊患者进行认真排查，排除传染病的患者再到普通门诊就诊，疑似传染病的患者进行医学留观，确诊传染病的患者在感染科治疗，同时详细登记就诊日志并做好疫情上报工作。对呼吸道等特殊传染病患者或者疑似患者，应采取隔离或者控制传播措施，并按照规定对患者的陪同人员和其他密切接触人员采取医学观察和其他必要的预防措施。发热门诊和肠道门诊应当采取标准防护措施，按照规范严格消毒，并按照《医疗废物管理条例》的规定处理医疗废物。各综合医院急诊医学科应建立与传染病医院的转诊通道，一旦发现不具备诊治条件的传染病，应立即将患者转诊至指定传染病医院，并将病历资料复印转达。

（三）常见专科疾病

《中华人民共和国传染病防治法》（简称《传染病防治法》）规定的传染病分为甲类、乙类和丙类，共三类39种。甲类2种，包括鼠疫、霍乱。乙类传染病27种，包括新型冠状病毒感染、传染性非典型肺炎、艾滋病、病毒性肝炎、脊髓灰质炎、人感染致病性禽流感、甲型H1N1流感、麻疹、流行性出血热、狂犬病、流行性乙型脑炎、登革热、炭疽、细菌性和阿米巴性痢疾、肺结核、伤寒和副伤寒、流行性脑脊髓膜炎、百日咳、白喉、新生破伤风、猩红热、布鲁菌病、淋病、钩端螺旋体病、血吸虫病、疟疾、梅毒。对乙类传染病中的传染性非典型肺炎、炭疽中的肺炭疽采取甲类传染病的预防、控制措施。丙类传染病11种，包括流行性感冒（简称流感）、流行性腮腺炎、风疹、急性出血性结膜炎、麻风病、流行性和地方性斑疹伤寒、黑热病、棘球蚴病、丝虫病，以及除霍乱、细菌性和阿米巴性痢疾、伤寒和副伤寒以外的感染性腹泻病、手足口病。

三、精神病医院急诊医学科

（一）组织结构及管理制度

目前我国《医疗机构基本标准（试行）》条例中，对精神病医院暂无设立急诊医学科要求。通常由综合医院急诊医学科分诊及首诊确诊后转运至精神病医院，由专科医师进行收治。精神病医院如有条件设立急诊医学科，其组织配备应满足《急诊科建设与管理指南（试行）》的要求。

精神病医院急诊医学科应针对精神疾病患者起病急、常伴有冲动或伤害行为特点，配备多种类的镇静催眠药物、抗焦虑药物及抗精神病药物。针对可能发生的伤害行为，急诊医学科应具备完成基本外科操作所需设备条件。精神病医院急诊医学科应配备掌握精神科专科理论知识和基本外科操作技能、具备独立工作能力的医护人员。精神病医院急诊医学科应制定应急预案，加强突发事件的处置能力。保证迅速、有序地开展应急救援行动，降低事故损失。预案要对应急机构职责、人员、技术、装备、设施（备）、物资、救援行动及其指挥与协调等方面措施预先做出的具体安排。同时要开展专业技术培训，如预防自杀、自伤、冲动伤人、纵火、毁物、防跌倒、防出走等方面的简单急救技术，同时医护人员应熟练掌握针对窒息、药物中毒、休克等危急情况的处置措施。

（二）专科特点

精神疾病急诊指起病急、发展快、病情严重，有可能对周围人群或患者本身造成生命威胁或财产损失，或其躯体情况处于危急状态，急需采取治疗防护措施的情况。医务人员应迅速采取有效的紧急处理措施，解除患者痛苦，防止病情恶化，同时进行干预和身体约束，避免患者自身及他人受到伤害，以安全为优先考虑。

（三）常见专科疾病

1. *急性精神药物中毒*　立即中止机体与药物的再接触，避免再次摄入，同时促进毒物排泄；对惊厥、休克、呼吸障碍、心律失常等，首先采取对症措施，以抢救生命；在明确毒物种类后尽快使用较为有效的解毒剂。

2. *精神类药物的严重副作用*　常见粒细胞减少症、药源性癫痫发作、麻痹性肠梗阻、恶性综合征等。处理原则为立即停用精神类药物；完善辅助检查，根据患者症状采取对症支持措施。

3. *精神病患者危及他人或社会的攻击性行为*　指精神病患者出现强力行事、态度粗暴，伤人毁物的攻击性行为。处理原则包括言语安抚、身体约束和应用药物，用何种方式取决于患者的具体情况，但优先考虑的是安全。

4. *精神病患者危及自身安全的自残自杀行为*　常见原因包括抑郁症、精神分裂症、人格障碍、癔症等。处理原则包括心理干预、言语安抚、身体约束，必要时予以紧急电休克及药物治疗；对自伤后果进行外科处理，包括皮肤外伤、出血、骨折、颅脑损伤、脏器损伤等。

四、儿科医院急诊医学科

（一）组织结构及管理制度

按照我国《医疗机构基本标准（试行）》条例，各级儿科医院应设置配备完善的急诊医学科，其组织结构应满足《急诊科建设与管理指南（试行）》的要求。急诊医学科负责24小时为来院的急诊患儿进行抢救生命、稳定病情和缓解病痛的处置，为患儿及时获得后续的专科诊疗提供支持和保障。

儿科医院本质上是以儿童为治疗对象的综合性医院，儿科医院急诊医学科应具备与医院级别、功能和任务相适应的场所、设施、设备和药品等条件。儿科医院急诊医学科管理制度与综合医院急诊医学科管理制度相似。

1. 急诊分诊制度　由高年资护士及值班护士进行分诊。询问患儿情况，速查体温、呼吸、体重，盖好登记章，必要时速查血压、脉搏。根据急诊范围，如属急诊，嘱患者持急诊牌挂号后就诊，但对危重症患者不可因未挂号而延误救治时机。如果患多种疾病，应根据此次就诊的主要疾病进行分诊。危重症患儿立即通知急诊医师来诊，启动抢救流程。发现传染病或疑似传染病者应立即隔离，做好消毒和疫情报告工作，确定传染病者，如条件允许，可转送传染病医院。

2. 抢救制度　如遇危重症患儿应立即启动抢救，立即进行必要的处理，严密观察患儿病情变化，并详细做好各项抢救记录。疑难危重患儿必须立即请上级医师诊治或急会诊，对危重不宜搬动患儿，应在急诊室就地组织抢救，待病情稳定后方可转至抢救室、留观室或护送病房。

3. 首诊负责制和急诊室工作制度　严格执行首诊负责制，不准以任何借口推诿患儿。急诊接诊工作应由具有足够临床经验和技术水平的医师、护士担任。对急诊患儿应以高度的责任心和同情心，及时、严肃、敏捷地进行救治，严密观察病情变化，做好各项记录，对立即需行手术的患儿应立即送手术室施行手术，急诊医生应向病房或手术医师直接交班。急诊室工作人员必须坚守岗位，做好交接班，严格执行急诊各项规章制度和技术操作规程，要建立各种危重患儿抢救技术操作程序。根据病情，需要检验科、放射科、心电图、麻醉科、手术室等科室配合时，由科主任及行政值班人员与有关科室联系，护士应记录通知时间与到达时间。

4. 观察室工作制度　不符合住院条件，但根据病情尚需急诊留观的患儿，可在留观室进行观察。急诊医学科医护人员应严密观察病情变化，凡收入观察室观察的病员，必须开好医嘱，按格式规定及时填写病历，随时记录病情及处理经过。急诊医护人员要随找随到，以免贻误病情。要详细认真地进行交接班工作，必要情况书面记录。

5. 抢救室工作制度　抢救室专门为抢救患儿设置，其他任何情况不得占用。进入抢救室的患儿由抢救室医护人员遵照各种疾病的常规抢救程序进行救治，医护人员应严密观察患儿病情变化。对进入抢救室治疗的患儿，必须开好医嘱，按格式规定及时填写病历，随时记录病情及处理经过。一切抢救药品、物品、器械、敷料均须放在指定位置，并有明显标记，不准任意挪用或外借。药品器械用后均需及时清理、消毒，消耗部分应及时补充，放回原处，以备再用。

（二）专科特点

小儿机体发育不成熟，免疫力不如成人，缺乏对疾病的抵抗能力，且小儿大多活泼好动，发生创伤或接触致病原的概率上升，因此很容易突然出现急重症疾病。儿科急诊通常有家长及监护人伴同，对疾病转归的期望较高，容易伴随紧张情绪，需要做好病情沟通工作。医护人除给予医疗急救措施外，还需要进行适当的沟通，做好安慰和沟通工作，向直系亲属交代病情，尽量用直白易懂的词汇，安抚患儿家属的情绪。

（三）常见专科疾病

1. 各种原因不明的高热，高温不降等。
2. 各种原因不明的昏迷或抽筋。
3. 严重呕吐腹泻伴脱水症、休克。
4. 呼吸急促、面色青紫、苍白、精神萎靡。
5. 毒药、毒物中毒或吸入、异物吸入等。
6. 急性腹痛或慢性腹痛急性发作。
7. 大量咯血、便血等。
8. 出生1个月内的新生儿和未成熟儿感染。
9. 溺水、触电、毒蛇咬伤等。
10. 急性损伤如骨折、烫伤等。
11. 可疑重度传染病。
12. 急性过敏性疾病。

五、耳鼻喉医院急诊医学科

（一）组织结构及管理制度

按照我国《医疗机构基本标准（试行）》条例，规定了三级耳鼻喉医院应设置急诊医学科，其组织结构应满足《急诊科建设与管理指南（试行）》的要求。

耳鼻喉医院急诊医学科应依据综合医院急诊医学科管理规范制定相关制度条例，包括分诊制度、首诊负责制度、抢救室工作制度、留观室工作制度等。从事耳鼻喉急诊诊疗的医务人员应当掌握诊疗器械消毒及个人防护等医院感染预防与控制方面的知识，遵循标准预防的原则，严格遵守有关的规章制度。耳鼻喉医院急诊医学科应当制定并落实诊疗器械消毒工作的各项规章制度，建立、健全消毒管理责任制，切实履行职责，确保消毒工作质量。

（二）专科特点

耳鼻喉急诊医学科特点是涵盖头面部器官较多、涉及病种范围广、患者及家属焦虑程度重、对诊疗效果的期待值高等。患者及家属迫切需要接诊医生在较短时间内对疾病进行明确诊断，并快速缓解患者的痛苦。同时，耳鼻喉疾病通常需要近距离进行诊疗，耳鼻喉医院急诊医护人员极易直接接触患者的口鼻腔、呼吸道、血液、唾液等，导致传染性疾病播散。因此，耳鼻喉医院急诊医学科必须严格遵守《医院感染管理办法》和

《医疗机构消毒技术规范》，制定合理的耳鼻喉急诊感染管理制度，做好院内感染管理工作。

（三）常见专科疾病

①耳、鼻、咽喉部、气道、食道异物。②耳、鼻、咽喉部外伤。③急性疼痛的中耳炎。④耳郭肿胀及疼痛。⑤不明原因的鼻痛及鼻部肿胀。⑥术后出血。⑦活动性鼻腔出血。

六、中（中西医结合）医院急诊医学科

（一）组织结构及管理制度

按照我国《医疗机构基本标准（试行）》条例，中（中西医结合）医院属于综合医院，其中三级医院应设置配备完善的急诊医学科，其组织结构应满足《急诊科建设与管理指南（试行）》的要求。中（中西医结合）医院急诊医学科管理制度可参考综合医院急诊医学科管理制度，应制定急诊医学科工作制度、抢救室工作制度、留观室工作制度、首诊负责制、抢救制度、分诊制度、交接班制度、消毒隔离制度等。

（二）专科特点

急症急救在祖国医学发展中源远流长，早在中医学理论体系形成的初期，《黄帝内经》就奠定了中医急症理论基础的雏形。书中详细记载了中医急症相关病名、临床表现、病因病机、诊治要点及预后。如对急危重症命名均冠以“暴”“卒（猝）”“厥”等。新中国成立以来，中医急症医学得到了进一步发展，1954年石家庄地区运用温病理论和方法治疗流行性乙型脑炎，取得了显著疗效。其他急症，如急腹症、冠心病、流行性出血热等的治疗都获得了一定的疗效。20世纪80年代开始，国家中医药管理局为促进中医急症医学的发展采取了一系列措施，成立了全国中医急症十大协作组，极大地推动了中医急诊医学的研究，制定了高热、中风、心痛症等11个国家中医中管局医政司颁布的中医急症诊疗规范，研制53种适用于急症必备中成药。中西医结合急诊救治在新中国成立后得到了长足的发展。20世纪60—80年代，中西医结合诊治在急性阑尾炎、溃疡穿孔、急性肠梗阻等急腹症以及急性心肌梗死、心源性休克等心源性急症的治疗上取得了良好的临床疗效。20世纪末到21世纪初，中西医结合治疗危重症有了新的进展和突破。例如，在急性脑卒中和高热昏迷的抢救方面，中医传统的安宫牛黄丸、至宝丹等依然发挥着重要作用，部分中成药及中草药在各级医院以及急救中心也有广泛应用。目前，中西医结合急诊医学已经形成相对完善的理论体系，并在临床实际应用中取得一定的成绩，但中西医结合急诊的研究工作仍存在不少问题，如急诊辨证论治体系与理论创新，中医特色疗法应用与应急先进技术手段，中西医结合理论与临床介入点等，现有中西医结合急诊医学的发展任务仍然任重道远。

中（中西医结合）医院急诊的诊疗特点是在诊疗过程中采取了中医辨证体系。中西

医结合急症的辨证要求迅速抓住证候要点，分清标本虚实，把握病变部位及转变规律，准确辨明证候。同时注重症状的鉴别诊断，以指导临床救治。对于急症的中医处理，首先要通过望、闻、问、切快速收集相关信息，抓住主要矛盾，辨出主要“证”，然后根据辨证，确立治法，对于中西医治疗的选择，一定要根据患者的病情选择最快捷、最有效的中西医治疗方法。对于病情复杂的危重症，在确保患者最有效的现代医学治疗的基础上，努力寻找中医药切入的关键环节，中西结合，以取得最佳的疗效。

（三）常见专科疾病

中（中西医结合）医院属于综合医院，接诊的急诊病种与综合医院无异，包括各种急诊常见疾病，中医或中西医结合在部分病种上有较成熟的研究及诊疗优势。

1. 病毒感染性疾病　如流行性感冒、病毒性肝炎等。

2. 功能性疾病　如神经官能症、肠道激惹综合征、便秘、心悸、失眠、发热等病症。

3. 妇科疾病　痛经、产科妊娠相关疾病、急性乳腺炎、妇科炎症等。

4. 泌尿系统疾病及男科疾病　泌尿道感染、前列腺炎等。

5. 皮肤科疾病　湿疹、带状疱疹、神经性皮炎、过敏等。

6. 儿童疾病　各种病毒感染性疾病（如上呼吸道感染、腮腺炎、病毒性肺炎等）、婴幼儿腹泻等。

7. 老年疾病　如慢性阻塞性肺疾病、肺气肿、肺心病、泌尿系统感染、脑卒中后遗症、冠心病、糖尿病、贫血等病症。

8. 神经精神科疾病　头晕、头痛、狂躁、抑郁、神经官能症、面瘫等病症。

9. 结缔组织疾病　风湿与类风湿关节炎、系统性红斑狼疮等。

10. 骨科疾病　骨折、骨关节炎、股骨头坏死等。

（徐　峰　陈恒峰）

第十八章　县级医院急诊医学科管理

第一节　县级医院急诊医学科的功能定位

目前我国县级医院大多数为二级医院，少数为三级医院。根据《中国县级医院急诊科建设规范专家共识（2019）》，我国县级医院急诊医学科的主要功能定位是提供区域内常见病、多发病为主的医疗卫生服务、急危重症患者的救治以及突发公共卫生事件的应急处置。做好县级医院急诊医学科建设与管理是落实国家卫健委“分级诊疗”及“大病不出县”要求的有效保障，加强县级医院急诊医学科建设，对构建快速、高效、全覆盖的急危重症医疗救治体系，提升我国急危重病医疗救治质量和救治效率至关重要。

第二节　县级医院急诊医学科的建设与管理

一、县级医院急诊医学科的建设

（一）县级医院急诊医学科的设置

县级医院急诊医学科应设有急诊内科与急诊外科，可以根据本地区急诊疾病谱特点，安排妇产科、眼科、耳鼻喉科、口腔科等专科医师承担相关专业的急诊医疗工作。急诊儿科应按照国家相关规定，独立设置诊疗区域。

县级医院急诊医学科要以急诊急救大平台建设为目标，以胸痛中心、卒中中心、创伤中心、危重孕产妇救治中心及危重儿童和新生儿救治中心五大中心建设为抓手。开设医疗救治绿色通道和一体化综合救治服务，提高危重病救治成功率。

（二）县级医院急诊医学科布局流程

县级医院急诊医学科应设有独立的入口与出口。要有急诊分诊、急诊门诊、急诊抢救室、急诊手术室、急诊输液室、急诊观察室、急诊综合病房，满足急诊危重症患者抢救需要。急诊手术室与抢救室之间有快速转运通道。有急诊创伤外科的急诊医学科可设立独立的急诊外科病房，床位数可根据本院急诊外科患者数量，参考急诊综合病房标准设立。

在急诊区域内，还应设置有急诊药房、急诊超声、急诊X线、急诊心电图、急诊CT检查室及急诊MRI等医疗辅助系统。医疗辅助系统与医疗救治区原则上在统一区域。

（三）县级医院急诊医学科的医疗服务能力

根据2016年国家卫生计生委办公厅印发的《县医院医疗服务能力基本标准和推荐标准》（国卫办医发〔2016〕12号）：

1. 县级医院急诊医学科的医疗服务能力基本标准

（1）多发伤、哮喘、高血压危象、昏迷、休克、急腹症、内分泌危象、急性中毒的诊断与急救。

（2）中暑、溺水、电击、自缢的急救。

（3）急性心肌梗死的诊断、急诊药物溶栓治疗。

（4）各种大出血的初步急救。

（5）水、电解质紊乱和酸碱平衡失调的早期诊断和处理。

（6）掌握心肺脑复苏术、氧疗、除颤、电复律、冰帽和降温毯等治疗技术。

（7）洗胃技术的应用。

（8）开展心电图检查、心电监测、有创和无创呼吸机通气、急诊B超诊断。

2. 县级医院急诊医学科的推荐服务能力推荐标准

（1）心衰、肾衰和呼衰的诊断与急救。

（2）急性心肌梗死的急诊介入治疗。

（3）急性脑血管病的诊断与药物治疗。

（4）急性胸痛的诊断与急诊处理。

（5）动脉、深静脉穿刺置管术，心包、胸腔、腹腔穿刺术，腰椎穿刺术，胸腔闭式引流术，三腔管放置术。

（6）血液灌流技术的应用。

（7）有创血流动力学监测（急诊医学科必备）。

（8）床旁血液净化治疗（连续肾脏替代、血浆置换，高流量透析等）。

（9）床边即时检验：包括血气分析、血电解质、乳酸、血红蛋白、凝血功能、D-二聚体、脑钠肽、心肌损伤标志物等。

（10）急诊超声检查技术。

（11）急诊溶栓和栓塞技术。

因此，县级医院急诊医学科应具有开展以上诊疗服务技术的能力及所需相关设备。

（四）县级医院急诊医学科的人员与团队建设

县级医院急诊医学科医护人员应以固定的急诊专科人员为主体。急诊医学科固定的急诊医师和护士不少于在岗相应人员的70%，急诊医学科医护团队具有本科以上学历的比例应达到70%及以上。医师、护士梯队结构合理。

急诊医学科应当根据每日就诊人次、病种，以及各医疗区承担的医疗、护理量等配备充足的医护人员。

1. 日均急诊量≥500例次的医院 ①每班在岗负责急诊接诊工作的急诊医师≥8名。②急诊综合病房（留观室）床位≥50张。床位∶医师比按1∶0.3编制配备。③急诊ICU床位≥16张。床位∶医师比按1∶0.7编制配备。

2. 日均急诊量300～500例次的医院 ①每班在岗负责急诊接诊工作的急诊医师≥6名。②急诊综合病房（留观室）床位≥40张。床位∶医师比按1∶0.3编制配备。③急诊ICU床位≥12张。床位∶医师比按1∶0.8编制配备。

3. 日均急诊量200～300例次的医院 ①每班在岗负责急诊接诊工作的急诊医师≥4名。②急诊综合病房（留观室）床位≥30张。床位∶医师比按1∶0.3编制配备。③急诊ICU床位≥8张。床位∶医师比按1∶0.8编制配备。

4. 日均急诊量100～200例次的医院 ①每班在岗负责急诊接诊工作的急诊医师≥3名。②急诊综合病房（留观室）≥20张。床位∶医师比按1∶0.3编制配备。③急诊ICU床位≥6张。床位∶医师比按1∶0.8编制配备。

5. 日均急诊量＜100例次的医院 ①每班在岗负责急诊接诊工作的急诊医师1～2名。②急诊综合病房/留观床位≥10张。床位∶医师比按1∶0.3编制配备。③可酌情设急诊ICU床位≥4张，与急诊抢救室人员统一配置。床位∶医师比按1∶1编制配备。

急诊患者量较大的医院，应在急诊医学科安排妇产科、眼科、耳鼻喉科诊室，由专科医师承担相关专业的急诊工作。

（五）县级医院急诊医学科的信息化建设

县级医院信息系统应达到《电子病历应用水平分级评价标准》3级以上标准，县级医院急诊医学科信息化系统应包括院前急救、预检分诊、急诊电子病历、急诊护理、交接班、急诊重点病程流程管理、急诊质控管理、统计指标、突发公共事件上报等功能。急诊电子病历应有结构化病历系统，能够全院共享和进行内容检索，能查阅及调阅检验、检查报告及相关图像、影像，阳性报告或结果有提示。急诊信息化系统，支持急诊与院前急救、急诊与相关科室、急诊与卫生行政部门的相关信息对接。

二、县级医院急诊医学科的管理

（一）县级医院急诊医学科应成立质量安全管理小组

县级医院急诊医学科应成立质量控制小组，建立健全并严格遵守执行医疗行政管理部门以及医院制定的各项规章制度和岗位职责。同时急诊医学科应成立医疗技术管理小组，建立医疗技术准入和审核制度，负责审核科室已开展的各项医疗技术，相关诊疗技术规范、操作规程，保证医疗服务质量及医疗安全。

急诊医学科主任负责急诊医学科医疗、教学、科研、预防和行政管理工作，同时负责管理协调急诊区域内的急诊辅助部门，是医院急诊医学科发展以及急诊医疗质量、患者安全管理和学科建设的第一责任人。

（二）县级医院急诊医学科应加强医疗安全核心制度管理

急诊医学科实行首诊负责制，危重急诊患者按照“先及时救治，后补交费用”的绿色通道救治原则，确保急诊救治及时有效。在急诊医学科抢救或留观的患者原则上在抢救室或留观室时间不超过72小时，需要继续抢救、诊疗的患者应根据病情收入急诊综合病房、重症监护病房及专科病房进一步诊疗。急诊医学科医护人员应当按病历书写有关规定书写医疗文书，要记录诊疗的全过程和患者去向，所有记录必须记录时间，并精确到分钟。县级医院急诊医学科还应严格落实急诊抢救和会诊制度。遇到重大抢救事件或涉及法律问题或存在医疗纠纷隐患的病例，需随时上报科主任及医院相关职能部门。

（三）县级医院急诊医学科应做好各项应急预案管理

急诊医学科在实施重大事件抢救时，特别是在应对突发公共卫生事件或群体伤亡事件时，应当服从卫生健康管理部门及其指定的医疗机构的统一调动和指挥，按规定及时报告，并根据情况启动相应的应急预案。

医院应制定突发事件抢救流程和处置预案，保证事件发生时扩展空间、储备资源、配合科室等能够有章可循。医院应当建立急诊患者优先住院的制度与机制以及重点病种的绿色通道，保证急诊处置后需住院治疗的患者能够及时收入相应的病房。

总之，县级医院急诊医学科的建设与管理，应按照卫生健康管理部门颁布的有关条例、标准，并参照《中国县级医院急诊科建设规范专家共识（2019）》对急诊医学科进行建设、配置，同时加强对急诊医学科基础质量、运行质量及终末质量的控制和管理。

三、县级医院急诊医学科的挑战和发展

2021年10月，国家卫生健康委印发《“千县工程”县医院综合能力提升工作方案（2021—2025年）》，明确了“千县工程”县医院综合能力提升工作的总体要求、重点任务。方案特别提出，县级医院应做好县域居民健康“守门人”，建强急诊急救“五大中心”，优化资源配置，完善管理制度和流程，落实诊疗规范，完善急救网络，建设实时交互智能平台，实现患者信息院前院内共享，提升抢救与转运能力，为患者提供医疗救治绿色通道和一体化综合救治服务，提升重大急性病医疗救治质量和效率。

2022年12月—2023年1月，我国暴发了遍及全国的新型冠状病毒感染疫情，此次疫情对我国各县级医院的急诊医学科带来前所未有的挑战。在本次抗击新型冠状病毒感染的疫情中，全国各地县级医院发挥了重要的狙击作用，急诊医学科始终处于应对共公卫生事件的第一线，广大县域急诊队伍也因此提高了公共卫生应急能力和急危重症救治能力，扩大了在应对突发公共卫生事件中的作用和地位，也提升了急诊医学科科室荣誉感、使命感和凝聚力。总结抗击疫情中的经验和教训，有助于完善公共事件的急诊应急流程，对今后指导县级医院急诊医学科建设和急诊医学科管理，推动急诊专业在县级医院全面发展，具有重要意义。

（陈　波　许春阳）

第十九章　急诊医学教育

我国的急诊事业起始于20世纪80年代。自1983年卫生部明确规定，在全国二级以上医院均要建立一个独立的急诊医学科，急诊医学事业取得了长足的进步，走上了正规化发展的快车道，逐步形成了由院前急救－医院急诊医学科－EICU组成的临床医疗－科学研究－教育教学相结合的急诊专业人员队伍和培养体系。但无论在临床抢救、教学和科研及院前急救方面也都存在着发展不平衡、不充分问题，特别是在急诊人才培养与急诊事业发展的问题上矛盾比较突出，急诊专业人才偏少，且学历层次参差不齐，多数急诊/急救人员仅接受过普通医学教育，没有接受过系统的急诊医学专业教育，导致关于急症诊断和治疗的理论知识不深入，抢救技术不规范，故而在日常工作中难以胜任快捷、方便、安全的急诊临床工作的基本要求。因此，需要加强急诊医学教育，做好在校教育、在职培训和急诊医学继续教育工作，遵循基础教育、继续教育和提升再教育的培养理念。

第一节　学校基础教育

我国的急诊医学高等教育基础十分薄弱，尚不能适应我国社会经济发展的需要。作为一门独立的医学学科，急诊医学是一个完整的医疗服务体系，有着自身的特点规律，包括院前急救、院内抢救、危重病监护等。急诊学科的发展需要大力培养急诊医学人才，然而，目前急诊医学教学体系存在许多不足之处：一方面我国急诊专业人才十分匮乏，另一方面我国多数高等医学院校没有专门培养急诊人才；一方面医学院校大量扩招，另一方面在多数高等医学院校又没有设置急诊医学专业本科教育，或多或少存在忽略对学生进行急诊急救知识的教育，因此迫切需要在全国高等医学院校建立本科起点的急诊医学教育体系，以加强对医学生进行系统性、专业性、针对性的急诊医学教育。

一、人才建设是急诊学科发展的根本

我国幅员辽阔，各种自然灾难频发，如地震、台风、水灾、火灾、泥石流等，同时，随着经济的快速发展，工农业生产中的突发意外事件高发，交通伤、生产中的意外创伤、事故、天然气泄漏、踩踏事件和中毒都明显增多；生活中，伴随人类寿命的延长，生活方式的巨大变化，生活节奏的加快，以及人们生活水平的提高，人类的疾病谱也发生了巨大改变，各种疾病尤其是心脑血管疾病的发生率明显上升，并往往以危及生命的危重急症形式就诊，急诊医务人员的医疗技能和综合素质将直接影响到患者的预

后，要求医院有一支知识全面、抢救技术娴熟、反应敏捷的急诊专业队伍，能给予患者及时有效的抢救，最大限度地减少病死率和伤残率，故对我们的急诊急救能力提出了更高的要求。然而，目前急诊医学还是一个相对年轻的学科，基础比较薄弱，绝大多数从事急诊医学专业的医师都未经过正规的急诊医学教育，已经不能适应急诊医学快速发展的要求，迫切需要大力发展我国的急诊医学教育。

急诊医学是以临床各科知识和技能为基础的、具有全科性质的、实践技能要求较高的学科，重点体现在急危重症的救治以及处置突发公共卫生事件的能力。一个合格的急诊医生不但要有广博的医学知识和扎实的急救技能，还必须具备一定的社会关系学、心理学和法律知识，这就要求现代急诊医学教育必须适应急诊医学的发展，突出急、危、重、全的特点，同时兼顾人文、社会心理学和法律知识培训。因此，把急诊医学作为医学生的必修课列入教学计划，办好医科大学急诊医学本科教育，是我国急诊医学的重要基础工程。

二、大学本科的专业建设，是一个学科发展的基础

“学科是基础，人才是关键”。人才是急诊医学发展的关键。为促进我国急诊医学的可持续性发展，以适应社会经济的发展，满足社会对急诊专门人才的需求，应加快发展我国急诊医学高等教育，培养大批合格的、高素质的急诊医学专门人才。应当在全国医学高等院校本科教育普及急诊医学课程，将急诊医学作为医学生的必修课列入教学计划，医学院校附属医院的急诊医学科应积极组建急诊医学教研室，精心编写教学大纲，制订教学计划。有条件的高等医学院校应争取建立急诊医学系规范地进行系统教学。南京医科大学康达学院在王一镗教授的倡导推动下，在我国率先设立急诊医学本科专业。

针对尚不具备建立急诊医学系的院校，可在医学本科四年级已完成医学基础课程，具有一定的内外科知识，完成了临床见习课程，即将进入毕业实习阶段，开设急诊医学课程。此刻，学生将成为一名临床实习医师，无论未来毕业后从事何种专业，面对的患者是一个整体，可遇到各种急危重症，故必须掌握基本的急诊基础理论与急诊抢救技术，熟悉常用的监护技术。所以，为了未来能够更好地服务于临床工作，提高医学本科学生整体素质和临床实践能力，学习和掌握急诊医学课程十分必要。

三、急诊医学教育的目的与具体做法

急诊医学专业的目的是培养具备基础医学、临床医学、急诊医学及相关人文科学的基本理论、知识和技能、知识面宽、素质高、能适应21世纪我国急诊医学需要的应用型高级专门人才；毕业后，能够运用所学的知识在各级医疗机构、医院相关科室、急救中心等从事急诊医学有关的业务工作。徐州医科大学2000年起招收急救医学本科生，2012年成立急救与救援医学系，根据学科发展实际情况制定了一套完备的教学计划和管理制度，分为理论教学及医院实习两个阶段，并依托附属医院急诊医学科进行规范化、制度化的临床教学。

理论教学阶段：急诊医学涵盖了临床上所有需要紧急处理的各种急危重症。因此，

急诊医学的课程设置往往与各专科的课程设置多有交叉，如心肺复苏、心力衰竭、心律失常、呼吸衰竭、窒息、中毒、中暑等在内科学中讲述。休克、创伤、急腹症、异位妊娠等都在外科学和妇产科学中讲述。为了避免教学内容重复导致学生产生厌学情绪，影响教学质量，徐州医科大学组织编写了《急救医学》《创伤学》《重症医学》《灾难医学》《急救与救援医学技能》等教材，陆续由东南大学出版社出版发行。该系列教材根据我国现状，紧跟急诊医学发展，切实体现急诊医学的"急"和"救"两大要素。以《急救医学》(第2版)教材为例，编写了六篇54个章节内容，包括急救医学概论、院前急救、常见急危重症的急救处理、急性中毒、意外伤害和创伤急救、急危重症的监测及管理、急危重症的急救技术，系统介绍了急诊医学的专有概念和理论，提供了实用的诊疗知识和具体的急诊抢救操作步骤。授课过程中，授课老师以该教材为基础，某些知识根据具体情况进行校正和补充，如讲解心肺脑复苏这一章节时，以最新"心肺复苏指南"为依据，及时更新相关的急诊医学进展性知识。

为了提高教学质量，切实把握急诊医学的"急"和"救"两大要素，在教学活动中充分利用急诊医学科、EICU各种急危重症多的资源优势，运用多媒体技术展示临床上的各种图片与影像资料，使学生充分认识到急诊医学的重要性。同时，要切实做到理论知识与急救技能有机结合的原则，运用多媒体或影像资料片演示急救技能，加深学生对急诊医学理论知识的理解，激发学习兴趣。此外，还要遵循"先救命、后治病"的急诊救治理念。急诊患者的救治原则有别于其他专科，急诊患者大部分诊断不明确，很难立即判断出病因，急诊医生必须首先处理危及生命的主要问题，积极进行基本生命支持，然后再行检查、诊断及确定性治疗。这种教学模式比较贴合急诊患者的就诊情况，同时也避免了与其他学科的重复，形成急诊医学特有的教学方式。最后，授课教师应当结合国际急救医学领域的最新研究进展，不断更新授课知识。

医院临床实习阶段：急救与救援医学系本科生的实习均在附属医院或教学医院，临床带教老师均由多年从事急诊医疗工作，经验丰富的主治医师及以上职称医师担任，实行导师制。急诊实习计划包括：急诊10周，院前急救或急诊门诊2周、急诊内科2周、EICU/综合ICU4周、急诊外科2周；外科12周；麻醉科2周；内科12周；妇产科3周；儿科4周；其他科室各1周。通过实习巩固所学知识，以掌握急救的基础理论、基本知识和基本技能，尤其是急救操作和急救仪器的使用。要求学生掌握急诊医学科常见疾病的诊断和鉴别诊断、常见急危重疾病的诊疗常规、创伤患者的抢救治疗方法、急诊急救常用的基本操作技能、常用急救仪器的使用和维护、常用急诊急救药物剂量和使用方法。书写完整的急诊门诊和住院病历、病程记录及其他医疗文件。其中在"120"实习，学生可以通过跟急救车运送患者学习现场急救技术操作。在急诊内科需掌握：①各类常见急性中毒的诊断、鉴别诊断和治疗。②高热或中暑的病因诊断、治疗原则和降温措施。③急性脑血管病的诊断、鉴别诊断和治疗。④各类休克的诊断、鉴别诊断和抢救治疗。⑤急性胸、腹痛的诊断、鉴别诊断和治疗原则。⑥严重呼吸困难、意识障碍的诊断、鉴别诊断和抢救治疗。⑦上消化道出血诊断、出血量评估和抢救。⑧大咯血的诊断和抢救。⑨高血压危象的抢救治疗。⑩心肺脑复苏。在急诊外科需掌握：①急诊外科患者的病史特点、检查方法和注意事项，以及急诊外科常用器械的操作方法及注意事项。②常见外科急诊手术的术前准备和术后处理。③石膏固定术、石膏更换拆除术、骨牵引术的适应证、禁忌证以及操作方法，并在上级医师指导下进行操作。④伤口清创、换药、拆线，以及胸腔闭式引流术等技术操作。⑤掌握急腹症的诊断和鉴别诊断。在EICU需掌握：①各种危重症患者的监测与治疗技术。②心肺脑复苏及生命（循环、呼吸）支持技术。③气道开放及呼吸器使用。④内环境维持和调控技术。⑤营养支持技术。⑥动静脉穿刺技术。⑦POCT的操作和意义。⑧床旁超声的应用。

实习期间，注重培养学生急诊思维能力及临床操作，首先向学生着重讲解“评估-诊断-处置”的急诊救治流程，要求实习医师在上级医师指导下，充分体现“时间就是生命”的理念，强调对患者评估的重要性，并高度重视诊断与鉴别诊断的教学。通过实际病例讲解如何收集病史、完善的体格检查，如何快速地进行相关的辅助检查，从而在最短的时间内完成诊断。同时培养学生快速、稳重、果断、有条不紊、忙而不乱的工作方式和敏捷的思维能力，把患者的临床表现同所学的基础理论知识密切结合起来，将基础知识与临床相结合。

四、探索科学合理的临床教学途径

医科院校开设急诊医学本科专业，有利于我国急诊医学的迅速健康发展。急诊医学临床教学应让学生全面掌握相关知识，在具体方法上，徐州医科大学急救与救援医学系自招收急诊医学本科生以来，立足于急诊医学自身的教育教学，将以学生为主体的案例式立体教学法（case three dimensional teaching method，CTTM）始终贯穿于急诊医学理论知识培训、临床技能实践等环节。该教学方法充分利用人工智能技术、网络技术、医学图像三维重建技术以及多媒体技术等，采用电化教学、多媒体视频教学以及精品微课教学等手段，有针对性地设计急诊医学相关内容。在学生充分掌握急诊相关基础知识和临床技能的基础上，可以很好地培养临床思维能力和科研探索精神，从而满足社会对高素质急诊医学人才的需求。

在急诊临床教学初始阶段，立刻让学生投入繁忙复杂的急诊工作，学生在心理上有时难以适应。为此，可利用现代教育技术，充分发挥PBL教学、情景教学的优势，在理论学习和临床实习之间建立过渡的桥梁，让学生对急诊工作形成初步的感性认识，并在情景教学和实习中重视除理论、操作之外的沟通技巧、人文素质的培养。如PBL教学是以病例为先导，以问题为基础，以学生为主体，以教师为导向的启发式教育，以培养学生的临床综合能力为教学目，也可以很好地调动学生对急诊医学学习的兴趣，使所学理论与实践能更加紧密结合，有助于学生急诊思维的养成。

五、注重理想信念教育与职业精神教育相结合、培养学生医患沟通能力

与其他专科相比，急诊医学具有鲜明的特点。首先，具有鲜明的时间特性，推崇早期识别、早期干预，要在第一时间发现并判断出威胁患者生命安全的隐患并给予及时处理。其次，急诊疾病谱非常广泛，急诊疾病涉及所有的系统和器官。此外，具有很强的

社会属性，急诊医学涵盖了院前急救、灾难医学、院内急诊及加强治疗等领域，直接面对突发事件，是一个复杂的系统工程，不仅反映一个地区的急救医疗水平，也反映这个地区的社会治理能力，以及社会发展和文明程度，与社会各方面因素密切相关，远远超出了医学的范畴。同时，急诊工作的复杂性强，急诊医学所涉及的领域广，远超过其他临床医学专业，疾病复杂，许多疾病表现不典型，极易误诊漏诊；病情严重程度复杂，危重症与一般病情的患者可能同时接诊，随机性大、可控性小，从管理角度上，很难做到医务人员的合理安排。并且，急诊工作劳动强度大，急诊医学科需要每天24小时不间断提供急救服务，任务重、责任大。急诊医务人员需要经常处理不同的突发事件，应对不同患者的各种诉求，因此每天都要跟许多部门、各类人员交流沟通，不仅要处理好医患关系，还需协调部门之间的关系，要处理各种复杂人际关系，包括医护关系、医际关系、上下级关系以及和其他科室同事关系等，加之长期处于紧张繁忙的工作环境中，精神高度紧张，容易产生身心疲惫的职业倦怠。基于以上急诊医学的特点，就要求急诊从业人员应具备广博的知识面、健康的身体素质、强大心理承受力、团结协作的精神与极强沟通能力。

在急诊临床教学中应特别注重对学生进行医患沟通的技巧和能力、与人文素养的培养。首先，要让学生认识到急诊患者的病情往往都属于急危重症，家属往往比较焦虑、急躁，而良好的医患沟通技巧是急诊工作的一部分，通过医患沟通取得患者本人和/或家属的理解和支持，对保证急诊工作的顺利进行十分必要。其次，在临床实践中，可鼓励学生进行医患沟通，加强对学生进行的医患沟通的监督，使学生真正地体会患者及家属的心理状态，从而提高学生的医患沟通技巧与能力。此外，要注重对医学生进行人文教育与职业精神教育，结合医学生的专业素质要求，联系卫生领域的改革与发展，加强学生的思想政治工作，从卫生工作发展的角度，深化对国史、国情的认识和把握，让学生不断增强维护社会公平和正义的责任感，增强提高人民群众健康、促进经济和社会全面协调可持续发展的使命感，把卫生事业发展作为对医学生实施理想信念教育、国情民情教育、科学发展观教育的良好契机，从而更深入地认识到中国特色社会主义卫生发展道路的根本特点在于坚持卫生事业为人民健康服务的宗旨，努力实现全体人民病有所医的目标。

第二节 住院医师规范化培训和专科医师规范化培训

一、概述

住院医师规范化培训是培养合格临床医师的必经途径，是加强卫生人才队伍建设、提高医疗卫生工作质量和水平的治本之策，是深化医药卫生体制改革和医学教育改革的重大举措。为贯彻《中共中央国务院关于深化医药卫生体制改革的意见》（中发〔2009〕6号）和《国家中长期人才发展规划纲要（2010—2020年）》精神，培养和建设一支适应人民群众健康保障需要的临床医师队伍，2013年12月国家卫生和计划生育委员会正式颁布了《关于建立住院医师规范化培训制度的指导意见》，该文件提出："到2020年，基本建立住院医师规范化培训制度，所有新进医疗岗位的本科及以上学历临床医师均接受住院医师规范化培训"，明确了"5＋3"的住院医师规范化培训模式。2014年国家卫生和计划生育委员会于上海召开建立国家住院医师规范化培训制度工作会议，这标志着我国住院医师规范化培训制度建设正式启动。同时，住院医师规范化培训制度不仅是国家对住院医师培养的政策性安排，也是法律的强制性要求。2020年6月1日起实施的《中华人民共和国基本医疗卫生与健康促进法》第四章第五十二条明确规定："国家制定医疗卫生人员培养规划，建立适应行业特点和社会需求的医疗卫生人员培养机制和供需平衡机制，完善医学院校教育、毕业后医学教育和继续医学教育体系，建立健全住院医师、专科医师规范化培训制度，建立规模适宜、结构合理、分布均衡的医疗卫生队伍"。2021年8月通过的《中华人民共和国医师法》第四章第三十八条规定："国家建立健全住院医师规范化培训制度，健全临床带教激励机制，保障住院医师培训期间待遇，严格培训过程管理和结业考核。"然而，在实践中取得了巨大成绩的同时，也发现了一些新的问题需要探索、解决。

急诊医学是一门极富挑战性的新兴学科，自形成之时起，就在急危重症患者的抢救、重大灾难事件的救护方面，发挥了极其重要的作用。随着我国社会经济的发展，人民群众对急诊医疗服务的期待与要求越来越高。但目前我国急诊医疗整体服务能力尚不能满足大众需求，我们需要建立一个有效的急诊专科医师教育和培养体系，以培养具有岗位胜任力的高素质的急诊专科医师。急诊住院医师规范化培训是培养合格急诊住院医师的重要措施，也是完善医学院校毕业后急诊继续医学教育的重要组成部分。

二、住院医师规范化培训目标、任务

根据《国务院办公厅关于深化医教协同进一步推进医学教育改革与发展的意见》（国办发〔2017〕63号）、《国务院办公厅关于加快医学教育创新发展的指导意见》（国办发〔2020〕34号）、《关于建立住院医师规范化培训制度的指导意见》（国卫科教发〔2013〕56号）、《住院医师规范化培训管理办法（试行）》（国卫科教发〔2014〕49号）的有关要求，为保障住院医师规范化培训质量，以更好地适应人民健康和健康中国要求，于2022年修订了《住院医师规范化培训内容与标准》。

（一）培训目标

全面落实立德树人根本任务，培养具有良好职业素养与专业能力，思想、业务、作风三过硬，能独立、规范地承担本专业常见病、多发病诊疗工作的临床医师。其核心岗位胜任力主要体现在6个方面。

1. 职业素养　热爱祖国，热爱医学事业，恪守"敬佑生命、救死扶伤、甘于奉献、大爱无疆"的职业精神，秉承人道主义的职业原则；遵守法律与行业规范，自律自爱，诚实守信。富有同情心、责任感与利他主义精神，履行"以患者为中心"的行医理念，尊重和维护患者权益，保护患者隐私；熟悉医疗体制及相关的政策、规范及流程，善于发现其中不完善之处，并提出改进意见。

2. 专业能力　具备基础医学、临床医学、预防医学及人文、法律等相关知识，并能运用于医疗卫生工作实践；了解国家医疗卫生服务体系、医疗保障体系和医学教育体系；了解医药卫生体制改革的基本情况和最新进展。规范、有效收集患者的病情信息，并将各类信息整合与归纳，提出综合分析依据；掌握诊断方法，提出科学临床判断；培养循证医学思维，按照专业指南，遵循最佳证据，并结合临床经验及患者需求，权衡、选择及实施合理诊疗决策；通过完成一定数量的常见病和多发病的诊治与操作训练，掌握本专业要求的临床技能，具备本专业独立行医的能力。

3. 患者管理　以保障患者医疗安全为核心，运用专业能力，细致观察患者病情变化，合理安排病情处置的优先次序，制订个体化诊疗方案，提供有效适宜的医疗保健服务。

4. 沟通合作　具备富有人文情怀的临床沟通能力，运用医患沟通的原则与方法，展示恰当的同理心，建立互信和谐的医患关系；有效获取患者的病情信息或向患者（家属）传达病情信息；尊重患者（家属）的个体需求，通过充分沟通实现医患共同决策。与医疗团队保持及时有效的沟通与合作；协调和利用各种可及的医疗资源，解决临床实际问题。

5. 教学能力　具有教学意识，了解常用的临床教学方法，参与指导医学生、低年资住院医师及其他医务人员，共同提升职业素养、医学知识与专业技能；围绕临床工作，逐步培养临床教学能力。具有健康促进的意识，运用科普知识和技能，对患者和公众进行健康行为指导。

6. 学习提升　具有自主学习和终身学习的理念，主动运用各类学术资源，不断自我反思与改进；持续追踪医学进展，更新医学知识和理念；结合临床问题与需求开展或参与科学研究工作；制订职业发展规划，不断自我完善，不断提高专业能力。

（二）培训内容

住院医师规范化培训以提高规范的临床诊疗能力为重点，分专业实施。以住院医师为中心，聚焦六大核心岗位胜任力，在上级医师的指导下，在临床实践中学习并掌握如下内容：

1. 通识内容（含公共课程）　掌握思政教育内容并融入价值塑造与能力培养之中；掌握《中华人民共和国基本医疗卫生与健康促进法》《中华人民共和国医师法》等卫生法律法规和规章制度；了解我国基本医疗卫生服务体系、医药卫生体制改革相关政策与进展；熟悉医疗保障、医学教育相关政策；掌握公共卫生相关理论知识和实践原则，具备大卫生、大健康及全民健康理念；熟悉重点和区域性传染病防控与诊疗、院内感染控制等相关基本知识和技能。掌握医学人文、医学伦理、人际沟通等基本理论和常用技巧；掌握临床接诊、病历书写、临床思维与决策、临床合理用血及合理用药等知识与技能。熟悉循证医学理念、临床教学和临床科研方法，加强医学专业外语的学习，提升个人综合能力，为终身学习和职业发展奠定扎实的基础。

2. 专业内容（含专业课程） 专业内容学习应以临床需求为导向，以本专业及相关专业的临床医学知识和技能为重点，并能融会贯通于临床实践培训的全过程。

专业知识包括本专业及相关专业的常见病和多发病的病因、发病机制、临床表现、诊断与鉴别诊断、处理方法和临床路径等。专业技能包括本专业相关的基本技能和本专业常见危重症的评估与紧急抢救的技能。

（三）培训年限

住院医师规范化培训年限一般为3年（即36个月）。全日制临床医学、口腔医学硕士专业学位研究生按照住院医师规范化培训有关要求进行临床实践能力培养的，其临床实践能力训练实际时间应不少于33个月。培训时间的减免、延长或退出培训等情况，按照国家相关规定执行。

（四）培训实施

1. 住院医师在住院医师规范化培训基地完成培训任务 培训主要采取在本专业和相关专业科室轮转的方式进行。住院医师应及时、详实、准确地记录临床培训过程中实际完成的培训内容，认真如实填写《住院医师规范化培训登记手册》。

2. 围绕六大核心岗位胜任力要求 按"分年度或分阶段递进"的原则，进行临床实践、理论学习和教学活动等，切实保证住院医师在本专业和相关专业科室按照本专业培训细则要求循序渐进地完成轮转并达到培训要求。

3. 临床实践应以床旁管理患者和/或门诊实践为主 理论学习可以采取集中面授、远程教学和有计划地自学等方式进行；教学活动可采用教学查房、门诊教学、临床小讲课、教学病例讨论及模拟教学等多种形式进行。

（五）培训考核

培训考核包括过程考核和结业考核。过程考核主要包括日常考核、出科考核、年度考核和年度业务水平测试。考核内容应涵盖医德医风、职业素养、出勤情况、理论知识、临床实践能力、培训内容完成情况、参与教学和业务学习等，注重全面系统评价住院医师的核心岗位胜任力。考核形式可采取适合培训基地开展的理论考核和临床实践能力考核等形式进行。

过程考核合格并通过国家医师资格考试的，方可参加住院医师规范化培训结业考核。结业考核包含理论考核和临床实践能力考核，两者均合格者方可获得国家卫生健康委员会监制的《住院医师规范化培训合格证书》。

三、急诊医学科住院医师规范化培训细则

急诊医学是一门多维度、多界面的临床医学专业学科，它与临床各学科既密切关联，又有自身独特的理论体系，属特殊的临床医疗范畴。急诊医学的特点之一是高度时效性，即在有限临床资料的情况下，用最短的时间、最快捷有效的方法挽救患者的生

命，稳定病情，减轻患者的痛苦。急诊医疗服务于任何急性病症（包括心理急症）和急性创伤等患者，业务范围涉及院前急救、院内急诊/急救、危重症监护等。因此，从事急诊医学专业的医师需要掌握宽泛的医学专业知识，学会应用各种紧急救援医疗技术和方法来挽救患者的生命。

（一）培训目标

遵循总则要求，以六大核心岗位胜任力为导向，结合急诊医学临床需求，着重培养住院医师掌握正确的临床工作方法，快速准确采集病史、规范体格检查、正确书写病历，了解各轮转科室诊疗常规（包括诊疗技术）和临床路径，能以患者为中心，掌握急诊医师特殊的“四步（即判断、处理、诊断、治疗）”临床思维模式，掌握急诊患者的病情评估与分级、常见急症的鉴别诊断以及各种常用的急救技术和方法，对常见急症进行基本正确的独立判断和快速诊治，并能够基本具备独立诊治常见危重症患者的能力。培训结束时，住院医师能够具有良好的职业道德和人际沟通能力，具有独立从事急诊医学科临床工作的能力。

为实现上述目标，急诊医学科住院医师规范化培训按年度递进，具体要求如下。

第1年：夯实基本知识和技能阶段。住院医师应根据基地安排进入急诊医学科及相关专业科室轮转，此阶段培训主要目标为进入住院医师角色，熟悉急诊医学科临床工作的基本要求，熟悉基地诊疗工作的基本流程，在指导医师全程监督与指导下，通过实际接诊及管理患者，学习并掌握规范进行接诊患者、病历书写、沟通协作等基本能力，熟悉并在指导医师监督指导下完成四大穿刺、心肺复苏等相关的基本技能操作。

第2年：强化能力培训阶段。急诊抢救室、重症监护室和相关专业轮转应安排在此阶段进行。此阶段住院医师应能够在指导医师部分监督指导下，基本独立完成接诊患者过程，临床思维及决策能力逐步提升，掌握急诊常见病、多发病的诊治方法，沟通能力更加成熟，能够基本独立完成临床进阶技能操作，如高级心脏生命支持课程等。

第3年：发展成熟并可独立值班阶段。此阶段住院医师应可以独立胜任急诊诊室工作，可以独立完成患者的接诊过程，具有相对成熟的临床思维及决策能力，对于相对复杂和危重的患者也可以胜任诊疗和抢救工作。同时还应根据基地安排，完成见习、实习学生及低年资住院医师临床带教工作。至第3年培训结束时，应具备独立且规范从事急诊医学科临床工作的能力。

（二）培训方法

围绕核心岗位胜任力要求，按“四阶梯”的培训方法实施，即通过“理论授课、模拟教学、临床带教和独立行医”四个阶梯进行全方位教学，切实保证住院医师在本专业和相关科室按照培训细则要求完成轮转学习并达到培训要求。轮转科室安排需要注重急危重症出现概率较高的科室，同时兼顾其他相关科室的原则，注重住院医师对医学知识的理解，促进各门类知识的关联和应用。理论课程的设定以及临床科室的轮转着重于学习急诊医学相关知识和理论，规范病历书写，认真填写《住院医师规范化培训登记手册》，低年资住院医师参与见习/实习医生的临床带教，高年资住院医师指导低年资住院医师。

四、目前规范化培训中存在的问题

一项针对医学规培生的调查显示，64.4%规培生表示规培期间主要从事医疗文书写作，临床操作仅占12.5%，培训时间更少，仅为11.5%。调查显示，近三成医学规培生每月收入在1000元以下，其中8%的人没有收入，每月收入3000元以上的仅占32.3%，有些医院甚至不发补助。多名受访对象均认为，住院医师规范化培训流于形式的情况较为严重。因此，国家卫生健康委科教司于2020年7月29日向各规培基地发布了《关于开展住院医师规范化培训制度落实问题核查整改的函》，指出目前住院医师规范化培训制度落实中发现的重点问题。

（一）思想认识不到位

1. *领导班子不重视* 一些基地的领导班子对住院医师规范化培训制度重视程度与支持力度不够。基地主任及相关轮转科室主任对住院医师规范化培训教学工作不重视、不支持，对本专业基地的住院医师规范化培训现状、师资队伍、建设发展、薄弱环节等情况不了解、思考不深入、责任不落实。

2. *主要领导负责制不落实，组织管理不健全* 部分基地的主要领导对本院住院医师规范化培训工作不熟悉、不了解，主要领导负责制未真正落实，只体现在文件里、字面上；对住院医师规范化培训职能管理部门支持不到位，未按标准配齐配强专职管理人员，专业基地主任、教学主任和教学秘书配备不足，职责不明确。

3. *政策学习不到位* 一些基地的分管领导、职能管理部门对国家住院医师规范化培训有关政策规定学习传达不够及时、全面，一知半解。专业基地主任、教学主任、教学秘书和带教师资对国家住院医师规范化培训政策制度标准不学习、不掌握。

4. *问题整改不彻底* 个别基地对国家或省级评估发现的问题不重视，整改不到位不彻底，影响培训质量的突出问题依然存在。不能举一反三，推动基地整体工作全面提升。

（二）政策保障不到位

1. *操作性办法不细化、实化* 一些基地未制订组织管理、师资管理、培训对象管理、经费使用与管理、激励与约束等相关规章制度，或规章制度不完善、操作性不强、执行不到位；未建立院级住院医师规范化培训经费投入保障机制或投入不足，经费使用不规范，存在跨年度积压、截留、挪用等问题。

2. *住院医师合理待遇保障不到位* 有些基地未在住院医师规范化培训招收简章中明确住院医师待遇发放标准并按要求抓好落实，存在待遇过低的问题；未对本单位住院医师、外单位委托培训住院医师和面向社会招收的住院医师授予同等的医疗权限，对不同身份住院医师未能做到同等施教；未建立住院医师沟通反馈机制，对住院医师提出的合理意见不能及时研究解决。

3. *专业基地激励与约束机制不健全* 部分基地未将住院医师培训质量（执业医师资格考试通过率、住院医师规范化培训结业理论考核通过率和住培年度业务水平测试等考试考核成绩）与专业基地年度综合目标绩效考核挂钩，或考核权重过低，力度不够。

4. *师资激励与约束机制不健全* 一些基地未将住院医师带教数量和质量与师资的职称晋升、职务聘任、绩效分配、评优评先等挂钩，教学积极性主动性未被有效调动；对教学不严格、不规范，人才培训质量不高的师资未及时进行指导督促，未建立对不合格师资的退出机制。

（三）体系建设不到位

1. *专业基地和协同单位设置不规范* 一些单位未严格执行国家标准，将基本条件不达标的科室推选为专业基地。培训基地（综合医院）未独立设置或未按照标准建设全科医学科，全科师资执业注册不符合要求；基层实践基地遴选把关不严格，全科医学科对基层实践基地指导不够，未开展联合教学活动。盲目设置协同单位，或协同单位设置过多；对协同单位管理不规范，指导流于形式；放任协同单位独立招收和培训住院医师。

2. *住院医师招收把关不严格* 有些单位未严格按照标准测算培训容量，未根据培训容量统筹安排住院医师和专业学位硕士研究生招收计划，存在超容量招收、紧缺专业招收计划未完成等问题；对住院医师招收质量把关不严格，将一些基本能力素质不合格的住院医师纳入住院医师规范化培训。

3. *过程管理流于形式* 一些单位未按照国家标准和“分层递进”的培训理念，科学制订培训轮转计划；存在轮转计划执行不严、随意更改、“假轮转”“空轮转”等现象；对过程考核不重视，缺乏系统设计，存在合格标准低、考核走过场、成绩“放水”等问题；未充分运用过程考核结果，促进住院医师能力提升和师资教学能力改进。

4. *质量控制不严格* 有的单位未建立院级住院医师规范化培训质量控制机制，未充分发挥培训督导在规范教学活动、严格过程考核、保障培训质量等方面的作用。住院医师参加执业医师资格考试、年度业务水平测试、结业理论考核整体通过率偏低。

（四）培训管理不严格

1. *教学活动不规范* 一些基地的部分科室入科教育内容过于简单，流于形式，不符合住培大纲要求；教育内容不全，没有涵盖培养计划与要求、临床基础知识和基本技能训练与考核内容，没有体现专业特点。存在擅自更改学员轮转组别或轮转计划，部分专业学位研究生在科外轮转时回导师所在科室值班或手术或去实验室做实验，导致学员在轮转科室无法按照住院医师规范化培训要求正常轮转。住院医师规范化培训系统上住院医师规范化培训秘书分配的带教老师与实际不符；个别科室每月教学活动安排不合理，有的科室存在1天开展3～4个教学活动，且学生参与率低。部分门诊轮转同学在门诊无人管理和带教，个别学员1个月仅上班3～4天，却无人发现，无人管理。教学活动开展日期与上报日期不一致。

2. 临床实践训练不扎实　部分科室的教学活动未按照住院医师规范化培训大纲要求掌握的内容开展，缺乏统筹的培训计划，技能培训未能全覆盖所有轮转人员，给学员的培训偏少，不能完成规定的病种病例和技能操作的种类数量，存在技能培训用理论代替现象，没有实操训练，使学员“打杂多、临床少”、培训强度不够、动手机会少；教师对学员书写的病历修改不认真或不予修改；教学查房或病例讨论记录中未体现住院医师规范化培训学员参与讨论的发言；教学查房、病例讨论、小讲课等无课后反馈或反馈与学员评价不一致；不同层别和不同专业的学员未体现区别教学。

3. 过程考核不严格　一些基地的部分科室未按规定开展过程考核，日常考核和出科考核流于形式，存在合格标准低、考核走过场、成绩“放水”等问题，考核针对性不强，不能体现专业特点和分层递进的培训理念。

4. 师资教学能力弱　一些基地的师资对本专业基地培训内容细则和带教方式方法不了解、不熟悉，小讲课内容浅窄，临床查房混同于教学查房，疑难病例讨论和多学科会诊混同于教学病例讨论；师资教学意识薄弱，对住院医师临床实践指导不足、要求不严，未能做到“放手不放眼”，对不同身份的住院医师不能做到同等施教。

5. 培训质量差　一些基地的部分专业住院医师参加执业医师资格考试、年度业务水平测试、结业理论考核通过率低（低于本辖区平均水平），与“独立规范地处理本专业常见多发疾病”的培训目标要求有明显差距。

（五）急诊住院医师规范化培训中学员存在的主要问题

1. 职业素养不高　不少学员对在急诊医学科学习的态度不端正，抱着混日子的思想。部分学员不遵守劳动纪律，迟到早退，临床工作不积极、不主动、怕苦怕累，门诊轮转敷衍了事，节假日及夜间不能自愿查房，不能任劳任怨。有的学员不服从轮转科室的管理，教学活动参与不积极。还有部分学生只注重医学知识学习，缺乏社会、现实和人际交往等方面的认识，疏于道德修养的提升。这些情况表明，许多学生进入毕业后教育时没有达到一个大学生应有的人文水平，这就要求在向学生传授医学专业知识的同时必须重视综合能力的培养。

2. 专业能力　部分学员基础知识薄弱，本科阶段的知识掌握不牢，与大纲培养要求相差较大。部分学员不会问病史、不会体格检查、不会书写基本的医疗文书，不会解读简单的心电图/CT/化验单等，基本的操作不能独立完成。一些即将结业的学员对于各种临床危象的认识不足，对于常用药物的适应证、禁忌证掌握不牢，仍不能独立处理一些简单的临床常见疾病。

3. 患者管理　部分学员管理患者时，责任心不强，缺乏积极性、主动性，很少主动去巡查病房，老师让干什么才干什么，输血、抢救、特殊治疗、危急值及有重大医嘱变动等重要的相关医疗文书不及时主动书写，对患者的化验检查结果，病情演变不追踪。部分学员工作中不够严谨、认真，特别是处理患者的病情变化时，有时过于随意，不能够及时发现问题的严重性。工作时心不在焉，书写医疗文书条理混乱、主次不分，甚至有不少错别字，医疗文书经常复制粘贴，不能如实反映患者病情的动态变化和上级医生的查房意见。

4. 沟通合作　部分学员以自我为中心，不善于人沟通、交流。一些学员不会、不敢、不愿主动与患者沟通。一些学员与患方交流时不善表达，辞不达义，缺乏基本的同理心与人文情怀，缺乏与患者建立互信和谐的医患关系的能力。部分学员缺乏合作意识，不愿帮助他人做力所能及的工作，不善于利用各种资源以解决临床实际问题。

5. 教学能力　部分学员主动参与教学意识不强。不愿参与指导医学生、低年资住院医师以及其他医务人员，以达到共同提升医学知识、专业技能与职业素养。缺乏具有健康促进的意识，认识不到在医疗实践中对公众开展医学科普教育的重要性，不能运用医学科普的技巧，对患者进行个体化的健康行为指导。

6. 学习提升　多数学员处于“被动接受”的状态，过分依赖上级医师经验，上级医师说什么就做什么，不说就不做，不提问就不思考。自学能力不强，主动学习的动力不足，不善于总结；缺乏主动思考学习的精神，在临床工作中遇到不懂的问题时没有主动请教带教老师或查阅相关文献资料，忽略个人知识的更新。

五、影响急诊专科医师培养的因素

第一，在教育学制上我国医学高等教育与西方医学高等教育有所不同，在不同院校中，就急诊医学教学的课程设置、临床见习、临床实习、考核内容与方法存在很大的差别。同时，急诊医学作为一门独立专科课程，在我国很多医学院校的教学中处于刚刚起步阶段，有的仅为选修课程。能够培养急诊医学硕士、博士的院校较少。培养出的医学生水平也参差不齐。并且，随着近年来我国医师队伍数量激增，结构复杂、发展不均，大多医生日常主要从事临床工作，没有时间和精力接受系统规范的专科医师培训，更没有时间和精力进行教师资格培训，因而，尚不具备一名称职的专科医师资格，更不具备合格的教学能力，难以保证急诊医师队伍整体水平，这也为建立和完善我国毕业后医学教育制度带来一定困难。

第二，部分医院对住院医师规范化培训认识不足，已开展的培训工作及考评内容难以完全落到实处，个别医院、科室疲于应对经济绩效考核，在面对当前繁重的临床工作和人员配备紧张的状况下，在规培医生过程管理、培训考核等方面投入相对不足，对专科医师培训疏于管理，从而影响了培训的整体效果。

第三，现行人事管理及考评机制不健全，忽略了在规范化培训教育中的贡献对医师职务职称晋升中考评力度，仍主要以考试和文章作为晋升依据，每位医师只要通过全国职称考试，有公开发表文章即可晋升该专业的高级专科医师，从而影响了临床医生的教学积极性。

第四，急诊住院医师规范化培训课程建设难度大。急诊专业因其自身特点，教学内容组织不能与其他专业相同。一方面，急诊患者就诊多数是以症状为主诉，无事先分诊、无诊断倾向性、无重危状态评估，因而急诊住院医师规范化培训教育应以症状为基础；另一方面，急诊医学科患者疾病不按器官、系统分类，疾病谱广、涉及多个学科，再者，急诊医学科疾病还具有急、难、险、重的特点，因此急诊住院医师规范化培训教育课程建设难度大。

第五，学位教育与专科培训尚未有效衔接。目前我国硕士、尤其博士教育注重的是课题与文章发表等级，尚未切实考量临床专科医师培训的质量。一些学员虽然取得了硕士、博士学位，但尚未到达较好的专科医师培训的目标。有些研究生的研究方向与住院医师规范化培训专业方向不同，在一定程度上也影响到专科医师培训的质量。

六、加强急诊专科医师培养的措施

住院医师规范化培训是医学生毕业后教育的重要组成部分，对于培养合格的医学人才、提高医疗质量极为重要。目前，我国已经建立了一套较为完整的住院医师规范化培训的制度和模式，但随着高等教育的大力发展，医学院校招生规模的扩大，以及各教学医院的基本条件、医疗水平、教学水平的不同，导致进入住院医师规范化培训的学员的能力参差不齐，加之日益严峻的医患关系，对住院医师综合素质的要求又在不断增加。因此，需要多措并举进一步加强住院医师的规范化培训。

（一）加强制度的落实

从组织架构，管理实施方案、人事制度、带教老师甄选及考核制度、考勤考核制度、专项资金使用等各个方面，完善相关制度制订与落实。理顺职称考评制度与医师培训的关系，运用考核结果对住院医师规范化培训学员及带教老师进行公正的评价、人事决策以及薪酬分配等，教师的教学工作与职称评聘挂钩，基地学员的住院医师规范化培训专业方向与今后所申请的专业职称晋升挂钩，从而激发师生的培训热情，确保培训质量，使规范化培训工作步入正轨。

（二）加强师资队伍建设

加强师资队伍建设，实行精细化管理。基地设立专职规培管理人员，成立规范化培训小组，科主任一把手负责制，专职教学秘书负责住院医师规范化培训工作的管理，带教老师均应为高年资主治医师。加强带教师资的各级培训和考核，所有带教老师均需参与院级带教老师培训及考核，考核合格后发放院级师资证书，不合格者将不得带教。定期组织教师参加各级师资培训班，学习新理念、新知识，摈弃旧习，开展不同的教育教学方法，促进培训质量的提高。

有条件的基地还可以实行导师制，每位学员给予指定的导师，每位导师指导的学员一般不超过2位，指导医师资格需经过严格审定和再审核，确保每位学员在各个方面得到认真细致的指导。此外，为了确保导师有足够的精力进行教学，需要适当减轻导师的临床工作压力。同时，在经济和/或职称晋级方面还应向导师予以倾斜，以激发导师的带教积极性。

（三）不断改进教学方法

急诊医学知识体系复杂，涉及范围广，在规培的有限时间内难以将所有知识点全部讲授。同时，每位老师的工作经历、教学经验也不尽相同，对教学重点的认知也存在差异。因而，确定急诊医学住院医师规范化培训教学重点是规培教学的首要任务。应根据每位学员的专科、学历、培训时间不同制订个性化的培训方案，分层次递进教学。利用信息技术获取急诊大数据，让学员在临床经验有限的情况下，提前了解实际工作的基本情况，包括需要掌握的常见病、多发病的诊断、治疗等，从而有针对性地进行住院医师规范化培训教学工作。

随着科技的发展，各种新技术、新理论、新方法在急诊工作中得到了广泛应用，这就要求临床医师必须不断更新自己的知识。这就需要在给学员的培训过程中采用循证医学，以需要解决的临床问题为出发点，让学员带着问题有目的地检索、发现、评价和运用证据，不断调整诊疗策略，以培养学员循证思维能力和自主学习习惯，促进其创新意识、创新思维、创新能力的发展，以期培养出合格的急诊住院医师。

注重相关学科间的协作。急诊医学科医师要求知识面广、综合能力强。因而，急诊专业的学员在轮转到如心内、消化、呼吸、普外、骨科等基地学习期间应加强教学互动，强化专科知识学习。还可邀请相关专业的老师到急诊医学科进行授课，加强交流、沟通、协作。同时，其他专业学员进入急诊基地学习期间，也应认真带教，着重讲授急诊急救知识，培养学员的应急应变能力，切实提高住院医师临床综合能力。

（四）注重人文素养的培养

急诊工作中经常面对各种危急重症患者，情况复杂，医患矛盾突出，因而医务人员的人文素养极其重要，它既是医师的职业需要，更是急诊专科医师的必修课。所以，在对学生的培训过程中，除传授专业技能外，对社会的理解以及对人的心理活动等人文科学和综合知识的培训也极为重要。因此，首先应加强带教老师的人文素质，让学员在具备丰富人文知识和良好道德情操的高素质老师带领下，不断接触新观点、新方法。在日常诊疗工作中运用人文素质教育与急诊医学实践相结合的方法，引导学员真正树立为患者服务的思想，教育学员细致地检查、观察、判断、决策，切实为患者解除疾苦。同时，要充分尊重患者的各项权利。最后，还要教导学生正确的表达、解释等沟通方法，在实践中锻炼人际交往的能力。

（五）采用灵活多样的考核方法

所有学员进入基地后首先接受入科教育，然后再按照个人培训计划进行培训，并进行多种形式的考核，入科考试、出科考核、围绕病例讨论进行随堂考核、围绕临床工作进行现场操作考核，现有病例抽检考核，每周的教学查房、疑难病例讨论、科内讲座要求学员积极参与发言，并将发言情况计入考核成绩。科室定期安排学员轮流进行病例汇报、做读书报告、做小讲座，由科室专家组给予现场考核打分，得分计入日常考核成绩，专业学位硕士研究生的考核成绩还与奖学金挂钩，以促使学员主动学习习惯的养成。在实施分层次递进教学过程中，可安排高年资学员参与到教学实践中，协助上级医师指导低年资学员和实习医师的教学，高年资学员轮流讲课，并接受听课者的点评、打分，得分情况也计入日常考核成绩，以培养学员的初步带教能力。还可采用情景教学（如ACLS）、结果追踪反馈、Mini-CEX考核等方法对学生的思想品德、人文素养、沟通协作、患者管理等综合素质进行考核。

第三节　继续医学教育（含研究生培养）

急诊医学涉及多个学科，急诊医生要具备快速采集病史、查体，迅速确定应做的辅助检查，进而对临床资料综合分析、病情判断和以抢救生命作为根本原则的急诊救治的能力。同时，急诊医生对患者及其家人体现人文关怀，并注重社会、心理等要素对急诊救治的影响。因此，急诊研究生的培养应该是全面的综合素质的培养，要让学生学会如何去面对临床问题，将各专科急症通过循证医学教学模式传授给学生，以提高学生的临床诊疗水平；同时，还应引导学生善于发现问题，并以临床问题为导向开展科学研究，提升研究生的科学素养。

一、改革教学模式，提高研究生的综合能力

急诊专业研究生的培养过程主要包括3个方面：公共基础课、临床实践、科学研究。其中公共基础仍采用传统的课堂教学方法为主。应在有限的课时内，最大限度地使研究生能够掌握从事临床工作与科学研究所必需的知识体系。并根据急诊专业的特点，开设出一些有助于拓宽知识面、富含本学科专业前沿知识和信息、具有一定实践性的非学位课程，使课程体系更为完善。

临床实践教学中，要大力激发学生主动学习的兴趣，采用“教师为主导、学生为主体、以病例为先导、以问题为基础、知识分模块”的启发式教学模式，并通过循证医学课程，使学生掌握循证医学方法，树立起循证医学思维，推动临床与科研的融合。导师应赋予学生更多学习主动权，在教师指导下针对临床问题进行自主性学习，研究生要将自己所选问题为目标，有针对性地查阅文献之后，参考高质量文献为依据证据进行评价与总结，形成文献阅读成果，并且师生之间进行互动讨论，教师给予点评与启发，从而提高研究生解决问题的能力。这种教学模式能够有效地培养学生的主动性与批判性思维，充分地调动学生的学习热情和积极性。针对临床的典型病例或疑难病例，实时开展案例教学，由学生收集病史及诊疗经过等临床资料，在教师的指导下，学生对相关文献报道进行阅读、分析、讨论、阐述体会收获等，加深学生对于疾病特点及诊疗进展的理解，进而提高学生分析问题和解决问题的能力。

在培养研究生的科研能力过程中，应首先向研究生强调从事科学研究所必须“遵守和运用的基本立场、科学信念、科学标准、研究程序和研究方法”，培养学生逻辑严谨的科学思维，掌握获取知识的方法，要按照科学、规范、有效的途径进行科学研究，包括文献查阅、科研选题、研究方案的设计及优化、实验数据的分析与处理、科研论文的撰写等各个环节。同时，还要启迪求实创新的科学态度，培养研究生的创新能力，激发强烈的创新意识、锲而不舍的科学精神，对新知识汲取的渴望，善于提出问题、发现问

题，使临床与科研有机地融合，逐步使学生具备科研素质、创造性思维能力及独立的学术思想。导师要营造一个良好的学术氛围，鼓励研究生参加校内外各种学术会议，提高其专业水平和表达能力，启迪思维，开阔眼界，拓展知识领域，激发他们强烈的求知欲和创造欲。引导学生增强自主学习意识，探索深层次的研究层面与广阔的研究空间，积极主动寻求自己的研究切入点，为自身的科研方向做好学术定位。

二、加强教学过程管理，提高研究生培养质量

（一）健全教学管理机制

首先，应制订科学规范的研究生培养管理制度，建立院、科、导师的三级管理体制；制订研究生学位课题集中开题、中期检查、研究生学术报告、论文答辩等制度。其次，严把选题、开题论证、中期检查、论文答辩“四个环节”。要求导师加强研究生培养的全程指导，包括科研选题、科研工作的开展、论文撰写等；注重研究生务实求真作风的培养；坚持二级学科加强学生的过程管理，集中开题论证、中期检查；坚持临床轮转集中管理、定期检查；严格学位论文答辩的资格审查与组织管理。最后，学科还应建立创新激励机制，鼓励创新性选题，从机制和理念上营造良好的学术氛围。

（二）加强学科建设，提高研究生培养的综合实力

学科建设是研究生教育的重要基础与保证。学科应确立学科发展目标，凝练研究方向，制订发展规划，明确各阶段的主要工作内容，量化、具体化学科建设指标与目标，并定期给予评估，针对存在的问题，目标到人、责任到人、措施到位、限期达标。坚持“以评促教”的指导思想开展教学质量评估，从教学态度、教学内容、教学方法、教学效果等方面制订评估指标，以学生的培养质量等客观指标作为评估的主要依据，相关部门汇总并分析评估结果，对导师的培养质量做出较为客观的评定。为导师提供较可靠的教学反馈意见、改进信息，帮助导师了解今后需要努力的方向，相关部门根据评估结果采取适当的奖惩措施，促动导师认真对待研究生的教学，保证研究生的培养质量。

（三）完善急诊专业研究生的考核体系

对于急诊专业研究生的评价，要体现知识、能力和素质三位一体目标需求，把知识的考核与能力、素质的考核有机地结合起来，确立科学的成绩评估体系。急诊专业成绩的评估体系应贯穿研究生整个学习过程，考核方式应包括课程考试、综合测试、学术报告、实践、综合交流能力、论文答辩等全方位的知识体系评价。

三、强化导师队伍建设，提高师资队伍整体素质

研究生教育培养中，导师起着主导作用。建设一支高素质的导师队伍，是提高研究生培养质量的关键。导师不仅要优化知识结构，还应提高指导能力。因此，首先应提高导师对研究生教学的认识，规范导师工作，明确导师在招生、制订培养方案、组织

教学、研究生管理，以及指导研究生临床与科研中的责任；其次，应增强研究生教学能力，结合急诊医学发展的特点，组织研究生导师集训，使导师及时了解和掌握国内外的发展动向，更新专业知识，扩展知识面，以便更好地指导研究生；最后，还应强化师资队伍的管理。

（一）树立创新教育的观念，提高导师对研究生教学的认识

转变教育观念。首先，研究生临床教育阶段中要将培养重点定位在实践能力、创新精神、科研能力和综合素质提高上。其次，要适应时代与学科发展的要求，改革临床教学内容与方法，鼓励研究生围绕临床问题，开展交叉学科的课题研究，将临床与科研有机地融合。同时，导师要注重研究生个性的发展，在制订研究生培养计划时，既考虑培养目标的需要，又考虑研究生自身的知识、能力、需求，制订个性化、切实可行的培养计划。研究生导师应树立临床、科研与教学共同发展的理念，临床、科研与教学在医学教育中是相辅相成、相互促进、密不可分的一个有机整体。通过临床、科研与教学的协调共同发展，以临床问题为导向，教学为基、科研为本，促进医院、学校、教师和学生的全面发展。应充分认识研究生教学工作的重要性，将研究生的指导与科研、临床工作有机结合，使临床、科研与教学构建成一个有机整体，才能共同构建医学教育的育人环境，才能充分发挥科研与教学共生体的功能，实现医学人才培养目标。临床、科研与教学的有机结合不仅可提高导师的带教水平与研究生的培养质量，还可不断提高导师的自身业务素质、学术水平和科研能力，达到教学相长的效果。

（二）增强导师的指导能力

随着医学研究生招生规模的扩大，生师比例显著增加。一些导师还肩负繁重的临床、科研与行政工作，造成导师指导学生的时间、精力受到很大影响，加之部分导师的指导能力不高，导致研究生的培养结果良莠不齐。因而，提高研究生导师的指导能力，对提高研究生的培养质量至关重要。

首先，研究生导师要具备完整的知识结构，必须具备作为科研人员、教师等多重身份所要求掌握的相关知识与学术能力，即具备高精专深的本专业的知识与高水平的科研能力与成果，还需学习、追求跨学科交叉知识，形成“博而专”的知识结构，并掌握如何指导研究生的知识与相关法律知识。

其次，研究生导师要以师德师风为表征，具备良好的专业态度。能够以学术为志业，在学术上不断攀升，在人格与道德素养上遵循正直诚信、合作包容等良好品质。并以自身学术魅力与高尚品格为学生树立模范榜样，潜移默化地感染学生。

再次，导师应能够按照岗位职责，结合研究生个人特点与实际情况、融自身科研成果与临床经验，制订切实可行的培养计划，定期检查研究生的学习情况，培养研究生的临床与科研能力，引导学生掌握牢固的理论知识与科学研究方法，并塑造研究生的健全人格。针对研究生的科研论文，导师要能够从论文的谋篇布局到最后定稿全过程进行认真指导与把关，做到因材施教和学术民主，培养研究生规范地从事科学研究的能力。

最后，研究生导师还应具备指导反思与发展的专业发展观，培养学生能够凝练研究结果，撰写专业学术论文，申报专业科研课题。通过指导反思与研究、培训与拓展等途径提升自身的指导能力。

（三）强化师资队伍建设管理

要推动导师指导能力结构体系建设，不以唯科研至上评价导师的指导能力，突出考评导师作为指导者的能力，与导师的科研项目、经费等一并纳入遴选和评价的条件中。要全面评定研究生导师的能力，包括导师的知识水平、专业态度与指导技能等；应建立导师指导能力自我评价体系，让研究生导师更容易把握与对照反省自身指导工作状况，从而提升指导能力。还应设立专项基金，用于师资队伍培训，重奖研究生带教成果显著、工作突出的导师，在学年评定、职称评审等考核工作中对研究生课程的工作量给予合理认定，促使导师以认真、积极的态度投入研究生的带教工作中。

针对急诊医学涉及多学科的特点，急诊研究生的培养目标应当是“专而博学”。因此，急诊研究生的培养应实行导师指导小组的培养模式，除接收第一导师指导外，学生还可以接受2位或多位相关学科教师的指导。第一导师负责培养方案和研究目标的确定，其他导师协助完成临床与科研咨询和指导，最大限度地避免单个导师指导不足，还可扩大学术交流领域。

（花　嵘　燕宪亮）

第二十章　急诊医学科学研究

第一节　急诊医学科（医生）为什么要做科学研究

一、临床医生为什么要做科学研究

医学是一门经验科学，医学的发展都是历代从医者在医疗实践中的经验积累。而疾病在变化，诊疗在发展，遇到新发疾病、疑难杂症，我们就要探索一些新的方法，研究一些新的技术，为患者寻求更好的诊治方案。这是一个探索未知的过程，也是一个医学研究的过程。因此，科研和看病是融会贯通的，在临床诊疗过程中用心发现或发明新的诊治方法，或者用心总结成功的经验或失败的教训并分享，这就是最好的临床科研。

科研与临床本质是统一的，科研浸润在临床中每一个环节。作为一名优秀的医生，除要有丰富的经验积累和扎实的理论功底，还应具备研究和探索的能力。医生们遇到的一些特殊疾病或者采用一些新的治疗方案，把成功或失败的经历总结上升到科学技术问题的解释或突破，把论文专利转化成为疾病诊治方法的创新，从而以临床促进科研，以科研推动临床。世界著名医学院的学术声誉不仅仅是来源于医生精湛的医疗技术，更是来源于这些医生们在医学研究中的重大发现和重要成果，正是这些成果为现代医学的发展作出了重大贡献。我国外科界的前辈裘法祖院士曾经说过：如果一个外科医生只会开刀，他只能成为开刀匠，只有会开刀又会研究，才能成为外科学家。我们许多医生诊治疾病的经验也是在前人医学科学研究结果的基础上得到的。

巨大医学进步背后蕴含着科研的力量。生物学和基础医学的发展给临床医学提供了支撑，医生对疾病的诊疗有了科学依据，对疾病认识的准确性也明显提高。如果没有前人的科学研究、没有人体科学的发展、没有现代医学科学揭示的人体奥秘，所谓的经验也就成为无根之木、无源之水。因此，临床科研工作被赋予了极其重要的地位。

临床医生开展临床科研有着基础医学工作者无法比拟的优越性。他们经历过系统的临床训练，能获得疾病的第一手临床资料，会对疾病预后跟踪随访，患者会“配合”给他/她治病的临床医生。临床医生应从临床问题出发，勤于思考，以严肃的科学态度，认真汲取前人的经验，在临床中敏锐地发现问题，创造性地解决问题。

目前，科研氛围和科研成果成为评估医院质量与竞争力的重要评判标准，也是考评医生水平的关键指标。而具体到一所医院的学科特色、社会地位，抑或是一名医生的医术和专业特长，往往都是以其科研水平和学术成果为表征的。因此，提高医生的科研能力是目前医院发展的必然要求。医院综合实力的不断提升，也是为国家科研事业贡献一份力量。

二、急诊医学科（医生）要做科学研究的原因

随着医学科学的发展，急诊医学已成为一门独立的新型综合性医学学科，其重要性正被人们进一步认识和关注，在美国等发达国家急诊医学是目前发展最为迅速的临床学科之一。我国急诊医学始于20世纪80年代，医学技术的进步、政府的推动和社会需求的增加，极大地促进了我国急诊医学的发展，但相对于一些发达国家，我国的急诊医学起步较晚，与其他专科近百年的发展历史比较，急诊医学科仍然是个年轻的学科，还有很多没有解决、甚至没有被发现的问题。

院前急救体系的建设仍有许多方面亟待完善。例如，如何发展完善中国特色的急诊医学亚专业，充实二级学科急诊医学的内涵，如何将危重症患者抢救的专业技术与急诊固有专业更加紧密地结合，如何提升急危重症的紧急救治的核心能力。急诊医学到了必须丰富内涵、提升内涵的时代。通过创新的引领，加强学科内建设，这就需要急诊医学专业人员用心观察、缜密思考、勤于动手，用科学的方法去发现并解决临床工作中的潜在问题，为救治患者提供科学有效的方法。因此，科研是下一步学科发展的关键，急诊医学科医生在完成临床工作的同时，开展科学研究既是个人职业发展的必然需求，又是急诊学科未来发展的动力源泉。

急诊医学研究最重要的是它的整体性和综合性。急诊医学的实质是研究各种急危重症急性发作期的病理生理变化，并采取必要措施阻止这种病理生理变化的发展，进而逆转病情，为专科治疗奠定基础和争取时间，从而提高急症和危重症患者的抢救成功率。人类对疾病现象的探索早在史前时代就开始了，现代医学的起源可以追溯到古希腊时代，现代医学之父希波克拉底对医学实践中的问题，如早期诊断、预后分析、患者个体差异、误诊误治等进行了研究，人类对医学的研究沿着“还原论”的方向前进。现代医学分科越来越细，这是知识积累的结果，也是医学发展和社会发展的需要，它使医疗质量不断提高。在认识事物的过程中，传统专科倾向于还原论观点去寻找答案，丰富了我们对人体和疾病的认识，但这是不够的，当众多脏器和功能聚集在一起，组成一个生动的机体时，就发生了超越单个脏器自身规律特点的新规律和新特点。而以系统论为哲学指导的系统生物学是急诊医学研究的方向，急诊医学研究的重点正是探讨当多种脏器功能聚集在一起时所发生的新现象和规律。人是一个整体，医学的规律之一是它的综合性。我国医学教育家、中国消化病学的奠基人张孝骞曾经说过一句话，“我很少见到疾病只局限在某一个脏器”。这话也恰如其分地表达了急诊医学兴起与发展的必然性。

目前，急诊的科研工作相对于其临床工作起步较晚，基础较差，发展较落后。与传统科室相比，人员未专业化，专业未标准化，病种包罗万象，难以定向研究。同时，工作繁忙、人员紧张也是影响科研的重要因素。作为一个新兴的临床学科，急诊医学如要继续发展，必须有独立的科室和人才，培养和选拔热爱急诊专业的医护人员，支持他们搞科研并为此创造便利条件（包括实验室、资金、时间等），促进急诊医学事业的发展。

第二节 急诊医学科要做哪些科学研究

一、急诊医学科学研究方向

急诊医学科是一门新兴的跨学科的综合学科，在急救医学、灾难医学、救援医学、应急医学等纷至沓来的今天，急诊医学科在继承发扬与传统学科相关优势专业的基础上，通过不断地整合创新形成了自己的学科内涵，建立了较为完善的“院前急救－院内急诊－急危重症监护”的急诊医疗体系，科室规模与专业人员数量已经发展到一定程度，但学科的社会影响力与专业认同度仍亟待提高与加强。急诊医学新体系的建设如何带动整个急救体系的完善与提升，丰富急诊医学的内涵，进而带动学科的发展，实现可持续的跨越式发展，值得每一个急诊工作者认真思考。

人才培养和科研实力是学科可持续发展的保障，新兴的急诊医学科发展离不开科研。患者的健康需求决定了学科的发展方向，急诊医学科成为抢救患者的再生之地和促进急诊医学跨越式发展的动能基地，急诊医学科呈现综合急诊、专科急诊、社会急诊并重的多元发展方向。急诊医学作为一个独立完整的体系越来越完善，当前急诊医学建立了“院前急救、复苏学、急性中毒、创伤、急危重症、灾难医学”等方面的研究为科研重点的学科发展方向。从区域划分来看，急诊医学研究应涵盖院前（现场急救）、医院急诊医学科（急诊患者的处置）、危重病监护室（危重症患者的复苏、初始评估和稳定）等，研究相应区域内患者所患疾病的流行病学、临床特点、病理生理机制、转归和预防等，从而达到合理分诊、诊治、安置患者的目的。急诊医学研究的重点领域应包括急危重症、急诊创伤、小儿急诊、特殊人群急诊、心肺复苏学、环境医学、灾难医学、急性毒理学和国际急诊医学、急诊运行模式、急诊医疗服务体系、急诊管理学、急救技能培训（如急救技能模拟训练、急诊沟通技能培训）、急诊影像学（如急诊超声、急诊介入技术）、急诊－公共卫生学等方面。

（一）院前急救

如何加强院前医疗急救体系标准化、规范化建设，如何建立不同类型预测院前急救数量的时序预测模型，并评估不同预测模型的效能，准确的预测结果有利于合理安排急救资源、配置医护人员，有利于提高医疗服务质量。急诊数字化急救大平台有助于逐步实现区域急救全覆盖、专业医疗精准化、救治体系流程化、全民健康一体化，有利于提升区域急危重症患者医疗救治服务能力，保障精准远程医疗，真正实现院前急救信息化，进一步完善急救医疗服务体系建设。

（二）心肺复苏

近年来心肺复苏指南不断更新，心肺复苏质量持续提高，发达国家和地区自主循环恢复能达到50%，但最终的出院率仍很低，最主要的原因是复苏后脑功能损害。因此，心肺复苏研究的热点主要集中在心肺复苏的优先顺序、亚低温治疗、复苏后管理、心肺复苏的质量、药物选择、溶栓治疗、最理想的心肺复苏质量反馈系统等。与国内热衷于心肺复苏的基础研究不同，国外已经将心肺复苏研究的热点集中到了院外心肺复苏上，如院前心肺复苏的前瞻性干预，院内外心肌梗死复苏效果的比较，120调度员触发联动系统指导第一目击者获取使用体外自动除颤仪的可行性，运用急救应用程序调派志愿者参与院外心搏骤停急救的干预研究等，是心肺复苏效果持续改进的研究方向。

（三）急性中毒

急性中毒始终威胁着人民生命安全，是急诊医学面临的另一重大课题。由于引起中毒的外源性化学物质众多，不同的毒物具有不同的作用机制，其临床表现千差万别，大多数中毒性疾病没有特效解毒药。临床毒物检验目前还面临着政策瓶颈，如先进的毒物质谱分析技术多属于实验室自建项目，其质量控制还没有统一的国家标准和指南，没有获得国家食品药品监督管理总局批准，开展起来有一定的困难和阻力。急性中毒的毒理与解毒研究、血液净化清除毒物治疗方式选择、中毒全面综合治疗等仍然存在争议，这些也是国内研究热点。与国内相比，国外已经更多地将注意力集中到救治的管理上。医院急诊医学科开设中毒专科门诊，对治疗效果做追踪动态研究，正确处理中毒专业学科发展与其他急诊医学亚专业之间均衡发展的关系，根据当地疾病谱的特点，积极开设中毒专科门诊和住院留观病区，使患者管理系统化和规范化，并以解决临床实际问题为导向，积极开展关于中毒救治的临床与基础研究。

（四）脓毒症

脓毒症和脓毒性休克是重要的医疗健康问题，每年可影响全球数百万人，并造成1/6～1/3的患者死亡。过去几十年，关于脓毒症的认识和管理明显提高，脓毒症指南不断更新，2021年10月，欧洲重症医学会与美国重症医学会共同发布了《拯救脓毒症运动：脓毒症和感染性休克治疗国际指南2021版》，对脓毒症早期筛查和早期治疗、如何识别感染和救治感染、血流动力学管理、机械通气、其他支持治疗、远期结局和救护目标等给出了推荐意见，但仍有很多措施存在争议，证据级别较低，需要我们开展更多随机对照研究等提供高级别证据，如脓毒症集束化治疗、抗菌药物的合理和规范使用、规范化治疗效果、脓毒症患者的能量代谢和免疫调节治疗、脓毒症的病理生理学、脓毒症免疫凝血新机制、脓毒症的生物靶向治疗、急危重症技术在脓毒症中的应用，这些领域需要科研人员不断探索和改进，努力提高对脓毒症的认识和改善预后。

（五）急性创伤

目前每年有100多万人死于创伤，在我国创伤为第五位死因。创伤的救治是一个系统工程，其实施必须依托完善的救治体系，从而形成创伤预防、现场自救和互救、院前救治和转运、急诊室、院内多学科团队综合救治、重症监护、康复和回归社会的一整条区域闭环式救治链，为达到最佳的救治效果，就要确保每个环节的高效救治及环节之间的无缝连接。院前救治和转运，院内创伤团队多学科综合救治，康复和回归社会，建设区域内创伤数据库组建创伤专家库及应对重大公共卫生事件开展严重创伤救治的持续质量改进，提高严重创伤的救治水平等方面是当今社会发展的迫切需求。大出血和凝血病在严重创伤患者中非常普遍，往往进展为合并低体温、酸中毒的“致死三联征”，具有很高的死亡率，因此创伤早期诊断和处理凝血病是降低创伤死亡率关键。早期干预，提高创伤救治效果，提高抢救成功率，需要严重创伤的综合诊治。

（六）急危重症

随着学科的融合，技术的壁垒逐渐被打破，技术是公共的理念也越来越被认可。近年来床旁超声、支气管镜、临时起搏如雨后春笋在急诊使用，目标温度管理、主动脉内球囊反搏和体外膜肺氧合也应运而生。借助专业技术应用于急诊危重症患者的救治，极大地提升了危重症患者的抢救成功率，并培养了相应的技术人才，也大大提高了学科的凝聚力和影响力。如何把这些技术与急诊固有专业更加紧密地结合（如体外心肺复苏术和ECMO在中毒中的应用、TTM与脑复苏在热射病中的应用等），这是我们努力的方向。我们认为危重病抢救技术必须提前，不只限于专科使用。

（七）灾难医学

灾难的频发使得对灾难医学的研究近年来呈不断上升趋势，如何早期灾难预警，如何在灾难救治过程中协调多部门多学科合作，院前、医院急诊医学科、急诊监护如何高效对接，灾难应急医疗救援的组织体系和职责，灾难进程与应急反应效能的动态平衡关系，灾难医疗需求激增及其应对负荷评估，都需要我们深入研究，提供更加科学的救治方案和决策。

（八）“潜在危重病”预警

专业特色决定了急诊的科研特色，急诊医学科有预警职能，随着急危重症医学的发展，“潜在危重病”患者越来越受到临床医护人员的重视，大多数患者发生病情变化有明显的预警信号，我们需要建立“潜在危重病”的识别系统和评分预警机制，提高“潜在危重病”识别能力，保证对患者的干预及时到位，阻止病情进一步恶化，减少意外发生，进一步保证患者的安全。

（九）急诊教学

急诊医学科是一门对临床实践性非常重视的学科，目前承担大量规培住院医师、硕士研究生、博士研究生等的教学工作，如何在教学过程中让学生真正地做到知行合一，教学质量可持续性改进，需要在教学过程中不断地探索和学习，找到一种更加适合急诊医学专业教学模式，着力培养合格临床医师，全面提升医学人才培养质量，这也是我们急诊医学发展的方向。

近年来，我国在不断优化临床医学人才培养教学改革，注重临床实践能力和临床科研能力的双重培养，我们通过学习国内外先进的教学理念与方法，结合教学过程中发现的问题，逐步建立完善了教学模式，例如采取以岗位胜任力为导向的教学法；Journal Club教学法在临床专硕急诊医学科研培养中的应用；互联网平台工具辅助基于问题的学习方法（problem-based learning，PBL）在医学教学中的应用等。作为传统教学的重要补充方式，借鉴国外教学方法，有助于激发创新精神，取得良好的教学效果，提升临床医学学生临床和科研能力，提高培养质量。但鉴于国内外医学高等教育培养方式不同，如何与传统教学法结合，实现教学效率、学习效率的双重提升，还需要不断探索和研究。

（十）其他

急诊医学是一个跨多学科，需要及时准确判断并有较强的综合能力专业要求的新兴学科，用更可信、确切的临床证据指导急诊救治是急诊医学的发展方向。随着对医学技术价值评估和医疗失误关注的日益增加，临床决策研究已成为医学研究领域中一个不可或缺的部分。临床决策应以临床的宏观证据为依据，以经验医学为主导的经验决策向科学决策转变已成为当前医学发展的必然趋势，后者以循证医学为基础，提升了临床决策的科学性。目前的重要任务是运用循证医学方法提高急诊临床科研质量，让我国的急诊急救事业以最快的步伐赶超同行、走向世界。

科学研究最终目的是转换为临床实践，转化医学应运而生，对知识转化的迫切要求使之成为当前医学研究的重要课题。急诊医学由于其自身的特点，是临床决策应用最频繁的学科之一，在临床决策转变的同时，对知识转化提出了更高的要求和挑战。

医疗大数据是当前国内研究热点，以急救临床应用为导向建立大数据平台的急诊专病库，也是目前急救医学领域大数据科研的主要方向。通过分析当前急救大数据平台与急救临床决策支持系统建设现状，列举急救大数据科研领域发展存在的诸多问题，探讨解决问题以达到推动国内急救大数据发展的理论方法，为相关领域研究提供借鉴与参考。

急诊的科研相对于其他学科，在管理方面的研究显得非常重要。急诊体系的建设、工作的规范、流程的合理化等都需要深入研究。我们有理由相信不久将会有越来越多的有关脓毒症、中毒、创伤急救等相关内容的随机对照试验研究，丰富急诊学科的内涵，发出急诊的好声音。

二、急诊医学科如何开展科学研究

第一，开展急诊医学科学研究要树立正确的科研观，具备良好的科研素质，热爱专业，有探索精神，敢于质疑，勇于创新，有较强的执行力，以及团队协作精神。科研工作有一定的周期，应从年轻的时候做起，建立科研小组，鼓励团队合作，积极培养或引进科研能力较强的人才，加强科研队伍建设。急诊医学科医生在完成看诊、查房、抢救、手术等日常工作后，留给科研的时间和精力有限，如果再要求挤出大量时间投身实验室开展基础研究，显然不符合现实情况。因此，应该秉承创新与实用的原则，做好临床科研，逐步培养具有持续科研能力的研究型优秀临床医生，真正达到“医学科研源自临床，并为临床服务”的目的。

第二，急诊医学科研应以临床需求为导向，临床医生要勤于思考，善于在临床工作中发现疑难问题，处处留意临床日常工作的珍贵“科研”线索，同时广泛阅读国内外急诊医学的文献，了解国内外最新的学术动态和进展，通过创新性思维凝练科学问题，选择可持续性课题研究。

第三，确定研究方向后制订研究方案，明确研究目的，解决重要的科学问题，制订执行时间点保证科研的时效性，突出转化应用，满足平台支撑。研究启动前对于所有研究人员进行严格培训，严格按照研究方案进行，严格研究中的质量控制，研究中的数据收集，但不拘泥于固定模式，因地制宜。

此外，国外的医生对自己的病例都建有数据库，用药、检查都有跟踪随访，比较好进行汇总与分析。从大数据基础性建设开始进行统一设计、长远规划、科学建设，打造可持续发展的大数据战略发展基础性平台，如疾病风险评估、治疗方案推荐、疾病知识调阅、科研大数据专病库等，数据源自真实临床实践，研究成果最终回归临床、指导诊疗。以大数据平台为基础的急诊专病库建立、数据挖掘、统计分析、疾病风险预测引擎开发等工作，优化科研流程，最终实现科研成果的临床转化。

也可根据研究目的选择前瞻性研究（随机对照试验、交叉对照试验、前后对照试验、队列研究）或回顾性研究（病例对照研）。临床上出现的问题和分歧意见皆来自临床实践，来自大量的回顾性临床观察文献，与其他专科一样，急诊医学科临床总是会出现各种分歧意见和疑问，但单凭回顾性病例观察是不能解决此种分歧和疑问的。研究思路的创新与突破是促进急诊学科发展，尤其是提高急救临床研究质量的关键。循证医学有别于以经验为主的临床思维方法，是一种重证据的科学思维方法，是一种以最新、最佳的科研结果为依据的临床科研方法学。在此基础上就可能应用证据来制定临床实用指导，使医学进入循证轨道。循证医学是以随机对照试验（randomized controlled trial，RCT）设计为标准，在当今网络信息时代，能迅速查阅公布的文献，对同质性RCT用统计学定量方法汇总分析。

RCT研究是当前临床治疗试验中论证强度最高的试验，已被公认为评价临床治疗效果的“标准研究方案”。前瞻地观察、评价试验组和对照组转归、结局的差异和效果的临床试验。综观急诊医学文献，属于RCT研究的文献不多，部分急诊医生认为循证医学或许并不适于RCT的临床研究，然而，临床实践证明，个别的临床经验对大量急诊患者成功救治具有很大局限。我们提倡运用循证方法设计急诊医学科研课题，多中心联合协作进行统一设计RCT研究。

在进行急诊临床研究时，要以循证医学方法为指导，进行全面的相关文献检索，建立急诊临床评价研究文献信息库和急诊临床各专业系统疾病的评价小组，开展系统评价，以提供最佳证据；要加强评价方法研究的组织建设，开展急诊临床评价方法学的研究及质量控制方法，如随机对照研究文献的评价、个案的评价、专家经验或观点的评价等。急诊医学在努力改善用作循证联合基础证据，获取最佳临床证据的同时，也需灵活处理其他相关影响因素。只有遵循循证医学方法，我们的科研才会做得更扎实。

急诊医学开展的临床研究常常是为了验证某项假说是否正确，某项新的诊断治疗方法是否安全有效，期望研究的成果可以转化为临床应用。因此，就一定会涉及伦理学问题。研究中必须考虑到医患双方的利益和负担的分配以及分配是否公正的问题，即公益论。重中之重是保证患者的生命权、健康权、身体权、隐私权、知情同意权等。

在急诊医学科研时，我们要寻求临床和基础协作，临床医生和科研人员组成协作团队，充分发挥各自的优势，共同造就“应用性基础研究”。急诊医生还可以寻求统计专家的帮助，临床医生在科研开始前就决定采用的统计模型，指导临床数据的采集，联合进行科研立项。

“大处着智，小处着心，勤于思考，善于总结”才有助于临床医生的进步和科研的发展。急诊发展的总体目标是真正做到以急诊患者需求为导向，提高救治成功率，降低致残率与病死率，守卫患者健康。急诊专业特色决定了急诊的科研特色，临床上发现的问题和症结是急诊医学科研真正的动力和方向，急诊医学科研工作应立足临床，创新驱动科研，助力急诊发展，引领学科建设高质量发展。

第三节　做好科学研究的基本条件和保障

一、硬件建设：实验室建设和技术平台建设

我国急诊医学科的实验室建设主要有2种模式，独立的归属急诊医学科的实验室和学校或医院公共实验室的急诊医学研究单元。目前独立的成规模的急诊医学科实验室数量不多，主要分布在医科大学的附属医院；多数急诊医学科实验室还是使用学校或医院公共实验室。为了与国际接轨，建立独立的急诊实验室是急诊医学界未来的努力方向，医科大学附属医院在急诊医学科的实验室建设方面起到引领作用。学科带头人应该着眼于学科发展最前沿，募集科学领域的优秀人才队伍，积极引进先进的研究设备，采取教学、科研、临床三者相结合的发展模式，培养适应未来急诊医学发展的高端研究人才和临床技术人才。

按照基础常规、综合应用和创新研究3个层次，对不同层次师生和科研工作者提供相应的服务。基础常规为本科生实习，服务目标是普及实验室各仪器设备的常规使用方法和细胞学基础和技术方法；综合应用层次对象为硕士研究生、部分青年教师和科研工作者、参加科技创新活动的部分本科生，普及实验室仪器设备、细胞学知识和技术方法的综合应用；创新研究层次对象为博士研究生和承担专项研究项目的教师和科研人员，普及实验室各仪器设备及细胞学知识和技术方法的综合交叉应用，探索各仪器设备、细胞学知识和技术方法的创新运用和研究。

实验室人财物的管理、科研工作的有序开展、实验室运行效益的评估等都必须有相应的规章制度进行约束和指导，保证实验室工作正常开展。

（一）分子生物学技术平台

分子生物学是在分子水平上研究生命现象的科学。通过研究生物大分子（核酸、蛋白质）的结构、功能和生物合成等方面来阐明各种生命现象的本质。分子生物学技术作为现代生物技术中最为先进的实验手段之一，已经广泛渗透到生命科学的各个领域，对于基础医学和临床医学研究起到至关重要的作用。它包括生物大分子制备和分析常用技术、蛋白质与核酸的提取与分离、PCR技术、分子杂交与印迹技术、分子克隆技术、外源基因转移技术、蛋白质表达技术、分子标记技术、分子改造技术、测序及人工合成技术、基因组学技术、蛋白质组学技术、生物芯片技术、RNA研究技术等。

1. *人员结构* 实验技术人员队伍是实验室建设的基础，应该由高学历的实验技术人员组成。

2. *硬件设备* 实验设备是科学研究、科技创新的必要设施。设备应该在有限的使用期内，发挥最大的使用效率。常用的主要设备有：RT-PCR仪、双通道普通PCR仪、荧光发光仪、电泳仪、凝胶成像系统、低温冷冻离心机、普通台式离心机、移液器、摇床、恒温培养箱、水浴锅、冰箱（4℃、−20℃和−80℃）、制冰机、纯水机、电转仪，恒温水箱、混匀器等。

3. *运行要求* 分子生物学实验室有大量的高值仪器和精密仪器，使用者要严格遵守仪器操作规则。实验平台每年新生入学后，实验室的技术人员要对他们进行仪器使用的培训。每台仪器都有专人负责，定期要进行仪器的维护和保养。所有大型仪器使用实行登记制度。平时由实验技术人员管理仪器，定期保养、维护。为了使仪器安全和方便使用，应制订仪器使用规章制度挂于墙上醒目地方，每台仪器均标明操作流程、注意事项，进行人文化管理。仪器运行由熟悉掌握该仪器的性能、工作原理、操作过程的技术人员专门管理。了解零部件结构以及容易出现的故障。对初次应用该仪器的人员，要负责教会使用，了解注意事项。负责仪器的日常保养、维护，检查仪器的使用、登记情况。使用人员遵守规章制度，严格按操作流程进行操作，爱惜仪器，注意清洁卫生等，发现问题及时处理，保证仪器最大化、最安全化的正常使用。

（二）动物手术平台

围绕疾病所开展的基础研究已成为当今生物医学研究领域中的主要内容，建立疾病的动物模型已是其研究的非常重要的手段，对疾病的基础研究和转化研究均具有重要意义，已成为影响生命科学领域发展的一个关键因素。动物实验起着不可替代的作用。

1. *硬件设备* 动物饲养按照SPF级动物标准进行质量控制，动物房配有SPF级动物观察室，实验室，洗消间，传递窗口以及清洁走廊，以及进入动物房必经的一更、二更、手消毒和风淋室。为保证动物的健康生存，动物房内还配备有风机、中央空调、动物饮水机、加湿器以及UPS备用电源，以维持动物生存所需的温度、湿度、洁净度等条件。每天对动物房进行消毒清洁，统计人员进出状况，同时对每一位进入动物房的人员要求并监督其更换衣物，以保证动物房的卫生状况。每周定时对动物笼具进行消毒并更换清洁笼具，每季度更换空调滤网，保证动物达到要求级别。

手术平台配备有恒温手术室、小动物行为记录分析系统及遥控系统、大小鼠定向头架、大小鼠脑立体定向仪、小动物呼吸机、手术显微镜、牙科钻、微透析分析系统、高效液相色谱分析系统、NO分析仪、各种动物组织离心机、搅碎机、红外成像分析系统、多功能气体分析仪及图像分析系统等现代化的仪器设备。

2. *运行要求* 动物手术室是制备疾病动物模型的重要场所，模型制作的成功与否直接影响着科学研究的进展。因此洁净整洁的手术环境至关重要。手术室技术管理员对整个手术室内的工作人员和器械进行管理。其职责包括制定手术室内每一个人的职责以及需要合作的工作，组织新人进行动物模型制备培训，制订培训计划。

（三）电生理技术平台

膜片钳技术是一个应用范围广泛的电生理学技术，是一种以记录通过细胞膜上的各种离子通道的离子电流来反映细胞膜上单一的或多个的离子通道活动的技术。作为一种先进的细胞电生理技术，膜片钳一直被奉为研究离子通道的“金标准”。

1. *硬件设备* 设备包括有膜片钳放大器、膜片钳数据分析系统、防震工作台、倒置显微镜、微操纵器、微电极拉制仪、微电极抛光仪、体视显微镜、恒流泵、振动切片机、冷光源、恒温水浴箱等。

2. *运行要求* 膜片钳不仅能用来记录细胞膜离子通道的电生理活动，还可以与其他生物学方法结合应用，如可观察药物对离子通道的影响、分析药物在靶离子通道或受体上的作用位点；与激光共聚焦技术结合，通过膜片钳电极向细胞内注入荧光探针，观察细胞内某标志物的浓度及其变化。膜片钳技术为阐明离子通道病的发病机制并预防治疗的新途径提供有效的方法。

（四）动物行为学技术平台

动物行为学是一门研究动物行为的科学，通过对动物行为学的研究得出的规律，能够以观察、实验的方式了解动物状态、需求等。近些年来，动物行为学的研究获得了蓬勃的发展，主要是把动物行为与生命科学中许多其他分支学科相互结合，从不同的角度进行了完整、系统地阐述动物行为的原因、机制、发生发育、进化与功能适应等问题。

1. *硬件设备* 自发运动观测：可测定小鼠的探究行为及情绪反应；迷宫系列检测情绪和记忆能力包括Morris水迷宫、高架十字迷宫、八臂迷宫、Y迷宫、O型迷宫等；旷场实验能对动物对新异环境的兴奋性、适应性、探究、紧张、记忆等多种行为进行评价；明-暗箱实验检测位置偏爱；强迫性游泳；穿梭箱实验、一次性跳台实验、转轮实验以及检测脊髓感觉和运动功能的光痛检测实验、甩尾实验、爬坡实验等。实验过程中禁止实验人员或其他人员在实验室内或实验室门外频繁进出，避免在同一间实验室内同时进行2项或2项以上的实验，尽可能消除实验人员对实验动物的影响。

2. *运行要求* 行为学实验一般要求两人双盲合作，其中一人对实验要求及分组一无所知，以符合行为学的双盲判定要求。同时对仪器所附带的软件及分析方法予以细致的演示，特别是实验初始数据以及对照组的采集是关键。对于仅进行一次性实验诸如高架迷宫、跳台、旷场等实验要严格执行，以保证实验的客观性。

二、软件建设：人才及团队建设和制度建设

（一）科室科研管理

科研管理是将基础研究和应用研究的结果和社会需求有机结合，并对其进行引导、规划和控制的综合性工作。具有开展科学研究，知识创新和科技转化的职能，对内部的各种资源进行合理配置、优化组织、协调控制，达到科学成果产出和转化的效率最大化。急诊医学科的科研管理要求我们做好组织、协调和建设工作，为科研人员创造条件、提供服务的工作。同时也一定要加强过程管理，包括开展课题的可行性讨论、科学研究的原始记录管理制度、课题进展的检查等。

（二）学术团队管理

1. 学术团队构建　学术团队是以学术带头人为核心的学术研究单元，由数名研究人员、实验技术人员以及研究生组成，原则上对应于重点实验室学科方向规划中的一个研究方向，特别重要的和范围较大的研究方向可以组成2个，甚至多个学术团队。学术团队设立在科室学科方向规划的研究方向上，有明确的科研任务和目标。学术团队的规模可以根据所承担的科研任务动态调整，但应有确定的带头人、经常性的学术活动和共同承担的研究任务，研究覆盖面一般不超过重大项目所涵盖的学术范围，以保障落实到研究人员和具体任务的管理。学术团队要努力争取各级各类重点、重大科研项目，创造科研业绩，提高在本领域的学术声誉和地位。

学术团队带头人应在所属领域具有知名度和影响力，同时具有良好的组织协调和对外交往能力，办事公正，为人正派。团队带头人一般为教授，或学术上非常活跃的副教授。学术团队带头人负责所领导团队的科研工作，自主承担科研项目和筹措科研经费，管理单位指定的公有资源，有权调度团队范围的人员、仪器设备及办公用房等资源，对团队集体争取到的大型和重点科研项目经费的使用拥有支配权，对主要是团队成员个体争取到的一般科研项目，如自然科学基金面上项目、青年项目等经费的使用具有指导和建议权。团队带头人有义务执行学校和医院的各项政策和规章制度，保障团队成员的正当权益，组织团队成员完成好教学任务和社会工作，按规定交纳应负担的公共管理费用。

学术团队成员有义务遵守学校和医院的各项规定，在科研和团队事务中接受团队带头人的领导，完成团队带头人布置的任务，同时在团队内享有规定的权益和待遇。对团队集体争取到，名义由本人担任主持人的大型和重点科研项目经费的使用须接受团队统筹使用的安排，但对主要是本人个体争取到的一般科研项目，如自然科学基金面上项目、青年项目等经费的使用具有支配权，但接受团队带头人的指导。

2. 学术团队培养　在急诊医学科学术团队的培养环境中，需要将培养目标、培养

对象的选拔、培养方式、质量评价等多个要素按照一定的关系组合，并遵循一定方式运行。

培养目标指通过培养活动使作为培养对象的团队成员在知识、能力、素质结构上所要达到的标准。它规定着团队成员的培养方向，是整个培养活动的出发点和归宿，具有导向作用，制约着团队成员培养模式的选择与构成，对培养对象的选拔、培养方式、质量评价等要素具有统摄作用；学术团队课题的研究方向，是培养对象选拔的方向。根据被选拔对象的知识结构、个性特征和已取得的科研成果，综合考虑选拔合适的培养对象；培养方式是指根据培养目标及培养对象的特征，对培养对象进行培养的过程中所采取的基本方法。学术团队成员的培养方式，一般是由导师指导，必要课程的学习和产学研结合的教学方式。同时还需有意地在领导能力上，给培养对象创造条件，进行锻炼；质量评价是指以培养目标为依据，对培养过程进行监控和对培养结果进行检验所采取的有关措施。质量评价通过收集培养过程中各方面的信息，依据一定的标准对培养过程及所培养的人才的质量与效益作出客观衡量和科学判断，并及时进行反馈与调节，以实现和达到既定的目标。学术团队成员的评价标准主要包括产出科研项目及成果的质量和个人的综合素质。

3. 学术团队管理　医院和科室所明确各学术团队管理的房屋和设备等公有资产的范围和时间。团队带头人在遵守医院和科室的相关规定，承担安全、卫生、运行、资产与环境保护等职责，按规定交纳水电、管理和资源占用等费用的前提下，自主使用和管理所属范围的房屋和设备等。团队解散时，按照医院和科室相关规定，由科室接管其公有资产。

（三）研究生管理

研究生是科研工作的主力军，其科研能力已逐渐成为实验室培养研究生越来越重视的指标。研究生科研能力是研究生在独立、顺利完成一项科学研究活动过程中所必须具备的个性心理特征，而研究生的科研能力是研究生应具备的基本素质之一。研究生的科研能力主要包括发现科学问题的能力、科学实践能力、研究论文的写作能力。研究生培养质量已经成为目前高等教育的重要工作，而研究生培养质量合格与否，其科研能力高低起着至关重要的作用。

研究生学习不能仅仅是以按要求顺利毕业为目的，而应该着力自身综合能力的提升，为将来实现自己的理想和充分展现自身的价值打下坚实的基础。因此，在营造主动和创新氛围时，要求围绕研究生这个目标，提供给研究生展示创新能力的平台，营造创新氛围，同时注意对研究生合理施压，引导学生解决困难，让实现目标的过程成为形成主动创新能力的过程。因此，实验室应长期坚持对研究生实行科研工作汇报进展和科研文献学习汇报工作。

1. 读书报告制度

（1）每周1次，硕士10分钟/人，博士15分钟/人，提问5～10分钟。

（2）必须阅读指定文献，未经负责人许可不得调换及更改。

（3）读书报告管理和主讲人由实验室工作人员负责安排，由各研究生组长安排通知（提前2周）查找文献，文献全文提前发送至公共邮箱及科主任邮箱内。

（4）每次读书报告结束后，采取评分制，评选优秀讲者。

（5）要求幻灯简洁美观，背景介绍言简意赅。

2. 课题进展汇报制度

（1）依照研究方向及实验室管理要求将进展汇报分组，进行组内汇报。

（2）以幻灯形式汇报近期试验进展。

（3）对结果的优劣进行分析、总结。

（4）提出实验中遇到的问题、难题，解决的方案，寻求帮助。

（5）对进一步试验的方案、方法、时间节点进行安排。

（6）如无特殊情况，相关研究生导师和辅导老师必须参加进展汇报。

3. 中期检查管理制度

（1）从课题进展、实验中期结果、论文发表3个方面对研究生进行评估考核，按考核综合成绩评选优良差。

（2）针对课题进展遇到问题研究生，分析原因，解决问题，工作人员予以指导帮助。

（3）对研究生实验原始记录本进行检查，评估其工作量和认真程度，择优奖励。

（四）实验室管理制度

1. 实验室工作人员岗位责任制

（1）实验室总负责人对实验室日常管理工作负全责。

（2）实验室专职教授帮助研究生对发表文章进行审核，未经审核通过者不予发表。

（3）实验室技术人员对所管理实验单元的操作流程，仪器设备使用及保养，安全及卫生负全责。

（4）实验室技术人员在实验室总负责人指导下开展工作。

（5）实验室管理工作由管理人员全权行使，除管理人员外其他人员不赋予责任。

2. 实验室仪器管理制度

（1）操作人员要熟悉仪器用途、使用方法，严格按照使用说明书的要求操作，遵守操作规程。

（2）实验仪器由管理员定期检查维护，保证清洁和性能完好，防止由于保管不当或对仪器不熟悉而造成损坏。

（3）使用大型仪器前必须进行专业培训，由技术人员签字授予使用权。如有违规现象，一次口头警告；两次书面检讨；三次停止使用该仪器。使用前必须进行预约，未经预约不得擅自使用。

（4）仪器使用过程中，应注意仪器的保养和维修，随时注意仪器性能和工作状态，如发生故障，必须及时汇报各实验单元负责人，申请专业维修人员及时维修。

（5）与实验仪器相关的计算机不得私自下载与实验无关的各种程序。实验室会定期清除数据，请及时拷贝。

（6）实验室仪器严格实行使用登记制度，登记要求认真、正确、真实。

3. *SPF级动物房饲养管理制度* 除动物房工作人员外，任何人未经允许不得进入动物房。工作日期间取送动物由工作人员代为操作。特殊情况下需研究生自行进入动物房须严格遵守以下规定

进入动物房之前，请先确保动物手术室房门关闭。开门后先穿好鞋套，进入洗消间，严禁穿鞋直接进入。进入洗消间后，按顺序依次戴好手套、口罩、穿好一次性手术衣。确定穿戴好工作服后方可进入动物房，切记要同时开两扇门操作。进入动物房拿到动物后迅速离开，勿长时间逗留，四处走动。禁止穿白大衣进入动物房。

三、保障条件：经费、基金申请

申请科研基金是研究者必须掌握的“技能”。基金就好比科研团队的能源库，没有经费，研究无从谈起。所以科研团队的主导者最重要的就是获得充足的科研经费以支撑研究工作的正常进行，从而开展探索性的研究。申请科研基金就像一个浓缩的科学研究过程，既要全面展示背景意义，科学问题，独创的解决方法，也涉及缜密的研究设计和对研究结果的预估这一整个过程。

首先，科学问题的提出必须具有深刻的意义，可以是对新发生现象的解答，也可以是对已有问题解决方法的探索。科学问题的提出是否吸引项目评审评委至关重要，项目必须有一个关键的切入点，并能提出创新性的解决问题的方法。延续性的研究则要充分说明与以往课题的关系，延展的必要性和成果可能带来的意义。摘要与科学问题的提出所凝练出来的关键的一句话要反复凝练、提取，用最精练的文字清晰地展示该基金的主题。

在课题设计和研究方法方面，科技项目不同于文学作品，文学作品通过大量的描述使读者在脑内形成属于自己的形象、环境与事件。但科技项目则要通过简练、明确的语言和图示清晰准确地传达申请者对研究的设想。逻辑要清晰，能够用流程图和机制关系图阐释的地方，要能够简洁、突出主题地把握机会赢得评审者的认可。而在研究方法描述中也要用科学的语言，成熟的技术方法，准确的数字设计一步步将实现设想的实验环环相扣、有条理地表示出来。书写内容越具体，越能表现出设计者的实力与能力，也越能征服项目评审专家。在技术方法和实验设计方面如果有独创或新颖的内容，要重点进行描述，并设法放在显眼的地方或突出显示，能够设计出令人拍案叫绝的研究方法也好，具有竞争者不具备的技术平台也好，都要抓住特点充分展示出来，使审阅人不仅对科学问题和研究假说具有深刻的印象，而且对设计和方法的创新之处也能反复回味，而不是将出彩的地方埋没在冗长、千篇一律的技术文字中。

其次，能够打动评审人的就是扎实的研究基础。要充分展示课题假设的研究依据，最好是自己团队已有的、对假设具有直接支撑作用的预实验或前期研究结果，但又要注意不能展示过多的数据，以免冲淡申请新基金的必要性，依托单位的平台足够强大也是一个重要因素，课题组成员既要有经验丰富的研究者，也要有踏实干活的一线研究人

员，课题成员的研究背景最好与课题相关，或是掌握课题所需的关键技术。若技术平台包括一些前沿的研究设备和方法，也要作为强调的重点，以尽量给评委留下“这个团队是能够解决这一问题的最佳候选”的印象。最后就是对于自己前期工作的精华式总结，能够在极短的描述内展示团队的研究实力。

当然，项目申请也分很多种，从院校、市级基金，省部级基金，到国家级不同级别的基金，项目都各有偏重，也有不同的写法。反复书写、修改、课题组论证不仅可以提高书写能力，对科研思路也是一种整理和磨炼。书写基金申请的过程也是一个集中查阅和复习文献的过程，在这一过程中，思路的形成与打磨对于一个成熟的基金是必不可少的，在磨炼中升级，才有可能成为高手，最终得到认可，而这样完整的基金也才可能真正作为一个课题的“说明书”去指引课题组进行研究。

最后，基金申请必须反复斟酌，是不断形成、修改、推翻、再修改的反复完善的过程。一定要有充足的时间，提早入手，及时开展预实验以获得初步的研究结果，待成文后也要反复琢磨提炼，整个内容似剧情跌宕起伏、推理严密、层层深入。

第四节　科学研究成果

一、论文发表

众所周知，一项科学实验只有成果被发表，才算真正完成，也才会产生效应，能够使患者受益，促进医学的发展。目前中国急诊医学研究日渐成熟，研究范围涵盖急诊医学相关的基础、院前急救、危重病医学、灾难医学、镇静镇痛、创伤和中毒救治和预防等多个领域。我国急诊医学学者在急诊医学论文发表方面已经积累了很多经验，但在文章质量、接受率和高影响因子杂志发表率方面还有很大的提高空间。

总结急诊医学论文发表失败的经验，常见原因有：①研究目的不明确；②资料不全，缺乏对照；③统计方法和数据分析有误；④语言不过关，文章词不达意；⑤未对结果进行深入分析；⑥文章格式与杂志要求不符。而其中大部分因素可以通过投稿前的充分准备而予以避免。

投稿前，首先应该了解所做研究的类型和拟投文章的类型，确定读者群和目标杂志。常见的急诊医学英文论文的类型有Articles、Case Report、Reviews、Technical communications、Correspondences及Editorials等。杂志类型根据研究内容可以划分为基础与临床两个类别，这里仅列举临床相关的杂志。与临床急诊相关的国际杂志主要有*Resuscitation*、*Annals of Emergency Medicine*、*Scandinavian Journal of Trauma Resuscitation & Emergency Medicine*、*Academic Emergency Medicine*、*Emergency Medicine International*、*Prehospital and Disaster Medicine*、*European Journal of Trauma and Emergency Surgery*、*Emergency Medicine Clinics of North America*、*Canadian Journal of Emergency Medicine*、*European Journal of Emergency Medicine*、*M*，*American Journal of Emergency Medicine*、*Emergency Medicine Australasia*、*Journal of Emergency Medicine*、

*Emergency Medicine Journal*等。与重症医学相关期刊有*Intensive Care Medicine*、*Critical Care Medicine*、*Annals of Intensive Care*、*Critical Care*、*Journal of Intensive Care Medicine*、*Current Opinion in Critical Care*、*Journal of Critical Care*、*Critical Care Clinics*、*Therapeutic Hypothermia and Temperature Management*、*Critical Care and Resuscitation*等。国内急诊相关杂志有《世界急诊医学杂志》《中华急诊医学杂志》《临床急诊杂志》《中国急救复苏与灾害医学杂志》《中华危重症医学杂志》《内科急危重症杂志》等。

如此种类繁多的杂志，怎样正确地选择适合的杂志便成了重中之重。选择期刊时应综合考虑期刊的专业范围、期刊的声望（影响因子也是其一）、期刊的读者群、期刊的发行量、论文的出版费用等一系列因素。可以通过相关的数据库检索系统评估期刊的学术质量和权威性，并了解自己论文的主题是否在期刊的征稿范围内。

确定杂志后应认真学习"投稿须知"，注意栏目设置，确定拟投稿件的类型、要求及格式。对于一些特别重要的问题，可主动与编辑部或主编联系寻求帮助。可征求同仁意见，特别是本专业专家对拟选期刊的建议。可以学习最新出版的拟投期刊中与自己论文相似的文章，看须知中的要求如何在这些文章中体现，并以这些文章为写作样本。在开始写作后，严格按照拟投杂志的格式要求进行书写。总体而言，论文应包括前言、方法、结果和讨论4个部分，其中结果部分是文章的重点。而有经验的写作者都认为，撰写论文从"材料和方法"部分开始，以"摘要、文题、作者"结束，可以使写作更为快捷而有效，并且可以明显减少以后的修改工作。

书写过程中还要特别注意对伦理和统计方法的描述。以人为对象的试验报告，应说明试验程序是否符合（所在单位或地区）人体试验委员会制定的伦理道德标准以及是否符合赫尔辛宣言（Helsinki Declaration）。不要使用患者姓名、首字母缩写名或医院代号，尤其在说明性材料中应注意。以动物为对象的实验报告，应说明是否遵循所在单位或国家研究委员会有关实验动物保护与使用的准则，或任何有关国家法律。实验方法部分应详细描述研究中所采用的统计学手段。在结果部分应尽可能定量描述统计结果，而非仅定性说明P值小于（或大于）α。可以通过描述P值的具体数值（或可信区间）、统计学意义和生物学意义来阐述实验结果。在讨论部分应具体讨论实验对象的选择是否合适，详述随机化方法，描述盲法的可靠性等内容。

论文初稿完成以后，应仔细检查包括参考文献在内的全部内容的准确性和格式。稿件的认真程度体现了科学研究的严谨性，所以投稿时必须做到书写无错、格式正确、材料完整。通常杂志会提供一份稿件对照检查表，应该严格按照要求，仔细查对，切勿大意。材料齐备后可以考虑投稿，投稿的同时应准备一份投稿信，主要是向编辑简要介绍作者和论文的信息。

大多数期刊会在稿件投出后给作者发一份正式的、收到稿件的回执。如果稿件的质量和格式都符合杂志的要求，会进入同行评议，一般在4～6周内决定是否接受（不同杂志略有差异）。如果作者在投稿后8周后没有得到任何有关稿件的回复，可写信询问。收到修改意见后应该认真对待编辑和审稿专家的意见，尽量在有效期限内完成补充实验和文章修改。提交修改稿时，应该逐一回答审稿人的意见和建议，对于某些无法完成的实验或不正确的建议，可以委婉拒绝。

在整个实验研究和论文撰写、投稿过程中，急诊医学科室和实验室应予以足够重视，特别是对于初次参与的研究生（或研究人员），研究生导师、辅导老师的课题负责人应给予耐心指导，对论文的科学性和客观性予以把关，在图表呈现方面给予技术支持，并对语言进行反复修改、润色。必要时，可以请相关的专业人员予以帮助，但一定要保证论文内容真实可靠。一方面严格控制论文质量，另一方面大力培养相关的人才，只有这样，我国的急诊医学论文才有可能在质量和数量上有更大的突破。

二、成果申报与专利申请

为了提高学科的创新实力、核心竞争力和知名度，也为了培养科技人才，很多研究成果最终都将进行科技成果申报。而在急诊医学领域，科技成果主要是指对于急诊患者本身、新技术应用、急诊药物和疾病现象等新见解、新发现，具有创新性、科学性、系统性、先进性和实用性等特点。

各级成果申报的内容虽然略有不同，但其核心部分都在于成果申报书，这也是评审的基本技术文件和主要依据，要求内容真实、客观、准确，格式规范、美观。其内容包括以下几个方面。

1. *项目名称* 要简明、准确地反映成果特征、内容和应用，既不能太抽象概括，也不要过于具体，应力求准确、完整。

2. *申报书的“序言”* 即项目简介，这也是向社会公开、接受社会监督的主要内容，应可公开宣传。项目简介应提纲挈领地对项目情况进行整体概述，力求重点突出、主题明确，客观、严谨、准确、精练，并包括以下内容：项目研究的目的意义、需要解决的核心问题；主要创新点，如研究的主要发现、关键检测指标、突破的关键技术等；成果产生的价值，如知识产权情况、形成的技术标准和指南、推广应用情况、直接和间接经济效益、社会效益、促进科技进步的作用等。

3. *主要科技创新* 是申报项目的核心内容，也是评价项目、遴选专家、处理异议的重要依据，主要包含2个部分内容：一是简要介绍研究背景、研究目的和总体思路；二是分段阐述主要科技创新点及其主要内容，也就是成果的核心内容。每个创新点要相对独立，按重要程度排序，并标明序号；应以高度浓缩和精练的主要发现、发明、创新内容为标题，如发现了……规律，创建了……学说/策略，解决了……关键技术问题等；进而详细阐述成果的关键点、解决的主要问题，其先进程度，国内外应用比较等。本部分中要特别注重创新水平和价值的体现，但应以至此项目科技创新内容成立的旁证材料为依据，如论文、知识产权、第三方评价、引用情况、检测报告等；力争用词规范准确，慎用国际/国内领先/先进等词语；有描述、有结果、有对比，尤其注意文字、数据的一致。

4. *要提供经济、社会效益及推广应用情况* 其中直接经济效益是所有项目参与完成单位在近3～5年应用该成果过程中取得的经济效益总和，应以各财务部门核准的数据为基本依据，加盖财务专用章，汇总后加盖第一完成单位财务专用章。间接经济效益指非本项目完成单位应用本项目技术成果取得的经济效益，填写的数额应有相应证明材料。社会效益指对患者健康、社会生活等的影响，以及解决行业内发展相关问题对于科技发展和社会进步的意义。推广应用情况则应就项目的应用、推广、生产、产业化等情况进行阐述。

5. *主要完成单位情况*　应该是在项目研究应用过程中提供技术、设备和人员，对成果完成具有实质性贡献，并具有独立法人资格的单位（不能是部门）。单位名称必须与单位公章完全一致，单位联系人、项目联系人信息准确，完成单位按贡献大小排序。根据要求准备相应书面材料并加盖公章。

6. *主要完成人情况*　完成人数为最多可录入申报奖励等级的约定人数，按贡献大小排序，其手机、邮箱等个人信息均需准确核实。工作单位为完成人所在法人单位，与公章一致；二级单位指法人单位的下一级单位；曾获科技奖励情况中不包括“先进工作者”等个人荣誉。对本项目的实质性贡献必须明确指出对第几个“创新点”作出了贡献，并注明旁证材料。所有完成人必须亲笔签名，并字迹清晰、书写规范。

7. *主要证明材料*　包括知识产权证明文件、成果形成的标准文件、第三方评价证明文件、直接经济效益证明文件、应用证明文件、代表性论文、著作。其中，知识产权证明必须为已授权的，其发明人若非项目完成人，必须提交知情同意书；发明专利的发明人必须至少有1人为项目完成人。

总之，科技成果的获得是一个长期的过程，更是一个系统的工程。希望急诊学科的研究者们能够在研究早期就明确具有重大社会影响力的研究方向；加强研究合作，及时收集、保存原始研究数据，进行高水平论文撰写，并关注同行引用情况；积极将成果进行推广应用，以取得良好的经济和社会效益；注重知识产权的保护，及时进行专利申报、取得新药证书等；最终能将一个个的科研结果转化为能够为医疗和社会进步作出贡献的科技成果。

（李晶菁　祁　雷　黄中伟）

第二十一章　急诊专业医疗质量控制

第一节　急诊医学科医疗质量管理

一、急诊专业医疗质量管理的发展和国内现状

医疗质量指在现有医疗技术水平及能力、条件下，医疗机构及其医务人员在临床诊断及治疗过程中，按照职业道德及诊疗规范要求，给予患者医疗照顾的程度。医疗质量管理指按照医疗质量形成的规律和有关法律、法规要求，运用现代科学管理方法，对医疗服务要素、过程和结果进行管理与控制，以实现医疗质量系统改进、持续改进的过程。急诊专业医疗质量管理广义上是指对院前急救系统以及院内急诊医学科开展的医疗活动进行质量管理。但由于国内绝大部分的院前急救系统和院内急诊医学科相互独立，急诊专业医疗质量管理现在一般默认为是仅仅针对院内急诊医学科。本章采用后一种定义，将主要围绕院内急诊医学科的医疗质量管理进行探讨。

急诊专业医疗质量管理是《医疗质量管理办法》在急诊专业中的具体体现，是在国家卫生行政部门的指导下进行的，通过制定一系列的指标和规范，在同质化急诊医学科医疗活动质量的同时引导发展方向。我国急诊专业医疗质量管理的发展大致可以分为2个阶段：第一阶段是以医院为管理者对急诊医学科进行质量管理。这种管理直接高效，能够对发现的问题迅速响应，这也是各家医院急诊医学科能够实现平稳运行的重要保障。尽管医院对急诊医学科的质量管理在解决实际问题上卓有成效，但由于医院本身资源的局限性，他们无法获取科室在同行业中所处的真实医疗水平，无法认识到可能某些医疗活动的质量已经远远落后于地区甚至全国的平均值，当然也无法对科室未来发展给出具体的指导，这就迫切地需要出现一个以急诊专业为管理主体并涵盖地区内所有医疗机构的组织来进行统筹规划。基于上述原因，急诊专业医疗质量控制中心应运而生，自此我国急诊专业医疗质量管理进入第二阶段。

第二阶段是以急诊专业医疗质量控制中心为管理者，协同医院对急诊医学科医疗质量进行管理，这也是目前我国急诊专业医疗质量管理的主要方式。其中标志性的事件有3个，一是2009年卫生部颁发了《医疗质量控制中心管理办法（试行）》，要求成立国家和省级医疗质量管理与控制中心；二是2011年国家急诊医疗质量控制中心正式组建，挂靠在北京协和医院；三是2015年国家急诊医疗质量控制中心首次发布了国家急诊医学科医疗质量控制指标。随后各省、市根据地区发展需要逐步组建了省级/市级急诊专业医疗质量控制中心，并在国家指标的基础上制定了符合本省/市的急诊医学科医疗质

量控制指标。急诊专业医疗质量控制中心通过质控指标的横向比较，能够充分发现所辖区域内哪些急诊医学科存在医疗质量问题，也能够以设置质控指标的方式来引导急诊医学科医疗质量的发展方向。除急诊专业医疗质量控制中心和医院医疗质量管理委员会作为监管者外，急诊医学科内部也被要求成立医疗质量管理工作小组。医疗质量管理工作小组是急诊专业医疗质量管理的最末端，和医院医疗质量管理委员会、急诊专业医疗质量控制中心共同构成急诊医疗质量管理的点、线、面组织结构。

尽管我国的急诊专业医疗质量管理在近10年取得了飞速发展，但目前仍然存在较多的问题。第一，急诊医学科医疗质量管理工作小组既是运动员又是裁判，这显然不能真正地起到监督作用。以江苏省为例，绝大部分三级医院急诊医学科医疗质量管理工作小组从未主动向上级质量控制部门提出过医疗质量问题或改进措施，仅仅发挥了向上级质量控制部门提供数据的功能。第二，医院医疗质量管理委员会动力不足。无论是在公立医院还是民营医院，医院医疗质量管理委员会的工作主要是以各级评审和考核的项目为导向，而就目前而言，项目中涉及急诊医学科的内容很少，不能对急诊医学科起到有效的质量管理。第三，由于目前我国大部分地区的医疗数据信息化程度较低，难以获得客观准确的医疗质量数据。同时，由于急诊医学科作为一个平台科室，其运行特点与所属医院有极强的关系（如专科医院和综合医院的急诊医学科在病种、技术特点之间存在较大的差异），这使急诊专业医疗质量控制中心在监管上存在困难。因此，我国急诊专业医疗质量管理还处在发展阶段，在组织架构、配套政策，尤其是信息化建设方面尚有很大的发展空间。

二、急诊专业医疗质量管理目标

急诊专业医疗质量管理的目标是要维护“以患者为中心”，尊重患者权利，履行防病治病、救死扶伤、保护人民健康的神圣职责；促使医务人员恪守职业道德，认真遵守医疗质量管理相关法律法规、规范、标准和规定，规范急诊诊疗行为，保障医疗质量和医疗安全；加强急诊专业人员和技术力量配备，优化急诊服务流程，逐步提升急诊诊疗水平。由于每家医院所处地区的经济卫生发展情况不同、医院的等级不同，急诊专业医疗质量管理目标的具体表现方式也不同。

三、急诊专业医疗质量控制机构人员组成和职责

我国的急诊专业医疗质量控制机构可以分为3个不同层级，分别是由科室内部组建的医疗质量管理工作小组、由医院组建的医疗质量管理委员会，以及由各级卫生行政部门组建的医疗质量控制中心。

（一）急诊医学科医疗质量管理工作小组

急诊医学科医疗质量管理工作小组是本科室医疗质量管理的第一责任主体。组长由科室主要负责人担任，组员为各亚专科或医疗组负责人；根据科室规模及工作量，设信息员1名或多名。

医疗质量管理工作小组主要职责包括：

1．贯彻执行医疗质量管理相关的法律、法规、规章、规范性文件和本科室医疗质量管理制度。

2．制订本科室年度质量控制实施方案，组织开展科室医疗质量管理与控制工作。

3．制订本科室医疗质量持续改进计划和具体落实措施。

4．定期对科室医疗质量进行分析和评估，对医疗质量薄弱环节提出整改措施并组织实施。

5．对本科室医务人员进行医疗质量管理相关法律、法规、规章制度、技术规范、标准、诊疗常规及指南的培训和宣传教育。

6．按照有关要求报送本科室医疗质量管理相关信息。

急诊医学科医疗质量管理工作小组对科室内部要依据行业指南规范医疗行为，要落实上级质量控制部门的各项要求；对科室外部，要积极协调资源，努力解决限制科室医疗质量提升的外部因素。由于所处地区的经济卫生发展情况不同、医院等级不同等因素，急诊医学科医疗质量管理工作小组要根据自身情况提出切合实际的工作内容。例如，对于大型医学中心而言，如何优化急诊流程、解决拥堵，这是制约其医疗质量的普遍问题；而对于普通地级市或县级医院而言，如何按照标准、规定和指南进行标准化急诊诊疗则是突出存在的问题。大部分情况下，本地区的临床重点专科评分标准、质量控制中心评分指标是合适的参考材料。

（二）医院医疗质量管理工作委员会

医院医疗质量管理委员会工作范围涵盖整个医院，多以各级卫生行政部门的考核内容为工作导向，急诊医学科也是其管理对象之一。委员会主任由医疗机构主要负责人担任，委员由医疗管理、质量控制、护理、医院感染管理、医学工程、信息、后勤等相关职能部门负责人以及相关临床、药学、医技等科室负责人组成，指定或者成立专门部门具体负责日常管理工作。

医院医疗质量管理委员会的主要职责包括：

1．按照国家医疗质量管理的有关要求，制订本机构医疗质量管理制度并组织实施。

2．组织开展本机构医疗质量监测、预警、分析、考核、评估以及反馈工作，定期发布本机构质量管理信息。

3．制订本机构医疗质量持续改进计划、实施方案并组织实施。

4．制订本机构临床新技术引进和医疗技术临床应用管理相关工作制度并组织实施。

5．建立本机构医务人员医疗质量管理相关法律、法规、规章制度、技术规范的培训制度，制订培训计划并监督实施。

6．落实省级以上卫生行政部门规定的其他内容。

（三）急诊专业医疗质量控制中心

急诊专业医疗质量控制中心分为国家级、省级、市级和县级，分别由各级卫生行政部门负责组建，设中心主任1名，副主任、成员和秘书若干名，一般挂靠在中心主任所在的医疗机构。质量控制中心向对应级别的卫生行政部门负责，高级别的质量控制中心对下级有指导职责。

1. 国家急诊专业医疗质量控制中心　目前挂靠在北京协和医院，其主要职责包括：

（1）拟订或参与拟订急诊相关的国家政策、规范、标准、规划和行动计划。

（2）推动建立并完善国家急诊专业质量控制管理网络体系并协调运行机制。

（3）建立并实施国家急诊专业质量控制制度体系、专业培训体系和持续改进体系。

（4）完成国家卫生健康委交办的其他任务。

2. 省级急诊专业医疗质量控制中心　一般每个省设1个，挂靠在省内专科排名靠前的公立三级甲等综合医院。省级医疗质量控制中心的职责在《医疗质量控制中心管理办法（试行）》中给出了较为详细的描述。

（1）拟定相关专业的质控程序、标准和计划。

（2）在省级卫生行政部门指导下，负责质控工作的实施。

（3）经省级卫生行政部门同意，定期对外发布专业考核方案、质控指标和考核结果。

（4）逐步组建本行政区域相关专业质控网络，指导各市（地）、县级质控机构开展工作。

（5）建立相关专业的信息资料数据库。

（6）拟定相关专业人才队伍的发展规划，组织对行政区域内相关专业人员的培训。

（7）对相关专业的设置规划、布局、基本建设标准、相关技术、设备的应用等工作进行调研和论证，为卫生行政部门决策提供依据。

（8）省级卫生行政部门交办的其他工作。

3. 市/县级急诊专业医疗质量控制中心　职责与省级类似，工作范围局限在所在市/县。由各市/县卫生行政部门制定相应的管理办法。

第二节　急诊专业医疗质量控制指标

急诊专业医疗质量控制指标是指由急诊专业医疗质量控制中心负责制定和考核的能够反映被质控医院急诊医学科医疗质量的一系列指标。2015年，国家级急诊专业医疗质量控制中心制定了《急诊专业医疗质量控制指标》，作为国家层面的质控指标；各个省级急诊专业医疗质量控制中心也制定了相应的《某某省急诊专业医疗质量控制指标》；部分市级和县级急诊专业医疗质量控制中心还制定了《某某市/县急诊专业医疗质量控制指标》。

以下介绍国家级急诊专业医疗质量控制指标（2015年版）。

一、急诊医学科医患比

（一）定义

急诊医学科固定在岗（本院）医师总数占同期急诊医学科接诊患者总数（万人次）

的比例。

（二）计算公式

$$急诊科医患比=\frac{急诊科固定在岗（本院）医师总数}{同期急诊科接诊患者总数（万人数）}\times 100\%$$

（三）意义

反映医疗机构急诊医疗质量的重要结构性指标之一。

二、急诊医学科护患比

（一）定义

急诊医学科固定在岗（本院）护士（师）总数占同期急诊医学科接诊患者总数（万人次）的比例。

（二）计算公式

$$急诊科护患比=\frac{急诊科固定在岗（本院）护士（师）总数}{同期急诊科接诊患者总数（万人数）}\times 100\%$$

（三）意义

反映医疗机构急诊医疗质量的重要结构性指标之一。

三、急诊各级患者比例

（一）定义

急诊患者病情分级：Ⅰ级是濒危患者，Ⅱ级是危重症患者，Ⅲ级是急症患者，Ⅳ级是非急症患者。急诊各级患者比例是指急诊医学科就诊的各级患者总数占同期急诊医学科就诊患者总数的比例。

（二）计算公式

$$急诊各级患者比例=\frac{急诊科就诊的各级患者总数}{同期急诊科就诊患者总数}\times 100\%$$

（三）意义

反映医疗机构急诊医疗质量的重要结构性指标之一。

四、抢救室滞留时间中位数

（一）定义

抢救室滞留时间是指急诊抢救室患者从进入抢救室到离开抢救室（不包括死亡患者）的时间（以小时为单位）。抢救室滞留时间中位数是指将急诊抢救室患者从进入抢救室到离开抢救室（不包括死亡患者）的时间由长到短排序后取其中位数。

（二）计算公式

抢救室滞留时间中位数=$X_{(n+1)/2}$，n为奇数

抢救室滞留时间中位数=（$X_{n/2}+X_{n/2+1}$）/2，n为偶数

其中，n为急诊抢救室患者数，X为抢救室滞留时间。

（三）意义

反映急诊抢救室工作量、工作效率的重要指标。

五、急性心肌梗死患者平均门药时间及门药时间达标率

（一）定义

急性心肌梗死（STEMI）患者平均门药时间是指行溶栓药物治疗的急性心肌梗死患者从进入急诊医学科到开始溶栓药物治疗的平均时间。急性心肌梗死患者门药时间达标是指在溶栓药物时间窗（发病12小时）内，就诊的急性心肌梗死患者门药时间在30分钟内。急性心肌梗死患者门药时间达标率是指急性心肌梗死患者门药时间达标的患者数占同期就诊时在溶栓药物时间窗内应行溶栓药物治疗的急性心肌梗死患者总数的比例。

（二）计算公式

$$\text{STEMI 患者平均门药时间}=\frac{\text{行溶栓药物治疗的 STEMI 患者的门药时间总和}}{\text{同期行溶栓药物治疗的 STEMI 患者总数}}\times 100\%$$

$$\text{STEMI 患者门药时间达标率}=\frac{\text{STEMI 患者门药时间达标的患者数}}{\text{同期就诊时在溶栓药物时间窗内应行溶栓药物治疗的 STEMI 患者总数}}\times 100\%$$

（三）意义

反映急诊绿色通道的效率。

六、急性心肌梗死患者平均门球时间及门球时间达标率

（一）定义

急性心肌梗死患者平均门球时间是指行急诊PCI的急性心肌梗死患者从进入急诊医学科到开始PCI的平均时间。急性心肌梗死患者门球时间达标是指在PCI时间窗（发病12小时）内，就诊的急性心肌梗死患者门球时间在90分钟内。急性心肌梗死患者门球时间达标率是指急性心肌梗死患者门球时间达标的患者数占同期就诊时在PCI时间窗内应行PCI的急性心肌梗死患者总数的比例。

（二）计算公式

$$\text{STEMI 患者平均门球时间} = \frac{\text{行急诊 PCI 的 STEMI 患者的门球时间总和}}{\text{同期行 PCI 的 STEMI 患者总数}} \times 100\%$$

$$\text{STEMI 患者门球时间达标率} = \frac{\text{STEMI 患者门球时间达标的患者数}}{\text{同期就诊时在 PCI 时间窗内应行 PCI 的 STEMI 患者总数}} \times 100\%$$

（三）意义

反映急诊绿色通道的效率。

七、急诊抢救室患者死亡率

（一）定义

急诊抢救室患者死亡是指患者从进入急诊抢救室开始72小时内死亡（包括因不可逆疾病而自动出院的患者）。急诊抢救室患者死亡率是指急诊抢救室患者死亡总数占同期急诊抢救室抢救患者总数的比例。

（二）计算公式

$$\text{急诊抢救室患者死亡率} = \frac{\text{急诊抢救室患者死亡总数}}{\text{同期急诊抢救室抢救患者总数}} \times 100\%$$

（三）意义

反映急危重症患者救治成功率。

八、急诊手术患者死亡率

（一）定义

急诊手术患者死亡是指急诊患者接受急诊手术，术后1周内死亡，除外与手术无关的原发疾病引起的死亡。急诊手术患者死亡率是指急诊手术患者死亡总数占同期急诊手术患者总数的比例。

（二）计算公式

$$急诊手术患者死亡率=\frac{急诊手术患者死亡总数}{同期急诊手术患者总数}\times 100\%$$

（三）意义

反映急诊手术救治成功率。

九、心肺复苏术后自主呼吸循环恢复成功率

（一）定义

心肺复苏术后自主呼吸循环恢复（ROSC）成功是指急诊呼吸心搏骤停患者，心肺复苏（CPR）后自主呼吸循环恢复超过24小时。ROSC成功率是指ROSC成功总例次数占同期急诊呼吸心搏骤停患者行心肺复苏术总例次数的比例。同一患者24小时内行多次心肺复苏术，记为1例次。

（二）计算公式

$$\text{ROSC}成功率=\frac{\text{ROSC}成功总例次数}{同期急诊呼吸心搏骤停患者行\text{CPR}总例次数}\times 100\%$$

（三）意义

反映急诊心肺复苏成功率。

十、非计划重返抢救室率

（一）定义

因相同或相关疾病，72小时内非计划重返急诊抢救室患者总数占同期离开急诊抢救室（出院或转其他区域）患者总数的比例。

（二）计算公式

$$\text{非计划重返抢救室率}=\frac{\text{72 小时内非计划重返急诊抢救室患者总数}}{\text{同期离开急诊抢救室患者总数}}\times 100\%$$

（三）意义

反映急诊医师对患者病情评估的准确性。

第三节　急诊医学科医疗质量管理与控制环节

急诊医学科质量管理的基本内容可分为结构管理、过程管理、结果管理3个部分。结构管理必须能足以履行急诊医学科的工作职责；过程管理必须可操作并且有效率；结果管理是前两者的导向和反馈。急诊医学科质量管理的具体内容随着时代变化、技术发展和群众需求而动态调整。

一、结构管理

结构管理是保证急诊医学科医疗质量的先决条件，目前我国三级医院急诊医学科建设一般遵循卫生部2009年发布的《急诊科建设与管理指南（试行）》（详见附录A），县级医院可参考2019年发布的《中国县级医院急诊科建设规范专家共识》。

二、过程管理与控制

过程管理是遵循指南或者诊疗常规的实际过程，是急诊医学科质量控制和管理中的核心。好的过程管理是获得好结果的必要保证。急诊医学科的过程管理包括预检分诊管理、抢救室管理、急诊诊室管理、急诊观察室管理、急诊输液室管理、急诊病房管理、EICU管理和急诊病历管理等。

（一）预检分诊管理

预检分诊是急诊医学科的第一道关口，必须由有急诊工作经验的护士主持。预检分诊过程应制定相应的流程，在询问患者病情，记录生命体征后并严格按照标准分级分流。对于符合绿色通道的患者应给予开通。对群体中毒、创伤等突发公共卫生事件，要按流程立即报告科主任、总值班和院领导。对涉及刑事案件者应向保卫部门报告。对传染病或疑似传染病患者，应直接送隔离诊室或采取其他必要措施。急诊患者分诊分级正确率是预检分诊部分质量控制的重要指标。接诊医师在治疗或检查后可能认为患者的首次分诊分级不准确，此时必须要更改患者的分诊分级，并做好记录。对首次分诊分级错误的病例要定期讨论，总结经验。

（二）抢救室管理

抢救室是急诊医学科的核心医疗场所，专为抢救危重症患者设置，其他任何情况不得占用。抢救室的主诊医师应具有3年以上的急诊工作经验，主班护士应具有2年以上的急诊工作经验。抢救室应制定常见急症的集束化诊疗方案，目前各种诊疗措施均向急诊抢救室前移，如急性缺血性脑卒中/急性ST段抬高心肌梗死的再灌注治疗、脓毒血症1小时/3小时集束化治疗目标、ECPR、复苏后亚低温治疗、创伤FAST等也均应纳入，医护人员应熟练掌握并严格执行，应坚决避免随意删减。三级医院的抢救室人员与仪器、设备及药品配备应至少能满足同时开展4台危重症患者的紧急抢救所需。各项制度，如首诊负责制度、急会诊制度、危急值报告制度、交接班制度、抢救设备和药品核查制度等应严格落实。有条件的医院应做到抢救室无陪护，设置家属等待区。对于病情危重症患者应汇报上级医师或科主任组织抢救。抢救室滞留时间中位数是反映急诊抢救室过程管理的重要指标。

（三）急诊诊室管理

急诊诊室主要接诊Ⅳ级患者，人数较大，是急诊的主要就诊人群（以江苏省为例，Ⅳ级患者占江苏省三级医院急诊患者的60%）。急诊诊室应按照专科或病种设置，各个诊室位置临近，并设置候诊区。专科诊室的当班医生应服从急诊医学科管理。

（四）急诊观察室管理

急诊观察室是急诊医学科的重要组成部分，是病情较为稳定的急诊患者进行留院观察的场所。值班医师和护士要严密观察病情变化，制订相应的诊疗方案。对等床住院的患者应积极联系住院，对达到解除留观标准的患者应尽早予以出院并安排随访。急诊观察室医师早、晚各查房1次，重症患者应随时查看。急诊观察室值班护士要主动巡视患者的病情，发现病情变化，立即报告医师并及时记录。急诊留观时间≥72小时病例率是能够反映急诊观察室过程管理的良好指标。

（五）急诊输液室管理

大部分三级医院的急诊输液室属于急诊医学科管理。急诊输液室应按照相应的规章制度执行输液医嘱。对规定需做药物过敏试验的药物，应做好注射前的过敏试验，加盖专用章和签字。坚持按照临床操作规程和三查七对原则进行工作。严格执行无菌操作技术，进入治疗室必须穿工作服，戴口罩和帽子，必须符合医院感染管理要求。密切观察输液中的情况，若发生严重的输液反应，如过敏性休克等，应及时抢救并报告急诊值班医师。急诊输液室的质量控制可参考护理专业制定的相关质控指标。

（六）急诊病房管理

急诊病房应同一般专科病房，实行24小时医师、护士值班及上级医师备班和三级查房制度等。急诊病房的定位较为模糊，除中毒、中暑等少数急诊专科病种外，各家医院应根据自身收治的病种情况进行质量控制。国家及各级质控中心发布的质控指标是急诊病房质量控制的良好指标，如住院患者首次抗菌药物治疗前病原学送检率（2022年国家医疗质量安全改进目标）、住院患者深静脉血栓预防率（2022年国家医疗质量安全改进目标）、降低非计划重返手术室再手术率（2022年国家医疗质量安全改进目标）等。

（七）EICU管理

EICU主要用于收治急诊患者中的危重症患者，不应用于择期术后患者的监护。EICU的患者由EICU医师负责管理。医务人员实行岗位准入管理，强化理论和技能培训，提高专业技术人员的业务水平。重点要强调EICU医院感染管理，严格执行手卫生规范。EICU必须建立健全各项规章制度和操作规范，如临床诊疗及医疗护理操作常规、患者转入转出制度、抗菌药物使用制度、抢救设备操作和管理制度、特殊药品管理制度、疑难重症患者会诊制度等。EICU过程管理的质控指标可参考急诊病房和重症医学的相关质控指标，如非计划气管插管拔管率、ICU气管插管拔管后48小时内再插管率、转出ICU后48小时内重返率、ICU呼吸机相关肺炎发病率、ICU血管内导管相关血流感染发病率、ICU导尿管相关泌尿系感染发病率等。

（八）急诊病历管理

急诊病历的书写应符合《病历书写规范》要求，要简明扼要、重点突出、及时、准确、完整、字迹清晰。写明就诊具体时间（几时几分）。急诊病历主要包括一般项目、病史、体检、辅助检查、诊断、治疗（包括处理）、去向和医师签字等项目。急诊病历要强调时间、数据、剂量。例如，每项医嘱、治疗以及病程记录均要注明时间；患者的发病时间，来院、离院时间，会诊时间，治疗时间等；体温、血压、脉搏以及检查的结果要写具体数据；用药要写剂量。死亡病历一般不交给家属或单位，由急诊医学科整理后交病案室统一保管。实习医生的病历、处方、检查申请单等均须经带教老师审核签字，否则无效。

三、结果管理

结果是患者在接受医疗服务后的健康状况的变化，代表着结构管理和过程管理的最后效果，是急诊患者医疗质量的最终体现。结果管理是对结果的指标进行测量、分析、评估和比较，并且经过结果反馈，进一步改进结构管理和/或过程管理中存在的问题。国家级急诊专业医疗质量控制指标（2015年版）中给出了相应的结果指标，如急诊抢救室患者死亡率、急诊手术患者死亡率、ROSC成功率、非计划重返抢救室率等。

数据是实现医疗质量管理与控制的重要手段，质控整改措施也是针对数据所体现的问题来分析、调整及改进。措施是否得当、取得结果，也要依靠数据来说话。因此，获得准确且连贯的医疗质量相关数是质控工作能够正常开展的必要条件。急诊医学科质量控制小组应该充分利用信息化手段对相关质控指标建立数据档案，以促进各项指标不断改进和提高。

目前国家急诊质控中心和各省急诊质控中心通过数据上报制度，均在逐步完善数据库的建立。这些数据为急诊质控的标准化和规范化提供了依据，对于各医院急诊医学科而言，坚持客观、及时报告各种数据，对于专业资源共享、相互促进、相互提高十分重要，也有助于其他地区急诊质量管理水平的提高。

第四节　急诊医学科持续质量改进

一、持续质量改进的定义及特点

持续质量改进（continuous quality improvement，CQI）是由美国医疗机构联合评审委员会提出的管理概念，是现代质量管理的精髓和核心。CQI注重诊疗的全过程，以患者的满意程度为管理目标。目前质量管理通常采用Donabedian三联体模式，包括结构管理、过程管理和结果管理。CQI的重点是监测和提高三联体的基本组成部分。

持续质量改进的核心是全员参与、树立质量意识、动态观察、随时改进。CQI是一项管理方法，是一个评价工具，更是一种文化，涉及观念的更新，强调以患者的需求为导向，通过质量的不断改进来提高患者的满意度。CQI通过“制订计划和政策（结构管理）—实施（过程管理）—检查和改进（结果管理）”循环模式，最终达到持续质量改进、降低医疗风险、确保患者安全，以最小成本获取最大利益（包括患者利益、经济效益和社会效益）的目标。

持续质量改进的特点：①以服务对象为中心，即围绕为患者及家属服务的全过程进行的质量评估和改进活动。②测量标准作为最低起点，提倡超越目前的观点，要持续不断改进质量进行全面管理。③通过层层授权，尽可能使全体人员充分发挥潜能，提高质量。④重预防而非监督。在计划实施的各个阶段，预防差错的发生，而不是监督问题的出现。⑤改进是循环、持续向上、永不停止的过程，是建立在新基础上的突破。

二、持续质量改进的方法

PDCA循环是持续质量改进的经典方法。PDCA循环又称戴明环，最早由美国质量统计控制之父休哈特（Waiter A.Shewhart）提出的PDS（plan do see）演化而来。在1950年由美国质量管理专家戴明（Edwards Deming）加以广泛宣传和运用于持续改善产品质量的过程中。PDCA循环管理是全面质量管理所应遵循的科学程序。PDCA作为实施质量管理的基础工具，可以贯穿在医疗质控工作的方方面面，而且处于持续不断的循环过程中。P、D、C、A四个英文字母所代表的意义如下。

1. P（plan）计划　包括方针和目标的确定，以及活动计划的制订。是PDCA循环中的第一步，而制定行动计划、确定方针和目标之前要进行充分的准备工作，可以简单总结为FOCUS 5个步骤。

F（find）：发现需要改进的问题，选定改进主题。

O（organize）：组织成立质量改进小组。

C（clarify）：明确现行流程和规范，查找最新知识和有用的信息，设立改进目标。

U（understand）：了解现状与目标之间存在差距的原因。

S（select）：选择改进流程的方案。

有了充分的分析与准备，方可制订出最合适的行动计划及最明确的方针目标。

2. D（do）执行　即按照预定的行动计划和方针目标，根据已知的内外部信息，设计出具体的行动方法方案，进行布局，再根据设计方案和布局，进行具体操作，努力实现预期目标。

3. C（check）检查　是实施方案是否达到目标的确认过程。方案是否有效，目标是否完成，都需要进行效果检验才能得出结论。将采取的对策进行确认后，对采集到的证据进行总结分析，把完成情况同目标进行比较，看是否达到了预定的目标。如果没有出现预期的结果，则首先需要确认是否严格按照计划实施了对策，如果是，就意味着对策失败，需要重新进行最佳方案的确定。

4. A（act）处理　是对总结检查的结果进行处理，对成功的经验加以肯定，并予以标准化，巩固改进成果，用于指导今后的工作。对于没有解决的问题，则应进行总结，分析问题未解决原因，引起重视并提交给下一个PDCA循环中去解决，以寻求进一步的改进空间。

（苏成磊　燕宪亮）

第二十二章　急诊医学科院内感染预防与控制

感染预防和控制是医疗管理的重要内容之一，关系到医疗质量、患者和医务人员的安全，做好感染预防和控制工作是医疗机构开展诊疗活动中必须履行的基本职责。2022年5月，世界卫生组织（WHO）发布了首份关于感染预防和控制的全球报告，结果显示在高收入国家，每100名急诊医院的患者中，有7名患者在住院期间将至少发生1次医疗相关感染，在中低收入国家，这一数字为15名，进一步凸显出加强急诊医学科院内感染预防与控制的必要性。

第一节　预检分诊

为有效控制传染病疫情，防止医疗机构交叉感染，根据《中华人民共和国传染病防治法》的有关规定，在患者就医的第一时间，对来诊的患者预先进行有关传染病方面的甄别、检查，并将疑似传染病患者分流至相应隔离的诊治区域。急诊应对患者进行预检分诊，建立相应的传染病预检分诊制度，根据传染病的流行季节、周期和流行趋势做好特定传染病的预检、分诊工作。

1. 急诊预检分诊处设置在急诊醒目位置，标识清楚，相对独立，通风良好，流程合理，具有消毒隔离的条件，进出口分设。不得以导医台作为预检分诊处。

2. 预检分诊处转运路线应设计合理，尽量避开其他诊疗区域。

3. 应配备体温计（枪）、手卫生设施与用品、个人防护用品、消毒产品、患者登记表等。

4. 医务人员应按照标准预防原则和不同传染病传播途径科学选择、正确使用个人防护用品。

5. 实施医院入口、急诊入口、诊室三级预检分诊，接诊人员掌握分诊标准。

6. 预检分诊点实行24小时值班制。

7. 充分利用互联网、短信、海报、电子宣传屏等多种方式，在急诊入口处、诊疗区域内采取多种途径加强传染病公共卫生防控知识健康宣教，内容包括呼吸道卫生、佩戴口罩、手卫生、社交距离等，切实履行告知义务。

8. 对需要急诊急救的患者，要在做好防护的基础上给予治疗，不得以疫情防控为由停诊、拒诊或延误治疗。必要情况下，急诊区域设置特殊诊疗室，用于暂时收治疑似待排查患者。

第二节 医院感染管理制度

医院感染预防与控制是医院在依法开展诊疗执业活动，提供医疗服务中必须开展的工作，是医院的基本职责。急诊是医院感染管理的重点部门之一，要做好医院感染预防与控制工作，必须建立功能完善、职责明确、运转高效的医院感染防控组织体系。同时，要根据国家法律法规、标准要求，制定并及时完善医院感染管理和控制制度并落实。

一、医院感染管理组织

1. 医疗机构的急诊应成立医院感染管理小组，全面负责急诊的医院感染管理工作，明确小组及其人员的职责并落实。小组由急诊负责人担任组长，人员应包括医师和护士，小组成员为本区域内相对固定人员，应至少配备医院感染管理兼职人员1名。医疗机构应根据自身实际情况，如急诊输液室、急诊监护室等设置情况，合理配备医院感染管理兼职人员。感染管理小组由科主任、护士长、感控兼职医生和护士组成，在科主任的领导下开展工作。

2. 急诊感染管理小组职责

（1）认真落实医院感染管理有关规章制度、标准。根据本科室特点，制定具体管理细则并组织实施。

（2）对医院感染病例及感染环节进行监测，采取有效措施，降低本科室医院感染发病率。发现医院感染流行趋势时，及时报告感染管理部门，并积极协助调查和落实各项控制措施。

（3）制定科室抗菌药物合理使用细则，监督检查本科室抗感染药物使用情况，定期总结分析，不断提高合理使用抗菌药物的水平和微生物学送检率。

（4）督促检查本科室医务人员执行和落实无菌操作技术和消毒隔离制度。

（5）组织本科室医院感染预防控制知识和技术的培训。

（6）做好对护理员、保洁员、配餐员、患者、陪护人员、探视者的卫生学监督管理和教育。

（7）在感染管理部门的指导下，具体落实各项监测工作并做好登记工作。

（8）严格执行一次性医疗用品的检查、使用和处置工作。

（9）定期向科室负责人汇报各项统计数据，监测结果等。

（10）急诊医院感染管理小组应接受医疗机构对医院感染管理工作的监督、检查与指导，落实医院感染管理相关改进措施，评价改进效果，做好相应记录。

二、医院感染管理制度

1. *医疗机构感染预防与控制基本制度* 感染预防与控制是医疗管理的重要内容，做好感染预防与控制工作对保障医疗质量与医疗安全具有重要意义。为进一步落实相关法律法规、规章制度和规范性文件等要求，指导医疗机构开展感染预防与控制工作，提高感染预防与控制水平，国家卫生健康委员会组织专家编写发布了十项医疗机构感染预防与控制基本制度。基本制度是各级各类医疗机构必须遵守和严格执行的基本要求，具有底线性、强制性。

（1）感染预防与控制分级管理制度：指导和规范医疗机构建立层级合理、专兼结合、分工明确、运转高效的感染预防与控制分级管理组织体系，并有效开展感染预防与控制工作的规范性要求。

（2）感染预防与控制监测及报告管理制度：医疗机构根据感控工作需要，对健康保健相关感染的发生、分布及其影响因素等数据信息开展收集、分析、反馈，以及依法依规上报等活动的规范性要求。

（3）感染预防与控制标准预防措施执行管理制度：医疗机构中各相关主体自觉、有效、规范地执行感染预防与控制标准预防措施的规范性要求。

（4）感染预防与控制风险评估制度：医疗机构及医务人员针对感染预防与控制风险开展的综合分析、评价、预判、筛查和干预等活动，从而降低感染发生风险的规范性要求。感染预防与控制风险评估种类主要包括病例风险评估、病种风险评估、部门（科室）风险评估、机构风险评估，以及感染聚集、流行和暴发等的风险评估。

（5）多重耐药菌感染预防与控制制度：医疗机构为预防和控制多重耐药菌引发的感染及其传播，根据本机构多重耐药菌流行趋势和特点开展的监测、预防与控制等活动的规范性要求。

（6）侵入性器械/操作相关感染防控制度：诊疗活动中与使用侵入性诊疗器械、外科手术或其他侵入性操作（包括介入诊疗操作、内镜诊疗操作、CT/超声等引导下穿刺诊疗等）相关的感染预防与控制活动的规范性要求。

（7）感染预防与控制培训教育制度：医疗机构针对不同层级、不同岗位的工作人员开展针对性、系统性、连续性的感染预防与控制相关基础知识、基本理论和基本技能培训教育活动的规范性要求。感控培训教育的基本内容包括但不限于培训目标、适用对象、进度安排、实施方式，以及考核评估等。

（8）医疗机构内感染暴发报告及处置制度：医疗机构及医务人员针对诊疗过程中出现的感染疑似暴发、暴发等情况，依法依规采取预警、调查、报告与处置等措施的规范性要求。

（9）医务人员感染性病原体职业暴露预防、处置及上报制度：医疗机构感染性病原体职业暴露预防、处置和上报等活动的规范性要求。

（10）医疗机构内传染病相关感染预防与控制制度：医疗机构及医务人员依法依规开展本机构内传染病相关感染防控活动的规范性要求。

2. *急诊医院感染管理相关制度* 急诊医院感染管理小组应依据医疗保健相关感染特点和急诊医疗工作实际，制定急诊医院感染管理相关制度、计划、措施和流程，开展医院感染管理工作。

急诊医院感染管理相关制度包括以下内容：

（1）急诊医院感染管理小组及其职责。
（2）急诊医院感染管理制度。
（3）急诊医疗保健相关感染病例报告制度。
（4）急诊医务人员培训制度。
（5）急诊医务人员手卫生制度。
（6）急诊清洁和消毒制度。
（7）急诊预检分诊制度。
（8）急诊隔离制度。
（9）急诊个人防护制度。
（10）急诊医疗废物管理制度。
（11）急诊职业暴露报告处置制度。

第三节　医院感染监测与报告

医院感染监测是医院感染管理工作的基础。通过主动监测，及时发现感染散发病例、感染聚集性病例和感染暴发，可以持续改进感控工作。医院感染监测与报告是医疗机构根据感控工作需要，对健康保健相关感染的发生、分布及其影响因素等数据信息开展收集、分析、反馈，以及依法依规上报等活动的规范性要求。

一、医院感染监测概述

（一）定义

医院感染监测是长期、系统、连续地收集、分析医院感染在一定人群中的发生、分布及其影响因素，并将监测结果报送和反馈给有关部门和科室，为医院感染的预防、控制和管理提供科学依据。

（二）医院感染监测基本要求

1. 急诊医学科配合开展全院综合性监测，开展综合性监测两年后开展目标性监测，不低于6个月。

2. 医院感染预防与控制相关因素如消毒、灭菌和环境卫生学等的监测，监测方法规范。

3. 对监测资料有定期（至少每季度）分析、总结与反馈，能体现持续质量改进。

4. 宜开展医院感染预防与控制措施，如手卫生、术前正确皮肤准备、预防血管导管相关血流感染最大无菌屏障等依从性的监测。

5. 有信息系统的医院，宜采用信息技术对医院感染及其危险因素进行监测、分析，其结果对医院感染预防及控制决策提供支持作用。

（三）医院感染监测内容

医院感染相关监测主要包括医院感染病例监测、环境卫生学监测及清洗消毒灭菌效果监测三大项监测。急诊医学科常用的监测主要为前2项。

1．医院感染病例监测内容　包括全面综合性病例监测、目标性监测、现患率调查等。目标性监测针对高危人群、高发感染部位等开展的医院感染及其危险因素的监测，如重症监护病房医院感染监测（包含呼吸机相关肺炎、血管导管相关血流感染、导尿管相关尿路感染）、手术部位感染监测、抗菌药物临床应用与细菌耐药性监测等。重点是针对住院患者开展的医院感染情况监测。

2020年《国家卫生健康委关于印发三级医院评审标准（2020年版）的通知》（国卫医发〔2020〕26号）和《三级医院评审标准（2020年版）实施细则》（国卫医发〔2021〕19号）中，将医院感染管理医疗质量控制指标（2015年版）医院感染管理专业13个质量控制指标，包括医院感染发病（例次）率、医院感染现患（例次）率、医院感染病例漏报率、多重耐药菌感染发现率、多重耐药菌感染检出率、医务人员手卫生依从率、住院患者抗菌药物使用率、抗菌药物治疗前病原学送检率、Ⅰ类切口手术部位感染率、Ⅰ类切口手术抗菌药物预防使用率、血管内导管相关血流感染发病率、呼吸机相关肺炎发病率、导尿管相关泌尿系感染发病率，全部纳入三级医院评审标准中。急诊医学科在医院感染监测过程中要关注科室质控指标，做好持续质量改进。

急诊重症监护室患者多使用呼吸机、血管导管、导尿管等，较易发生器械相关感染。急诊重症监护室较常见的器械相关感染主要包含以下几个。

（1）中央导管相关血流感染（central line associated-bloodstream infection，CLABSI）：患者在留置中央导管期间或拔除中央导管48小时内发生的原发性、且与其他部位存在的感染无关的血流感染。

监测对象为入住急诊重症监护室的所有带中心静脉置管的患者（仅纳入锁骨下静脉、颈内静脉、股静脉置管）患者。多实行前瞻性的主动监测。分为2个部分进行监测，一是中央导管血流感染发病率监测；二是中央导管血流感染预防组合措施依从性监测。在监测的过程中，应充分发挥医院信息系统的作用。

（2）呼吸机相关肺炎（ventilator-associated pneumonia，VAP）：建立人工气道（气管插管或气管切开）并接受机械通气时所发生的肺炎，包括发生肺炎48小时内曾经使用人工气道进行机械通气者。可选择VAP的高危人群开展监测。监测时间不少于6个月，主要根据监测目的、发病率、呼吸机使用人数等决定。由医院感染管理专职人员或者经过培训的临床医务人员前瞻性地主动收集监测数据。主要包括呼吸机使用率、VAP发病率、ICU器械相关感染防控措施依从性监测表。

（3）导尿管相关尿路感染（catheter-associated urinary tract infection，CAUTI）：患者留置导尿管期间或拔除导尿管后48小时内发生的尿路感染。器械相关感染的预防与控制措施依从性监测。监测人群为留置导尿持续2天（日历日）以上的重症监护病房的住院患者，留置导尿管当天为第1天。监测尿管使用率、导尿管相关尿路感染发病率、

ICU器械相关感染防控措施依从性监测。

2. 环境卫生学监测内容 包括空气净化效果监测、环境表面消毒效果监测，主要是围绕医院环境进行的安全风险监测。急诊相关科室医院感染监测项目和频次见表22-1。

表22-1 急诊相关科室医院感染监测要求

科室	监测项目	监测频次
急诊ICU	空气净化效果、医务人员手卫生效果、使用中消毒剂	每季度1次
急诊手术室	空气净化效果、医务人员手卫生效果、使用中消毒剂	每季度1次 洁净手术室及其他洁净场所，新建与改建验收时以及更换高效过滤器后应进行监测；遇医院感染暴发怀疑与空气污染有关时随时进行监测，并进行相应致病微生物的检测

3. 清洗消毒灭菌效果监测 包括诊疗器械（器具）和物品的清洗质量效果监测、消毒质量效果监测、灭菌效果监测、紫外线灯消毒效果监测，重点是针对诊疗用品及器具所做的质量控制。使用紫外线灯，每半年做好紫外线灯管强度的监测。

开展医院感染监测的目的是进行风险识别，医院感染监测数据的种类较多，可以根据不同类型的数据进行分析，如医院感染发病率明显升高，重点对相关的环节进行评估和梳理，找出问题根源及风险，消除感染隐患，真正做到让监测数据发挥监管作用。

二、医院感染报告

医疗机构医院感染暴发严重影响患者医疗与健康安全，且危害性较大，有效预防及控制该事件的发生，最大限度地降低危害，保障医患的安全，是医疗机构开展各工作的核心内容之一。医院感染暴发控制与处置是医院感染管理的一项重要技术性工作。

（一）医院感染相关概念

医院感染是住院患者在医院内获得的感染，包括在住院间发生的感染和在医院内获得、出院后发生的感染；但不包括入院前已开始或入院时已处于潜伏期的感染。医院工作人员在医院内获得的感染也属于医院感染。

医院感染暴发是指在医疗机构或其科室的患者中，短时间内发生3例以上同种同源感染病例的现象。

疑似医院感染暴发是指在医疗机构或其科室的患者中，短时间内出现3例以上临床症候群相似、怀疑有共同感染源的感染病例；或者3例以上怀疑有共同感染源或感染途径的感染病例现象。

医院感染聚集是指在医疗机构或其科室的患者中，短时间内发生医院感染病例增多，并超过历年散发发病率水平的现象。

医院感染报告是医疗机构及医务人员针对诊疗过程中出现的感染疑似暴发、暴发等情况，依法依规采取预警、调查、报告与处置等措施的规范性要求。

（二）医院感染暴发的处置

当科室发现可疑医院感染暴发时，应立即向感染管理部门报告。医疗机构在调查确认后2小时内向上级卫生行政部门报告。当属于法定传染病时，应按照《中华人民共和国传染病防治法》规定报告。

在建立有效的医院感染监测工作制度和落实措施的前提下，临床医务人员应及时发现医院感染散发病例、医院感染聚集性病例和医院感染暴发并及时上报。当医疗机构发现疑似医院感染暴发事件时，医务人员还应积极参与到暴发事件的调查工作中去，协助相关部门开展现场流行病学调查、环境卫生学检测以及有关标本采集、病原学检测等工作。在医院感染暴发事件的控制过程中，临床医务人员应遵循“边调查、边控制、及时应对、妥善处置”的基本原则，一边开展调查、分析感染源、感染途径，一边及时采取有效的措施，控制传染源，切断传播途径，积极实施医疗救治，最大限度地控制和预防疾病的蔓延，减轻感染造成的损失。

第四节 预防和控制感染的基本措施

2019年5月，国家卫生健康委员会下发《关于进一步加强医疗机构感染预防与控制工作的通知》（国卫办医函〔2019〕480号），明确了医疗机构感染预防与控制十项基本制度，并要求认真学习贯彻，加强过程管理。

一、手卫生

手卫生（hand hygiene）为医务人员在从事职业活动过程中的洗手、卫生手消毒和外科手消毒的总称。手卫生是预防和控制医院感染最有效、最简单、最经济的措施。WHO报告显示，如果遵循良好的手部卫生和其他具有成本效益的做法，则可以预防70%的医院感染。卫生手消毒监测的细菌菌落总数应≤10CFU/cm^2，外科手消毒监测的细菌菌落总数应≤5CFU/cm^2。

急诊医学科应制定并落实手卫生管理制度，配备有效、便捷、适宜的手卫生设施。定期开展手卫生的全员培训，医务人员应掌握手卫生知识和正确的手卫生方法。将手卫生纳入医疗质量考核，提高医务人员手卫生的依从性。急诊每间诊室均应设置手卫生设施，包括流动水洗手设施、洗手液、干手设施或速干手消毒剂；其中，新建、改建的急诊每间诊室均应设置流动水洗手设施和干手设施。急诊重症监护病房应配置足够的非接触式洗手设施和手部消毒装置，单间病房每床1套，开放式病床至少每2床1套，其他功能区域根据需要配置。

医务人员应洗手和/或使用手消毒剂进行手卫生。手消毒的时机包括接触患者前；清洁、无菌操作前（包括进行侵入性操作前）；暴露患者体液风险后（包括接触患者黏膜、破损皮肤或伤口、血液、体液、分泌物、排泄物、伤口敷料等之后）；接触患者后；接触患者周围环境后（包括接触患者周围的医疗相关器械、用具等物体表面后）。医务人员洗手方法见图22-1。

当手部有血液或其他体液等肉眼可见的污染时以及可能接触艰难梭菌、肠道病毒等对速干手消毒剂不敏感的病原微生物时应洗手。当接触传染病患者的血液、体液和分泌物以及被传染性病原微生物污染的物品后以及直接为传染病患者进行检查、治疗、护理或处理传染患者污物之后应先洗手，然后进行卫生手消毒。

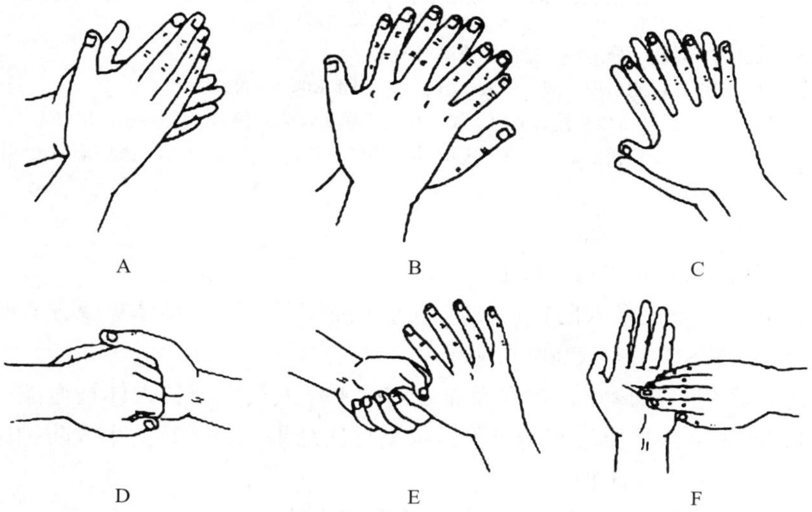

图22-1 医务人员洗手方法

注：A.掌心相对，手指并拢相互揉搓；B.手心对手背沿指缝相互揉搓；C.掌心相对，手指交叉指缝相互揉搓；D.弯曲手指关节在掌心旋转揉搓；E.大拇指在掌心旋转揉搓；F.五指并拢，指尖在掌心旋转揉搓。

二、个人防护用品使用

个人防护用品（personal protective equipment）是用于保护医务人员避免接触感染性因子的各种屏障用品。包括口罩、手套、护目镜、防护面屏、防水围裙、隔离衣、防护服等。

应根据标准预防的原则选用个人防护用品（表22-2）并符合《医院隔离技术规范》（WS/T 311—2009）的要求。标准预防是保护医、患双方安全的重要措施，落实标准预防的关键措施是医务人员的行为要规范，建立起行为屏障；对突发、新发传染病，应结合防控相关文件与指南要求落实个人防护，在落实标准预防的基础上，强化额外预防，即针对感染性疾病病原学特点和传播途径，以阻断接触传播、飞沫传播或空气传播途径为目的，而采取的针对性综合防控措施。

表22-2　接触不同传播途径感染时医务人员个人防护用品的选择要求

传播途径	个人防护用品类别							
	帽子	外科口罩	医用防护口罩	护目镜或防护面屏	手套	隔离衣	防护服	鞋套或防水靴
接触传播预防措施	+	±[a]	—	±[a]	+	±[b]	—	±[c]
飞沫传播预防措施	+	+	±	+	+	+	±[d]	±[c]
空气传播预防措施	+	—	+	+	+	+	±[d]	±[c]

注："+"指需采取的防护措施；"±"根据工作需要可采取的防护措施。

[a]预计可能出现血液、体液、分泌物、排泄物喷溅时使用。

[b]大面积接触患者或预计可能出现血液、体液、分泌物、排泄物喷溅时使用。

[c]接触霍乱、SARS、人感染高致病性禽流感、埃博拉病毒病等疾病时按需使用。

[d]为疑似或确诊感染经空气传播疾病的患者进行产生气溶胶操作时，接触SARS、人感染高致病性禽流感、埃博拉病毒病等疾病时按需使用。

使用个人防护用品的注意事项如下：

1. 工作人员应掌握个人防护用品使用方法和注意事项，具体穿脱方法参照《医院隔离技术规范》（WS/T 311—2009）执行。

2. 在进行任何一项诊疗、护理操作之前，工作人员应评估人体被血液、体液、分泌物、排泄物或感染性物质暴露的风险，根据评估结果选择适宜的个人防护用品，注意使用适合个体型号的个人防护用品。

3. 摘除个人防护用品时应避免污染工作服和皮肤。

4. 如需戴手套和穿隔离衣，在不同患者诊疗操作间应更换手套和隔离衣。

5. 使用医用防护口罩前应进行密合性测试。当出现呼吸道暴露时，如口罩松动、脱落或使用不符合规范要求的口罩时，应按规定流程撤离污染区，并根据情况可用清水、0.1%过氧化氢溶液、碘伏等清洁消毒口腔和/或鼻腔，及时上报并组织风险评估。

三、环境清洁与消毒

急诊区域环境按污染程度可分为轻度环境污染风险区域（包括急诊办公室、急诊药房内部、挂号室内部等区域）、中度环境污染风险区域（包括急诊大厅、挂号和缴费窗口、候诊区、普通诊室、心电图室、超声科和其他功能检查室等区域）、高度环境污染风险区域（包括采血室、换药室、穿刺室、注射室、耳鼻喉科诊室、妇科诊室、感染性疾病诊室、急诊手术室等区域）。对不同污染程度的区域环境及物体表面应分类清洁与消毒（表22-3），疫情防控期间消毒要求可参照相关文件执行），遵循先清洁再消毒的原则，采用湿式卫生的清洁方式，无明显污染时可采用消毒湿巾进行清洁与消毒。清洁诊疗区域时，应有序进行，由上而下，由里到外，由轻度污染到重度污染，有多名患者同居住的病房应遵循清洁单元化操作，被患者体液、血液、排泄物、分泌物等污染的环境表面，应先采用可吸附的材料将污物清除，再根据污染的病原体特点选用适用的消毒剂进行消毒。清洁工具应分区使用，实行颜色标记。

当发生感染暴发时，如不动杆菌、艰难梭菌等感染暴发或环境表面检出多重耐药菌时应强化清洁与消毒，主要是增加清洁消毒频次并根据病原体类型选择消毒剂，对于细菌繁殖体、结核分枝杆菌、真菌以及亲脂类病毒等可选择400～700mg/L含氯消毒剂进行擦拭消毒，作用时间＞10分钟，对于含芽孢的细菌则应采用2000～5000mg/L含氯消毒剂擦拭消毒，作用时间＞30分钟。工作人员在开始清洁、消毒前，应根据疫情防控要求穿戴好必要的个人防护用品。保持卫生间的环境卫生，至少每日清洁或消毒1次，遇污染时随时清洁和消毒。

表22-3　不同等级的风险区域的日常清洁与消毒管理

风险等级	环境清洁等级分类	方式	频率/（次/天）	标准
低度风险区域	清洁级	湿式卫生	1～2	要求达到区域内环境干净、干燥、无尘、无污垢、无碎屑、无异味等
中度风险区域	卫生级	湿式卫生，可采用清洁剂辅助清洁	2	要求达到区域内环境表面菌落总数≤10CFU/cm^2，或自然菌减少1个对数值以上
高度风险区域	消毒级	湿式卫生，可采用清洁剂辅助清洁	≥2	要求达到区域内环境表面均落总数符合GB15982要求
		高频接触的环境表面，实施中、低水平消毒	≥2	

注：各类风险区域的环境表面一旦发生患者体液、血液、排泄物、分泌物等污染时应立即实施污点清洁与消毒；凡开展侵入性操作、吸痰等高度危险诊疗活动结束后，应立即实施环境清洁与消毒；在明确病原体污染时，可参考《医疗机构消毒技术规范》提供的方法进行消毒。

四、医疗器械、器具和物品的使用安全

急诊诊疗工作中，医疗器械相关感染的预防与控制是医院感染管理的重要内容之一，与器械、器具、物品接触部位和造成污染的微生物的特征以及对各种消毒、灭菌方法的耐受程度有关。

进入人体无菌组织、器官、腔隙，或接触人体破损黏膜、组织的诊疗器械、器具和物品应进行灭菌，如手术器械、穿刺针、腹腔镜、活检钳等；接触完整皮肤、完整黏膜的诊疗器械、器具和物品应进行消毒，如胃肠道内镜、喉镜、呼吸机管路、压舌板等。重复使用的诊疗器械、器具和物品，使用后应按照产品说明书、技术规范等要求选择适宜的方法进行清洁、消毒或灭菌，并符合《医疗机构消毒技术规范》（WS/T 367—2012）要求。使用的消毒药械、一次性医疗器械和器具应当符合国家有关规定，一次性使用的医疗器械、器具不得重复使用，用后应及时按医疗废物处理。无菌物品、清洁物品、污染物品应当分区放置，无菌物品存放柜应距离地面高度≥20cm，距离墙≥5cm，距离天花板≥50cm。一次性使用无菌医疗用品用前应检查小包装的密封性、灭菌日期及失

效日期，进口产品应有相应的中文标识等，发现不合格产品或质量可疑产品时不得使用。使用中发生热原反应、感染或其他异常情况时，应当立即停止使用，并及时上报医疗机构主管部门。

五、呼吸道卫生

呼吸道感染患者佩戴医用外科口罩、在咳嗽或打喷嚏时用纸巾盖住口鼻、接触呼吸道分泌物后实施手卫生，并与其他人保持1米以上距离的一组措施。预检分诊应重点询问患者有无发热、呼吸道感染症状、流行病学史等情况，所有进入医疗机构的人员均应当佩戴合格的医用口罩，不应佩戴有呼气阀的口罩，对疑似经空气传播疾病患者发放医用外科口罩，并指导患者正确佩戴，指导患者适时正确实施手卫生。患者接受诊疗时非必要不摘除口罩。在不影响正常诊疗工作前提下，应当保持至少1米的社交距离。在咳嗽或打喷嚏时用纸巾或肘部遮掩口鼻，手部接触呼吸道分泌物后即刻实施手卫生。宜在就诊和等候就诊区域张贴呼吸卫生宣传画，发放或播放宣传资料。

六、安全注射

安全注射是基础感染控制中重要的一部分。安全注射指对接受注射者无害，对实施注射的医护人员不带来任何可避免的危险，注射的废弃物不对社会造成危害。非安全注射会导致血源性病原体的传播，从而产生相关疾病。减少不必要的注射是防止注射相关感染的最好方法。

进行注射操作前半小时应停止清扫地面等工作，避免不必要的人员活动。严禁在非清洁区域进行注射准备等工作。注射应使用一次性的灭菌注射装置。对血源性传播疾病患者实施注射时宜使用安全注射装置。尽可能使用单剂量注射用药。多剂量用药无法避免时，应保证“一人一针一管一用”，不应使用用过的针头及注射器再次抽取药液。配药、皮试、胰岛素注射、免疫接种等操作时，严格执行注射器“一人一针一管一用”。抽出的药液、开启的静脉输入用无菌液体须注明开启日期和时间，放置时间超过2小时后不得使用；启封抽吸的各种溶媒超过24小时不得使用。灭菌物品（棉球、纱布等）一经打开，使用时间不得超过24小时，提倡使用小包装。使用后的注射针头等锐器应及时放入符合规范的锐器盒内。

七、医疗废物管理

医疗废物分为感染性废物、损伤性废物、病理性废物、药物性废物和化学性废物。急诊区域医疗废物的处置应符合《医疗废物管理条例》和《医疗卫生机构医疗废物管理办法》的要求，对医疗废物进行分类、密闭运送，相关登记保存3年。急诊公共区域应放置生活垃圾桶，清创室、采血室、注射室、耳鼻喉科诊室、妇科诊室等可能进行诊疗操作的房间或患者可能丢弃医疗废物的区域应放置医疗废物桶。

急诊手术及其他医学服务过程中产生的废弃的人体组织、器官属于病理性医疗废物，对于患者截肢的肢体以及引产的死亡胎儿，纳入殡葬管理。废弃的麻醉、精神、放射性、毒性等药品及相关废物的分类与处置，按照国家其他有关法律、法规、标准和规定执行。隔离传染病患者或者疑似传染病患者产生的医疗废物应当使用双层医疗废物包装袋盛装。

第五节 多重耐药菌感染的预防与控制

近年来，细菌耐药问题已成为全球范围内公共健康领域面临的一项公共卫生难题。早在2011年，WHO就“抗菌素耐药性”向各国发出呼吁：遏制耐药——今天不采取行动，明天就无药可用！同年12月WHO发布控制细菌耐药全球行动计划（draft global action plan on antimicrobial resistance），设置了5个战略目标：①通过沟通、教育和培训，提高对抗菌药物耐药的认识和了解。②通过监测和研究加强对耐药的认识。③通过有效的卫生和感染预防措施，降低感染发生率。④在人和动物中优化抗菌药物使用。⑤确保针对抗菌药物耐药的可持续性投入。我国高度重视细菌耐药控制工作。2016年，国家卫生计生委、食品药品监管总局等14部门在广泛征求意见的基础上，出台了《遏制细菌耐药国家行动计划（2016—2020年）》，我国成为全球最早发布和实施行动计划的国家之一。

一、多重耐药菌的定义

多重耐药菌（MDRO）指对通常敏感的常用的3类或3类以上抗菌药物同时呈现耐药的细菌，包括泛耐药（XDR）和全耐药（PDR）。

泛耐药菌是指对除1～2种（黏菌素或替加环素）外所有抗菌药物均耐药的细菌。

全耐药菌是指对临床使用的所有抗菌药物全部耐药的细菌。

对于临床常见的耐药菌，《多重耐药菌医院感染预防与控制技术指南（试行）》及《医院感染管理质量控制指标（2015年版）》中列举包括耐碳青霉烯类肠杆菌科细菌（CRE）、耐甲氧西林金黄色葡萄球菌（MRSA）、耐万古霉素肠球菌（VRE）、耐碳青霉烯鲍曼不动杆菌（CRABA）、耐碳青霉烯铜绿假单胞菌（CRPA）以及产超广谱β-内酰胺酶（ESBLs）细菌和多重耐药结核分枝杆菌等。除上述主要耐药菌外，全国细菌耐药监测网（CARSS）还对耐三代头孢菌素肺炎克雷伯菌和大肠埃希菌以及耐青/红霉素肺炎链球菌等进行统计分析。

二、多重耐药菌的耐药机制

（一）模孔蛋白改变或缺失

膜孔蛋白编码基因的改变，或参与膜孔蛋白表达的调节基因的改变，使相应的膜孔蛋白缺失或功能缺陷，从而引起抗菌药物耐药。如肺炎克雷伯菌Ompk35和Ompk36的缺失，导致菌株对碳青霉烯类抗菌药物耐药，铜绿假单胞菌由于编码orpd膜孔蛋白的基因下调而对碳青霉烯类耐药。

（二）外排泵的过表达

外排泵是细菌细胞膜上的一种蛋白质。近年的研究发现细菌中普遍存在主动外排系统，能将进入细胞内的多种抗菌药物主动泵出细胞外，导致细菌获得耐药性。细菌对其主动外排系统存在复杂的调控机制。研究表明，外排泵在铜绿假单胞菌和不动杆菌等革兰阴性菌的β-内酰胺类耐药中起着重要作用。在许多情况下，主动外排系统与外膜通透性或其他耐药机制协同形成细菌的多重耐药。

（三）水解酶的生成

β内酰胺酶能够水解β内酰胺环，使抗菌药物不能与青霉素结合蛋白PBP有效结合，从而干扰细胞壁的合成。其中，碳青霉烯酶是最常见的β-内酰胺酶之一，其产生是肠杆菌目细菌对碳青霉烯类抗菌药物耐药最主要的机制。

（四）靶位点的改变

细菌可改变抗菌药物与核糖体的结合部位，从而导致四环素、大环内酯类、林可霉素类和氨基糖苷类等抗菌药物不能与其作用靶位结合；MRSA主要的耐药机制就是特有的*mec*A基因大量编码特殊的对β-内酰胺类抗菌药物低亲和力结合的青霉素结合蛋白PBP2a，从而导致β-内酰胺类抗菌药物耐药。革兰阴性菌基因突变可导致DNA促旋酶或拓扑异构酶活性位点改变，从而引起喹诺酮类耐药。

（五）修饰酶的产生

氨基糖苷钝化酶能与氨基糖苷类抗菌药物特定的氨基或羟基结合，从而导致这类抗菌药物发生钝化而失效。Tet（X）最早被认为是四环素灭活酶，可在氧气和NADPH同时存在的情况下化学修饰四环素类药物，导致四环素类耐药，而近来研究发现Tet（X）及其变异体与替加环素耐药密切相关。

细菌耐药性的机制极为复杂，可通过一种或多种机制对一种或多种不同种类的抗菌药物产生耐药性，或一种耐药机制可能导致细菌对多种不同种类抗菌药物耐药。在临床诊疗中，应努力查清其耐药机制，才能使治疗更为精准、有效。

三、急诊医学科细菌耐药现状

急诊感染患者往往临床表现不典型、就医时间紧迫、诊断未明确、危重症患者病情进展迅速等特点，抗菌药物使用较其他专科需要面对更大的挑战。从病原学角度，急诊感染患者病原学理论上应更符合社区性感染的病原分布，但我国情况较为复杂，如患者反复转诊、住院待床、自行使用抗菌药物等，使部分感染患者具有院内获得性感染的特征。

四、多重耐药菌防控的基本措施

抗菌药物不合理使用和感染防控措施落实不到位是引起细菌耐药性并造成传播的主要因素，减少抗菌药物的过度和不合理使用以及强化感染防控措施对控制细菌耐药至关重要。

（一）抗菌药物合理使用管理

1. 规范抗菌药物使用　首先，明确感染诊断是第一步，根据患者的症状、体征、实验室检查结果和/或影像学结果，诊断为细菌、真菌感染者方有指征应用抗菌药物。其次，应尽早明确感染原，在开始抗菌治疗前，及时留取相应合格标本（尤其血液等无菌部位标本）送病原学检测，以尽早明确病原菌和药敏结果，并据此调整抗菌药物治疗方案。在未获知细菌培养及药敏结果前，应根据患者的感染部位、基础疾病、发病情况、发病场所、既往抗菌药物用药史等推测可能的病原体，并结合当地细菌耐药性监测数据，评估其发生耐药性风险，进行综合判断和治疗决策，待获知病原学检测及药敏结果后，结合先前的治疗反应调整用药方案。此外，应关注用药时机。

2. 强调多学科协作　抗菌药物科学化管理（AMS）是被国际上广泛采纳并行之有效的抗菌药物管理策略。国家卫生健康委员会在《关于持续做好抗菌药物临床应用管理有关工作的通知》（国卫办医发〔2018〕9号）中要求“以多学科专业协作管理为主”，建立多学科的专业化工作团队。同时，要加强感染性疾病科、临床微生物学、临床药学和医院感染控制等学科建设，完善感染性疾病的多学科诊疗体系。急诊处方点评是优化抗菌药物合理使用的一项重要举措，但目前大多仍为事后点评，按照关口前移和国际发展趋势，应逐渐转变为事前点评。事前点评需要信息的优化和建设，药师的培养和人力投入，管理流程的优化等，被动变主动，通过系列措施实现事前拦截、警示、分析，减少不适宜处方的发生和对患者造成的影响及损害。

（二）多重耐药菌院内感染防控

1. 手卫生　MDRO的主要传播方式是接触传播，正确执行手卫生可减少手部微生物（包括耐药菌）污染，是整体防控策略的一部分。方便可及的手卫生设施是提高工作人员依从性的重要保障，规范的手卫生设施包括流动水洗手池、非手触式水龙头开关、洗手液、干手设施、手消毒剂和手卫生流程示意图等。在推进手卫生方面，要强调工作人员的手卫生，同时还应不断提升患者及陪护人员的手卫生意识。

2. 患者隔离　应尽量单间安置MDRO感染/定植患者。无单间时，可将相同MDRO感染/定植患者安置在同一房间。不应将MDRO感染/定植患者与留置各种管道、有开放伤口或免疫功能低下的患者安置在同一房间。主动筛查发现的MDRO定植患者也应采取有效隔离措施。隔离房间或隔离区域应有隔离标识，并有注意事项提示。

3. 接触预防　实施接触隔离预防措施能有效阻断MDRO的传播。急诊医学科应按《医院隔离技术规范》要求做好接触隔离。主要包括正确穿戴个人防护用品（如隔离衣及手套等）和诊疗用品管理。医务人员可能接触患者或患者周围环境中可能受污染的区域时需穿隔离衣和戴手套。对患者实施诊疗护理操作时，将MDRO感染或定植患者安排在最后进行，转诊或外出检查之前通知接诊或接待检查的科室，提醒采取相应防控措施；与患者直接接触的相关医疗用品，如听诊器、血压计、体温表、输液架等要专人专用，并及时消毒处理。轮椅、担架、床旁心电图机等不能专人专用的医疗器械、器具及物品要在每次使用后擦拭消毒。

4. 环境清洁消毒　环境的清洁与消毒在控制临床重要耐药菌的感染与传播中发挥着不可或缺的作用，常用400～700mg/L含氯消毒剂对床单元表面及高频接触的设备进行清洁消毒，频次≥2次/天，在遇到污染时进行及时消毒；当医院感染暴发或检出MDRO时，应强化清洁与消毒，主要是增加清洁与消毒的频率，而非增加消毒剂浓度。与此同时，需要注意重复使用的清洁工具应及时清洗消毒、干燥保存。此外，保洁人员的配备及培训、环境清洁消毒过程的监督与监测也是确保环境清洁卫生质量的重要保障。

5. 主动筛查　基于现有研究，主动筛查通常针对CRE（粪便或直肠拭子）、MRSA（鼻前庭拭子）、VRE（粪便或直肠拭子），由医疗机构依据自身防控重点和耐药菌情况等考虑开展。然而，在采取包括手卫生、环境卫生等标准预防情况下，对于特定耐药菌进行主动筛查是否有必要（是否能增加防控效果）还存有较大争议。当前阶段主动筛查并非是一线防控措施，而往往作为一线措施控制不佳时或暴发调查时的强化防控措施。

6. 去定植　去定植是一种基于循证依据的干预措施。目前，对于多重耐药革兰阴性细菌（MDR-GNB），常用的去定植方案有选择性口腔去定植（SDD），但已发表的研究异质性高，结局不一致。除定植清除率外，还有更多的内容需要进一步关注，如长期接触低浓度抗菌药物可以诱导细菌耐药问题。此外，由于机体免疫功能未完全恢复，短暂去定植成功后，仍容易复发。

7. 环境监测　美国疾病控制与预防中心认为，常规环境卫生学监测投入成本大、收益不足，而环境卫生学监测阳性结果与医院感染发生的相关性也待明确。而我国《医疗机构环境表面清洁与消毒管理规范》《多重耐药菌医院感染预防与控制技术指南（试行）》均未对MDRO的环境监测是否需要常规开展、监测频率及方法等做出具体要求。当怀疑医院感染暴发或疑似暴发与医院环境有关时，应进行目标微生物检测。

多重耐药菌的院内感染防控是一项系统工作，单独一项防控措施不足以阻断细菌在诊疗实践过程中的传播，需要医疗、护理、行政、后勤等多部门的协力合作，需采取集束化措施，严格执行包括手卫生、接触隔离、环境清洁消毒等在内的防控措施至关重要。

第六节　医务人员职业暴露与防护

急诊医学科由于现场复杂多变，人员密集，操作环境开放，创伤出血多，抢救时间紧迫，病种复杂，病史获取困难，尤其是传染病史，患者或家属对某些特殊病有所隐瞒，是职业暴露的高风险科室。

医务人员职业暴露是指医务人员在从事诊疗、护理活动过程中接触有毒、有害物质，或传染病病原体，从而损害健康或危及生命的一类职业暴露。分为感染性职业暴露、放射性职业暴露、化学性（如消毒剂、某些化学药品）职业暴露及其他职业暴露。

一、职业暴露的常见预防措施

职业暴露的来源主要有体液多由针刺、创伤出血、羊水等传播，如乙肝、丙肝、HIV；呼吸道多由咳嗽、喷嚏飞沫等传播，如肺炎、结核、流感等；消化道多由呕吐物、尿便传播，如肠道感染等。

（一）基本预防措施

1. 加强医务人员职业暴露防护知识的培训。
2. 严格执行标准预防措施。
3. 针对接触的不同疾病的传播途径采取相应的隔离措施。
4. 医务人员健康状况进行评估，进行预防接种，提高人体免疫水平。

（二）呼吸道预防措施

1. 医务人员应认识到控制呼吸道分泌物的重要性。在接诊具有呼吸道感染综合征的患者时，应遵循飞沫隔离措施，如戴口罩和手卫生；当医务人员有呼吸道感染征象，需要接触患者时，应戴口罩。
2. 教育患者咳嗽或打喷嚏时用纸巾盖住口鼻，并立即丢弃用过的纸巾；否则应用臂弯遮掩口鼻；当患者能耐受时，可佩戴外科口罩。
3. 接触呼吸道分泌物后实施手卫生。
4. 鼓励有呼吸道感染征象的人员在候诊区内，与其他人员保持1米以上的空间距离。
5. 进行手卫生宣教，提供位置便利的速干手消毒剂；提供卫生纸和免触碰开启的垃圾桶。

（三）锐器伤预防措施

医务人员在进行诊疗操作时，应采取以下锐器伤预防措施。

1. 操作时要保证充足的光线。
2. 建议使用具有安全防护装置的医用器械，以防刺伤。
3. 建议手术中使用传递容器传递锐器，以免造成医务人员损伤。
4. 禁止将使用后的一次性针头双手重新套上针头套，如确需回套只能单手操作。
5. 禁止用手直接接触使用后的针头、刀片等锐器。
6. 使用后的锐器直接放入耐刺、防渗漏的利器盒。
7. 处理污物时禁止用手直接抓取及按压污物。

（四）接触病原体的预防措施

医务人员接触病原物质时，应当采取以下防护措施。

1. 医务人员进行有可能接触患者血液、体液的诊疗和护理操作时必须戴手套，操作完毕，脱去手套后立即洗手，必要时进行手消毒。

2. 在诊疗、护理操作过程中，有可能发生血液、体液飞溅到医务人员的面部时，医务人员应当戴手套、具有防渗透性能的口罩、防护眼镜；有可能发生血液、体液大面积飞溅或者有可能污染医务人员的身体时，还应当穿戴具有防渗透性能的隔离衣或者围裙。

3. 医务人员手部皮肤发生破损，在进行有可能接触患者血液、体液的诊疗和护理操作时必须戴双层手套。

4. 医务人员在进行侵袭性诊疗、护理操作过程中，要保证充足的光线，并特别注意防止被针头、缝合针、刀片等锐器刺伤或者划伤。

5. 使用后的锐器应当直接放入耐刺、防渗漏的利器盒，或者利用针头处理设备进行安全处置，也可以使用具有安全性能的注射器、输液器等医用锐器，以防刺伤。

6. 禁止将使用后的一次性针头重新套上针头套。禁止用手直接接触使用后的针头、刀片等锐器。

二、处理措施

（一）局部处理措施

医务人员发生职业暴露后，应当立即实施以下局部处理措施。

1. 完整的皮肤或黏膜暴露后，用肥皂液和流动水清洗污染的皮肤，用生理盐水反复冲洗黏膜。

2. 破损的皮肤或黏膜暴露后，用肥皂液和流动水清洗污染的皮肤，用生理盐水反复冲洗黏膜，然后用消毒液进行局部消毒。皮肤可用75%酒精或者0.5%碘伏消毒，黏膜可用0.05%碘伏消毒。

3. 发生锐器伤时，应当从伤口旁轻轻挤压（禁止进行伤口的局部挤压），尽可能挤出损伤处的血液，并用肥皂液和流动水进行清洗。清洗后，用75%乙醇或者0.5%碘伏进行局部消毒。

4. 向科室负责人及感染管理科报告。

5. 核实暴露的感染源情况，根据感染源种类及暴露的程度，进行相关抗原抗体检测；采取相应的预防感染措施，并定期追踪随访。

（二）暴露于不同感染源的处理措施

当发生锐器伤或黏膜暴露等职业暴露时，应根据暴露的感染源不同，采取相应的预防感染措施。

1. 感染源为乙肝病毒　根据发生职业暴露的医务人员的乙肝病毒相关检测结果，给予乙肝高效免疫球蛋白和/或接种乙肝疫苗。

2. 感染源为丙肝病毒　发生职业暴露的医务人员在暴露后、3个月、6个月进行丙肝病毒相关检测，根据检测结果进行相应抗病毒治疗。

3. 感染源为艾滋病毒　应立即对发生暴露的医务人员进行评估，根据暴露级别和暴露源病毒载量水平，决定实施预防性用药方案，并进行艾滋病毒相应检测追踪；医务人员发生艾滋病病毒职业暴露后，应按照《医务人员艾滋病病毒职业暴露防护工作指导原则（试行）》做好局部处理，然后报告市疾病预防控制中心。

4. 感染源为梅毒螺旋体　医务人员应立即进行预防性长效青霉素注射。

三、不同传播途径疾病的隔离防护措施

（一）总体原则

一种疾病可能有多种传播途径时，在标准预防的基础上，医院应根据疾病的传播途径（接触传播、飞沫传播、空气传播和其他途径传播），结合本院的实际情况，制定相应的隔离与预防措施；传染病患者或疑似传染病患者应安置在单人隔离病室，隔离病室应有隔离标志，并限制人员的出入；在传染病流行季节，除做好标准预防外，还应按照相应的传染病防控指引采取隔离防护措施。

（二）对经空气传播的疾病的防控

1. 患者隔离　经空气传播的疾病（如肺结核、麻疹、水痘等）患者的隔离措施在标准预防的基础上还应做到：

（1）应将患者安置于负压病房。

（2）无条件收治时，应尽快转送至有条件收治呼吸道传染病的医疗机构进行收治，并注意转运过程中医务人员的防护。

（3）急诊应建立预检分诊制度，及时发现空气传播疾病的患者或疑似患者并隔离。

（4）除非在负压病房内，当患者病情容许时，应戴医用外科口罩，定期更换；并限制患者活动范围。

（5）应严格空气消毒。

2. 接触经空气传播疾病患者时，医务人员的防护要求

（1）严格按照区域流程，在不同的区域穿戴不同的防护用品，离开时按要求摘脱，并正确处理使用后物品。

（2）进入确诊或疑似传染病患者房间时，应戴帽子、医用防护口罩。进行可能产生喷溅的诊疗操作时，应使用防护面罩、穿隔离衣；当接触患者及其血液、体液、分泌物、排泄物等物质时，应戴手套。

（3）按照规定正确使用防护用品。

（三）对经飞沫传播的疾病的防控

1．经飞沫传播的疾病，如百日咳、白喉、流行性感冒、病毒性腮腺炎、流行性脑脊髓膜炎、新型冠状病毒感染等患者的隔离措施，在标准预防的基础上还应做到以下几点。

（1）应将患者安置于单人病房，如条件有限，可将感染或定植相同感染源的患者安置在同一病房，床间距＞1米；优先安置重度咳嗽并有痰的患者。

（2）急诊应尽快将患者隔离。

（3）应减少转运，当需要转运时，医务人员应注意防护。

（4）患者病情容许时，应戴医用外科口罩，并定期更换。应限制患者的活动范围。

（5）加强通风。

2．当接触经飞沫传播疾病患者时，医务人员的个人防护应做到以下几点。

（1）进入隔离病室应戴口罩；进行可能产生喷溅的诊疗操作时，应戴护目镜或防护面罩，穿隔离衣或防护服；当接触患者及其血液、体液、分泌物、排泄物等物质时应戴手套。

（2）正确使用个人防护用品。

（四）对经接触传播的疾病的防控

1．对经接触传播的疾病，如肠道感染、多重耐药菌感染、皮肤感染、新型冠状病毒感染、猴痘等的患者隔离措施，在标准预防的基础上还应做到以下几点。

（1）应将患者安置于单人病房，当条件受限时，可将感染或定植相同病原体的患者安置在同一病房；优先安置容易传播感染的患者。

（2）应限制患者的活动范围。

（3）应减少转运，如需要转运时，应采取有效措施，减少对其他患者、医务人员和环境表面的污染。

2．当接触经接触传播疾病患者时，医务人员的个人防护应做到以下几点。

（1）进入隔离病室应戴手套，手上有伤口时应戴双层手套，并穿隔离衣；接触甲类传染病患者应穿防护服。

（2）离开隔离病室前，应脱去隔离衣或防护服，摘除手套，并洗手和/或手消毒。

（3）正确使用个人防护用品。

（陈亚男　刘　菁）

第二十三章　急诊医学科安全管理和突发事件应急预案

第一节　急诊安全和应急管理体系

突发事件是指突然发生，造成或者可能造成严重社会危害，需要采取应急处置措施予以应对的自然灾难、事故灾难、公共卫生事件和社会安全事件。由于目前科学技术飞速发展，人口不断增加和流动性增大，自然环境日益恶化导致突发事件的种类和影响人数有上升趋势。

首先，医院制订突发性重大事件抢救工作预案；其次，成立突发事件应急领导小组，下面分设医疗抢救组、联系协调组、后勤保障组；最后，明确各小组职责，做到妥善衔接。

一、医院成立急诊突发事件应急领导组织

（一）医院突发事件应急领导小组

组　长：院长

副组长：副院长

成　员：医务科、护理部、门急诊各科室、感控管理科、药剂科、设备科、总务科、保卫科、信息科、财务科。

职　责：负责院内急诊救护工作的组织、协调和指挥。

（二）救护小组

职　责：负责院内急危患者的具体指挥和抢救工作。

（三）医疗抢救组

门急诊各科室：负责及时发现和紧急处理门急诊突发应急事件，并将情况立即上报医务科。在医务科及相关职能部门的统一安排下，听从指挥，积极开展突发应急事件的处理工作。

（四）联系协调组

1. 医务科　负责门急诊大型抢救、成批伤病员收治应急医疗工作的组织与协调，医疗安全（不良）事件应急处置，医疗纠纷协调等。

2. 护理部　负责门急诊大型抢救、成批伤病员收治应急护理工作的组织与协调，护理安全（不良）不良事件应急处置等。

（五）后勤保障组

1. 感控管理科　负责成批伤病员收治医院感染预防与控制工作。

2. 药剂科、设备科　负责突发应急事件所需药品、医疗设备、耗材等的储备供应。

3. 总务科　负责医疗废物的终末处理及其他后勤保障工作。

4. 保卫科　负责安全保卫，维护现场秩序，做好人员的疏散工作。

5. 信息科　负责保证门急诊信息系统的安全维护，及时排除系统故障，保证信息系统正常运行。

6. 财务科　负责突发事件应急资金划拨，门急诊收费系统故障时执行应急预案的指导与监管。

二、应急机构职责

1. 执行有关事故现场及院内应急医疗救援工作。

2. 制定事故现场及院内救援措施和方案。

3. 负责向上级部门汇报事故和救援情况。

4. 负责医疗救援工作的组织、指挥、向各部门发出救援行动指令。

5. 为应急救援工作配备必要的救援物资、设备、交通、通信保障。

6. 组建应急医疗救援专业抢险队，组织实施和演练，掌握现场以及院内抢险救援、救护的基本技能。

7. 建立健全应急救援档案，包括应急救援指挥名单，救援、救护基本技能学习培训活动记录；应急救援器材、设备目录、使用记录；事故发生后上报上级单位及救援单位的联系方式。

三、报告与处理流程

（一）接诊

1. 分诊处和急诊医学科工作人员接急救电话后，应立即了解事件的发生概况、患者数量、危重程度、到达时间。

2. 立即通知急诊医学科主任，并报告医务科和总值班（非上班时间），如遇到严重突发事件向分管院长汇报。

3. 与事故或抢救现场取得联系，根据情况启动医院应急预案。

4. 根据需要选择不同专业医务人员和医疗物品，扩大急救队伍。

5. 协调院内各方面的工作，做好接待大批患者的准备。

6. 根据应急规模，启动人员紧急替代程序，根据需要安排休班的医务人员参加抢救或通知并组织第二批相关科室医务人员到位。

（二）分诊及标识

患者来院后，对所有患者进行认真仔细预检分诊，根据病情轻重缓急进行分类，并按照先重后轻、先急后缓的原则进行四区划分救治。病情危重者直接送至ICU；病情较重者送至抢救室；病情稳定者安置在急诊大厅；死亡患者放置停尸间。给每位患者佩戴突发事件标识。

红色：病情危重——立即抢救处理。

黄色：病情较重——及时给予各种治疗、密切观察，防止病情演变成红色。

绿色：病情稳定——可暂缓处理、进一步观察和处理。

黑色：死亡患者——行尸体料理，开具死亡证明，及时予以处置。

（三）突发事件分类

1. 轻度　1次伤病亡5人，或死亡2人以下，无特殊危重情况。

2. 中度　1次伤病亡6～19人，或死亡3～9人；事故有进一步发展趋势或伤亡人数可增加。

3. 重度　1次伤病亡20～49人，或死亡10～19人；事故还有发展趋势，伤员还在增加。

（四）现场抢救

1. 现场保证1个患者由1个医师、1名护士全程陪同，负责外送检查、抢救用药。急诊医学科、医务科、总值班（非上班时间）指挥现场抢救，护理部协调相关护理人员工作，后勤保障部提供相关物力支持。

2. 大批患者来临时，先救命后治病，先治重伤后治轻伤。尸体直接送太平间保存。

3. 争取时机，抢夺时间，速战速决。通过包扎、止血、固定、快速输液、静脉给药输血，使患者的生命体征维持在一个稳定状态。在保证气道通畅的情况下，争取在较短时间内对确定大出血、严重创伤、脏器破裂损伤情况，及时做好术前准备工作，直接送手术室进行手术，转院者需做好联络，转诊工作。

4. 建立交接班制度，保证抢救工作的延续性。现场急救时应将相关病历卡随身携带，医嘱与病情变化及时记录。时间精确到分。注意记录完整，防止遗漏。患者运送途中护理人员陪同加强观察，随时记录。并与接诊科室做好交接班工作。

5. 建立回访制度。伤员经抢救后分流至相关科室，护士需做好登记，抢救者书写重大抢救记录经过，1周后由抢救护士随访，并书写随访记录。

（五）实施要求

1. 首诊科室必须及时了解患者全面状况，遇有新情况给予及时处理，并组织相关科室会诊，在未转往其他科室之前，全面负责患者的诊治工作。

2. 遇有各科抢救组长不在时，由在场最高行政领导或最高年资医师负责组织抢救工作。

3. 遇有涉及多科抢救的患者协调困难时，由分管院长或者医务科负责指定相应科室抢救并接收患者。

4. 遇有超过20人，由分管院长决定腾空某病区（暂定）作为临时病区，由院感消毒。所需设备、物资由设备科负责提供。医师、护士由医务科、护理部负责在全院进行调配。

5. 夜间派遣医疗队，由各科二线人员组成，院内工作由三线或科主任另行安排人员接替。

6. 被叫人员接到呼叫后，10分钟内必须赶到指定岗位参加抢救。

四、急诊管理

突发事件中大批量的患者会同时到达急诊医学科救治，与急诊医学科的日常工作产生冲突。因此，在医院内成立应急救护小组作为突发事件医护人员的储备力量。挑选临床经验丰富、专业技术过硬、工作责任心强、心理素质好的医护成立应急救护小组。该小组成员的责任为服从应急领导小组的指挥，积极参与、配合现场救护任务。随时保持通信通畅，一旦接到通知，快速赶到现场，无条件服从应急领导小组的指挥和安排。

（一）管理内容

1. 制定制度　医院急诊医学科应全天候开放，实行24小时急诊医师负责制。主管医疗主任负责制定首诊负责制度、岗位职责制度、教育与培训管理制度、抢救管理制度、病历书写和管理制度、会诊制度、突发事件应急处理流程等急诊医学科管理核心制度。

2. 质量管理　衡量急诊工作管理质量主要有8项指标。

（1）医护人员服务态度、医德医风。做到热情、礼貌、主动、周到，急患者所急，想患者所想。

（2）严格的时间概念，如医务人员的接诊时间、抢救开始时间、进行治疗处理的时间、重要药物给药时间、留观后确诊的时间、病情开始稳定的时间、转入院的时间等都应认真准确记录。

（3）根据医院的技术水平拟定常见危重症患者的抢救成功率作为抢救成功指标。

（4）医疗仪器、药品经常保持性能良好齐全，有固定的存放位置，经常处于备有状态，严格执行交接班制度，有专人负责。

（5）急诊医学科各种抢救记录、表格、病历等要清楚、完整、真实。

（6）制定常见急重症的抢救程序，医护人员有过硬的基本功，能熟练操作抢救仪器和排除一般故障。

（7）急诊抢救工作组织要严密，具有良好的应变应急能力，工作井然有序，真正做到人员在岗、各尽其责、密切配合、忙而不乱。

（8）制定医疗事故防范措施，杜绝医疗事故或人为差错的发生。

3. 预检分诊　由有经验的护士主持，旨在区别伤情轻重、传染病与非传染病，分清轻重缓急。评估完成诊疗程序所需急诊资源。预检是一项重要、复杂而细致的工作，预检人员应了解病情，重点检查体征。根据病情需要填写血、尿、便等检验申请单。遇到急、危、重病应行紧急处理，接诊工伤事故、集体中毒、自然灾难的批量患者，应立即报请医院领导组织抢救，遇涉刑事案件者应及时向保卫部门报告。

4. 岗位责任　急诊人员应严格执行24小时岗位责任制。有强烈的责任心、有3年以上临床或护理工作经验，能处理常见病、多发病，并经科主任、护士长审查合格。内、外、儿、神经科急诊值班由专职急诊医师负责。放射、检验、药房等医技科室应指派急诊值班人员。

（二）组织结构

1. 急诊医学科管理层组织构架　急诊医学科实行科主任负责制。设行政主任1名，由具有急诊医学专科执业资格，并有较好管理水平的德才兼备的医师担任。根据实际工作需要可增设副主任1～3名，分管急诊医学科医、教、研等工作。急诊医学科各区域实行主治医师负责制，主治医师岗位由急诊医学专科医师承担，选派责任心强、技术熟练、身体健康的主治医师及以上人员作为急诊医学科各区域技术骨干，主要负责各相关区域的临床和管理工作，组织指挥急危重症患者救治，参与急诊医学科科研和教学工作。

2. 区域设置　医院急诊医学科应设有挂号处、分诊处、候诊区、诊室、抢救室（有条件医院应同时设置复苏室）、留观室、急诊综合病房、EICU、输液室、治疗室、隔离室、心电图室、创伤处置室、检验室、B超室、X线和CT检查室、急诊药房等。三级综合医院应在急诊医学科较中心位置或相对独立单元设置EICU。承担区域急救中心任务的三级综合医院，尤其是创伤中心，应设急诊创伤复苏室和急诊手术室。

3. 其他辅助区域　办公室、会议室、值班室、医患沟通室、更衣室、储存室、家属等候区、饮用水间、杂用间、污物清洗室、污物处理室、公用电话间及厕所等。急诊医学科医疗区内应常驻有挂号、收费、住院、病案等处室的工作人员，各窗口应当有危重症患者优先的措施。医院急诊医学科区域设置标志应突出、醒目，白天有指路标志，夜间有指路灯光标明急诊医学科以及急诊医学科各区域位置，患者就诊流程要有标识牌，要逐步推行急诊患者病情分级与分区相结合，患者诊治区域可分为红、黄、绿三个区域，分流急诊患者。

4. 根据病情评估结果对急诊患者进行分区和分流　1级、2级患者需要进入红区进行支持、抢救和诊疗。其中，1级患者应立即应诊；2级患者需要迅速急诊处理；3级患者需在黄区进行诊治；4级患者在绿区就诊。在诊治过程中，要密切观察病情变化，及时上调患者病情分级。

具体如下：

（1）患者复苏与抢救（红区）：包括苏醒、抢救、手术和监护。

复苏室：呼吸心搏骤停等病情分级为1级的患者进入该区域抢救，需立即进行生命干预。应配备急诊最大的优势资源。患者生命体征稳定，转入EICU区域进一步稳定、评估和处理。

抢救室：1级患者（医院无复苏室时）、2级患者需要进入该区进行抢救、支持和诊疗。2级患者应迅速急诊处理（急诊医师10分钟内应诊）。抢救室宜邻近急诊分诊处，并根据需要设置相应数量的抢救床，每床净使用面积应＞$12m^2$。

急诊创伤复苏和手术室：急诊外科危重症患者，经抢救和初步处理后，生命体征仍不稳定且可能危及生命者，须在急诊创伤复苏室或急诊抢救室、急诊手术室就地、就近急诊手术。

急诊重症监护治疗病房：主要收治心肺复苏后恢复自主循环者、严重创伤和中毒患者、随时有生命危险或病情危重不宜长距离转运的各种急危重症患者。在EICU工作的医师应完成3年急诊专科住院医师培训和2年重症医学培训，并掌握重要脏器功能支持技术，血液净化、有创机械通气、有创血流动力学监测技术等。EICU床位数≥10张，设中央监护台，实行24小时连续不间断监护。EICU设备配置包括：每床必须配备简易呼吸器；至少配置1台监护仪和1台呼吸机。其他设备：心电图机、临时心脏起搏器、除颤器、血流动力学监测设备、血气分析仪、纤维支气管镜、血液净化仪、心肺复苏抢救车及降温设备等。

（2）患者诊治与观察（黄区）：包括候诊区、诊室和留观区域。

候诊区：3级患者需在黄区进行候诊，根据来诊时间的顺序安排患者就诊，对特殊人群如老年、孕妇、儿童、免疫缺陷者、有心肺基础疾病者、残疾人等可提前就诊，护士在候诊期间协助患者完成病历资料的填写、心电图、血糖等数据的收集。候诊时间原则上不超过30分钟。

急诊诊室：设置急诊综合诊室处理常规急诊患者（最好以序号标识诊室名称），急诊诊室中排队等待处理的患者超过8人，应通知区域主治医师，安排其他工作人员协助处理。日急诊流量超过200人次的医疗机构需设置创伤处置室、儿科、妇产科、眼科、耳鼻喉科等分科急诊诊室，并配置相应的专科器械。儿科急诊应当根据儿童的特点，提供独立的适合患儿就诊的诊室。

留观区域：下列情况者需要留观：暂时不能确诊，等待诊断性检查结果者；病情有潜在进展危险者；患者需候床住院者。留观期间要有医护人员定期巡视，观察治疗反应，随时发现病情变化，病情加重或出现生命体征异常者应考虑送入红区诊治。根据急诊患者流量和专业特点设置观察床，一般观察床位占全院总床位的5%，中国大型综合医院急诊设留观床20～100张不等。留观时间不宜超过72小时，之后应根据病情离院，住院或转院。

（3）快速处置诊室（绿区）：非急症患者或轻症患者占急诊就诊人数的0～300%，这类患者处理方式是：①与3级急诊患者一起候诊。②建议至门诊或社区就诊。此患者夹杂在一起延长候诊时间，显著增加急诊医学科拥挤度；对整个医疗机构资源利用来说，急诊就地处置是效率最高的。国际上目前通行的做法是设立快速处置诊室。急诊医疗资源需求少的非急症或轻症急诊患者，应在快速处置诊室就诊，安排3年以上工作经验的急诊专科医师和护士接诊。

（三）技术准入

1. 急诊医师应掌握的基本技术和技能 ①各类急症（如高热、胸痛、呼吸困难、咯血、休克、急腹症、消化道大出血、黄疸、抽搐、晕厥、头痛、昏迷等）的初步评估和处理。②ST段抬高心肌梗死和下列心律失常的心电图诊断：心室颤动、宽QRS波心动过速、房室传导阻滞、严重的心动过缓等。③创伤的初步诊断、处理原则和基本技能。④急性中毒的诊断和救治原则。⑤各种急危重症的抢救治疗技能。⑥心肺脑复苏术、气道开放技术、电除颤、静脉溶栓术、动静脉穿刺置管术、心胸腹腔穿刺术、腰椎穿刺术、胸腔闭式引流术、单腔双囊管放置术。⑦熟练使用呼吸机、多种生理监护仪、快速床旁检验技术，包括血糖、血气快速检测和分析等。

2. 急诊护士应掌握的基本技术和技能 ①急诊护理工作内涵及流程、急诊分诊。②急诊医学科内的医院感染预防与控制原则。③常见危重症的急救护理。④创伤患者的急救护理。⑤急诊危重症患者的监护技术及急救护理操作技术。⑥急诊各种抢救设备、物品及药品的应用和管理。⑦急诊患者心理护理要点及沟通技巧。⑧突发事件和群伤的急诊急救配合、协调和管理。

（四）特殊情况管理

1. 特殊环节的管理

（1）危重症患者院内转运的管理：虽然急诊危重症患者院内转运时间短暂，但转运风险始终存在，故制订危重症患者转运流程。流程规定转运前，应及时与相关科室联系，对患者进行风险评估，与家属充分沟通，并备好必要的急救设备及进行转运前预处理，有助于降低转运途中突发性死亡事件的发生；转运途中，做好安全防护，使用护床栏或约束带固定，保持合适体位，同时严密观察病情变化，做好转运中记录，记录内容包括患者意识状态、各种管道是否通畅及抢救或治疗情况。转运到目的地，护送人员应协助病房护士妥善安置患者，并详细交接班。交接内容采用专门设计的《危重症患者转运交接记录本》，包括患者的生命体征、诊疗情况、各管道在位情况、有无家属陪护、双方科室交接人员签名等。每月分析转运工作流程，评价其可行性与有效性，将转运中的意外和相关科室反馈信息及时通知相关科室，改进医疗质量。

（2）急救药品、仪器的管理：在急诊工作中常需接触各种仪器，如电动洗胃机、无创呼吸机、血糖仪、心电监护仪、输液泵等。要求护士必须熟练掌握仪器的使用与保养。除每月对护士进行专科操作培训及考核外，在每台仪器上均挂有操作保养流程卡，并在英文操作键旁贴上醒目的中文标示，避免操作困难或使用不当。急救药品定点分类放置，除每班清点交接药品的基数、有效期外，设专人管理，随用随补充，建立《急救药品有效期登记本》及《急救药品使用情况登记本》，便于药品管理。对特殊药品如氯化钾注射液、高浓度氯化钠，应与其他药品分开放置，用红笔标明；哌替啶、吗啡等精神类药品加锁保管，并建立《麻醉药品交接本》，班班交接。

（3）医患沟通：告知医疗过程是一种专业性很强的特殊技术活动，客观存在医患双方对信息了解的极大不对称性。与患者及家属的充分沟通有利于建立医患互动、风险共担的新型医患关系，减少纠纷发生。抢救急诊患者时，常需紧急进行各种医疗护理操作，应及时将这些操作的目的和风险告知患者及家属，取得其配合，共同承担医疗风险。由于急诊的特殊性，急诊患者的陪护常由家属以外的其他社会成员承担，如同事、邻居、民警等，护士也应配合医生及时将与抢救治疗有关的信息反馈给陪护者，并做好详细的抢救记录。待家属来院后，应主动向家属介绍病情和治疗，帮助家属了解诊疗过程，消除疑虑。

2. 特殊时段的管理　急诊医疗工作的特点是突发性、不确定性及紧迫性，导致工作预见难。因此，中夜班、连班、节假日等特殊时段易成为安全事故的高发时段。科主任、护士长在排班时应采取“新老搭配、性格互补、能力互补”原则，根据不同季节就诊特点及各班次工作量实行弹性排班，确保抢救患者时有足够的人力。此外，在科内增设备班，备班人员要求24小时联系畅通，随时应对突发事件。

3. 特殊人群的管理　新上岗医护人员工作热情高，但处理问题的能力有限，对工作的难度预见不足，缺乏急救经验和自我保护能力，易发生护理差错。

五、工作流程

建立科学合理的急诊医疗工作流程，可以为患者提供更好的医疗服务，合理分配医疗资源，并进行医疗质量监控。我们要对急诊医疗服务流程进行改造，初步实现急诊医疗服务流程的便捷、高效和准确。

（一）资源优化与重组

随着急诊医学的发展，对急诊医生提出了更高的要求。传统意义上的内外科分诊制度难以科学和充分地利用医生资源。为此，需对急诊医学科医生进行现代急诊医学知识培训，使每位医生都能熟练处理内外科常见急症。科学合理安排接诊医生数量，满足峰谷病员流的医疗服务。双休日、节假日和晚间，急诊增配双套医生，开放备用急诊诊室。夏季高峰时间段，医院启用急诊应急系统，由医务科统一增派多名临床科室人员加强急诊工作。科学合理安排近阶段临床实际运作，确保高峰流量患者得到及时有效的诊疗。此外，对急诊常用的检验和检查资源进行合理重组，使原来分散在医院不同科室的检查设备（如心电图、B超、X线片、全自动血液常规和血生化检验仪器）统一配置在急诊医学科内，实现患者在急诊医学科工作单元内即可完成各项检查；同时通过网络传输技术，使急诊医学科医生与放射科和检验科可共享患者的检验检查结果。

（二）建立急诊医疗信息管理系统

运用计算机网络管理技术，提高急诊诊疗各个关键环节工作效率。急诊医疗信息管理系统主要由挂号工作站、医生工作站、清创治疗护士工作站、输液护士工作站、留观护士工作站等组成。并与检验系统、影像系统、收费系统、药房系统等连接，信息共享，形成一个完整的急诊医疗信息管理系统。医生、护士、收费处、药房等工作单元实现同步信息共享，明显缩短了患者平均就诊时间。

（三）建立专病绿色快速通道

保证危重症患者快速抢救危重症患者的抢救是急诊工作最重要的工作。该类患者病情危重，诊断不清，处理困难，常涉及多个学科。抢救危重症患者需要较强的技术保证、畅通的处理通道和快速有效的检查治疗手段。危重症患者的抢救成功，不仅需要急诊医学科的艰苦努力，还需要医院临床和诊断科室的通力合作，体现出医院综合实力。实际工作中，急诊与心内科、神经内外科、高压氧科和麻醉科应共同建立心肌梗死、急性脑卒中、急性一氧化碳中毒和急性脑外伤等快速绿色通道。在遇有该类患者来院时，急诊医学科和相关专科医生共同提供急救、监护、住院、手术等一体式急诊医疗服务。这种快速绿色通道能极大方便某些专科疾病的救治，缩短诊疗时间，提高抢救成功率。

六、感染管理制度

在病房感染管理制度的基础上达到以下要求。

1. 布局合理　分治疗室和监护区。
2. 患者的安置　感染患者应与非感染患者分开，特殊感染患者单独放。诊疗护理活动应采取相应的隔离措施，控制交叉感染。
3. 工作人员进入抢救室要穿工作服、戴帽子、口罩、洗手，患有感染性疾病者不得进入。
4. 执行无菌操作规程，认真洗手或消毒，必要时戴手套。
5. 注意患者各种留置管路的观察、局部护理与消毒，加强医院感染监测。
6. 加强抗感染药物应用的管理，防止患者菌群失调；加强细菌耐药性的检测。
7. 加强对各种监护仪器设备、卫生材料及患者用物的消毒与管理。
8. 严格探视制度，限制探视人数；探视者应更衣、换鞋、戴帽子、戴口罩，与患者接触前要洗手。
9. 对特殊感染或高耐药菌感染的患者，严格消毒隔离措施。

七、信息安全制度

信息安全管理制度是信息安全体系框架顶层管理文件，是信息安全保障工作的出发点和核心，是信息安全保障管理实践和保障措施的指导性文件，是全体人员、设备供应商、服务提供商及其他相关人员必须遵守的信息安全准则。

（一）医院信息安全

医院信息安全等级保护工作领导小组（以下简称领导小组），负责全院系统信息安全工作的领导、决策和重大工作部署。由院长、书记担任领导小组组长，分管副院长任副组长，院相关各部门主要负责人担任小组成员。领导小组下设工程实施与安全管理小组，承担日常工作，分管安全的副院长任领导小组组长，信息科正副主任任副组长，信息科科员任组员，办公室设在信息科。

（二）人员安全策略

人员安全管理的目标是通过设立安全管理制度及岗位责任制，最大限度地降低信息化建设过程中，由于人为失误或错误所造成的风险。所有人员应签订人员安全保密协议，接触敏感数据或掌握系统高级权限岗位的人员，应签订岗位安全协议。在人员岗位建立时，相关的信息系统访问的安全责任应该确定，不相容的职责应分离。接触信息系统的人员应承担与其工作性质相应的安全责任，各类人员不得从事超越自己职责以外的任何工作。任何人员对信息资源的访问权利应受到限制，应对超越职责的访问进行控制。安全环节的管理应采取相互制约原则，做到职责分明，各司其职，相互配合和制约。应记录并监控工作人员在任职期内的信息资源访问活动。所有外部驻场运维人员上岗前必须报信息科批准、签订安全保密承诺书并备案。信息科应结合医院信息系统的现状和管理需求，对外部驻场运维人员进行信息安全基础知识、岗位操作规程进行培训。外部驻场运维人员离岗前必须报责任部门批准，人员离岗后，信息科应采取必要技术和管理措施保障信息系统的安全，如账号和权限的撤销。

（三）物理环境与设备安全策略

设备与物理环境安全的目标是保护信息化设施，包括计算机设备、网络与安全设备、业务系统及其他相关设施的物理环境免遭自然灾难和其他形式的破坏，保证信息系统的实体安全。信息化设施有关物理环境的选址及建设应遵照国家计算机场地安全标准和有关主管部门的场地环境设施标准，配备防火、防雷、防水、防静电、防鼠等机房安全设施，维持系统不间断的运行能力，确保信息系统运行的安全可靠。主机房设备与物理环境安全由信息科进行管理。信息科应负责机房内所有信息化设施的物理安全，包括制定物理环境安全、设备安全、设备交付、人员及设备进出、区域访问控制、巡检值守等方面相应的规范和管理细则，配备相关管理人员，落实防护措施。对办公区域和公共区域的信息化设施，应防止被偷盗和破坏，定期巡检并记录，对重要信息化设施应专人值守，发现设施存在故障或丢失应及时上报并做好应急处理。

（四）网络安全策略

网络安全的目标是有效防范网络体系的安全风险，为网络信息系统发展提供安全、可靠、稳定的网络管理和技术平台。互联网出口应实施防火墙、入侵检测、网络防病毒等安全技术措施，防范资源被非法访问、篡改和破坏。通信网络架构设计应采用冗余技术，提高安全可靠性。网络管理员应确保各信息系统的数据安全，保障连接的服务的有效性，避免非法访问。

（五）应用安全策略

软件安全的目标是防止由于软件质量缺陷或安全漏洞使信息系统被非法控制，或使之性能下降、拒绝服务、停机。无论是通用的应用软件，还是量身定做的应用软件，都存在安全风险。对前者，可参照前款做法，通过加强与软件提供商的沟通，及时发现、堵塞安全漏洞。对后者，可考虑优选富有行业软件开发和市场推广经验的软件公司，加强软件开发质量控制，加强容错设计，安排较长时间的试运行等策略，以规避风险，提高安全防范水平。

（六）数据安全策略

数据安全的目标是防止数据被偶然的或故意地非法泄露、变更、破坏，或是被非法识别和控制，以确保数据完整、保密、可用。数据安全包括数据的存储安全和传输安全两个方面。应定期进行数据备份，经常检测备份以保证其可用性，重要的系统和数据必须做到异地备份。

（七）应急管理

应急管理的目标是防止业务活动中断，保证重要业务流程不受重大故障和灾难的影响。应实施应急管理程序，将预防和恢复控制措施相结合，将灾难和安全故障（可能是由于自然灾难、事故、设备故障和蓄意破坏等引起）造成的影响降低到可以接受的水平。应分析灾难、安全故障和服务损失的后果。制定和实施应急计划，确保能够在要求的时间内恢复业务的流程。应该维护和执行此类计划，使之成为其他所有管理程序的一部分。

八、后勤保障制度

（一）消防安全制度

1. 凡本院职工（含劳务工、临时工）及在院的实习生、进修生均有接受消防安全教育培训的义务　医院消防安全教育培训工作采取院科两级分别承办和形式多样、注重实效的原则开展。及时组织单位的消防安全责任人、消防安全管理人、专兼职消防安全管理人员、消防控制室的值班操作人员及其他依照规定应当接受消防安全专门培训的人员参加公安消防机构举办的消防安全专门培训。

2. 消防安全日巡查　为确保全院消防设施、灭火器材、建筑防火、消防通道的完好有效及消防安全制度的有效执行，及时查纠违章违规，及时查改火险、火灾隐患，确保全院消防安全无事故，必须实行消防安全日巡查。全院消防安全日巡查实行院科两级分工负责制，即保卫科负责公共消防设施、院区消防通道、消防控制室的日巡查，并对其他科室、部门、病区尤其是消防重点部位执行消防日巡查的情况进行抽查；各科室、部门、病区负责各自责任区的消防安全日巡查。

3. 消防安全检查　防火领导小组对全院消防安全管理工作每半年进行1次全面检查评估和考核。消防安全管理部门对全院所有的建筑防火设施、消防设施、器材每季度进行1次检查、分析。消防安全管理部门对消防安全重点部门、部位的消防安全状况，每月进行1次检查考核，确保及时发现隐患及时整改。

4. 消防器材管理维护保养　消防器材管理实行四定原则，即定点设置、定人管理、定期检查、定期换药，确保其随时处于完好有效状态，以备应急。保卫科根据消防部门规定和本院实际需要对全院消防器材实行统一定点、统一调配、统一建账、统一换药。并负责院区公共部位消防器材的定点管理和定期检查工作。

（二）用电安全制度

严格遵守各项防火制度和安全操作规定，经常检测用电设施、电器设备的安全性能，对不符合国家标准的电器设施应向有关部门汇报，并可拒绝使用。

安装电器设备必须符合消防安全的要求，严禁私拉乱接电源线，电器设备禁止带病运行。各部门应对本部的电器设备安全情况进行例行检查，发现问题应及时通知电工维修、更换，防止由于短路、电火花等引起的火警火灾事故。

电器设备安装部门，必须严格按照有关防火要求和产品安装要求规范进行安装，电器设备合格证由安装部门保存备查。电器设备管理部门应按规定定期对其进行检测和维修保养，以保证其完好安全。各电器设备使用部门应严格按照该设备操作规程规范操作，无操作规程的应由使用部门制订。每日上、下班前应检查电源线、插座、插头、开关等，发现问题应及时处理，防止意外事故的发生。

第二节　主要突发事件应对策略

我国现有颁布的《突发公共卫生事件应急条例》（中华人民共和国国务院令第376号）、《突发公共卫生事件医疗救治体系建设规划》（国办发〔2003〕82号）、《传染病防治法》（中华人民共和国主席令第15号）、《国务院关于全面加强应急管理工作的意见》（国发〔2006〕24号）等法律、法规，应规范学习。规范学习现有的法律、法规是应对急诊突发事件的理论保障。

应对急诊突发事件的应急预案流程包括由院前预警准备、及时汇报、有效指挥救治、分流及最后的统计5个部分组成。

一、院前预警

目前我国已建立了三级急救医疗网络及绿色通道，并且已取得了令人瞩目的成果。预检分诊护士接到120专线电话预报及通过GPS监控视频，初步了解患者人数、伤势轻重，立即启动应急预案。根据流程，通知相关人员、科室做好准备工作。统计表明有效的应急系统可将事故损失降低到无应急系统的6%。无缝隙连接急救科室中，当班医生全面指挥，协调相关科室，有预见性地安排急诊手术室或急诊重症监护室的衔接工作；

通过急救相关人员团队协作，分工合理，从而缩短黄金抢救时间。

二、及时汇报

要保持通信渠道的通畅，根据预案逐级汇报，在通知相关医护人员做好应急准备的同时，还要及时汇报急诊科主任。科主任通知医务科；根据突发事件级别启动院内SOS急救小组（非上班时间汇报总值班）。护士长通知护理部及后勤综合保障部；后勤综合保障部调配运送工勤及运送车辆。

三、直接、有效的指挥

急救过程的组织管理是直接影响抢救成功率的一个重要环节。成立由院领导、医务科、护理部、急诊医学科主任，护士长参加的指挥组，进行全院范围的调度。夜间由总值班负责统一指挥。参加成批患者抢救的医护人员应在现场主要医疗负责人（急诊医学科主任或主要急诊医学科的高年资医师）统一指挥下，迅速组成数个医疗抢救小组展开工作。抢救工作组织严密，因此强有力的指挥部将通过直接、有效的指挥来保证抢救工作的全面铺开。统一协调指挥、迅速启动成批患者救护程序是确保患者迅速分流、及时救治的重要保证；熟练掌握急救技术、实施救命性和有预见性的救护措施是抢救成功的基础，有预见性的救护措施则为进一步抢救争取了时机；而先进的通信设施、护理队伍的快速反应能力是成批患者救治成功的重要条件。

四、分流与转归

（一）迅速接诊，及时分流

预检分诊作为急诊工作的第一关，关系到整个急诊医学科的运行和发展，要合理地应用急诊有限的人力资源、空间资源为患者提供最快捷、最有效的服务。尽量以最短的时间进行迅速、准确分诊，从而避免延长救治时间，以保证第一护理环节的畅通。国内的预检分诊尚未形成统一的系统，也没有全国统一的具体操作程序的相关成文规定。基本程序为急诊接诊、急诊分诊、急诊护理处理。对到达急诊的危重症患者目前国内采用“绿色通道”的方式进行救治，主要实施先救命后治病的原则，合理调配人力资源、合理分工，分清主次，救“命”救“急”。

（二）分工明确，责任到位，合理救治

一次性大批危重症患者急诊入院，一方面是秩序难以维持，另一方面是抢救任务重，技术要求高，如能在最短时间内正确抢救处理好濒于死亡的危重症患者，则可能增加抢救成功率，降低死亡率和致残率。抢救护士自始至终负责1名或几名患者的治疗护理，配合医生做好抢救工作并妥善安置患者，协助完成各种诊疗检查及转归。危重症患者做好陪检和护送，做到责任到人、责任到位。所有患者均开放绿色通道，保证有效及时的救治。开通绿色急救通道、优化护理流程、完善创伤急救模式，提高了创伤救治成

功率。抢救工作要突出“迅速”“准确”。医护人员要反应敏捷，技术娴熟，在紧急情况下，能独立担当各项抢救操作，以提高患者的救护水平。健全规章制度、急诊抢救流程及应急预案，对隐患要及时整改、防患于未然。

（三）正确转归

正确转归保证了治疗的有效性、及时性和医疗资源的合理运用，各项检查完成后，患者诊断已明确，轻症患者相对集中安置于输液室进行治疗。需急诊手术者，急救护士应做好术前准备，并提早与手术室或病房取得联系，及时护送至手术室。危重症患者经紧急处理后应收入到各相应科室及重症病房，进行进一步抢救治。重症患者相对集中安置于观察室进行治疗。转送时危重症患者专人护送，搬运动作轻稳，保持各种管道通畅并应与病区护士进行病情、药品交接。需要转院，至上级医院做进一步治疗的，及时联系120，做好相关信息的交接。

五、统计与汇总

完成就诊统计、情况汇总，及时以书面形式汇报医务科及护理部。在进行救治的同时，一些相关的统计工作及汇总报告也应及时完成，以确保向上级部门及时反馈各类信息。每一次突发事件后，应全面总结分析，及时发现问题，修订预案。完善的应急救援预案的建立，提高医疗救援意识和救援效率。在执行应急预案过程中，需随时评价和改进，这是医疗质量持续改进的重要环节，需对医疗安全、防护等多层面进一步探讨，使预案得到不断完善。

第三节　各类应急预案

各级医院，尤其是医院的急诊医学科往往是公共卫生事件的首要集中地，在应急突发事件中，只有医护人员明确了各自职责，事先制定出科学合理的工作流程，才能确保医疗安全与质量，在医院急诊医学科制定突发事件的抢救预案及外伤、气体中毒、食物中毒、呼吸道和消化道传染病等急救预案。预案中明确了医护的职责和工作流程，规范了诊疗行为。在批量患者抢救中，医护应遵循以下原则：先处理呼吸循环衰竭患者，后处理其他患者；先处理危重症患者，后处理普通患者；先抢救治疗，后问病史检查；先查明致病原因，后做其他治疗与护理；先就地抢救，后转科处理。

一、常见突发事件应急预案

（一）制定预案

为做好应对社会各种突发事件的门急诊工作，确保在突发事件发生时，能够及时、迅速、高效、有序地进行处理，保障人民群众生命安全，制定相关预案。医院成立“急诊突发事件应急救治医疗队”，负责院内急诊救护工作的组织、协调和指挥。

相关人员的联系电话在急诊预检处和门急诊部备案，保证随时联系，接到通知后尽快赶到急诊医学科，并负责科内人员的协调。

突发事件患者来院前或预检后，急诊预检护士、门急诊或总值班应立即通知突发事件医疗救治小组。

由救护小组组长、副组长负责指挥抢救，根据突发事件的人数、性质，组织相关人员到指定场所待命。

急诊医学科医护人员在突发事件院内急救工作中要积极应对，主动参加抢救；要服从统一安排，严禁推诿患者；各病房接到通知后，迅速做好接受患者的一切准备工作。

遇突发事件抢救时或医院难以承担的重大医疗救护任务时，应及时向医务科或总值班汇报，安排人员抢救或转院进行医疗救护。

随季节变化，依据上级指令，做好各种应对措施。

接到上级指令性突发事件抢救任务，第一时间安排好抢救工作，及时上报院领导、医务科、护理部。

（二）处理流程

1．分诊处和抢救室工作人员接“120”急救电话后，应立即向急诊抢救室或总值班（非上班时间）报告。

2．如遇到严重突发事件，向值班院长汇报、请示。

3．与上级及抢救现场取得联系，根据情况启动医院应急预案。

4．根据需要选择不同专业医务人员和医疗物品，扩大急救队伍。

5．协调院内各方面的工作，做好接待大批患者的准备。

6．根据需要安排休班的医务人员参加抢救。

7．指挥院内现场抢救工作。

8．根据需要通知并组织第二、三批相关科室医务人员到位。

（三）检诊、分诊体现优先服务原则

1．外科系统　指定普外科高年资医师负责。

2．内科系统　指定急诊医学科高年资医师负责。

3．标记　每位伤员左手臂上部别一醒目标牌，内插伤卡，上面填写患者的编号、姓名、性别、年龄、受伤部位、药物过敏、日期、时间等，并按病情轻重，用绿、黄、红、黑四种不同颜色的布条别在卡上，分别代表轻、中、重、死亡四种不同的伤情（由护士根据医生分类后执行）。

4．按照伤员轻重缓急进行区分

（1）轻度：生命体征基本正常，如一般挫伤、擦伤。

（2）中度：如单纯骨折，外伤后出血等短时间内不会危及生命。

（3）重度：危及生命者，如窒息、大出血、休克、心室颤动、昏迷等，需要得到及时抢救治疗。

（4）死亡：意识丧失，动脉搏动丧失，心跳呼吸停止，瞳孔散大。

（四）建立应急通信网络

所有应急预案的人员保持即时联络指挥员，与上级、下级之间要有便捷的联系方式；骨干人员必要时可以配备备用联系工具；加强上下级之间以及兄弟医院之间的信息交流。

二、批量复合伤应急预案

（一）批量复合伤的伤员初期急救

批量复合伤的伤员初期的现场急救十分重要，医护人员迅速赶到现场进行有效的基础复合伤生命支持并把患者及时转运到技术条件相对较强的医院，这样可大大提高抢救成功率。因此，要加强现场急救工作，广泛普及CPR现场抢救技术，提高全社会人民自救、互救的知识和能力。而通信、运输、医疗是院前的三大要素，必须充分发挥各个因素的功能与作用。重视伤后"白金10分钟"与"黄金1小时"抢救时间，使伤员在尽可能短的时间内获得最确切的救治。应坚持科学的救治原则，对特别重的批量复合伤，需对2种以上致伤因素造成的多重损伤进行兼顾和并治。

（二）批量复合伤的伤员入院后的抢救

1. *应快速初步评定伤情，确定分类*　重症患者入院后，应快速初步评定伤情，确定分类，组织专科抢救。首先保证生命安全，减少伤残，防治并发症。严重批量复合伤伤员早期死亡的主要原因为休克、脑疝、重度烧伤、中毒、创伤后心搏骤停等，早期积极地抗休克、抗中毒及纠正脑疝治疗是抢救成功的关键。

2. *诊断要迅速、准确、全面*　通常是边抢救，边检查和问病史，然后再抢救、再检查以减漏诊。合理的麻醉是批量复合伤伤员紧急手术救治中的重要环节。

3. *手术治疗的顺序*　应遵循首先控制对生命威胁最大的创伤的原则来决定手术的先后。一般是按照紧急手术（心脏及大血管破裂）、急性手术（腹内脏器破裂、腹膜外血肿、开放骨折）和择期手术（四肢闭合骨折）的顺序，但如果同时都属急性时，先颅脑手术，后胸腹盆腔脏器手术，最后为四肢、脊柱手术等。提倡急诊室内手术。

4. *做好各有关科室的组织协调工作*　严重批量复合伤的救治需要各有关科室、各专业组、麻醉科、放射科等的大力配合，因此要搞好组织协作，树立抢救中的整体观念。另外，医院还应成立由外科各专业组、麻醉科等各相关科室组成的批量复合伤抢救组，以随时支援突发的大型紧急灾难性事故。术后积极预防治疗急性呼吸窘迫综合征及多器官功能衰竭。

三、门急诊心源性突发事件应急预案

（一）总则

1．心源性突发事件是指患者候诊或就诊过程中突然发生的、危及或可能危及患者生命的心源性疾病事件。

2．心源性突发事件主要包括心搏骤停、急性心肌梗死、急性左心衰竭等。

3．当发生上述突发事件时，医护人员必须于第一时间到达现场进行处理。

4．急诊医学科主任应根据事件的性质、涉及的学科及人员数量、所需调用的急救设备、药品及医疗器械等情况向分管院长汇报，并建议启动应急预案。

（二）人员准备

1．在急诊医学科出诊的各学科和设有检查室各学科及后勤、安全保障部门的主任、科长应保证通信畅通，随时准备应对突发事件。

2．急诊医学科即刻组成急救小组，组长为心血管内科医师。

3．急诊医学科与医院相关部门（临床科室、心电图室、放射科、药剂科、检验科、保卫科等）主任，负责将应急预案灌输到本科室每一位医师、技师、护士及员工，并定期进行演练。

（三）报告制度

1．急诊分诊护士和导医，一旦发现有突发事件发生，第一时间必须立即据实向门急诊主任报告，不得隐瞒、缓报，报告内容主要是突发疾病患者的基本状况及初步印象。

2．急诊医学科主任及时向分管院长和医务科报告。

（四）应急预案

1．主要责任科室　急诊、各临床科室及辅助科室（心电图室、放射科、药剂科、检验科等）及安全、后勤保障部门、保卫科等。

2．各责任科室应定期组织全体人员进行相关知识、技能的培训及演练，并储备一定数量的抢救药品、医用耗材、器械及设备。

3．第一目击者在求助其他人员如心内科医师后应立即报告办公室，报告的同时应即刻给予患者处理，为组织抢救争取宝贵的时间。

（五）协调

急诊医学科主任、护士长作为总协调员，依据患者的情况，应即刻组织以心内科医师（当日门诊出诊）为主的急救小组开展抢救工作。任何科室、任何人不得以任何借口拒绝参加急救。

四、意外伤害事件应急预案

1．临床工作中发现患者出现意外伤害（如坠床、烫伤、自杀）事件时，值班人员立即进行抢救，并报告主任同时报总值班启动院内应急预案。

2．根据事态的大小，值班医生立即做出判断，一般性事件值班医生可请相关科室会诊解决，必要时由院应急领导办公室或总值班安排应急救治专家组协助救治。

3．特殊情况，如自杀等事件，值班医生除紧急抢救外，应由其他医护人员并通知保卫科，保护好现场，值班人员要协助公安人员调查取证，并做好家属的安抚工作。

4．在规定时间6小时内做好抢救记录。

五、食物中毒事件应急预案

1．院方接到卫健委食物中毒应急指令时，立即启动院内应急预案。

2．院急救领导小组会同办公室、总值班紧急集结备好急救物品及器材。

3．一般性食物中毒事件，由救护队、急救车前往事发地点现场救治，并转移部分轻症患者回院进行院内救治，封存引起中毒的食品、饮料、水样送检。

4．领导小组安排院内相关科室，如急诊医学科、消化内科、大内科，备好床位、急救物品、器材等。

5．遇因饮用水污染引发食物中毒时，立即封存水源并在第一时间上报卫健委应急办，并努力尽快查明原因，阻止事态的进一步发展。

6．安排急救专家组成员在医院参加院内急救。

六、传染病暴发流行应急预案

1．院方接到传染病暴发流行应急救治指令时，立即启动院内急救应急预案。

2．院领导指示办公室会同院总值班紧急集结应急领导小组及应急分队集结，备好急救物品，特别强调防护用品。

3．快速判断传染病的类型，严格按照《中华人民共和国传染病防治法》的规定，上报有关领导部门。

4．领导小组安排做好床位、急救用品、器材、房间的准备工作。

5．确保参与应急处理人员的安全。针对不同的突发性传染病，特别是一些重大突发性传染病，应急处理人员还应采取特殊的防护措施，避免接触传染。

6．领导组安排院急救专家组成员参加院内急救，并组织相关人员会诊，努力提高院内救治的水平。

七、突发停电事件应急预案

1．临床工作中突然出现停电事件，立即通知应急办、行政办公室、院总值班，水电维修值班室，启动应急预案。

2．值班人员备好手电、应急灯，加强病房巡视，安抚患者，注意防火、防盗。

3．与患者连接的抢救设备，如呼吸机、监护仪等立即按程序关机，并立即采取补救措施。如呼吸机用简易呼吸器代替。

4．应急办接到报告后和后勤科查明原因，以最短时间恢复供电。

5．如遇不可抗拒因素，如大地震、火灾、突发洪灾、火灾，参照医院突发事件应急预案执行。

八、突发停水事件应急预案

1．临床工作中突然出现停水事件，立即通知应急办、院总值班、水电修值班室，启动应急预案。

2．后勤人员检查供水管道，组织抢修。

3．因供水部门原因停水，应尽快组织调拨、运水。

4．应充分备足患者的饮用水及生活用水。

5．备足消毒、洗手用水。

九、寻衅滋事应急预案

1．急诊工作人员遭遇寻性滋事人员，要沉着应对，耐心劝解。

2．通知保卫科、总值班。

3．采取保护性措施，尽量减少不必要的损失。

4．等待保卫科人员到来。

5．尽快恢复门诊正常秩序，保证医疗安全。

第四节　应急培训和演练

一、突发公共卫生事件应对

目前国际形势复杂多变和恐怖活动猖獗，在加强安全防范的同时，必须考虑到任何突发事件发生的可能。应认真做好应对突发事件的应急准备工作，除制订相应的应急预案外，还应组织带有实战内容的演练。所有急救人员应适时进行模拟各种突发事件的急救演练，形成现场紧急救援、接收医院急诊医学科和专科应急救治、接收医院专家救治的救援梯队。通过演练，提高急救人员的实战应对能力。

突发性的大批伤员伤亡是灾难性事件的共同特征，当灾难发生后，伤员数量多、伤情复杂、危重伤员多是目前存在的主要问题。因此，针对这些突出问题，需要结合中国国情加强院前急救和预警，包括制度、流程、技术和设备的支持，根据急诊成批伤的特点，加强对急救应急预案进行急救模拟演练。制订演练计划、方案、角色配置、现场实景模拟实施急救，医务科、护理部负责演练的组织和演练结束后的分析、总结及修订预案。

二、加强应急的技能培训

主要包括《突发公共卫生事件应急条例》（中华人民共和国国务院令第376号）、《突发公共卫生事件医疗救治体系建设规划》（国办发〔2003〕82号）、《传染病防治法》[中华人民共和国主席令（第15号）]、《国务院关于全面加强应急管理工作的意见》（国发〔2006〕24号）等法律、法规；急救医学知识包括CPR、创伤救护技术技能（创伤现场救护、止血、包扎、固定、搬运等）、意外伤害（交通事故、触电、溺水、急性中毒、烧伤、烫伤等）救护处理、急危重症患者的急救技能；急危重症患者的急救技能；突发事件应急预案；群体伤病员处理流程；传染病的消毒隔离知识和上报流程；自然灾难、意外事故状态下自救互救技能；心理素质培训以及怎样联络报警，怎样接近伤员等。各种抢救仪器、设备熟练使用和抢救技术操作，呼吸机、监护仪、简易呼吸气囊、输液泵使用，吸痰、吸氧、输液、输血、气管插管、洗胃、动脉采血等操作。要制订培训计划和编写培训教材，要有考核标准和奖惩措施，确保培训实效。

三、模拟演习

模拟训练可以提高应急队伍的救治水平和反应速度，各种预案只有在反复演练中才能确保启动时顺利实施。演练形式包括紧急集合出动、模拟意外事故现场抢救、模拟启动各级预案等。通过演练不仅可以使大家了解、掌握预案，还可以检验预案是否合理、科学、全面，以便及时进一步修改完善。建议每年进行应急模拟演习，提高医务人员综合应急处理能力。

四、突发公共事件演练方案

突发公共事件紧急医疗救治演练脚本

1．演练目的

2．演练时间

3．演练地点

4．演练主题

5．组织领导

总指挥：

副指挥：

成　员：

指挥室：

6．各组主要任务与责任部门见表23-1。

表23-1　突发公共事件各组主要任务与责任部门

主要任务	责任部门	责任人	联系电话
总指挥	院部		
预案启动、现场抢救指挥	院部		
现场设备、物资、信息、财务、后勤指挥	院部		
现场协调、组织抢救、职能部门及医生召集	医务科		
检验、检查安排与协调	门诊部		
护理人员组织、调集、患者护理、抢救、转运	护理部		
检伤分类、登记	外科 急诊医学科		
危重症患者抢救	急诊医学科		
较重患者诊治	内科 外科		
轻伤员诊治	外科		
信息畅通	信息科		
挂号、住院	财务科		
设备、耗材	设备科		
药品供应	药剂科 采购中心		
工人组织、转运床、轮椅、担架、广播	楼宇		
电力保障、设备及物资搬运	总务		
标本采集、流调、院感指导	院感科		
车辆调度、信息平台通知	院办		
现场秩序、院门通畅、车辆管制	保卫科		
宣传报道、志愿者组织	党办		
组织实习生	科教科		

7．演练过程　全体参演人员整队进入急诊大厅，总结演习情况，领导讲话。

8．演习工作要求

（1）各部门、各科室应充分重视此次演练工作，确保演练质量。

（2）各演习部门应服从演习领导小组统一指挥，完成预设科目演习，不得擅自行动。注意集结时间按要求到位。

（3）演习人员确定后，无特殊情况不得调换，并加强演练的配合。

（4）各参演科室应负责各自参演物品、模拟伤员的准备。

（5）演习结束后，各参演科室应根据演练领导小组点评情况，认真进行总结，分析存在问题，找出不足，提出整改措施。

第五节　应急物资和设备储备

抢救物品管理是急诊医学科质量管理的重要指标，随时保持完好的应急状态，急诊医学科、供应室、器材库房应有部分物品的储备。

一、医院应制定应急物资管理制度

1. 应急物资必须分区、分类存放，定位定量，建立专账，专人管理。

2. 每月最后一天对各类物资进行检查和更新，防止失效，确保物品设备处于备用状态。检查人员每次检查时要进行详细记录，并留存备查。

3. 应急物资的调拨由应急办公室统一调度、使用。根据“先近后远，满足急需，先主后次”的原则进行。建立与其他部门物资调剂供应渠道，以备物资短缺时，可迅速调入。

4. 每次使用后需填写使用清单备案，并根据备用基数及时添加，以备下一次使用。

二、器材与药品

（一）内容

包括“五机八包”和急救药品。

1. 器材　按中华人民共和国和国家卫生健康委员会规定急诊医学科应备有“五机八包”。“五机”为呼吸机、心电图机、电动吸引器、电动洗胃机和除颤起搏器；“八包”为腰椎穿刺包、气管切开包、静脉切开包（深静脉穿刺套装）、清创缝合包、输液包、输血包、导尿包和胸腔穿刺包。

2. 药品　急救药品主要包括中枢神经兴奋药、升压药、降压药、强心药、利尿及脱水药、抗心律失常药、血管扩张药、解痉药、镇静剂、镇痛药、解热药、止血药、解毒药、止喘镇咳药、激素类药物、局部麻醉药、纠正水电解质紊乱和酸碱平衡失调药剂、抗菌药物等。

（二）设备管理制度

在急诊医学科管理工作中，安全管理和维护仪器设备有重要的作用，相关仪器检测与调节影响着危重症患者的病情和生理功能。急诊医学科有着较多的危重症患者，随机性强，在短时间内需要紧急使用急救仪器，若是仪器存在隐患，则会延误救治，无法及时抢救，需要加强管理急救仪器的安全。

1. 加大宣传急诊仪器设备的作用

（1）医护应对急救仪器设备加大重视度，掌握各类仪器的安全指数，从容地应对突发事件。护士长统领着急诊医学科室的仪器设备，因此需要先开展专业化的培训工作，熟练地背诵急救仪器使用方法、阅读说明书和注意事项、保养方法等，帮助护士及时地排除故障。

（2）医护需要实施风险意识教育，使大家能够加强风险意识。明确掌握使用仪器设备的特征，杜绝有侥幸心理出现，防止发生纠纷。医护在使用急诊医学科的仪器设备时，存在着随机性。由于急诊医学科的患者多，因此就诊次数有着不确定性。可能有抢救仪器集中使用在多名患者身上的情况。同时也有紧急性和危险性，抢救患者分秒必争。因此，若是在抢救过程中仪器设备出现运行故障，无法从其他科室调配，要保证仪器始终是正常状态。使用故障急救仪器有着较大的风险，若是在操作中违反要求，则会威胁到患者的生命健康，并且也会损坏仪器。

（3）健全仪器设备的管理体制和应急措施。若想使仪器管理工作有章可循，有法可依，则需要先健全管理急救仪器的制度。制定应急预案，妥善处置突发情况。构建急救仪器的档案，如操作指南、操作手册和账务信息。正确地记录仪器设备运转和维修的时间、内容，同时要做好维护性工作，为评估仪器的性能提供参照。

2. 完善管理仪器体制

（1）实施专人管理急诊医学科室：可设置独立的管理仪器人员专门负责管理和维护急诊医学科室仪器设备，同时要掌握设备的运转情况，若是发现仪器设备出现问题，要及时进行汇报处理。并且要填写使用仪器记录单，急诊仪器设备需要配备使用登记单并悬挂在仪器设备旁。登记内容有产生故障的情况、处理情况以及运转情况，同时也要检查使用仪器的环境，保证使用的仪器设备能够安全地运转。

（2）完善管理仪器档案：购置新的仪器，急诊医学科室和设备科室需要各自构建档案卡，分别对仪器编号，确保与档案设备符合。档案卡记录仪器的价格、名称和保修时间等，使用仪器的说明书需要放置在管理仪器的人员手中。

（3）在交接旧仪器时，确保无仪器丢失的情况，同时也能够应用在抢救患者过程中。使用的仪器需要观察其工作状况、外表、温度和仪器的声音等，当仪器有报警声音出现时，要查明原因。若仪器工作异常，则应及时地向护士长汇报，确保尽早排除故障，若无法排除故障，要立即更换设备。

3. 加强培训医护使用仪器设备的操作　当购买新型仪器设备时，厂家需要分批培训医护人员，保证医护人员能够对仪器设备的性能熟练地背诵，从而进行患者抢救。同时也需要制定设备使用的注意事项、操作流程，在使用中观察急诊仪器设备运转情况，一方面要观察仪器设备的数值；另一方面要按照患者病情开展分析，如果发现仪器产生问题，则要及时查找原因，进而解除故障或者邀请设备维修人员解决故障。在使用后，也要对仪器设备进行保养和消毒，同时也要对护士开展定期的计划考核，确保考试成绩和薪资有联系，加强护士工作的责任心。急救仪器设备操作情况决定着患者的生命安全，同时也影响着设备的使用时间，因此培训工作人员操作急救仪器设备技能有着重要的作用。在试用新仪器设备前，医护人员需要开展系统性的培训工作，包括仪器设备的消毒、性能和故障处理等流程。在培训后要开展考核工作，需要由科主任、护士长决定如何开展考核工作。当医护经过培训后才可上岗，如果未合格，则要进行二次培训。

4. 记录外借仪器　通常情况下，急救的仪器设备不会外借，但若是在特殊情况下，将仪器设备外借时，需要急诊医学科的护士长同意，同时要标明借用的科室、人员以及设备名称等。在归还时，需要由护士长或管理仪器设备的人员验收仪器设备的配件功能，避免有配件丢失的情况出现。

5. 实施规范化管理　构建急诊医学科室仪器设备管理的规章制度与流程，实施规范化管理。在选购仪器设备时，应根据急诊医学科的需求，明确采购的设备参数与性能质量，防止采购的仪器设备不符合要求。在采购仪器设备前，需要开展调查论证工作，货比三家，询问买家购买仪器设备使用情况，保证仪器设备能够快速地完成相关工作。当仪器设备运送到急诊医学科后，医院设备管理部门和科室负责人需要开展验收工作，保证核查正常方可签收。

6. 保养急救仪器措施　为保证仪器的工作环境优良，降低故障率，需要延长仪器设备的使用时间，进而使仪器设备的测量更加精准，并且要构建完整的保养体制。

（1）清洁和消毒仪器设备：每天需要定时擦拭仪器外壳，确保能够清理灰尘。同时需要使用碘液对含有血液的仪器进行消毒，并且使用酒精反复擦拭血氧传感器，将使用过的袖带进行清洗，然后晾干备用。

（2）对管道进行消毒：需要对呼吸机、传感器、雾化管道等进行消毒。在使用后需要送至供应室进行消毒灭菌。

（3）对相关仪器部件进行消毒：相关仪器部件指监护仪、导线喉镜等，使用酒精擦拭仪器部件，然后放到无菌柜备用。

（4）需要对急救仪器实施全面性的维护：要检查重要的零部件，如探头、传感器和测试卡等，及时地开展清洁，查看这些配件是否有损坏或缺失，并且要纠正仪器安全，检查用电情况。查看插头是否松动，地线接触是否良好等。工作人员也需要查看抢救车、抢救船等是否符合要求，吸氧、吸痰装置的完整性，检查情况要登记在维护本上。

7. 使用仪器注意事项　仪器的工作环境需要有较好的通风条件、温度和湿度，可控制在指定的范围内稳定供电的电压，防止有强光射到仪器设备上，避免有磁场或强电场的干扰。在监护室内部可使用功率大的手机，仪器设备在运转工作中，工作人员要巡查仪器设备工作的温度、声音。工作人员也要认真记录使用仪器的数据和情况。各仪器的操作方式和使用情况存在差异，某些仪器包含多种组合和功能，各仪器操作说明应根据仪器要求进行使用。仪器的工作人员需要在开展工作前进行集中培训工作，保证医护人员能够熟练掌握保养知识和管理体制。谨记呼吸机等多种仪器的操作方法、使用流程和性能等。工作人员也需要通过培训考核，才能开展实际的操作。

（三）物资储备目录（表23-2）

表23-2 应急物资储备目录表

序号	名称	检查	检查	检查	检查
	一、手术装备				
1	气管切开手术器械包				
2	静脉切开包				
3	清创缝合包				
	二、急救装备				
1	多功能除颤监护仪				
2	临时人工起搏器				
3	电动吸引器				
4	呼吸机				
5	急救呼吸机				
6	心肺复苏器				
7	呼吸气囊				
8	胸腔闭式引流瓶				
9	输液泵				
10	氧气瓶40L				
13	小氧气瓶				
11	困难气道管理车				
12	急救药箱				
14	监护仪				
15	听诊器				
16	血压计				
17	面罩				
18	导尿包				
19	一次性电极				
20	血糖仪＋配套				
21	电筒				
22	现场急救分诊卡				
23	接线板				
24	无菌手套、口罩				
25	一次性手套				
26	胸带、腹带				
27	约束带				
28	扳手				
29	一次性吸引器连接管				
30	专用输液泵皮条				
31	氧气表				
	检查者签名				

序号	名称	检查	检查	检查	检查
	三、检查装备				
1	心电图机				
2	便携式B超机				
	四、防疫防护装备				
1	喷雾器				
2	防护面罩				
3	防护眼镜				
4	N95口罩				
5	隔离衣				
6	手消毒剂				
	五、其他装备				
1	担架或推车				
2	平板				
3	大、小夹板				
4	颈托				
5	普通、弹力绷带				
6	棉球				
7	大纱布				
8	中纱布				
9	烫伤敷料				
10	输液架				
11	止血带				
12	皮肤消毒液				
13	各种型号注射器（40/20ml）				
14	输液盘全套（含砂轮）				
15	砂袋				
16	胃管				
17	BD浅静脉置管针				
18	中心静脉置管针				
19	吸氧鼻塞				
	检查者签名				

（沈君华　陈建荣）

第二十四章　急诊医学与医学伦理学

随着医学的发展，“以疾病为中心”的医疗模式已无法满足社会的需求，如何更人性化和理性化地为患者服务受到广大医务工作者的重视。因此，医学伦理观念逐渐被引入临床实践中。医学伦理学研究同时具备提供道德知识的目的和指导道德实践的目的，追求和体现理论和实践的有机统一，是构建和谐医患关系的重要途径，对临床工作及医院管理起着指导、规范的作用。近些年来随着医患关系的紧张加剧，医务人员面临的各类投诉和诉讼案件层出不穷，各种伤医事件也时常见诸报端。而急诊医学科作为医院中抢救危重症患者的主要场所之一，急诊医学科的医务人员经常面对的患者病情复杂，发病情况紧急、病情凶险，且患者的随机性也较大，在进行诊疗和抢救患者的同时，更是经常面临着处理复杂的伦理问题。因此，研究急诊工作实践中所涉及的伦理问题对于寻找缓解医患纠纷、改善医患关系、维持医疗秩序、构建和谐的医患关系显得尤为重要。

第一节　急诊医学的特点

急诊医学与其他临床学科相比，具有以下鲜明的特点。

一、具有鲜明的时间特性

对急诊医学而言“时间就是生命”，不论院前急救、灾难现场紧急医学救援、还是院内急诊，所面对的疾病往往发病急、病情变化快，死亡率高。因此，急诊医学特别重视时效性，推崇早期识别、早期干预，要在第一时间发现并判断出威胁患者生命安全的隐患并给予及时处理。急诊的医护人员需要掌握牢固的基础知识，娴熟抢救技术，且反应迅速，抢救程序科学、合理、简洁，能够在短时间内实施确切的诊疗措施。此外，还需要急诊医学科组织结构布局合理，科学管理，抢救仪器设备始终完好在位。

二、急诊医学的广泛性

首先，急诊疾病谱非常广泛，急诊疾病涉及所有的系统和器官，临床医学的大多数最新先进技术都在急诊抢救中得到广泛应用，并取得良好效果。急诊医学已成长为一门从专业知识、临床思维、诊疗技术等方面与各传统专科相互交叉且具有自己独特的鲜明专业特征的医学新专业，也是当今最具发展潜力、最有光明前途的学科之一。急诊医学不以传统学科所依据的按系统划分作为分科基础，而是以提供及时的紧急医疗救援服务作为自己的根本任务。要求医务人员一定要全面掌握急救知识和技能。另外，急诊医学的服务范围广泛，不只局限于院内，而是涵盖了院前急救、灾难医学、院内急诊及加强治疗等领域。

三、具有很强的社会属性

急诊医学服务体系涵盖了院前急救、灾难医学、院内急诊及加强治疗等领域，直接面对突发事件，是一个复杂的系统工程，不仅反映一个地区的急救医疗水平，还反映这个地区的社会治理能力、社会发展和文明程度。近年来，突发公共卫生事件频发，包括生产安全事故、人为恐怖事件、自然灾难事件、重大传染病事件、重大食物和职业中毒事件等。对于这些突发公共卫生事件的处置，院前急救和灾难现场紧急医疗救援已成为急诊医学重要的工作内容。因此，要求急诊医学科医师应有较强的识别并应急处理突发公共卫生事件的能力，提高对突发公共卫生事件患者的救治能力，及时预防重大传染病疫情的流行和蔓延。

四、急诊工作的复杂性强

急诊医学所涉及的领域广，远超过其他临床医学专业，疾病复杂，许多疾病表现不典型，极其容易误诊漏诊；病情严重程度复杂，危重症与一般病情的患者可能同时接诊，随机性大、可控性小，从管理角度上，很难做到医务人员的合理安排。患者结构复杂多变，既有老、幼、孕等特殊人群患者，也时常面对一些“三无”人员、吸毒人员、犯罪人员、自杀自残人员等，同时在我国，由于大量非急诊患者到急诊医学科就诊，占用大量急诊资源，更增加了急诊工作的复杂性。急诊医学临床思维和临床决策也具有特殊性，这要求急诊医师在资料和时间有限、病因诊断不明的情况下，针对目前最可能致命的最严重问题，同时注意寻找急性加重的诱因，采用最简捷、最有效的措施，在最短的时间内做出合理的处置，为进一步专科治疗赢得时间和机会，待生命体征平稳后再进一步地寻找病因，有针对性地进行治疗。

五、急诊工作劳动强度大

急诊医学科需要每天24小时不间断提供急救服务，任务重、责任大。急诊医务人员需要经常处理不同的突发事件，应对不同患者的各种诉求，每天都要跟许多部门、各类人员交流沟通，不仅要处理好医患关系，还需协调部门之间的关系，处理各种复杂人际关系，包括医护关系、医医关系、与上级领导或其他科室同事关系等，加之长期处于紧张繁忙的工作环境中，精神高度紧张，容易产生身心疲惫感。因此，从事急诊医学工作，必须具备很强的团队精神与合作意识，否则工作的效率将受到极大的影响，甚至容易导致医疗差错，产生医疗纠纷，最终加剧医患关系紧张。

总之，基于以上急诊医学的特点，要求急诊从业人员应具备广博的知识面、良好的身体素质、强大心理承受力与沟通能力、团结协作的精神，同时在伦理上也对急诊医务人员提出了特殊要求。

第二节　医学伦理学研究的内容与原则

随着科学技术的进步、医学模式的转变，不仅传统医德的生命观念受到极大的冲击，而且全社会对医务人员的职业道德也提出了更高要求，同时因“高技术—低情感”导致的医德问题在一些单位还比较突出；因此，在新时期应重视医学伦理的研究，加强医务工作者的伦理学教育。医学伦理学主要研究的是医务人员的医德意识和医德活动，它既涉及医学中的伦理问题，又涉及伦理学中的医学问题，是运用一般伦理学原理研究和指导医学领域中的道德关系、道德现象、道德问题和道德建设的学说和理论。急诊医学与其他临床学科相比具有鲜明的特点，同时急诊医患关系与其他专业呈现显著的不同，且医患纠纷高发，其中一些纠纷涉及伦理问题。急诊医务工作者不仅要考虑如何给予患者最优化的治疗，还要正确运用医学伦理学方法处理遇到的伦理问题，以减少医患纠纷的发生。

一、医学伦理学的研究内容

（一）医学伦理学主要研究医德关系，包括医患关系、医际关系和医社关系

1. 医患关系　即医务人员与患方之间的关系，是基于社会主义道德建立的契约与信托关系。医务工作者应尊重患者的权利，救死扶伤、防病治病，实行社会主义的人道主义，一视同仁地为患者提供医疗服务；患者在接受医疗服务过程中，应尊重医师的劳动，如实提供与病情有关的必要信息，密切配合诊治。

患者的权利主要包括：①基本医疗权。②知情同意权。患者有权了解自己的病情、诊疗方法、手段、效果、风险、预后等方面的权利；有权知道负责其治疗的医生的身份、专业、地位；有权查阅、复印病历资料；有权了解详细的医疗费用情况等。③保护隐私权。医务人员应保护患者的个人隐私，如身体和精神缺陷、传染病史等。但如果保护患者的隐私权将给患者本人、他人或社会带来较大的危害，医务人员可以超越患者的权利要求。④监督医疗权。⑤医疗选择权。⑥免除一定的社会责任权。⑦医疗诉讼权。医疗机构及其医务人员在医疗活动中，违反医疗卫生管理法律、行政法规、部门规章和诊疗护理规范、常规，其过失造成患者人身损害的医疗事故时，患者有权提起诉讼。

患者应当遵守和履行的义务包括：①遵守医疗的各项规章制度，接受医院的相应管理。②尊重医务人员的人格及工作。③积极配合医疗服务，严格遵照医嘱进行治疗。④接受强制治疗义务。患有传染性疾病时，患者应按照法律法规的要求，主动接受强制性治疗。⑤交纳医疗费用的义务。⑥防止扩大损害结果发生的义务。发生医疗事故或医疗差错后，患者应采取积极措施，避免损害结果的扩大，否则患者的扩大损失部分得不到法律的支持。同时，患者还负有支持医学生学习和医学发展的道德义务。

随着社会的发展，患者的要求也呈现多元化、多层次趋势，医患关系由最初的“主动-被动型”为主，逐步发展为以“指导-合作型”或“共同参与型”的医患关系为主

流，这期间医患关系也出现了不合作、不协调乃至发生严重冲突和医疗纠纷的现象。另外，随着科技的进步，部分医生过分依赖医疗设备，忽视了医患之间的感情、思想交流，出现了将疾病和患者分割开来、将自然的人与社会的人、生理的人与有思想和有情感的人割裂开来的物化趋势，不仅增加了患者的经济负担，还为医患纠纷的发生埋下了隐患。

2. 医际关系　即在为患者服务的过程中，医疗卫生单位内人员，包括医生、护士、医技人员等医务人员相互之间、医务人员与后勤人员之间，以及行政管理人员之间的人际关系，它是医疗卫生单位内部人员相互关系中的医德现象，也需要道德的调控。所有医务人员都应共同遵循社会主义医德基本原则，坚持"救死扶伤、防病治病，实行社会主义人道主义，全心全意为人民健康服务"，此原则揭示了医学实践活动的本质和规律，明确地指明了医务人员服务的宗旨和目的，也是建立良好医际关系的基础。

3. 医社关系　指在社会发展过程中，出于对人类整体健康的维护，在医学家、医疗卫生单位乃至整个医学界与社会公众、社区乃至政府之间发生的具有道德意义的社会关系。通过这种关系，医学向社会扩展了自己的责任，社会为医学的发展提供了支持，规范了其发展方向和目标。传染病预防、流行病调查、职业病防护、疾病普查等，都需要医务工作者深入社会，与社会各阶层、各行业、各部门的人广泛接触和联系。随着社会的进步和发展，医务人员行为的社会性愈发突出，医务人员的社会责任日益加重，直接影响社会公益，医务人员的社会地位在不断提高，医务人员行为选择的示范作用影响深远。同时，随着社会发展和人们生活水平的提高，社会公众群体对医学的期望也在增加，要求医学不仅仅是技术，而更应该是艺术；要求医疗服务不应该成为奢侈品，而应服务于大众；医学应该参与生活、融入社会。因此，研究调整医社之间关系的道德规范，建立和谐的医社关系具有十分重要的意义。

（二）诊断伦理

1. 诊断的伦理准则　医生首先通过病史采集、体格检查以及各种辅助检查等方式收集患者的病情资料，然后将资料进行整理、分析和归纳，从而对疾病做出诊断。在疾病的诊断过程中，医生要同时遵循及时、准确的准则。

（1）及时准则：医务人员要尽早对疾病做出诊断。早诊断、早治疗不仅有利于患者尽快康复，还可减轻患者负担。

（2）准确准则：医务人员要充分地利用现实条件，认真地做出符合病情实际的诊断。准确准则的要求包括：①树立科学的诊断目的：准确准则是对医务人员在诊断方面即认识疾病正确程度方面的要求。要求医务人员必须从诊疗活动的总体上去把握和理解准确准则，树立正确的诊断思想为治疗服务的目的，即准确的诊断是手段，而不是目的，是为正确有效的治疗服务的。②充分利用现有条件：医务人员应首先根据患者的病史、体格检查、最基本的物理检查等方法考虑患者的初步诊断，并积极地利用其他技术手段，尤其是要充分合理地使用医疗适宜技术，采用循证医学等方法来提高诊断准确度。在利用现代诊断条件时应综合考虑、慎重选择，不可过度检查，以免增加患者的经济负担，造成医疗资源浪费。③严肃认真地做出判断：医务人员在获取患者的临床资料后，要严肃、认真、细致地进行分析研究思考后，再做诊断结论；杜绝主观臆断、漫不经心的工作作风。

2. 问诊的伦理要求

（1）举止端庄、态度和蔼：患者对医生的信任，是医生全面、准确地获取临床资料的重要前提，医务人员衣冠整洁、举止端庄既是对自己、对患者的尊重，又有利于获取患者的信任。态度和蔼可亲，不随意打断患者，不表现出不耐烦的情绪，这样可以缓解患者的紧张心理，有利于患者倾诉病情，更好地帮助医生获得全面、准确、可靠的病史资料。

（2）语言得当、通俗易懂：问诊是获取患者疾病信息的重要途径，是做出正确诊断的前提和保证，直接关系到是否能及时做出合理的诊疗措施。因此，高质量的问诊非常重要。由于医生遇到的每位患者的文化程度可能不同，他们对语言的理解能力也存在差异，在问诊时应根据患者的具体情况选择能被患者所理解的语言与患者沟通，也是医务人员在问诊时应尽的伦理义务。同时，坚持问诊时语言得体，避免使用生涩、侮辱、有可能产生歧义的语言等也是问诊的基本伦理要求。

（3）专心致志、慎言守密：问诊时医务人员要围绕与判断疾病相关的情况进行询问，要全神贯注、精力集中、认真仔细倾听。同时，为了诊治疾病，患者会毫无保留地向医生倾吐自己的一些秘密和隐私，这是患者对医务人员的信任，医务人员应严格为患者保守秘密，不向无关人员泄露患者的隐私，这既是伦理学上的要求，也是法律上对于患者隐私权保护的要求。

3. 体格检查的伦理要求

（1）尊重患者：在体格检查过程中，医务人员应维护患者的自尊，尊重患者的人格。应根据诊断的必要，有针对性地依次暴露和检查特定部位，在检查异性、畸形患者时态度要严肃、庄重，检查敏感部位时应与患者语言交流以转移其注意力，男性医生在给女性患者进行特殊部位体格检查时还需要有护士或第三者在场。

（2）全面、认真：在体格检查过程中医生要按一定的顺序全面、仔细、认真检查，不遗漏任何部位和内容，不放过任何疑点，对重点部位甚至要反复仔细地检查，做到严肃认真、一丝不苟，以免造成漏诊和误诊。

（3）关心体贴：在体格检查中，医生既要认真细致，又要不增加患者的痛苦。体格检查时医生的动作要轻柔，手法要做到轻、准、稳、快，同时还要关注患者的需求，体贴关心患者，减轻患者的身体和精神痛苦。在给畸形或者具有生理缺陷的患者体格检查时，医务人员要关心和体贴他们，还需要注意周围环境，避免无关人员的围观议论，注意做好患者隐私的保护。

4. 辅助检查的伦理要求　医务人员在疾病的诊断过程中，经常需要依赖辅助检查的帮助，包括实验室检查、影像学检查和其他特殊检查，在辅助检查中需遵循以下伦理要求。

（1）目的正当，科学合理：医务人员应当根据诊治的需要选择合适的辅助检查，选择检查项目还应考虑患者的耐受性，通过简单安全的检查能解决问题就不选择复杂或存在一定风险的检查，尽量避免做一些不必要的检查。医务人员不得受经济利益驱动而进行过度检查、或者是为了科研需要而开展与疾病无关的检查。同时，医务人员也不能因为怕麻烦、图省事，不给患者实施必要的辅助检查。

（2）遵守知情同意：医生确定了需要进行的辅助检查后，一定要向患者或亲属详细介绍该检查的目的、意义、费用、可能存在的风险等，待患方理解并表示同意后方可进行检查，尤其对一些比较复杂、费用昂贵或存在一定危险性的检查更应该取得患者的理解和同意。当遇到一些患者因各种原因拒绝必要的辅助检查时，医务人员应耐心地向患者进行解释、劝说，以免耽误疾病的诊治。

（3）综合分析，相互协作：医务人员在诊疗工作中，对辅助检查的结果一定要综合分析，要结合患者的病史和体格检查全面考虑，避免辅助检查存在的局限性，以便做出正确的诊断，不应片面夸大辅助检查的诊断价值。当辅助检查的结果与临床表现不一致时，临床医生应当同医技人员相互协作，通过沟通达成共识，以便更好地共同完成对疾病的诊断。

二、治疗伦理

1. *治疗的最优化准则* 最优化准则是指医务人员在选择和实施治疗方案时，应尽可能选用代价最小、伤害最轻、同时可取得最大效果的治疗方案。医务人员应严格遵守医德规范，在治疗中贯彻最优化准则。

（1）治疗方法的最佳化：医务人员应依据患者所患疾病的性质、患者的意愿、医院和医务人员的自身条件、患者的经济状况和可利用的医疗卫生资源等因素，选择痛苦小、副作用少、费用低、能尽快达到治疗目标的方法，使患者受益大而付出代价小，包括身体、心理、经济等代价。需要注意的是，最佳的治疗方法是相对的，是在一定的医学发展水平、现实条件的基础上，与其他方法相比较而言的，它可能会随着科学技术的进步发生变化。

（2）医疗服务的最优化：最优化原则不仅要求治疗方法的最优化，对治疗服务也要求最优化，有一些治疗方法虽然达到了治疗的目标，但其实施过程还存在不足，如穿刺未能做到稳、准、轻、快，或者手术中发生了失误，给患者增加了痛苦，延长了患者的住院时间，增加了患者的经济负担，尽管最终患者预后很好，也不能认为是最优化的医疗。总之，最优化准则体现了医务人员对患者全面负责、周到服务的高尚品质，是最大限度维护患者利益的有效保证。

2. *药物治疗的伦理要求* 医务人员在实施药物治疗过程中应遵循药物治疗的伦理要求，包括以下方面：

（1）认真负责，安全有效：医务人员在用药治疗前，一定要认真学习药物的适应证、禁忌证、常见不良反应，以及不良反应的处置方法，不得随意扩大药物的使用范围，掌握在安全有效的范围内，针对一些效能高、安全范围窄、排泄较慢的药物，务必在用量上要加以严格掌握。在药物治疗中还应注意观察药物的近期疗效和远期疗效，并密切关注药物的毒副作用，防止用药差错，保障患者的用药安全。

（2）对症下药，因人施治：医务人员应根据患者的具体病情选择相适应的药物进行治疗。开展药物治疗之前，应当首先明确疾病诊断、药物的使用方法、药物的适应证与禁忌证、药物常见不良反应，以减轻患者病痛，防止并发症的发生。另外，医务人员还应具体问题具体分析，包括患者的年龄、体重、体质、重要脏器的功能、用药史以及对药物反应的差异性等，根据患者的具体病情变化掌握好药物的剂量。最后，医务人员不得受经济利益驱动而进行过度治疗、或者是为了科研需要而开展与疾病无关的治疗，不得随意增减药物加量，改变用药途径。

（3）合理配伍，适时调整：许多药物都可能存在一定的不良反应，医务人员在用药时一定要趋利避害，要充分发挥药物的治疗作用，尽量减少和避免不良反应。使用药物要规范，疾病能够使用单种药物治愈时就不应联合使用其他药物，必须联合用药时，也应根据药理特性合理配伍，既要提高药物治疗效果，又要避免药物的毒副作用，从而有利于患者尽快康复。

3. 最优化准则的伦理意义　最优化准则本质上是一项技术原则，但随着技术手段的正确选择和运用，最优化准则体现出医务人员对患者的高度负责、真诚关爱，因而也就具备了伦理学的意义。

最优化准则从选择最佳治疗方案的各个决策环节对医务人员提出了总体目标和要求，通过引导正确的诊疗实践，进而使患者获取最佳的疗效，充分体现了全心全意为人民健康服务的医学宗旨和价值目标，已成为追求和落实医学宗旨和价值目标的指导原则。另外，为了达到最优化准则要求医务人员掌握医学新技术、新方法、新药物，对患者的病情有充分了解，既要有良好的医术，又要有良好的医德，最大限度地关爱患者、维护患者的权益，使患者得到完美的诊疗效果，将减少痛苦和避免过度医疗有机地结合，体现了对患者高度负责、高度关爱的医学人道主义精神。

第三节　急诊医患关系的特点

医患关系是医疗实践中最基本、最重要的关系，建立良好的医患关系是保证医疗工作进行的必要条件。近年来，医患关系日趋紧张，有关医闹或伤害医务人员的恶性事件时常见诸报道。急诊医学科作为医院的窗口科室具有自身特点，因而急诊医患关系与其他专业呈现显著的不同，主要包括以下几个方面。

一、医患关系脆弱，易产生医疗纠纷

急诊医学科建立医患互信的客观条件（时间、空间条件）受到极大限制，造成双方互不信任、互相提防的现象比较普遍。因此，医患关系脆弱，极易产生医疗纠纷。首先，急诊医学科经常会遇到病情严重且复杂、诊断未明、短时间内有多个急诊患者涌入等情况，医护工作者在来不及与患者家属有效沟通的情况下就要立即对危重症患者进行救治，造成急诊医学科医护人员的工作量非常繁重，常常无过多的精力去做好与患者

的沟通，从而导致医患沟通不充分或不到位。另外，由于急诊相对特殊的诊疗环境，有时无法对患者进行详细的问诊和查体，急诊医生可能因忙碌而忽视患方的想法，这会导致患者产生不被重视的心理感受，从而质疑急诊医生的诊疗方案，进而导致医患矛盾的产生。其次，因医疗卫生服务专业性强且复杂，患者对医学知识和相关医疗信息比较缺乏，医患双方处于信息不对称的位置上，患方在没有从医生处得到信服的答案时，有时会通过网络查看医生的诊断“对不对”，用药“对症不对症、适应证、禁忌证、副作用”等，甚至把身体出现的某种不适认为是医生开具的某种药物引起的。最后，由于患者和医务人员之间对医学的认识存在巨大差异，对疾病的转归也存在不同的理解，医方认为有效果，患者认为无效果，对于患方来说，就是“钱花了，病没好”，因此极易诱发纠纷。

同时，患者与一些医务人员的主观因素也容易导致医疗纠纷的产生。急诊医学科的工作环境对比其他科室更加紧张、忙碌，这导致急诊医生的心理压力大，容易产生烦躁情绪，在与患者及家属沟通的过程中可能会出现态度生硬、言语不当等情况，容易引发医患矛盾。一些疾病的病因复杂多样，病情发展快速、预后差，导致有的患者家属焦急、易怒，对治疗的效果期望值过高，忽视了疾病本身的特点，一旦出现低于患者预期效果的情况，便指责辱骂医务人员。有的患者家属甚至不配合医生，拒绝必要的检查，耽误了最佳治疗时间，把患者的死亡推卸给医护人员，容易引起医患纠纷。

二、影响急诊医患关系的因素复杂多样

急诊患者一般具有以下特点：处于疾病的早期阶段，影响疾病转归的不确定因素多；危重症患者在做出明确诊断前就需要给予医疗干预；就诊患者常以某种症状或体征为主导，而不是以某种病为主导，增加了即刻明确诊断的难度；病情轻重相差甚大，病种复杂多样，从伤风感冒到心搏、呼吸骤停都有可能存在，突发意外情况的概率大；患者和家属对缓解症状和稳定病情的期望值高，一些患者因突发疾病或意外事件来就诊，其本人或家属均没有做好充分的思想准备，他们往往都认为自身病情最紧急、最重，希望能立即得到诊治。但无论何种病症均有轻重缓急，急诊医学科医生在对危重症患者进行抢救时，无法同时对一些轻症患者进行诊治，加之患者对自身病情的状况、严重程度、治疗效果不了解，这就会导致部分患者或家属对急诊诊疗过程产生不满，认为自己未得到及时有效的救治，一旦患者出现不良预后，则易导致纠纷。以上各种情况都可能成为引发医患矛盾的因素。急诊抢救费用也是影响医患关系的因素之一。患者在抢救过程中经常需要使用到多种急救医疗器械，治疗费用通常较普通门诊高出很多，在一定程度上增加了患者的经济负担。在抢救完毕收取费用时，部分家属会以事先没有告知为由拒绝支付，特别是若抢救失败患者死亡时，不仅费用难以收取，甚至产生医疗纠纷。因此，在抢救危重症患者时，要充分考虑社会和家庭的经济承受能力。这也是目前难以解决的、涉及医学伦理学的问题。

三、医患纠纷表现形式对医务人员的危害大

由于急诊的特殊性，相较于其他专科容易产生医患矛盾，一旦产生医患纠纷，有的可能会诉至法律，要求巨额赔偿，给医务人员造成极大的心理负担；有的患者向上级投诉，或偷偷录像、录音、拍照，或通过网络制造舆情，给医务人员造成严重的心理伤害；还有一些患者及其家属可能在医疗场所吵闹，谩骂工作人员，打砸医疗设备、设施，甚至殴打伤害医务人员，不仅给医务人员造成人身伤害，还严重影响医院的正常工作。

由于急诊医学科人流量大，工作任务重，而要想缓解医患关系，减少医患矛盾的产生，需要从多方面进行努力。首先，医务人员要时刻牢记以患者为中心的服务理念，学会换位思考、急患者之所急。其次，要尊重患者，尊重和保护患者的隐私。再次，要严格遵守各项规章制度，诊疗过程要快速并尽可能准确，尽可能减少医疗差错，让患者感受到医务人员积极救治的心态。另外，要加强急诊医学科和其他科室之间的配合，为患者提供及时有效的诊疗，在第一时间救治危重症患者。最后，急诊医学科的医生要时刻保持工作热情，不断提高自身素质和专业能力，加强医患沟通，从而减少医患矛盾和医疗纠纷。最后，以上各类现实矛盾转换为伦理学问题则表现为：①知情权与保护性医疗的矛盾；②自主原则与有利原则的矛盾；③人道主义原则和制度执行间的矛盾。以上各种矛盾，如果处理不当则极易导致医疗纠纷。医务人员应学会运用医学伦理学原则来解决伦理问题，灵活地运用以下医学伦理原则：有利原则、不伤害原则、尊重原则、公正原则，把患者的利益放在第一位，灵活地运用各项原则，加强与患者的沟通，解决可能出现的医患矛盾。

第四节　急诊工作中常见的伦理问题

急诊工作环境的特殊性与急诊医患关系的复杂性，使急诊医务人员在日常工作中经常面临复杂的伦理学问题。

一、知情同意权上的伦理学问题

（一）抢救时机与知情同意权的矛盾

相关法律规定，因医疗行为引起的纠纷，由医疗机构承担举证责任。这就要求医疗机构必须尊重患者的各项权力，必须征得患者本人的同意并且需要患者的关系人或者是家属进行签字，以充分保障患者享有的知情同意权，在实施各种治疗或手术时，需重大抢救、特殊检查、特殊治疗、特殊处置（转院、器官捐献、ECMO、介入、截肢）时，需取得患者或家属同意、签署知情同意书等，但这些法律法规却给急诊医护人员对于危重症患者的处理带来巨大的伦理学困境。例如，急诊工作中，患者本人可能意识不清、文化程度不高，家属及关系人难以沟通，难以在较短的时间内明白所实施的诊疗措施的

意义，患者家属拒绝签字进行相应的诊治，进而直接延误了抢救时间。医务人员只能本着先行救命的原则，因此，是否签署知情同意书就可能成为医患纠纷的隐患。而为了签署知情同意书而耽误患者的救治，既不符合伦理学原则，又不符合法律规定。

（二）面临紧急情况与知情同意权的矛盾

目前，几乎所有医院的所有的诊疗措施都需要患方签署知情同意书，这符合相关法律法规规定、医学伦理学的要求，医务人员向患方说明可供选择诊疗方案后，最终决定权在患方。当面对紧急情况时，特别是当缺乏详细的病史、检查及检验，难以对疾病做出准确的评估时，急诊医生通常会先及时告知患方必须立即给予的医疗处置措施，如果家属拒绝，则患者可能面临严重的后果；此时，不论医方是否违背患方的意愿，给予或不给予患者紧急医疗抢救，若患者病情好转，则相安无事，若患者的预后不佳，极易引起医疗纠纷。

在抢救患者过程中，医务人员可能需要采用一些对患者身体的完整性有破坏的操作，或一些治疗措施有存在一些并发症的可能，依据法律要求必须得到患方的同意。例如，患者发生上消化道大出血药物治疗无效时，需立即给予三腔两囊管压迫止血，而该操作有损伤食管黏膜和发生误吸的可能，同时患者可能会比较痛苦，而不实施此项操作，患者可能因大量出血而丧失生命。当患者家属犹豫不决、联系不到家属或其他原因不能签字时，此时是否给予急救措施，直接关系到患者的预后，也使医护人员处于两难境地。近年来，因为未签署知情同意书而未及时采取急救措施引发的医疗纠纷时有报道。因此，任何情况下抢救患者的生命应该是最重要的，而不应考虑有无患方的知情同意；但如果所采用的干预技术尚不成熟、未得到广泛的认可，则应慎重考虑实施。

（三）保护性医疗与知情同意权的矛盾

急诊医学科常会遇到一些病情危重或处于疾病终末期的患者，在救治成功希望渺茫的情况下，为了减轻患者的心理压力，患方往往要求医护人员对患者隐瞒其病情。也有部分意识清楚的患者，对于生存及疾病康复具有强烈的愿望，若是医护人员如实告知病情及可能的预后，患者极有可能无法承受，甚至造成严重后果。出于进行保护性医疗的目的，医护人员往往只对患者家属如实告知病情，而对患者则一般都会隐瞒。但从伦理学角度来说，向患者如实告知病情是对患者知情权的尊重，并且在实际工作中，向患者隐瞒真实病情，有时不仅不能使患者获益，反而使患者对医护人员产生不信任，进而不配合治疗，从而违背了保护性治疗的初衷，使医护人员处于一个两难的伦理境地。

二、生命价值与生命质量上的伦理学冲突

生命是神圣的，医护人员必须牢固树立“生命至上”的观点，竭尽全力地抢救患者的生命。但从生命质量观的角度来说，对于采用各种治疗手段也无法挽回生命，或长时间依赖仪器设备才能维持生命体征的患者，或者对于即便能挽回生命却生活质量极低的患者，患者本身拥有放弃治疗的权利。因此，按照生命伦理学的观点，在生命价值与生

命质量的取舍上，往往令医护人员难以抉择。另外，对于一些经过积极救治仍无生命迹象的患者，尽管延长复苏患者最终仍是死亡，但有些家属强烈的情感诉求坚持要求延长复苏，不肯放弃；出于对死者家属的心理安慰，适当地延长抢救时间也许不具备临床价值，却可能具有一定的社会意义，甚至可以防止一些不必要的医疗纠纷。但过度延长抢救时间却是对医疗资源的一种浪费，针对这种情况，目前我国尚没有关于终止复苏的相应法律法规文件，何时宣布患者临床死亡时间，常使急诊医生感到困惑。生前预嘱的首次立法在一定程度上可能会缓解这一矛盾。但无论何时，急诊医务人员都既要遵循“千方百计挽救生命”的职业操守，又要有科学的态度，严格按照医疗规范工作，并及时、积极与患方沟通。

三、现行医疗体制引发的伦理学矛盾

急诊医学科工作非常繁忙，医务人员相对不足，一旦突然出现大量患者集中就诊，医务人员难以提供高质量的服务，也不利于公正原则。同时，当大量患者涌入时，急诊的诊疗空间难以保证保护每位患者的隐私，造成患者的隐私权极易被侵犯。另外，目前各大医院的专科越分越细，而急诊就诊的很多重患者往往合并多个系统疾病，一旦遇到此种情况各个专科之间相互推诿、扯皮，难以收入专科救治，最终患者大部分将滞留急诊医学科，无法体现以人为本、公平原则。急诊医学科有时也会遇到大规模伤亡等突发事件，短时间内医疗资源明显相对不足，从而引发各种伦理问题：检伤分类、确定优先抢救对象与人人享有平等医疗权的矛盾；人道主义原则与放弃无效救治的矛盾；紧急救治与知情同意原则矛盾等。

医院需加强制度建设，部门、学科间统一协调，同时急诊医学科也应加强急救团队建设，完善危重症的救治流程，当急诊医学科医生在临床实践中面对越来越复杂的道德问题的情况下，急诊医学科的技术强化必须同相应的品质和细心的道德强化相结合，遵循生命权高于其他一切权利的原则，如此才能解决工作中遇到的伦理学问题。

第五节　急诊医疗工作中的伦理原则

急诊工作中遇到的各种医学伦理问题，给医务人员造成很大的困扰。如何正确认识和有效地解决这些问题，对于减少或避免医患纠纷有重要意义。2011年美国急症学会修订的“美国急诊医师的道德规范”，为审视急诊医学伦理提供了新的视角和借鉴。该规范主要包括急诊医师的伦理原则、急诊医学伦理、急诊医生的医际关系、急诊医生的医社关系等。该规范还就急诊医师的伦理基础、急诊医师的特殊职责、急诊医学的美德、急诊医患关系进行了深入详细的分析，其中特别强调了急诊医师需要具备的勇敢、正义、机警、公正、诚信、坚毅6种美德。

一、急诊医师应具备的品质和需遵守的道德原则

（一）急诊医师应具备的品质

急诊医师需具备勇敢、正义、机警、公正、诚信和坚毅6种美德。勇敢，要求急诊医师在面对各种风险挑战时勇于承担自己的责任，甘愿冒着个人风险为患者提供治疗。正义，要求急诊医师无论何时都应为患者提供最优化医疗，拒绝过度医疗。机警，是急诊医师最具象征性的美德，要求急诊医师具有处理难以预料的和难以控制的突发事件的应急能力。公正，是急诊医师最重要的品格，不论患者的身份高低贵贱，急诊医师都应一视同仁地给予救治。诚信，是急诊医师的另一个重要美德，是患者对急诊医师产生信任的基础。坚毅，体现的是急诊医师在混乱工作状况中能够保持镇静、灵活并胜任工作的心理品格，帮助医师勇于面对各种挑战，战胜放弃、失望、麻木和职业倦怠等不良情绪。

（二）急诊医师需遵守的道德原则

1. 将维护患者的合法利益作为主要的职业责任。
2. 遇到紧急医疗情况应快速、熟练地做出反应，对所有患者一视同仁、公平、公正。
3. 尊重患者的权利，努力保护患者的最佳利益。
4. 尊重患者的知情同意权，如实地与患者沟通，除非特殊紧急情况需要立即处理。
5. 尊重患者的隐私权，仅在诸如需保护他人或服从法律规定的需要或者患者同意时，披露患者隐私。
6. 公正诚实地与同事相处。当患者遇到误诊、误治或者医疗欺诈时，医生要果断行动，保护患者。

二、急诊工作中的伦理学原则

我国医学伦理学要求医务人员防病治病、救死扶伤、实行医学人道主义、全心全意为人民身心健康服务。急诊医务人员必须遵守的医学伦理原则包括尊重原则、不伤害原则、医疗公平原则、善待原则。

（一）尊重原则

急诊医务人员要尊重患者及其各项权利，包括患者的知情同意权、自主选择权和隐私权。医务人员要自律，要保护患者，杜绝欺骗和强迫。实践证明，有效的医患沟通是减少医患矛盾的最佳方法。在给患者实施急诊手术、特殊检查、特殊治疗前，医务人员要告知患方、履行知情同意，并尽可能让患方理解、配合、支持医务工作者所要采取的医疗措施，并协助患者根据自身条件选取最佳方案。当患者因各种原因无法履行知情同意权利时，应由与患者无利害冲突的监护人实施权利。在遇到特殊的紧急情况下，如

在患者生命垂危不能表达自我意志，又无家属陪伴或联系不上家属时，难以获得患方的知情同意，无法落实告知义务取得知情同意，医生应根据具体情况来做具体处置，不能一味地为了落实知情同意而延误患者的抢救。根据《医疗机构管理条例》及《侵权责任法》相关规定，因抢救生命危垂的患者等紧急情况，不能取得患者或者或其近亲属意见的，经医疗机构负责人或者授权的负责人批准，可以立即实施相应的医疗措施。因此，当遇到此类情况，医务人员应当及时向上级汇报，并提出医疗处置方案，经医疗机构相关负责人批准后实施。

急诊工作中医务人员还要尊重患者的隐私，在进行诊疗和护理时，注意遮挡患者，给予相对私密的环境；不要议论患者的隐私，注意保密原则，患者的病情以及与此相关的个人信息均应注意保密，不得擅自随意散布、公开患者的健康状况资料；但当保密义务与国家法律、法规，以及其他更为重要的义务发生冲突时，特别是当为患者保密会给他人、社会或患者本身带来不利时，要首先遵守国家的法律、法规，保密义务则要让位给其他义务。如发现急诊患者有严重的传染病并有可能传染他人时，要告知与患者密切接触的人注意防护；或者患者与通缉的疑犯有相同的特征时需及时通知警方。

（二）不伤害和有利原则

不伤害原则包括不伤害患者的身体、精神情感，不增加患者的经济负担。要尽可能做到避免伤害、除去伤害，绝不有意伤害。在急诊的医疗过程中，要坚决杜绝出现由于医务人员的疏忽或技术不成熟给患者造成伤害。急诊医务人员要精益求精，要熟练掌握各种急救技术，尽可能避免给患者造成医源性损伤，有创操作无法避免伤害的情况下，要将损伤减少到最低程度。医务人员要富有同情心，要体贴、关心患者，避免使用不恰当的语言给患者及其家人精神情感造成伤害，特别是遇到一些毫无康复希望的疾病晚期患者，医务人员要对患者实施姑息对症支持治疗，或临终关怀，要用科学的心理疏导方法，最大限度地减轻患者的精神和躯体痛苦，能够让患者在人生的最后阶段体会人间的温暖，安详地、有尊严地离开人间。医务人员应及时热心接诊患者，不拖延诊治，耐心细心解答患者疑问，合理选择诊疗方案；医务人员既要千方百计抢救生命，不能因经济因素影响医生的决策，同时又要杜绝重商主义，追求经济利益，给患者实施不必要的诊疗措施，增加患者额外经济负担。

急诊患者大多心情焦急，希望尽快得到治疗、缓解病痛，如果医院的急诊布局混乱、各种标识不清楚，则极有可能会延长患者就诊的时间，甚至给患者造成不必要的不良后果，进而导致医疗纠纷的发生。因此，医院应合理规划布局，优化诊疗流程，方便患者及时就诊。

（三）公平原则

《宪法》规定，每个患病公民都享有平等医疗救治的权力。医务人员不得以任何理由拒绝诊疗患者，任何人不能剥夺有能力和机会获得健康的人的医疗权利。经济困难、文化程度不高，儿童、孕妇及智力低下者、精神疾病患者等弱势群体都享有公平医疗的权利。医务人员应该根据患者的经济情况、文化程度、价值观、医疗风险和收益等方面进行取舍，积极引导和帮助患者做出正确选择，同时必须尊重患者的自主选择权。医务人员在诊疗过程中要坚持医疗公平原则，不能因个人好恶而违反医疗原则，在接诊较多患者时，不能因对某一患者的特殊情谊而违反医疗原则给予优先处理，忽略本应优先抢救的其他患者，使本应优先处理的患者生命处于危险之中。医务人员不能因自身的情绪波动或利害关系影响医疗判断。另外，对于特殊患者，如无主患者，乙肝、艾滋病及梅毒等疾病患者，医务人员不能拒绝提供医疗服务，也不得歧视、冷漠对待、侮辱此类患者。在急救这些患者时，医务人员还要注意保护他们的隐私，不得向无关人员散布他们的病情，并采取适当的防范措施避免交叉感染。

（四）善待原则

在救治急危患者时，医务人员有权利本着医学人道主义的原则去做无害的治疗。生命是神圣的，在某些特殊情况下，当医务人员遇到尊重患者和抢救生命发生矛盾时，应将抢救生命放在首位，“救人第一”是医生从医的第一信条，它高于也先于任何其他律令。

当遇到患者无法明确表达自己的真实意愿，并且患者本人与家属存在利益冲突，且两者就诊治方案的选择存在不一致，特别是患者家属明确表示不同意院方提出的救治方案时，医务人员要及时向医院相关负责人汇报，经过医院伦理委员会得出一致意见后，展开救治。根据国家《医疗机构管理条例》规定，医疗机构实施手术、特殊检查或者特殊治疗时，必须征得患者同意，应当取得其家属或者关系人同意并签字。无法取得患者意见又无患者家属或者关系人在场或者遇到其他特殊情况时，主治医师应当提出医疗处置方案，在取得医疗机构负责人或者被授权的负责人员的批准后实施。建立有效的法律机制刻不容缓，避免医务工作者陷入法律应诉和职业伦理的两难境地。随着生前预嘱的首次立法，相信这一困境会逐步得到解决。

三、医疗机构紧急情况的界定与处置

（一）医疗机构紧急情况的界定

根据现存的法律法规，紧急情况是指患者的疾病或病情存在迫在眉睫的重大风险，使其生命受到威胁或者身体遭受痛苦，如不立即采取相应抢救措施将危及患者生命或对其身体健康造成重大不利后果。如患者心搏骤停需立即心肺复苏，严重创伤导致大动脉破裂大出血应立即手术止血；交通事故导致头部严重受伤急需开颅清除瘀血，否则会导致伤者死亡等严重后果。此外，而且还需要考虑以下情况：①患者的生命健康因病情进展迅速恶化而受到严重威胁，如脑梗死的患者因梗死面积增大，急需手术治疗，如不手术可能形成脑疝，危及患者生命；②患者的生命健康受到实际存在的威胁，这种威胁不能是假设的，必须立即给予患者相应的紧急处理，否则将会对患者生命健康造成巨大损害甚至导致死亡。

在临床工作中，急诊医学科医生经常会面对各种紧急情况，除疾病本身救治难度大外，还要考虑实施救治措施的客观风险，同时还要面对不能获得患方知情同意的一系列违反法规及医学伦理问题。例如，交通事故中昏迷患者经CT证实为脑出血，有手术治疗指征而无陪同家属，延迟救治可能导致患者死亡；心搏骤停后需要马上心肺复苏，如果家属犹豫不决，患者随时可能失去生命；急诊医学科还经常会遇到“三无”患者，如果设法联系患者家属并征得其同意，可能会错失最佳抢救时间，使患者失去生存的机会。在遭遇此类紧急情况时，如果急诊医生评估病情并提出救治措施后经过相关负责人同意，在未征得患者或近亲属的同意，积极给予患者实施救治，将会给患者的健康带来极大的获益，当医疗干预措施十分安全、患者预后良好时可能不存在问题；但当医疗干预措施本身有一定的不确定性，或者可能会给患者造成新的损害时，医疗干预措施的实施则可能难以决策。

（二）医务人员紧急情况的伦理处理

在紧急情况下，医务人员应该谨记医学伦理原则：尊重原则、不伤害原则、医疗公平原则、善待原则。时刻铭记自己的职责，以自己专业的知识尽力救治患者。

生命健康权是公民最基本、最重要的一项人格权，是衍生其他权利和绝大部分法律的根源。在遇到紧急情况时，根据我国现有的法规，医务人员应当首先保证患者的生命健康。作为急诊医学科医生，每天在临床上会遇到各种紧急情况，无论从职业道德还是伦理要求上，都必须尽快给予患者紧急施救，但紧急救治是建立在患者自主权之上，为了确保医生恰当地行使救治患者的权利，在实施紧急医疗措施前应该经过规范的程序，即医务人员应首先向上级领导汇报并提出救治措施，经过相关部门负责人审核批准后，医务人员才能给予实施。鉴于目前的医疗环境状况，这种做法既是对患者权益的最大保护，又是对广大医务工作者的肯定与保护。同时，为了适应时代的发展，医疗科学技术水平的快速进步，以及国民健康意识的不断提升，还应实时出台新的相关政策法规，以确保医务人员能够在紧急情况下及时地实施救治措施，以真正地维护患者的生命健康权。如果未来相关规定能够支持医务人员在紧急情况下，不必一定要得到患者或者家属的同意，而是出于人道主义，主要根据患者的具体病情为首要考虑因素，给予患者相应的急救处理，必然会增加患者的救治成功率，进而可能会改善医患关系，促进社会和谐发展。

第六节　科研工作中需遵守的伦理原则

医学科研就是利用已掌握的知识和工具，探索人类生命活动的本质与规律，揭示疾病发生发展的客观过程，它是探寻防病治病、保障人类健康、战胜疾病的有效方法和途径。急诊医学是一门新兴的科学，需要在临床实践中不断探索、不断进步，因此急诊医学也离不开医学科研。同时，医学科研也存在伦理争议和伦理问题，需要遵循相应的伦理原则、科研道德、和行为规范。只有这样才能在探求生命运动和疾病发生、发展规律中取得进步，促进急诊医学的快速发展。

一、医学科研人员道德规范与科研诚信

医学科研活动的目的是揭示生命、健康与疾病发生发展的内在机制，探索战胜疾病、保障人类健康、提高生命质量的途径和方法。因此，为了确保医学科研工作健康、有序地进行，要求医学科研工作者必须遵循一定的道德规范和科研诚信。

（一）科研活动需遵守的道德规范

1. *尊重科学，严谨治学*　医学研究必须尊重事实，尊重科学，坚持真理；科学探究过程是一个螺旋式上升的认知过程，此时被奉为真理的、可能在若干年后就被推翻，因而科学研究既包括“求真”，又需要“证伪”。科研人员要恪守伦理与道德的规范，坚决杜绝科研造假、学术不端等行为。医学研究成果的临床转化将影响到患者健康和生命安全，在科学研究中所采用的方法、实验材料、数据均要科学、精确、客观、可靠，研究人员一定要严谨治学，不得按自己的主观愿望和要求，随心所欲地取舍、篡改数据，甚至杜撰不实结果，这既不符合科研道德的行为，又有损于医学科研的信誉。

2. *动机纯正，勇于创新*　科研的动机一定要纯正，医学科研人员要不图名利，遵循医学伦理基本原则，遵循医学科研试验的道德要求，坚持救死扶伤、防治疾病、增进健康的目标。拥有纯正的研究动机可激励科研人员发扬勇于创新、直面挑战的精神。科研的本质是创新，科研人员须保持独立思考能力和批判思维，要勇于探索、勇于创新，在治学的道路上，既要学习前人先贤、尊重权威，又要坚持真理、独立思考、善于质疑、不迷信权威、勇于创新、勇于实践。如果不尊重权威、不读书，创新就失去了基础；如果迷信权威、迷信书本，创新就没有了空间。科研人员要始终坚守创新的伦理素质，包括科学精神与人文精神的统一，实践品格与理性素养的统一，科学的怀疑精神与坚持真理的统一，精英意识与群体意识的统一。如此这样，才能行稳致远、有所突破、有所建树。

3. *谦虚谨慎，团结协作*　科学研究是一项复杂而艰巨的劳动，为了攻克科学难关、促进科技进步就必须进行科研协作，包括个人与个人、个人与团体、团体与团体之间为完成同一科研任务而彼此按照计划协同合作，如最新研究结果的相互提供、思想的互相交流、实验的互相配合、同事间的互相帮助、部门间甚至国际的相互协作等。同时，科学研究具有继承性，任何一项科学研究都是以前人的研究成果为基础，需谦虚谨慎、认真学习。在医学研究中，科研工作者研究疾病和健康问题时，需要生理学、病理学、免疫学、分子生物学统计学、心理学、伦理学、社会学等多学科的相互交叉与渗透才能获得解决。

（二）科研诚信

科学研究是一个在继承和借鉴基础上的创新、发展和进步的过程，每一个环节都需要诚信做基础。科研诚信主要指科技人员在科技活动中弘扬以追求真理、实事求是、崇

尚创新、开放协作为核心的科学精神，遵守相关法律法规，恪守科学道德准则，遵循科学共同体公认的行为规范。科研诚信是科技创新的重要基础，是广大科研工作者应该遵循的基本行为准则，是人类社会诚信准则在科研活动中的具体体现。然而，科研诚信受到许多内外因素的影响，导致如今不断出现失信的事件，如目前学术界的等级制度带来的社会地位显著差距，促使科学工作者夸大研究成果，诱发学术不端行为的发生；科研成果的产出与晋升、奖励密切联系，科研项目与经费的激烈竞争，这些诱惑使科研人员的诚信面临巨大的挑战，进而诱发学术不端行为的发生，最终对其自身及科学的伤害难以估量。

医学科研活动同样具有出现学术不端行为的可能性，需要研究者具备高尚的科研道德，也需要建构科研制度规范科研行为，依靠科研人员在科研活动中遵循科研道德规范的自觉性，防患于未然，培育健康的科研生态和人文环境。

二、人体试验的伦理问题

人体试验是指以人作为研究对象所进行的科学研究，是医学科学发展的基础和前提，包括3个方面的活动：①采用现代物理学、化学、生物学、中医药学和心理学等方法对人的生理、心理行为、病理现象、疾病病因和发病机制，以及疾病的预防、诊断、治疗和康复进行研究的活动；②医学新技术或者医疗新产品在人体上进行试验研究的活动；③采用流行病学、社会学、心理学等方法收集、记录、使用、报告或者储存有关人的样本、医疗记录、行为等科学研究资料的活动。人体试验涉及研究者、受试者、资助者等各方利益及伦理问题。遵循最基本的伦理原则，建立伦理审查机制，正确处理人体试验中的伦理问题，对于促进医学科学的发展、维护人类自身利益具有极其重要的意义。人类历史上某些人以科学研究为借口，做了许多惨绝人寰的人体试验，给受试者造成了无法挽回的严重伤害。因而，人体试验必须遵守伦理原则和规范，接受伦理监督。在进行医学人体试验中，首先需要考虑的伦理问题包括以下几个方面。

（一）风险与受益比的问题

风险分为设计性风险与技术性风险。为了消除主观因素干扰、达到客观效应的需要，人体试验有时会采用双盲法，但同时也会给受试者带来设计性风险。技术性风险的评估可以在定性和定量2个方面进行，包括身体的、心理的、社会的和经济的伤害等风险。与其他专科的人体试验研究一样，急诊医学的人体试验研究对高质量证据的需求也是非常重要的。然而，急诊医学进行临床研究的环境相比其他专业更加困难、风险更大。因此，虽然基本的伦理原则同样适用于急诊医学，但在临床工作中，由于急诊环境的特殊性，设计一个合乎伦理的研究十分具有挑战性，需要在研究中认真评估可能存在的风险，包括试验干预的附加风险和疾病的基础风险，试验干预的附加风险应该尽可能低，但疾病的基础风险越高，研究高风险治疗就越容易被接受。

预期受益包括受试者受益和社会受益。受试者可能会因参加试验而提前获得有临床应用前景的新药治疗而使病情得到缓解、或对所患病症取得更深刻的认识、或在试验期间获得医生特别的监护。一些人体试验本身可能对受试者没有直接受益，但由于它增加了人类的医学知识从而使科学受益，使社会受益。

受试者利益、社会利益与科学利益，从根本上看是一致的，但在实践过程有时可能存在矛盾，此时应特别注意对受试者的健康应优先于科学和社会利益，首先保证受试者的尊严、权利、安全和福利是伦理合理性的目的。任何一项人体试验如果可能会对受试者的身体和精神造成较严重伤害，那么无论这项试验的社会价值、科学价值有多大，无论对医学发展和人类健康有多么重要的意义，这项试验也不能进行。

（二）受试者招募的问题

在人体试验中，由于受试者与研究者的目标不同，可能会引发伦理问题：受试者以自身获益为目的；研究者则以受试者作为科研手段，获得科研成果为目标。显然，由受试者承受过分的风险与负担来参加人体试验，而将科研成果换来的收益让他人（研究者、申办方、资助者等）享有——这些做法显然是不合理的。

第一是受益与负担分配不公平的问题。选择受试者应有明确的医学标准，不得以非医学标准来选择或排除受试者，不能有歧视性标准，如存在种族、性别、或年龄等方面的歧视。不轻易地排除、或过多地利用某些人群作为受试者。第二是对受试者的激励补偿不当的问题，对受试者的激励补偿应该合理，不得劝诱。不应提供不可接受的补偿，也就是给受试者的经济补偿数额过大，或提供的医疗服务过多，诱使他们承担过大风险，从而削弱了他们的自由选择能力。

（三）知情同意的问题

在人体试验中，必须尊重受试者的自主权或知情同意权，这是保障受试者权益的基础，知情同意的内容和过程必须经过伦理委员会审查。知情同意中常存在的伦理问题包括：①受试者的“知情同意”是通过诱惑、欺骗或强迫手段获得的，这是无效的、不道德的。不得通过隐蔽性的利诱来削弱受试者的理性和自主决定的能力。②只有知情同意的结果，缺乏知情同意的过程。知情同意更重要的是交流过程，而不单单是签署知情同意书。研究者要将试验的全部信息如实地、充分地、以可理解的方式告知受试者。③知情同意要有连续性。签订知情同意书并不意味着告知义务的结束。人体试验从启动到结束有一个过程，当研究的程序、条件等情况发生变化，研究者必须及时通知受试者，使其了解变化了的试验信息，重新获得知情同意。

（四）安慰剂与双盲法的伦理问题

安慰剂对照的设置目的是保证研究及其结果的客观可靠，但它削弱了受试者的知情同意权，此刻受试者的知情同意自主权与医学科学发展的目标发生了严重碰撞。同时，安慰剂的应用意味着必须停止对患者的治疗，因此很有可能使患者错过最佳治疗时机。因此，危重症患者、病情发展变化快的患者（如急性肾衰、急性心肌梗死、严重的糖尿病患者等）不能进行安慰剂对照试验。

双盲法也是为了保证研究及其结果客观可靠，是在使用安慰剂对照的情况下，使受试者和试验观察者均不知道谁使用安慰剂或谁使用试验药物，这样可以最大限度地避免各种主观因素的影响，保证试验结果的客观性，从而保证研究的科学性。由于双盲法使患者不能知悉对自己治疗过程的全部信息，因而在伦理上也存在障碍，双盲法应严格遵循《赫尔辛基宣言》中的伦理要求，全力保障受试者的权益。

三、人体试验的伦理原则

人体试验伦理准则中最早的国际文件是《纽伦堡法典》，最具影响力和普遍性的伦理文献是《赫尔辛基宣言——涉及人的医学研究的伦理准则》。我国非常重视人体试验伦理方面的规范，相继制定、修改、颁布了《药物临床试验质量管理规范》《医疗器械临床试验质量管理规范》《药物临床试验伦理审查工作指导原则》《涉及人的生物医学研究伦理审查办法》等，均对人体试验提出了明确的伦理要求。根据以上国际、国内伦理规范的要求，人体试验具体包括以下4个原则。

（一）保护受试者原则

人体试验最重要、最核心的伦理原则，是对受试者利益的考虑必须高于对科学和社会利益的考虑，力求使受试者最大限度地受益和尽可能避免伤害，具体包括：必须以充分的、确认对动物无明显毒害作用的动物实验为基础；确保人体试验方案设计、试验程序严谨科学；在人体试验的全过程要有充分、有效的安全防护措施以处置各种不良事件，对可能出现的意外有足够的预估和处理办法；必须有严格的审批监督程序，须在具有相当学术水平医学研究专家和/或临床经验丰富的医学科研工作者的亲自参与和指导下进行；试验结束后必须做出科学报道。

（二）尊重受试者原则

1. *尊重受试者自我决定权* 受试者的自我决定权是指具有行为能力的受试者享有在较充分的相关信息基础上，就是否参加人体试验、是否退出试验等相关事项独立做出决定的权利。这是对受试者人格完整性的尊重，要做到事前无胁迫，事后无不利影响。

2. *全面维护受试者的知情权* 应如实告知关于试验的基本信息，包括试验的内容和程序。在内容上应告知受试者该试验的研究目的和方法，试验的持续时间，本试验研究合理预期的受益，可预见的风险和不适，本研究有益的替代治疗方法，受试者资料的保密程度，研究者为受试者提供医疗服务责任的大小，对因试验研究而导致的伤害所提供的免费治疗，对因试验研究而导致的残疾或死亡的赔偿义务，受试者拥有拒绝参加研究及随时退出研究的权利等。在程序上至少应做到给受试者足够的时间和机会，鼓励他们提出问题；要与受试者保持联系；杜绝发生欺骗、不正当影响及恐吓受试者等现象；确保受试者充分了解本试验研究相关信息之后，方可征求受试者是否愿意参加本试验；如果试验条件或步骤有了实质性改变，需重新修改每位受试者的知情同意书。

3. 保护受试者隐私　对受试者个人试验资料采取有效的保密措施。临床试验禁止采用实名制；通常以姓的拼音及入选编号组成的代码替代；不得将受试者全名出现在所有记录及文件中；相关信息的传阅除研究者之外，仅限于申办者、伦理委员会、药监部门在符合相关规定的情况下进行。

（三）公正原则

1. 分配公正　受试者的选择与排除标准都要有科学依据，研究设计应尽量采用随机双盲对照，研究结果产生的利益应得到合理的分配。

2. 程序公正　受试者的招募程序、随机分组过程均应保证公正，试验方案、知情同意书、招募广告都要经伦理委员会审查通过方可开展试验。

3. 回报公正　研究者应承担、或减免受试者因参与研究而承担的经济负担，如交通费、相关检查费用等；如因参与研究而受到伤害，受试者有权得到对该伤害的免费医疗，并得到经济或其他方面的援助，以公平地补偿对他们造成的损伤、丧失能力或残疾；如果由于参与研究而死亡，受试者的家属有权得到赔偿；不得要求受试者放弃赔偿的权利。

（四）接受监督原则

人体试验本身内含着十分尖锐的伦理矛盾，化解矛盾、克服干扰，不仅依赖于研究者的自律，还依赖于伦理审查。实施伦理审查的主体叫“伦理委员会”。试验研究开始前，研究方案必须递交至独立的伦理审查委员会进行审查，通过审查之后方可开展试验；伦理委员会必须监督正在进行中的研究；研究人员必须向该委员会提供研究的全部信息，特别是任何不良事件的信息；未经该伦理委员会考虑和批准，不得修改研究方案；在研究结束后，研究者还应向伦理委员会递交最终报告，包含对于研究发现及研究结论的总结。

（花　嵘　燕宪亮）

附录A　急诊科建设与管理指南（试行）

第一章　总则

第一条　为指导和加强医疗机构急诊科的规范化建设和管理，促进急诊医学的发展，提高急诊医疗水平，保证医疗质量和医疗安全，根据《执业医师法》《医疗机构管理条例》和《护士条例》等有关法律法规，制定本指南。

第二条　二级以上综合医院急诊科按照本指南建设和管理。

第三条　急诊科是医院急症诊疗的首诊场所，也是社会医疗服务体系的重要组成部分。急诊科实行24小时开放，承担来院急诊患者的紧急诊疗服务，为患者及时获得后续的专科诊疗服务提供支持和保障。

第四条　各级卫生行政部门应当加强对急诊科的指导和监督，医院应当加强急诊科的建设和管理，不断提高急救能力和诊疗水平，保障医疗质量和安全。

第二章　设置与运行

第五条　急诊科应当具备与医院级别、功能和任务相适应的场所、设施、设备、药品和技术力量，以保障急诊工作及时有效开展。

第六条　急诊科应当设在医院内便于患者迅速到达的区域，并邻近大型影像检查等急诊医疗依赖较强的部门。

急诊科入口应当通畅，设有无障碍通道，方便轮椅、平车出入，并设有救护车通道和专用停靠处；有条件的可分设普通急诊患者、危重伤病患者和救护车出入通道。

第七条　急诊科应当设医疗区和支持区。医疗区包括分诊处、就诊室、治疗室、处置室、抢救室和观察室，三级综合医院和有条件的二级综合医院应当设急诊手术室和急诊重症监护室；支持区包括挂号、各类辅助检查部门、药房、收费等部门。

医疗区和支持区应当合理布局，有利于缩短急诊检查和抢救距离半径。

第八条　急诊科应当有醒目的路标和标识，以方便和引导患者就诊，与手术室、重症医学科等相连接的院内紧急救治绿色通道标识应当清楚明显。在医院挂号、化验、药房、收费等窗口应当有抢救患者优先的措施。

第九条　急诊科医疗急救应当与院前急救有效衔接，并与紧急诊疗相关科室的服务保持连续与畅通，保障患者获得连贯医疗的可及性。

第十条　急诊科应当明亮，通风良好，候诊区宽敞，就诊流程便捷通畅，建筑格局和设施应当符合医院感染管理的要求。儿科急诊应当根据儿童的特点，提供适合患儿的就诊环境。

第十一条 急诊科抢救室应当临近急诊分诊处，根据需要设置相应数量的抢救床，每床净使用面积不少于12平方米。抢救室内应当备有急救药品、器械及心肺复苏、监护等抢救设备，并应当具有必要时施行紧急外科处置的功能。

第十二条 急诊科应当根据急诊患者流量和专业特点设置观察床，收住需要在急诊临时观察的患者，观察床数量根据医院承担的医疗任务和急诊患者量确定。急诊患者留观时间原则上不超过72小时。

第十三条 急诊科应当设有急诊通信装置（电话、传呼、对讲机）。有条件的医院可建立急诊临床信息系统，为医疗、护理、感染控制、医技、保障和保卫等部门及时提供信息，并逐步实现与卫生行政部门和院前急救信息系统的对接。

第三章 人员配备

第十四条 急诊科应当根据每日就诊人次、病种和急诊科医疗和教学功能等配备医护人员。

第十五条 急诊科应当配备足够数量，受过专门训练，掌握急诊医学的基本理论、基础知识和基本操作技能，具备独立工作能力的医护人员。

第十六条 急诊科应当有固定的急诊医师，且不少于在岗医师的75%，医师梯队结构合理。

除正在接受住院医师规范化培训的医师外，急诊医师应当具有3年以上临床工作经验，具备独立处理常见急诊病症的基本能力，熟练掌握心肺复苏、气管插管、深静脉穿刺、动脉穿刺、心电复律、呼吸机、血液净化及创伤急救等基本技能，并定期接受急救技能的再培训，再培训间隔时间原则上不超过2年。

第十七条 三级综合医院急诊科主任应由具备急诊医学副高以上专业技术职务任职资格的医师担任。二级综合医院的急诊科主任应当由具备急诊医学中级以上专业技术职务任职资格的医师担任。

急诊科主任负责本科的医疗、教学、科研、预防和行政管理工作，是急诊科诊疗质量、患者安全管理和学科建设的第一责任人。

第十八条 急诊科应当有固定的急诊护士，且不少于在岗护士的75%，护士结构梯队合理。

急诊护士应当具有3年以上临床护理工作经验，经规范化培训合格，掌握急诊、危重症患者的急救护理技能，常见急救操作技术的配合及急诊护理工作内涵与流程，并定期接受急救技能的再培训，再培训间隔时间原则上不超过2年。

第十九条 三级综合医院急诊科护士长应当由具备主管护师以上任职资格和2年以上急诊临床护理工作经验的护士担任。二级综合医院的急诊科护士长应当由具备护师以上任职资格和1年以上急诊临床护理工作经验的护士担任。

护士长负责本科的护理管理工作，是本科护理质量的第一责任人。

第二十条 急诊科以急诊医师及急诊护士为主，承担各种患者的抢救、鉴别诊断和应急处理。急诊患者较多的医院，还应安排妇产科、儿科、眼科、耳鼻喉科等医师承担本专业的急诊工作。

第二十一条 急诊科可根据实际需要配置行政管理和其他辅助人员。

第四章 科室管理

第二十二条 急诊科应当建立健全并严格遵守执行各项规章制度、岗位职责和相关诊疗技术规范、操作规程，保证医疗服务质量及医疗安全。

第二十三条 急诊科应当根据急诊医疗工作制度与诊疗规范的要求，在规定时间内完成急救诊疗工作。急诊实行首诊负责制，不得以任何理由拒绝或推诿急诊患者，对危重急诊患者按照“先及时救治，后补交费用”的原则救治，确保急诊救治及时有效。

第二十四条 急诊应当制定并严格执行分诊程序及分诊原则，按患者的疾病危险程度进行分诊，对可能危及生命安全的患者应当立即实施抢救。

第二十五条 急诊科要设立针对不同病情急诊患者的停留区域，保证抢救室危重症患者生命体征稳定后能及时转出，使其保持足够空间便于应对突来的其他危重症患者急救。

第二十六条 急诊科内常备的抢救药品应当定期检查和更换，保证药品在使用有效期内。麻醉药品和精神药品等特殊药品，应按照国家有关规定管理。

第二十七条 急诊科应当对抢救设备进行定期检查和维护，保证设备完好率达到100%，并合理摆放，有序管理。

第二十八条 急诊科医护人员应当按病历书写有关规定书写医疗文书，确保每一位急诊患者都有急诊病历，要记录诊疗的全过程和患者去向。

第二十九条 急诊科应当遵循《医院感染管理办法》及相关法律法规的要求，加强医院感染管理，严格执行标准预防及手卫生规范，并对特殊感染患者进行隔离。

第三十条 急诊科在实施重大抢救时，特别是在应对突发公共卫生事件或群体灾害事件时，应当按规定及时报告医院相关部门，医院根据情况启动相应的处置程序。

第三十一条 医院应当加强对急诊科的质量控制和管理，急诊科指定专（兼）职人员负责本科医疗质量和安全管理。

第三十二条 医院及医务管理部门应当指定专（兼）职人员负责急诊科管理，帮助协调紧急情况下各科室、部门的协作，指挥与协调重大抢救和急诊患者分流问题。

第三十三条 医院应当制定主要常见急危重症的抢救流程和处置预案，做到急诊科抢救关键措施及相关医技等科室支持配合有章可循。各类辅助检查部门应当按规定时间出具急诊检查报告，药学等部门应当按有关规定优先向急诊患者提供服务。

第三十四条 医院应当建立保证相关人员及时参加急诊抢救和会诊的相关制度。其他科室接到急诊科会诊申请后，应当在规定时间内进行急诊会诊。

第三十五条 医院应当建立急诊患者优先住院的制度与机制，保证急诊处置后需住院治疗的患者能够及时收入相应的病房。

第三十六条 医院应重视对急诊科的安全保卫工作，加强对急诊科的安全巡视，保证急诊科正常工作秩序。

第三十七条 医院应当根据急诊工作的性质和特点，对急诊科医务人员在职称晋升和分配政策方面给予倾斜。

第五章 检查评估

第三十八条 省级卫生行政部门应当设置急诊医疗质量控制中心对辖区内医疗机构的急诊科进行检查指导与质量评估。

第三十九条 医疗机构应当对卫生行政部门及其委托的急诊医疗质量控制中心开展的对急诊科的检查指导和质量评估予以配合，不得拒绝和阻挠，不得提供虚假材料。

第六章 附则

第四十条 开展住院医师规范化培训的地区，急诊医师应当经过规范化培训并考核合格。

第四十一条 承担核辐射及化学中毒等患者救治任务的急诊科，应按照有关规定配备相应防护设备和物品。

第四十二条 纳入院前急救网络并承担院前急救任务的急诊科，还应按规定配备相应的人员、车辆、设备和装置，按院前急救有关规定管理。

第四十三条 设置急诊科的专科医院和其他类别医疗机构参照本指南进行建设和管理。

第四十四条 本指南由卫生部负责解释。

第四十五条 本指南自发布之日起施行。

附录B　医院急诊科规范化流程（WS/T 390—2012）

一、范围

本标准规定了急诊科诊治规范化流程：急诊管理、急诊诊治流程、急诊患者安置、急诊医疗质量控制与反馈等。本标准适用于全国三级综合医院及其医务人员按急诊科规范化流程进行医疗行为。

二、术语和定义

下列术语和定义适用于本文件。

（一）复苏 resuscitation

应用各种干预措施恢复已无生命征象的患者或濒临死亡的患者的意识和生命功能。

（二）重症监护 intensive care

最大限度地确保患者的生存及随后生命的质量而采取及时的、高质量的、大量临床监护的一种医学救治模式，通常患者需要收入重症监护室或急诊重症监护室。

三、缩略语

下列缩略语适用于本文件。

EICU：急诊重症监护室（emergency intensive care unit）

四、急诊管理

（一）组织结构

急诊科为独立科室，实行科主任负责制。设行政主任1名，由具有急诊医学专科执业资格，并具有较好管理水平的德才兼备的医师担任。必要时增设副主任1～3名，分管急诊科医疗、教学、研究。

急诊诊室、抢救室、留观室、综合病房、急诊重症监护室等区域实行主治医师负责制。主治医师岗位由急诊医学专科医师承担，选派责任心强、技术熟练、身体健康的主治医师或主治医师以上人员作为急诊科各区域主治医师和技术骨干，主要负责相关区域的临床和管理工作，组织指挥急危重症患者救治，参与急诊科科研和教学工作。

（二）工作制度

医院急诊科应当一周7天、一天24小时全天候开放，实行24小时急诊主治医师负责制。急诊科主任或主管医疗的副主任负责落实或修订首诊负责制度、岗位职责制度、教育与培训管理制度、抢救管理制度、病历书写和管理制度、会诊制度、突发事件应急处理流程等急诊科管理核心制度。

（三）区域设置

1．医院急诊科应设有挂号处、分诊台、候诊区、诊室、抢救室（有条件医院应同时设置复苏室）、留观室、急诊综合病房、急诊重症监护室、输液室、治疗室、隔离室、心电图室、石膏室、创伤处置室、检验室、B超室、X线和CT检查室、急诊药房等。

2．三级综合医院急诊科应在急诊科较中心位置或相对独立单元设置EICU。

3．承担区域急救中心的三级综合医院，尤其是创伤中心，应设急诊创伤复苏室和急诊手术室。

4．其他辅助区域包括办公室、会议室、值班室、医患沟通室、更衣室、储存室、家属等候区、饮用水间、杂用间、污物清洗室、污物处理室、公用电话间及厕所等。

5．急诊科医疗区内应常驻有挂号、收费、住院、病案等处室的工作人员，各窗口应当有危重症患者优先的措施。

6．医院急诊科区域设置应以“急”为中心，标志应突出、醒目，白天有指路标志，夜间有指路灯光标明急诊科以及急诊科各区域位置，患者就诊流程要有标识牌。要逐步推行急诊患者病情分级与分区相结合，患者诊治区域可分为红、黄、绿三个区域，分流急诊患者。

五、急诊诊治流程

（一）分诊

1．分诊护士应具有5年以上工作经验，24小时在岗，接待来诊患者，根据病情评估进行分级，予以合理分流至各区。

2．分诊护士应登记患者姓名、性别、年龄、症状、生命体征、住址、来院准确时间、来院方式、工作单位、联系方式等。

3．急诊应制定并严格执行分诊程序及分诊原则，对可能危及生命的患者应立即实施抢救。分诊的信息（包括生命体征）要记录入急诊医疗文书中。

（二）病情评估与分级

1. 病情评估依据

（1）急诊患者病情严重程度：病情严重程度分级见表B-1。

表B-1 病情严重程度分级

病情严重程度	分级标准
A 濒危患者	病情可能随时危及患者生命，包括气管插管患者，无呼吸、无脉搏患者，急性意识改变患者，无反应患者，需立即采取挽救生命的干预措施
B 危重症患者	病情有进展至生命危险和致残危险者，应尽快安排接诊
C 急症患者	患者有急性症状和急诊问题，但目前明确没有危及生命或致残危险，应在一定的时间段内安排患者就诊
D 非急症患者	轻症患者或非急症患者，患者目前没有急性发病情况，无或很少不适主诉

注：生命体征异常者，病情严重程度分级上调一级。

（2）需占用急诊医疗资源数：急诊医疗资源指在获取急诊患者的主诉后，根据主诉及所属医疗机构急诊科的资源配置，评估患者在进入急诊科到完成安置过程中可能需要的急诊医疗资源个数。

2. 病情分级　根据病情评估结果进行急诊病情分级，共分为4级，见表B-2。

表B-2 急诊患者病情分级

级别	标准	
	病情严重程度	占用急诊医疗资源
1级	A濒危患者	—
2级	B危重症患者	—
3级	C急症患者	≥2
4级	D非急症患者	0～1

注："占用急诊医疗资源数量"是急诊患者病情分级补充依据，临床判断患者为"非急症患者"（D级），但因其病情复杂，需要占用2个或2个以上急诊医疗资源，则患者病情分级定为3级。

3. 分区和分流　1级、2级患者需要进入红区进行支持、抢救和诊疗。其中，1级患者应立即应诊；2级患者需要迅速急诊处理。3级患者需在黄区进行诊治。在诊治过程中，要密切观察病情变化，及时上调患者病情分级。4级患者在绿区就诊。

（三）复苏与抢救（红区）

1. 复苏室　对呼吸、心搏骤停等病情分级为1级的患者进入该区域抢救，这类患者亟需采取挽救生命干预措施，该区域中应配备急诊最大的优势资源。患者到后须即刻应诊。患者生命体征稳定或相对稳定，转入EICU等区域进一步稳定、评估和处理。

2. 抢救室　1级患者（医院无复苏室时）、2级患者需要进入该区进行抢救、支持和诊疗。2级患者应迅速急诊处理（急诊医师10分钟内应诊）。

抢救室宜临近急诊分诊台，并根据需要设置相应数量的抢救床，每床净使用面积应大于$12m^2$。

3. 急诊创伤复苏和手术室　急诊外科危重症患者，经过抢救和初步处理后，生命体征仍不稳定且可能危及生命者，须在急诊创伤复苏室或急诊抢救室、急诊手术室就地、就近进行急诊手术。

4. EICU

（1）EICU主要收治心肺复苏后恢复自主循环者、严重创伤和中毒患者、随时有生命危险或病情危重不宜长距离转运的各种急危重症患者。

（2）EICU工作医师应完成3年急诊专科住院医师培训和2年重症医学培训，并掌握了重要脏器功能支持技术，如血液净化、有创机械通气、有创血流动力监测技术等。

（3）EICU床位不少于6张，布局合理，设中央监护台、实行24小时连续不间断监护。

（4）EICU设备配置包括：①每床至少配置1台监护仪和1台呼吸机。②每床配备简易呼吸器。③其他设备。心电图机、临时心脏起搏仪、除颤器、血流动力学监测设备、血气分析仪、纤维支气管镜、血液净化仪、心肺复苏抢救车及降温设备等。

（四）候诊与观察（黄区）

1. 候诊

（1）3级患者需在黄区进行候诊，护士应根据来诊时间的顺序安排患者就诊，特殊人群（如老年、孕妇、儿童、免疫缺陷者、有心肺基础疾病者、残疾人等）宜安排提前就诊。

（2）护士在候诊期间协助患者完成病历资料的填写、心电图、血糖等数据的收集。

（3）候诊时间不宜超过30分钟。有条件的医院可设置叫号系统。

2. 急诊诊室

（1）设立急诊综合诊室处理常规急诊患者（最好以序号标识诊室名称）。

（2）当急诊诊室中排队等待处理的患者超过8人时，应通知区域主治医师，安排其他工作人员协助处理。

（3）日急诊量超过200人次的医疗机构需设立创伤处置室、儿科急诊、妇产科急诊、眼科急诊、耳鼻喉科急诊等分科急诊诊室，并配置相应的专科器械。

（4）儿科急诊应根据儿童的特点，提供独立的适合儿童就诊的诊室。

3. 留观区域

（1）下列情况需要留观：①暂时不能确诊，等待诊断性检查结果者。②病情有潜在进展危险。③患者需要候床住院。

（2）留观期间要求有医护人员定期巡视，观察治疗反应，随时发现病情变化。病情加重或出现生命体征异常者应考虑送入红区诊治。

（3）根据急诊患者流量和专业他点设置留观床，一般观察床位占全院总床位的5%。

（4）急诊患者留观时间不宜超过72小时，之后应根据病情离院、住院或转院。

（五）快速处置（绿区）

在存在拥挤现象的急诊科，推荐设立急诊快速处置室，迅速处理4级患者（急诊医疗资源需求少的非急症患者）。宜安排3年以上工作经验的急诊专科医师和护士接诊患者。

六、患者安置

（一）安置原则

1. 复苏室和抢救室的患者经初始评估和救治，病情相对稳定后，转入EICU等区域，脱离危险后转入专科病房或急诊综合病房。

2. 无须住院患者，但尚需进一步观察诊疗，转入急诊留观区域。

3. 患者在留观过程中出现急危重症或生命体征不稳定，直接送入抢救室或复苏室进行救治。

4. 诊断明确需要住院患者，宜72小时内收入相关专科病房。

5. 病情缓解应离院患者，安排门诊随诊或离院指导。

6. 各区之间紧密联系、密切配合、转移畅通。

（二）住院

1. 急诊诊断明确需要住院患者，应收入相关专科病房。部分患者收住急诊综合病房（有条件医院可设立急诊综合病房，总床位一般占全院床位总数的5%）。

2. 医院应建立急诊患者优先住院的制度和机制，保证急诊处置后需住院治疗的患者能够及时收入相应的病房。

3. 1级和2级急诊患者住院转运时应由急诊医护人员护送至住院病房，并完成床旁交接。转运途中配备便携式抢救设备，包括便携式多参数监护仪、氧气供应装置、简易呼吸器，必要时配备转运呼吸机、负压吸引装置等。3级急诊患者住院时应有医院安排专门工作人员护送至病房。

（三）离院

对于4级患者及部分患者经诊查处置后，病情稳定者可安排门诊诊治、急诊随诊或直接回家。对离院患者，急诊科应提供离院指导，包括诊断、医嘱（用药目的的用法）、随诊计划，注明何种情况复诊。急诊科应为患者提供诊断证明、休假证明和医疗保险报销相关证明。

（四）转院

1．部分急诊患者经急诊医师评估后需要转院（如转传染病、精神病专科医院等）时，应提请相关区域的主治医师（或主治医师职称以上人员），主治医师在完整复习患者病历后才能做出转院决定。原则上医疗机构间患者转运应与相关医院联系后由救护车实施。

2．急诊科应为患者提供诊断证明、诊治建议、病情摘要、重要病历资料复印件等。

七、质量控制与反馈

急诊科应成立专门的急诊医疗质控小组，负责人为急诊科主任或主管急诊医疗副主任。质控小组工作内容为：

1．负责检查病历、处方的合理性。

2．组织疑难病例讨论和死亡病例讨论。

3．及时发现高风险病例，并在医院医务处（科）备案。

4．每月底在科例会中讨论当月发生的医疗事故、医疗差错和医疗隐患、协调处理急诊高风险病例和制定相应的质量改进措施。

附录C　医疗质量管理办法（2016年）

第一章　总则

第一条　为加强医疗质量管理，规范医疗服务行为，保障医疗安全，根据有关法律法规，制定本办法。

第二条　本办法适用于各级卫生计生行政部门以及各级各类医疗机构医疗质量管理工作。

第三条　国家卫生计生委负责全国医疗机构医疗质量管理工作。

县级以上地方卫生计生行政部门负责本行政区域内医疗机构医疗质量管理工作。

国家中医药管理局和军队卫生主管部门分别在职责范围内负责中医和军队医疗机构医疗质量管理工作。

第四条　医疗质量管理是医疗管理的核心，各级各类医疗机构是医疗质量管理的第一责任主体，应当全面加强医疗质量管理，持续改进医疗质量，保障医疗安全。

第五条　医疗质量管理应当充分发挥卫生行业组织的作用，各级卫生计生行政部门应当为卫生行业组织参与医疗质量管理创造条件。

第二章　组织机构和职责

第六条　国家卫生计生委负责组织或者委托专业机构、行业组织（以下称专业机构）制订医疗质量管理相关制度、规范、标准和指南，指导地方各级卫生计生行政部门和医疗机构开展医疗质量管理与控制工作。省级卫生计生行政部门可以根据本地区实际，制订行政区域医疗质量管理相关制度、规范和具体实施方案。

县级以上地方卫生计生行政部门在职责范围内负责监督、指导医疗机构落实医疗质量管理有关规章制度。

第七条　国家卫生计生委建立国家医疗质量管理与控制体系，完善医疗质量控制与持续改进的制度和工作机制。

各级卫生计生行政部门组建或者指定各级、各专业医疗质量控制组织（以下称质控组织）落实医疗质量管理与控制的有关工作要求。

第八条　国家级各专业质控组织在国家卫生计生委指导下，负责制订全国统一的质控指标、标准和质量管理要求，收集、分析医疗质量数据，定期发布质控信息。

省级和有条件的地市级卫生计生行政部门组建相应级别、专业的质控组织，开展医疗质量管理与控制工作。

第九条 医疗机构医疗质量管理实行院、科两级责任制。

医疗机构主要负责人是本机构医疗质量管理的第一责任人；临床科室以及药学、护理、医技等部门（以下称业务科室）主要负责人是本科室医疗质量管理的第一责任人。

第十条 医疗机构应当成立医疗质量管理专门部门，负责本机构的医疗质量管理工作。

二级以上的医院、妇幼保健院以及专科疾病防治机构（以下称二级以上医院）应当设立医疗质量管理委员会。医疗质量管理委员会主任由医疗机构主要负责人担任，委员由医疗管理、质量控制、护理、医院感染管理、医学工程、信息、后勤等相关职能部门负责人以及相关临床、药学、医技等科室负责人组成，指定或者成立专门部门具体负责日常管理工作。其他医疗机构应当设立医疗质量管理工作小组或者指定专（兼）职人员，负责医疗质量具体管理工作。

第十一条 医疗机构医疗质量管理委员会的主要职责是：

（一）按照国家医疗质量管理的有关要求，制订本机构医疗质量管理制度并组织实施。

（二）组织开展本机构医疗质量监测、预警、分析、考核、评估以及反馈工作，定期发布本机构质量管理信息。

（三）制订本机构医疗质量持续改进计划、实施方案并组织实施。

（四）制订本机构临床新技术引进和医疗技术临床应用管理相关工作制度并组织实施。

（五）建立本机构医务人员医疗质量管理相关法律、法规、规章制度、技术规范的培训制度，制订培训计划并监督实施。

（六）落实省级以上卫生计生行政部门规定的其他内容。

第十二条 二级以上医院各业务科室应当成立本科室医疗质量管理工作小组，组长由科室主要负责人担任，指定专人负责日常具体工作。医疗质量管理工作小组主要职责是：

（一）贯彻执行医疗质量管理相关的法律、法规、规章、规范性文件和本科室医疗质量管理制度。

（二）制订本科室年度质量控制实施方案，组织开展科室医疗质量管理与控制工作。

（三）制订本科室医疗质量持续改进计划和具体落实措施。

（四）定期对科室医疗质量进行分析和评估，对医疗质量薄弱环节提出整改措施并组织实施。

（五）对本科室医务人员进行医疗质量管理相关法律、法规、规章制度、技术规范、标准、诊疗常规及指南的培训和宣传教育。

（六）按照有关要求报送本科室医疗质量管理相关信息。

第十三条 各级卫生计生行政部门和医疗机构应当建立健全医疗质量管理人员的培养和考核制度，充分发挥专业人员在医疗质量管理工作中的作用。

第三章　医疗质量保障

第十四条　医疗机构应当加强医务人员职业道德教育，发扬救死扶伤的人道主义精神，坚持“以患者为中心”，尊重患者权利，履行防病治病、救死扶伤、保护人民健康的神圣职责。

第十五条　医务人员应当恪守职业道德，认真遵守医疗质量管理相关法律法规、规范、标准和本机构医疗质量管理制度的规定，规范临床诊疗行为，保障医疗质量和医疗安全。

第十六条　医疗机构应当按照核准登记的诊疗科目执业。卫生技术人员开展诊疗活动应当依法取得执业资质，医疗机构人力资源配备应当满足临床工作需要。

医疗机构应当按照有关法律法规、规范、标准要求，使用经批准的药品、医疗器械、耗材开展诊疗活动。

医疗机构开展医疗技术应当与其功能任务和技术能力相适应，按照国家关于医疗技术和手术管理有关规定，加强医疗技术临床应用管理。

第十七条　医疗机构及其医务人员应当遵循临床诊疗指南、临床技术操作规范、行业标准和临床路径等有关要求开展诊疗工作，严格遵守医疗质量安全核心制度，做到合理检查、合理用药、合理治疗。

第十八条　医疗机构应当加强药学部门建设和药事质量管理，提升临床药学服务能力，推行临床药师制，发挥药师在处方审核、处方点评、药学监护等合理用药管理方面的作用。临床诊断、预防和治疗疾病用药应当遵循安全、有效、经济的合理用药原则，尊重患者对药品使用的知情权。

第十九条　医疗机构应当加强护理质量管理，完善并实施护理相关工作制度、技术规范和护理指南；加强护理队伍建设，创新管理方法，持续改善护理质量。

第二十条　医疗机构应当加强医技科室的质量管理，建立覆盖检查、检验全过程的质量管理制度，加强室内质量控制，配合做好室间质量评价工作，促进临床检查检验结果互认。

第二十一条　医疗机构应当完善门急诊管理制度，规范门急诊质量管理，加强门急诊专业人员和技术力量配备，优化门急诊服务流程，保证门急诊医疗质量和医疗安全，并把门急诊工作质量作为考核科室和医务人员的重要内容。

第二十二条　医疗机构应当加强医院感染管理，严格执行消毒隔离、手卫生、抗菌药物合理使用和医院感染监测等规定，建立医院感染的风险监测、预警以及多部门协同干预机制，开展医院感染防控知识的培训和教育，严格执行医院感染暴发报告制度。

第二十三条　医疗机构应当加强病历质量管理，建立并实施病历质量管理制度，保障病历书写客观、真实、准确、及时、完整、规范。

第二十四条　医疗机构及其医务人员开展诊疗活动，应当遵循患者知情同意原则，尊重患者的自主选择权和隐私权，并对患者的隐私保密。

第二十五条　医疗机构开展中医医疗服务，应当符合国家关于中医诊疗、技术、药事等管理的有关规定，加强中医医疗质量管理。

第四章　医疗质量持续改进

第二十六条　医疗机构应当建立本机构全员参与、覆盖临床诊疗服务全过程的医疗质量管理与控制工作制度。医疗机构应当严格按照卫生计生行政部门和质控组织关于医疗质量管理控制工作的有关要求，积极配合质控组织开展工作，促进医疗质量持续改进。

医疗机构应当按照有关要求，向卫生计生行政部门或者质控组织及时、准确地报送本机构医疗质量安全相关数据信息。

医疗机构应当熟练运用医疗质量管理工具开展医疗质量管理与自我评价，根据卫生计生行政部门或者质控组织发布的质控指标和标准完善本机构医疗质量管理相关指标体系，及时收集相关信息，形成本机构医疗质量基础数据。

第二十七条　医疗机构应当加强临床专科服务能力建设，重视专科协同发展，制订专科建设发展规划并组织实施，推行“以患者为中心、以疾病为链条”的多学科诊疗模式。加强继续医学教育，重视人才培养、临床技术创新性研究和成果转化，提高专科临床服务能力与水平。

第二十八条　医疗机构应当加强单病种质量管理与控制工作，建立本机构单病种管理的指标体系，制订单病种医疗质量参考标准，促进医疗质量精细化管理。

第二十九条　医疗机构应当制订满意度监测指标并不断完善，定期开展患者和员工满意度监测，努力改善患者就医体验和员工执业感受。

第三十条　医疗机构应当开展全过程成本精确管理，加强成本核算、过程控制、细节管理和量化分析，不断优化投入产出比，努力提高医疗资源利用效率。

第三十一条　医疗机构应当对各科室医疗质量管理情况进行现场检查和抽查，建立本机构医疗质量内部公示制度，对各科室医疗质量关键指标的完成情况予以内部公示。

医疗机构应当定期对医疗卫生技术人员开展医疗卫生管理法律法规、医院管理制度、医疗质量管理与控制方法、专业技术规范等相关内容的培训和考核。

医疗机构应当将科室医疗质量管理情况作为科室负责人综合目标考核以及聘任、晋升、评先评优的重要指标。

医疗机构应当将科室和医务人员医疗质量管理情况作为医师定期考核、晋升以及科室和医务人员绩效考核的重要依据。

第三十二条　医疗机构应当强化基于电子病历的医院信息平台建设，提高医院信息化工作的规范化水平，使信息化工作满足医疗质量管理与控制需要，充分利用信息化手段开展医疗质量管理与控制。建立完善医疗机构信息管理制度，保障信息安全。

第三十三条　医疗机构应当对本机构医疗质量管理要求执行情况进行评估，对收集的医疗质量信息进行及时分析和反馈，对医疗质量问题和医疗安全风险进行预警，对存在的问题及时采取有效干预措施，并评估干预效果，促进医疗质量的持续改进。

第五章　医疗安全风险防范

第三十四条　国家建立医疗质量（安全）不良事件报告制度，鼓励医疗机构和医务人员主动上报临床诊疗过程中的不良事件，促进信息共享和持续改进。

医疗机构应当建立医疗质量（安全）不良事件信息采集、记录和报告相关制度，并作为医疗机构持续改进医疗质量的重要基础工作。

第三十五条　医疗机构应当建立药品不良反应、药品损害事件和医疗器械不良事件监测报告制度，并按照国家有关规定向相关部门报告。

第三十六条　医疗机构应当提高医疗安全意识，建立医疗安全与风险管理体系，完善医疗安全管理相关工作制度、应急预案和工作流程，加强医疗质量重点部门和关键环节的安全与风险管理，落实患者安全目标。医疗机构应当提高风险防范意识，建立完善相关制度，利用医疗责任保险、医疗意外保险等风险分担形式，保障医患双方合法权益。制订防范、处理医疗纠纷的预案，预防、减少医疗纠纷的发生。完善投诉管理，及时化解和妥善处理医疗纠纷。

第六章　监督管理

第三十七条　县级以上地方卫生计生行政部门负责对本行政区域医疗机构医疗质量管理情况的监督检查。医疗机构应当予以配合，不得拒绝、阻碍或者隐瞒有关情况。

第三十八条　县级以上地方卫生计生行政部门应当建立医疗机构医疗质量管理评估制度，可以根据当地实际情况，组织或者委托专业机构，利用信息化手段开展第三方评估工作，定期在行业内发布评估结果。

县级以上地方卫生计生行政部门和各级质控组织应当重点加强对县级医院、基层医疗机构和民营医疗机构的医疗质量管理和监督。

第三十九条　国家卫生计生委依托国家级人口健康信息平台建立全国医疗质量管理与控制信息系统，对全国医疗质量管理的主要指标信息进行收集、分析和反馈。

省级卫生计生行政部门应当依托区域人口健康信息平台，建立本行政区域的医疗质量管理与控制信息系统，对本行政区域医疗机构医疗质量管理相关信息进行收集、分析和反馈，对医疗机构医疗质量进行评价，并实现与全国医疗质量管理与控制信息系统互连互通。

第四十条　各级卫生计生行政部门应当建立医疗机构医疗质量管理激励机制，采取适当形式对医疗质量管理先进的医疗机构和管理人员予以表扬和鼓励，积极推广先进经验和做法。

第四十一条　县级以上地方卫生计生行政部门应当建立医疗机构医疗质量管理情况约谈制度。对发生重大或者特大医疗质量安全事件、存在严重医疗质量安全隐患，或者未按要求整改的各级各类医疗机构负责人进行约谈；对造成严重后果的，予以通报，依法处理，同时报上级卫生计生行政部门备案。

第四十二条　各级卫生计生行政部门应当将医疗机构医疗质量管理情况和监督检查

结果纳入医疗机构及其主要负责人考核的关键指标，并与医疗机构校验、医院评审、评价以及个人业绩考核相结合。考核不合格的，视情况对医疗机构及其主要负责人进行处理。

第七章　法律责任

第四十三条　医疗机构开展诊疗活动超出登记范围、使用非卫生技术人员从事诊疗工作、违规开展禁止或者限制临床应用的医疗技术、使用不合格或者未经批准的药品、医疗器械、耗材等开展诊疗活动的，由县级以上地方卫生计生行政部门依据国家有关法律法规进行处理。

第四十四条　医疗机构有下列情形之一的，由县级以上卫生计生行政部门责令限期改正；逾期不改的，给予警告，并处三万元以下罚款；对公立医疗机构负有责任的主管人员和其他直接责任人员，依法给予处分。

（一）未建立医疗质量管理部门或者未指定专（兼）职人员负责医疗质量管理工作的。

（二）未建立医疗质量管理相关规章制度的。

（三）医疗质量管理制度不落实或者落实不到位，导致医疗质量管理混乱的。

（四）发生重大医疗质量安全事件隐匿不报的。

（五）未按照规定报送医疗质量安全相关信息的。

（六）其他违反本办法规定的行为。

第四十五条　医疗机构执业的医师、护士在执业活动中，有下列行为之一的，由县级以上地方卫生计生行政部门依据《执业医师法》《护士条例》等有关法律法规的规定进行处理；构成犯罪的，依法追究刑事责任：

（一）违反卫生法律、法规、规章制度或者技术操作规范，造成严重后果的。

（二）由于不负责任延误急危患者抢救和诊治，造成严重后果的。

（三）未经亲自诊查，出具检查结果和相关医学文书的。

（四）泄露患者隐私，造成严重后果的。

（五）开展医疗活动未遵守知情同意原则的。

（六）违规开展禁止或者限制临床应用的医疗技术、不合格或者未经批准的药品、医疗器械、耗材等开展诊疗活动的。

（七）其他违反本办法规定的行为。

其他卫生技术人员违反本办法规定的，根据有关法律、法规的规定予以处理。

第四十六条　县级以上地方卫生计生行政部门未按照本办法规定履行监管职责，造成严重后果的，对直接负责的主管人员和其他直接责任人员依法给予行政处分。

第八章　附则

第四十七条　本办法下列用语的含义：

（一）医疗质量：指在现有医疗技术水平及能力、条件下，医疗机构及其医务人员在临床诊断及治疗过程中，按照职业道德及诊疗规范要求，给予患者医疗照顾的程度。

（二）医疗质量管理：指按照医疗质量形成的规律和有关法律、法规要求，运用现代科学管理方法，对医疗服务要素、过程和结果进行管理与控制，以实现医疗质量系统改进、持续改进的过程。

（三）医疗质量安全核心制度：指医疗机构及其医务人员在诊疗活动中应当严格遵守的相关制度，主要包括首诊负责制度、三级查房制度、会诊制度、分级护理制度、值班和交接班制度、疑难病例讨论制度、急危重症患者抢救制度、术前讨论制度、死亡病例讨论制度、查对制度、手术安全核查制度、手术分级管理制度、新技术和新项目准入制度、危急值报告制度、病历管理制度、抗菌药物分级管理制度、临床用血审核制度、信息安全管理制度等。

（四）医疗质量管理工具：指为实现医疗质量管理目标和持续改进所采用的措施、方法和手段，如全面质量管理（TQC）、质量环（PDCA循环）、品管圈（QCC）、疾病诊断相关组（DRGs）绩效评价、单病种管理、临床路径管理等。

第四十八条 本办法自2016年11月1日起施行。

附录D　三级医院评审标准（2020年版）（节选）

三级医院评审标准（2020年版）说明

《三级综合医院评审标准（2011年版）》公布实施9年以来，在指导各地加强评审标准管理、规范评审行为、引导医院自我管理和健康可持续发展等方面发挥了重要作用。为落实国务院行政审批制度改革要求，进一步充分发挥医院评审工作在推动医院落实深化医药卫生体制改革、健全现代医院管理制度、提高管理水平的导向和激励作用，助力分级诊疗体系建设，提高医院分级管理的科学化、规范化和标准化水平，努力实现“三个转变、三个提高”，在总结前期工作经验的基础上，按照“继承、发展、创新，兼顾普遍适用与专科特点”的原则，制定本标准。

本标准共3个部分101节，设置448条标准和监测指标。适用于三级医院，二级医院可参照使用。

第一部分为前置要求部分。共设3节25条评审前置条款。医院在评审周期内发生一项及以上情形的，延期一年评审。延期期间原等次取消，按照“未定等”管理。旨在进一步发挥医院评审工作对于推动医院落实相关法律法规制度要求和改革政策的杠杆作用。

第二部分为医疗服务能力与质量安全监测数据部分。共设74节240条监测指标。内容包括医院资源配置、质量、安全、服务、绩效等指标监测、DRG评价、单病种和重点医疗技术质控等日常监测数据，数据统计周期为全评审周期。本部分在评审综合得分中的权重不低于60%。指导各地由以现场检查、主观定性、集中检查为主的评审形式向以日常行为、客观指标、定量评价为主的评审工作模式转变。引导医院重视日常质量管理和绩效，减少突击迎检冲动。各省可根据本地区信息化程度和相关数据监测基础性工作情况，酌情调整相关数据监测内容和范围，所占权重不变。对于“第四章单病种（术种）质量控制指标”和“第五章重点医疗技术临床应用质量控制指标”，各省级卫生健康行政部门可根据评审医院级别、类别选择部分相关病种（术种）纳入评审内容。其中限制类医疗技术仅限于开展此类技术的医院，未开展的不纳入评审范围。

第三部分为现场检查部分。共设24节183条。用于对三级医院实地评审以及医院自我管理和持续改进。本部分在评审综合得分中的权重不高于40%。与前版实地评审内容354条相比较，此次进行了较大幅度压缩。旨在最大限度地减少实地评审工作量，提高工作效率；努力降低评审人员主观评价偏倚，提升标准可操作性和评审结果客观性。

本标准中引用的疾病名称与ICD-10编码采用我委发布的《疾病分类与代码国家临床版2.0》（国卫办医函〔2019〕371号）。手术名称与ICD-9-CM-3编码采用我委发布的

《手术操作分类代码国家临床版2.0》（国卫办医函〔2019〕371号）。

第二部分　医疗服务能力与质量安全监测数据

第一章　资源配置与运行数据指标

（数据来源：卫生资源统计年报及相关报表）

一、床位配置

（一）核定床位数
（二）实际开放床位数
（三）平均床位使用率

二、卫生技术人员配备

（一）卫生技术人员数与开放床位数比
（二）全院护士人数与开放床位数比
（三）病区护士人数与开放床位数比
（四）医院感染管理专职人员数与开放床位数比

三、相关科室资源配置

（一）急诊医学科

1. 固定急诊医师人数占急诊在岗医师人数的比例
2. 固定急诊护士人数占急诊在岗护士人数的比例

（二）重症医学科

1. 重症医学科开放床位数占医院开放床位数的比例
2. 重症医学科医师人数与重症医学科开放床位数比
3. 重症医学科护士人数与重症医学科开放床位数比

（三）麻醉科

1. 麻醉科医师数与手术间数比
2. 麻醉科医师数与日均全麻手术台次比

（四）中医科

1. 中医科开放床位数占医院开放床位数的比例
2. 中医科中医类别医师人数与中医科开放床位数比
3. 中医科护士人数与中医科开放床位数比

（五）康复医学科

1. 康复科开放床位数占医院开放床位数的比例
2. 康复科医师人数与康复科开放床位数比
3. 康复科康复师人数与康复科开放床位数比
4. 康复科护士人数与康复科开放床位数比

（六）感染性疾病科

1. 固定医师人数占感染性疾病科在岗医师人数的比例
2. 固定护士人数占感染性疾病科在岗护士人数的比例
3. 感染性疾病科开放床位数占医院开放床位数的比例
4. 可转换感染性疾病床位数占医院开放床位数的比例

四、运行指标

（一）相关手术科室年手术人次占其出院人次比例
（二）开放床位使用率
（三）人员支出占业务支出的比重

五、科研指标

（一）新技术临床转化数量
（二）取得临床相关国家专利数量

第二章　医疗服务能力与医院质量安全指标

数据来源：
（1）国家医疗质量管理与控制信息网（NCIS）
（2）全国医院质量监测系统（HQMS）
（3）各省级相关数据收集系统

一、医疗服务能力

（一）收治病种数量（ICD-10四位亚目数量）
（二）住院术种数量（ICD-9-CM-3四位亚目数量）
（三）DRG-DRGs组数
（四）DRG-CMI
（五）DRG时间指数
（六）DRG费用指数

二、医院质量指标

（一）年度国家医疗质量安全目标改进情况

（二）患者住院总死亡率

（三）新生儿患者住院死亡率

（四）手术患者住院死亡率

（五）住院患者出院后0～31天非预期再住院率

（六）手术患者术后48小时/31天内非预期重返手术室再次手术率

（七）ICD低风险病种患者住院死亡率（第一诊断为以下编码的患者，可以同时存在其他诊断）

115个低风险病种ICD-10（2019v2.0）编码（略）

（八）DRGs低风险组患者住院死亡率

第三章　重点专业质量控制指标

数据来源：

（1）国家医疗质量管理与控制信息网（NCIS）

（2）全国医院质量监测系统（HQMS）

（3）各省级相关数据收集系统

三、急诊专业医疗质量控制指标（2015年版）

（一）急诊医学科医患比

（二）急诊医学科护患比

（三）急诊各级患者比例

（四）抢救室滞留时间中位数

（五）急性心肌梗死（STEMI）患者平均门药时间及门药时间达标率

（六）急性心肌梗死（STEMI）患者平均门球时间及门球时间达标率

（七）急诊抢救室患者死亡率

（八）急诊手术患者死亡率

（九）ROSC成功率

（十）非计划重返抢救室率

第三部分　现场检查

第二章　临床服务质量与安全管理

五、诊疗质量保障与持续改进

（七十二）门、急诊（含发热、肠道门诊，下同）布局符合相关规定，能满足临床管理工作。建立门、急诊管理制度和工作流程、突发应急事件处置预案并组织实施。

（七十三）加强门、急诊专业人员和技术力量配备，根据门、急诊就诊患者流量和突发事件调配医疗资源，做好资源调配。对门、急诊医务人员开展技术和技能专业培训。

（七十四）实行预检分诊制度，门、急诊规范设置预检分诊场所，完善预检分诊流程。

（七十五）把门、急诊工作质量纳入临床各科室质量管理范围，作为考核科室和医务人员的重要内容。

（七十六）有急危重症患者“绿色通道”。建立院前急救、院内急诊与住院或转诊的连贯性医疗服务流程，并定期进行评价和持续改进。

（七十七）有创伤、脑卒中、急性心肌梗死、高危孕产妇及新生儿等急危重症病种和重点人群服务规范和流程。

（七十八）优化门、急诊服务，实施多种形式的预约诊疗服务，逐步提高患者预约就诊比例。及时公开出诊信息。开展多学科诊疗，方便患者就医。

（七十九）优化就诊环境。就诊环境清洁、舒适、安全。为患者提供就诊接待、引导、咨询服务。急诊与门诊候诊区、医技部门等均有清晰、规范、醒目、易懂的标识。

（八十）完善患者入院、出院、转科、转院服务管理工作制度和标准，为急诊患者入院制定合理、便捷的相关制度与流程。加强转科、转院患者的交接管理。

附录E　医疗质量安全事件报告暂行规定

第一章　总则

第一条　为建立健全医疗质量安全事件报告制度，提高医疗质量安全事件信息报告的质量和效率，指导医疗机构妥善处置医疗质量安全事件，推动持续医疗质量改进，切实保障医疗安全，根据《中华人民共和国执业医师法》《医疗机构管理条例》和《医疗事故处理条例》等法律、法规，制定本规定。

第二条　医疗质量安全事件是指医疗机构及其医务人员在医疗活动中，由于诊疗过错、医药产品缺陷等原因，造成患者死亡、残疾、器官组织损伤导致功能障碍等明显人身损害的事件。

第三条　卫生部负责全国医疗质量安全事件信息报告管理工作。

县级以上地方卫生行政部门（含中医药管理部门）负责本辖区内医疗质量安全事件信息报告管理工作。

第四条　各级各类医疗机构应当按照本规定报告医疗质量安全事件信息，不得瞒报、漏报、谎报、缓报。

第二章　报告要求

第五条　医疗质量安全事件实行网络在线直报。

卫生部建立全国统一的医疗质量安全事件信息报告系统（以下简称信息系统），信息系统为各级卫生行政部门分别设立相应权限的数据库。

第六条　根据对患者人身造成的损害程度及损害人数，医疗质量安全事件分为三级：

一般医疗质量安全事件：造成2人以下轻度残疾、器官组织损伤导致一般功能障碍或其他人身损害后果。

重大医疗质量安全事件：①造成2人以下死亡或中度以上残疾、器官组织损伤导致严重功能障碍。②造成3人以上中度以下残疾、器官组织损伤或其他人身损害后果。

特大医疗质量安全事件：造成3人以上死亡或重度残疾。

第七条　医疗机构应当设立或指定部门负责医疗质量安全事件信息报告工作，为医疗质量安全事件信息报告工作提供必要的物质条件支持，并配备专职或兼职工作人员。

第八条　医疗机构应当向核发其《医疗机构执业许可证》的卫生行政部门（以下简称有关卫生行政部门）网络直报医疗质量安全事件或者疑似医疗质量安全事件。尚不具备网络直报条件的医疗机构应当通过电话、传真等形式，向有关卫生行政部门报告医疗质量安全事件。

医疗质量安全事件的报告时限如下：

一般医疗质量安全事件：医疗机构应当自事件发现之日起15日内，上报有关信息。

重大医疗质量安全事件：医疗机构应当自事件发现之时起12小时内，上报有关信息。

特大医疗质量安全事件：医疗机构应当自事件发现之时起2小时内，上报有关信息。

第九条 医疗质量安全事件实行逢疑必报的原则，医疗机构通过以下途径获知可能为医疗质量安全事件时，应当按照本规定报告：

（一）日常管理中发现医疗质量安全事件的。

（二）患者以医疗损害为由直接向法院起诉的。

（三）患者申请医疗事故技术鉴定或者其他法定鉴定的。

（四）患者以医疗损害为由申请人民调解或其他第三方调解的。

（五）患者投诉医疗损害或其他提示存在医疗质量安全事件的情况。

第十条 医疗机构报告医疗质量安全事件或疑似的医疗质量安全事件后，有关卫生行政部门应当及时进行核对，核对时限要求如下：

一般医疗质量安全事件：有关卫生行政部门应当在5个工作日内进行核对。

重大医疗质量安全事件：有关卫生行政部门应当在12小时内进行核对。

特大医疗质量安全事件：有关卫生行政部门应当在2小时内进行核对。

重大、特大医疗质量安全事件应当分别逐级上报至省级卫生行政部门和卫生部数据库。

第十一条 有关卫生行政部门收到医疗质量安全事件或者疑似医疗质量安全事件的报告并核对后，应当及时进行网络在线直报。

医疗机构和有关卫生行政部门完成初次报告、核对后，应当根据事件处置和发展情况，及时补充、修正相关内容。

第十二条 信息系统通过语音电话、短信、电子邮件等方式对有关卫生行政部门进行提示。收到提示后，有关卫生行政部门应当及时登录系统查看相关信息。

第十三条 各省级卫生行政部门应当在每季度第一周将上一季度本辖区内各级卫生行政部门数据库中的信息进行汇总，并上报至卫生部数据库。

第三章　事件调查处理

第十四条 发生医疗质量安全事件或者疑似医疗质量安全事件的医疗机构应当积极采取措施，避免、减少医疗质量安全事件可能引起的不良后果，同时做好事件调查处理工作，认真查找事件的性质、原因，制定并落实有针对性的改进措施。

第十五条 有关卫生行政部门应当对医疗机构的医疗质量安全事件或者疑似医疗质量安全事件调查处理工作进行指导，必要时可组织专家开展事件的调查处理，并按照规定及时向上级卫生行政部门报告调查处理结果。

第十六条 对于涉及医疗事故争议的医疗质量安全事件，应当按照《医疗事故处理条例》的相关规定处理。

第四章 监督管理

第十七条 各级卫生行政部门应当建立医疗质量安全事件信息管理制度，健全医疗质量安全事件处置预案，督促辖区内医疗机构及时、完整、准确报告医疗质量安全事件信息，及时掌握并妥善处理医疗质量安全事件。

第十八条 各级卫生行政部门应当定期统计分析医疗质量安全事件信息，及时向下级卫生行政部门和医疗机构反馈，加强医疗质量安全管理指导工作。

第十九条 各级卫生行政部门应当将医疗质量安全事件信息报告情况作为重要指标纳入医疗机构等级评审和医院评优的指标体系。

第二十条 二级以上医院应当健全医疗质量管理委员会组织，建立医疗质量安全事件审评制度，针对医疗质量安全事件查找本单位在医疗质量安全管理上存在的漏洞和薄弱环节，切实加以改进，并按照规定报告改进情况。

第二十一条 对于健全医疗质量安全事件报告制度，准确上报医疗质量安全事件信息，调查处理及时，整改有力，医疗质量安全水平有显著提高的医疗机构，各级卫生行政部门可予表扬和奖励。

对瞒报、漏报、谎报、缓报医疗质量安全事件信息或对医疗质量安全事件处置不力，造成严重后果的医疗机构，各级卫生行政部门应当依法处理相关责任人，并予以通报。

第二十二条 卫生行政部门的工作人员违反本规定，利用职务便利收受他人财物或者其他利益，滥用职权，玩忽职守，未及时、认真核对医疗机构上报信息的，或者发现违法行为不予查处，造成严重后果的，依法给予行政处分；构成犯罪的，依法追究刑事责任。

第五章 附则

第二十三条 本规定所称医疗质量安全事件不包括药品不良反应及预防接种异常反应事件。有关药品不良反应及预防接种异常反应事件报告，按照相关规定执行。

第二十四条 本规定所称卫生行政部门对医疗质量安全事件信息的核对，是指卫生行政部门对医疗质量安全事件信息及时性、完整性的核对，不涉及事件性质、原因、责任等。

第二十五条 本规定由卫生部负责解释。

第二十六条 本规定自2011年4月1日起施行。《重大医疗过失行为和医疗事故报告制度的规定》（卫医发〔2002〕206号）同时废止。

附录F 病历书写基本规范

第一章 基本要求

第一条 病历是指医务人员在医疗活动过程中形成的文字、符号、图表、影像、切片等资料的总和，包括门（急）诊病历和住院病历。

第二条 病历书写是指医务人员通过问诊、查体、辅助检查、诊断、治疗、护理等医疗活动获得有关资料，并进行归纳、分析、整理形成医疗活动记录的行为。

第三条 病历书写应当客观、真实、准确、及时、完整、规范。

第四条 病历书写应当使用蓝黑墨水、碳素墨水，需复写的病历资料可以使用蓝或黑色油水的圆珠笔。计算机打印的病历应当符合病历保存的要求。

第五条 病历书写应当使用中文，通用的外文缩写和无正式中文译名的症状、体征、疾病名称等可以使用外文。

第六条 病历书写应规范使用医学术语，文字工整，字迹清晰，表述准确，语句通顺，标点正确。

第七条 病历书写过程中出现错字时，应当用双线划在错字上，保留原记录清楚、可辨，并注明修改时间，修改人签名。不得采用刮、粘、涂等方法掩盖或去除原来的字迹。

上级医务人员有审查修改下级医务人员书写的病历的责任。

第八条 病历应当按照规定的内容书写，并由相应医务人员签名。实习医务人员、试用期医务人员书写的病历，应当经过本医疗机构注册的医务人员审阅、修改并签名。

进修医务人员由医疗机构根据其胜任本专业工作实际情况认定后书写病历。

第九条 病历书写一律使用阿拉伯数字书写日期和时间，采用24小时制记录。

第十条 对需取得患者书面同意方可进行的医疗活动，应当由患者本人签署知情同意书。患者不具备完全民事行为能力时，应当由其法定代理人签字；患者因病无法签字时，应当由其授权的人员签字；为抢救患者，在法定代理人或被授权人无法及时签字的情况下，可由医疗机构负责人或者授权的负责人签字。

因实施保护性医疗措施不宜向患者说明情况的，应当将有关情况告知患者近亲属，由患者近亲属签署知情同意书，并及时记录。患者无近亲属的或者患者近亲属无法签署同意书的，由患者的法定代理人或者关系人签署同意书。

第二章 门（急）诊病历书写内容及要求

第十一条 门（急）诊病历内容包括门（急）诊病历首页［门（急）诊手册封面］、

病历记录、化验单（检验报告）、医学影像检查资料等。

第十二条 门（急）诊病历首页内容应当包括患者姓名、性别、出生年月日、民族、婚姻状况、职业、工作单位、住址、药物过敏史等项目。

门诊手册封面内容应当包括患者姓名、性别、年龄、工作单位或住址、药物过敏史等项目。

第十三条 门（急）诊病历记录分为初诊病历记录和复诊病历记录。

初诊病历记录书写内容应当包括就诊时间、科别、主诉、现病史、既往史，阳性体征、必要的阴性体征和辅助检查结果，诊断及治疗意见和医师签名等。

复诊病历记录书写内容应当包括就诊时间、科别、主诉、病史、必要的体格检查和辅助检查结果、诊断、治疗处理意见和医师签名等。

急诊病历书写就诊时间应当具体到分钟。

第十四条 门（急）诊病历记录应当由接诊医师在患者就诊时及时完成。

第十五条 急诊留观记录是急诊患者因病情需要留院观察期间的记录，重点记录观察期间病情变化和诊疗措施，记录简明扼要，并注明患者去向。抢救危重症患者时，应当书写抢救记录。门（急）诊抢救记录书写内容及要求按照住院病历抢救记录书写内容及要求执行。

第三章　住院病历书写内容及要求

第十六条 住院病历内容包括住院病案首页、入院记录、病程记录、手术同意书、麻醉同意书、输血治疗知情同意书、特殊检查（特殊治疗）同意书、病危（重）通知书、医嘱单、辅助检查报告单、体温单、医学影像检查资料、病理资料等。

第十七条 入院记录是指患者入院后，由经治医师通过问诊、查体、辅助检查获得有关资料，并对这些资料归纳分析书写而成的记录。可分为入院记录、再次或多次入院记录、24小时内入出院记录、24小时内入院死亡记录。

入院记录、再次或多次入院记录应当于患者入院后24小时内完成；24小时内入出院记录应当于患者出院后24小时内完成，24小时内入院死亡记录应当于患者死亡后24小时内完成。

第十八条 入院记录的要求及内容。

（一）患者一般情况包括姓名、性别、年龄、民族、婚姻状况、出生地、职业、入院时间、记录时间、病史陈述者。

（二）主诉是指促使患者就诊的主要症状（或体征）及持续时间。

（三）现病史是指患者本次疾病的发生、演变、诊疗等方面的详细情况，应当按时间顺序书写。内容包括发病情况、主要症状特点及其发展变化情况、伴随症状、发病后诊疗经过及结果、睡眠和饮食等一般情况的变化，以及与鉴别诊断有关的阳性或阴性资料等。

1．发病情况：记录发病的时间、地点、起病缓急、前驱症状、可能的原因或诱因。

2．主要症状特点及其发展变化情况：按发生的先后顺序描述主要症状的部位、性质、持续时间、程度、缓解或加剧因素，以及演变发展情况。

3．伴随症状：记录伴随症状，描述伴随症状与主要症状之间的相互关系。

4．发病以来诊治经过及结果：记录患者发病后到入院前，在院内、外接受检查与治疗的详细经过及效果。对患者提供的药名、诊断和手术名称需加引号（“ ”）以示区别。

5．发病以来一般情况：简要记录患者发病后的精神状态、睡眠、食欲、大小便、体重等情况。

与本次疾病虽无紧密关系、但仍需治疗的其他疾病情况，可在现病史后另起一段予以记录。

（四）既往史是指患者过去的健康和疾病情况。内容包括既往一般健康状况、疾病史、传染病史、预防接种史、手术外伤史、输血史、食物或药物过敏史等。

（五）个人史，婚育史、月经史，家族史。

1．个人史：记录出生地及长期居留地，生活习惯及有无烟、酒、药物等嗜好，职业与工作条件及有无工业毒物、粉尘、放射性物质接触史，有无冶游史。

2．婚育史、月经史：婚姻状况、结婚年龄、配偶健康状况、有无子女等。女性患者记录初潮年龄、行经期天数、间隔天数、末次月经时间（或闭经年龄），月经量、痛经及生育等情况。

3．家族史：父母、兄弟、姐妹健康状况，有无与患者类似疾病，有无家族遗传倾向的疾病。

（六）体格检查应当按照系统循序进行书写。内容包括体温、脉搏、呼吸、血压，一般情况，皮肤、黏膜，全身浅表淋巴结，头部及其器官，颈部，胸部（胸廓、肺部、心脏、血管），腹部（肝、脾等），直肠肛门，外生殖器，脊柱，四肢，神经系统等。

（七）专科情况应当根据专科需要记录专科特殊情况。

（八）辅助检查指入院前所作的与本次疾病相关的主要检查及其结果。应分类按检查时间顺序记录检查结果，如系在其他医疗机构所作检查，应当写明该机构名称及检查号。

（九）初步诊断是指经治医师根据患者入院时情况，综合分析所作出的诊断。如初步诊断为多项时，应当主次分明。对待查病例应列出可能性较大的诊断。

（十）书写入院记录的医师签名。

第十九条　再次或多次入院记录，是指患者因同一种疾病再次或多次住入同一医疗机构时书写的记录。要求及内容基本同入院记录。主诉是记录患者本次入院的主要症状（或体征）及持续时间；现病史中要求首先对本次住院前历次有关住院诊疗经过进行小结，然后再书写本次入院的现病史。

第二十条　患者入院不足24小时出院的，可以书写24小时内入出院记录。内容包括患者姓名、性别、年龄、职业、入院时间、出院时间、主诉、入院情况、入院诊断、诊疗经过、出院情况、出院诊断、出院医嘱，医师签名等。

第二十一条　患者入院不足24小时死亡的，可以书写24小时内入院死亡记录。内容包括患者姓名、性别、年龄、职业、入院时间、死亡时间、主诉、入院情况、入院诊断、诊疗经过（抢救经过）、死亡原因、死亡诊断，医师签名等。

第二十二条 病程记录是指继入院记录之后，对患者病情和诊疗过程所进行的连续性记录。内容包括患者的病情变化情况、重要的辅助检查结果及临床意义、上级医师查房意见、会诊意见、医师分析讨论意见、所采取的诊疗措施及效果、医嘱更改及理由、向患者及其近亲属告知的重要事项等。

病程记录的要求及内容：

（一）首次病程记录是指患者入院后由经治医师或值班医师书写的第一次病程记录，应当在患者入院8小时内完成。首次病程记录的内容包括病例特点、拟诊讨论（诊断依据及鉴别诊断）、诊疗计划等。

1．病例特点：应当在对病史、体格检查和辅助检查进行全面分析、归纳和整理后写出本病例特征，包括阳性发现和具有鉴别诊断意义的阴性症状和体征等。

2．拟诊讨论（诊断依据及鉴别诊断）：根据病例特点，提出初步诊断和诊断依据；对诊断不明的写出鉴别诊断并进行分析；并对下一步诊治措施进行分析。

3．诊疗计划：提出具体的检查及治疗措施安排。

（二）日常病程记录是指对患者住院期间诊疗过程的经常性、连续性记录。由经治医师书写，也可以由实习医务人员或试用期医务人员书写，但应有经治医师签名。书写日常病程记录时，首先标明记录时间，另起一行记录具体内容。对病危患者应当根据病情变化随时书写病程记录，每天至少1次，记录时间应当具体到分钟。对病重患者，至少2天记录一次病程记录。对病情稳定的患者，至少3天记录一次病程记录。

（三）上级医师查房记录是指上级医师查房时对患者病情、诊断、鉴别诊断、当前治疗措施疗效的分析及下一步诊疗意见等的记录。

主治医师首次查房记录应当于患者入院48小时内完成。内容包括查房医师的姓名、专业技术职务、补充的病史和体征、诊断依据与鉴别诊断的分析及诊疗计划等。

主治医师日常查房记录间隔时间视病情和诊疗情况确定，内容包括查房医师的姓名、专业技术职务、对病情的分析和诊疗意见等。

科主任或具有副主任医师以上专业技术职务任职资格医师查房的记录，内容包括查房医师的姓名、专业技术职务、对病情的分析和诊疗意见等。

（四）疑难病例讨论记录是指由科主任或具有副主任医师以上专业技术任职资格的医师主持、召集有关医务人员对确诊困难或疗效不确切病例讨论的记录。内容包括讨论日期、主持人、参加人员姓名及专业技术职务、具体讨论意见及主持人小结意见等。

（五）交（接）班记录是指患者经治医师发生变更之际，交班医师和接班医师分别对患者病情及诊疗情况进行简要总结的记录。交班记录应当在交班前由交班医师书写完成；接班记录应当由接班医师于接班后24小时内完成。交（接）班记录的内容包括入院日期、交班或接班日期、患者姓名、性别、年龄、主诉、入院情况、入院诊断、诊疗经过、目前情况、目前诊断、交班注意事项或接班诊疗计划、医师签名等。

（六）转科记录是指患者住院期间需要转科时，经转入科室医师会诊并同意接收后，由转出科室和转入科室医师分别书写的记录。包括转出记录和转入记录。转出记录由转出科室医师在患者转出科室前书写完成（紧急情况除外）；转入记录由转入科室医师于患者转入后24小时内完成。转科记录内容包括入院日期、转出或转入日期，转出、转入科室，患者姓名、性别、年龄、主诉、入院情况、入院诊断、诊疗经过、目前情况、目前诊断、转科目的及注意事项或转入诊疗计划、医师签名等。

（七）阶段小结是指患者住院时间较长，由经治医师每月所作病情及诊疗情况总结。阶段小结的内容包括入院日期、小结日期，患者姓名、性别、年龄、主诉、入院情况、入院诊断、诊疗经过、目前情况、目前诊断、诊疗计划、医师签名等。交（接）班记录、转科记录可代替阶段小结。

（八）抢救记录是指患者病情危重，采取抢救措施时作的记录。因抢救急危患者，未能及时书写病历的，有关医务人员应当在抢救结束后6小时内据实补记，并加以注明。内容包括病情变化情况、抢救时间及措施、参加抢救的医务人员姓名及专业技术职称等。记录抢救时间应当具体到分钟。

（九）有创诊疗操作记录是指在临床诊疗活动过程中进行的各种诊断、治疗性操作（如胸腔穿刺、腹腔穿刺等）的记录。应当在操作完成后即刻书写。内容包括操作名称、操作时间、操作步骤、结果及患者一般情况，记录过程是否顺利、有无不良反应，术后注意事项及是否向患者说明，操作医师签名。

（十）会诊记录（含会诊意见）是指患者在住院期间需要其他科室或者其他医疗机构协助诊疗时，分别由申请医师和会诊医师书写的记录。会诊记录应另页书写。内容包括申请会诊记录和会诊意见记录。申请会诊记录应当简要载明患者病情及诊疗情况、申请会诊的理由和目的，申请会诊医师签名等。常规会诊意见记录应当由会诊医师在会诊申请发出后48小时内完成，急会诊时会诊医师应当在会诊申请发出后10分钟内到场，并在会诊结束后即刻完成会诊记录。会诊记录内容包括会诊意见、会诊医师所在的科别或者医疗机构名称、会诊时间及会诊医师签名等。申请会诊医师应在病程记录中记录会诊意见执行情况。

（十一）术前小结是指在患者手术前，由经治医师对患者病情所作的总结。内容包括简要病情、术前诊断、手术指征、拟施手术名称和方式、拟施麻醉方式、注意事项，并记录手术者术前查看患者相关情况等。

（十二）术前讨论记录是指因患者病情较重或手术难度较大，手术前在上级医师主持下，对拟实施手术方式和术中可能出现的问题及应对措施所作的讨论。讨论内容包括术前准备情况、手术指征、手术方案、可能出现的意外及防范措施、参加讨论者的姓名及专业技术职务、具体讨论意见及主持人小结意见、讨论日期、记录者的签名等。

（十三）麻醉术前访视记录是指在麻醉实施前，由麻醉医师对患者拟施麻醉进行风险评估的记录。麻醉术前访视可另立单页，也可在病程中记录。内容包括姓名、性别、年龄、科别、病案号，患者一般情况、简要病史、与麻醉相关的辅助检查结果、拟行手术方式、拟行麻醉方式、麻醉适应证及麻醉中需注意的问题、术前麻醉医嘱、麻醉医师签字并填写日期。

（十四）麻醉记录是指麻醉医师在麻醉实施中书写的麻醉经过及处理措施的记录。麻醉记录应当另页书写，内容包括患者一般情况、术前特殊情况、麻醉前用药、术前诊断、术中诊断、手术方式及日期、麻醉方式、麻醉诱导及各项操作开始及结束时间、麻醉期间用药名称、方式及剂量、麻醉期间特殊或突发情况及处理、手术起止时间、麻醉医师签名等。

（十五）手术记录是指手术者书写的反映手术一般情况、手术经过、术中发现及处理等情况的特殊记录，应当在术后24小时内完成。特殊情况下由第一助手书写时，应有手术者签名。手术记录应当另页书写，内容包括一般项目（患者姓名、性别、科别、病房、床位号、住院病历号或病案号）、手术日期、术前诊断、术中诊断、手术名称、手术者及助手姓名、麻醉方法、手术经过、术中出现的情况及处理等。

（十六）手术安全核查记录是指由手术医师、麻醉医师和巡回护士三方，在麻醉实施前、手术开始前和患者离室前，共同对患者身份、手术部位、手术方式、麻醉及手术风险、手术使用物品清点等内容进行核对的记录，输血的患者还应对血型、用血量进行核对。应有手术医师、麻醉医师和巡回护士三方核对、确认并签字。

（十七）手术清点记录是指巡回护士对手术患者术中所用血液、器械、敷料等的记录，应当在手术结束后即时完成。手术清点记录应当另页书写，内容包括患者姓名、住院病历号（或病案号）、手术日期、手术名称、术中所用各种器械和敷料数量的清点核对、巡回护士和手术器械护士签名等。

（十八）术后首次病程记录是指参加手术的医师在患者术后即时完成的病程记录。内容包括手术时间、术中诊断、麻醉方式、手术方式、手术简要经过、术后处理措施、术后应当特别注意观察的事项等。

（十九）麻醉术后访视记录是指麻醉实施后，由麻醉医师对术后患者麻醉恢复情况进行访视的记录。麻醉术后访视可另立单页，也可在病程中记录。内容包括姓名、性别、年龄、科别、病案号，患者一般情况、麻醉恢复情况、清醒时间、术后医嘱、是否拔除气管插管等，如有特殊情况应详细记录，麻醉医师签字并填写日期。

（二十）出院记录是指经治医师对患者此次住院期间诊疗情况的总结，应当在患者出院后24小时内完成。内容主要包括入院日期、出院日期、入院情况、入院诊断、诊疗经过、出院诊断、出院情况、出院医嘱、医师签名等。

（二十一）死亡记录是指经治医师对死亡患者住院期间诊疗和抢救经过的记录，应当在患者死亡后24小时内完成。内容包括入院日期、死亡时间、入院情况、入院诊断、诊疗经过（重点记录病情演变、抢救经过）、死亡原因、死亡诊断等。记录死亡时间应当具体到分钟。

（二十二）死亡病例讨论记录是指在患者死亡一周内，由科主任或具有副主任医师以上专业技术职务任职资格的医师主持，对死亡病例进行讨论、分析的记录。内容包括讨论日期、主持人及参加人员姓名、专业技术职务、具体讨论意见及主持人小结意见、记录者的签名等。

（二十三）病重（病危）患者护理记录是指护士根据医嘱和病情对病重（病危）患

者住院期间护理过程的客观记录。病重（病危）患者护理记录应当根据相应专科的护理特点书写。内容包括患者姓名、科别、住院病历号（或病案号）、床位号、页码、记录日期和时间、出入液量、体温、脉搏、呼吸、血压等病情观察、护理措施和效果、护士签名等。记录时间应当具体到分钟。

第二十三条 手术同意书是指手术前，经治医师向患者告知拟施手术的相关情况，并由患者签署是否同意手术的医学文书。内容包括术前诊断、手术名称、术中或术后可能出现的并发症、手术风险、患者签署意见并签名、经治医师和术者签名等。

第二十四条 麻醉同意书是指麻醉前，麻醉医师向患者告知拟施麻醉的相关情况，并由患者签署是否同意麻醉意见的医学文书。内容包括患者姓名、性别、年龄、病案号、科别、术前诊断、拟行手术方式、拟行麻醉方式，患者基础疾病及可能对麻醉产生影响的特殊情况，麻醉中拟行的有创操作和监测，麻醉风险、可能发生的并发症及意外情况，患者签署意见并签名、麻醉医师签名并填写日期。

第二十五条 输血治疗知情同意书是指输血前，经治医师向患者告知输血的相关情况，并由患者签署是否同意输血的医学文书。输血治疗知情同意书内容包括患者姓名、性别、年龄、科别、病案号、诊断、输血指征、拟输血成分、输血前有关检查结果、输血风险及可能产生的不良后果、患者签署意见并签名、医师签名并填写日期。

第二十六条 特殊检查、特殊治疗同意书是指在实施特殊检查、特殊治疗前，经治医师向患者告知特殊检查、特殊治疗的相关情况，并由患者签署是否同意检查、治疗的医学文书。内容包括特殊检查、特殊治疗项目名称、目的、可能出现的并发症及风险、患者签名、医师签名等。

第二十七条 病危（重）通知书是指因患者病情危、重时，由经治医师或值班医师向患者家属告知病情，并由患方签名的医疗文书。内容包括患者姓名、性别、年龄、科别，目前诊断及病情危重情况，患方签名、医师签名并填写日期。一式两份，一份交患方保存，另一份归病历中保存。

第二十八条 医嘱是指医师在医疗活动中下达的医学指令。医嘱单分为长期医嘱单和临时医嘱单。

长期医嘱单内容包括患者姓名、科别、住院病历号（或病案号）、页码、起始日期和时间、长期医嘱内容、停止日期和时间、医师签名、执行时间、执行护士签名。临时医嘱单内容包括医嘱时间、临时医嘱内容、医师签名、执行时间、执行护士签名等。

医嘱内容及起始、停止时间应当由医师书写。医嘱内容应当准确、清楚，每项医嘱应当只包含一个内容，并注明下达时间，应当具体到分钟。医嘱不得涂改。需要取消时，应当使用红色墨水标注“取消”字样并签名。

一般情况下，医师不得下达口头医嘱。因抢救急危患者需要下达口头医嘱时，护士应当复诵一遍。抢救结束后，医师应当即刻据实补记医嘱。

第二十九条 辅助检查报告单是指患者住院期间所做各项检验、检查结果的记录。内容包括患者姓名、性别、年龄、住院病历号（或病案号）、检查项目、检查结果、报告日期、报告人员签名或者印章等。

第三十条 体温单为表格式，以护士填写为主。内容包括患者姓名、科室、床号、入院日期、住院病历号（或病案号）、日期、手术后天数、体温、脉搏、呼吸、血压、大便次数、出入液量、体重、住院周数等。

第四章 打印病历内容及要求

第三十一条 打印病历是指应用字处理软件编辑生成并打印的病历（如Word文档、WPS文档等）。打印病历应当按照本规定的内容录入并及时打印，由相应医务人员手写签名。

第三十二条 医疗机构打印病历应当统一纸张、字体、字号及排版格式。打印字迹应清楚易认，符合病历保存期限和复印的要求。

第三十三条 打印病历编辑过程中应当按照权限要求进行修改，已完成录入打印并签名的病历不得修改。

第五章 其他

第三十四条 住院病案首页按照《卫生部关于修订下发住院病案首页的通知》（卫医发〔2001〕286号）的规定书写。

第三十五条 特殊检查、特殊治疗按照《医疗机构管理条例实施细则》（1994年卫生部令第35号）有关规定执行。

第三十六条 中医病历书写基本规范由国家中医药管理局另行制定。

第三十七条 电子病历基本规范由卫生部另行制定。

第三十八条 本规范自2010年3月1日起施行。我部于2002年颁布的《病历书写基本规范（试行）》（卫医发〔2002〕190号）同时废止。

附录G　医疗机构病历管理规定（2013年版）

第一章　总则

第一条　为加强医疗机构病历管理，保障医疗质量与安全，维护医患双方的合法权益，制定本规定。

第二条　病历是指医务人员在医疗活动过程中形成的文字、符号、图表、影像、切片等资料的总和，包括门（急）诊病历和住院病历。病历归档以后形成病案。

第三条　本规定适用于各级各类医疗机构对病历的管理。

第四条　按照病历记录形式不同，可区分为纸质病历和电子病历。电子病历与纸质病历具有同等效力。

第五条　医疗机构应当建立健全病历管理制度，设置病案管理部门或者配备专（兼）职人员，负责病历和病案管理工作。

医疗机构应当建立病历质量定期检查、评估与反馈制度。医疗机构医务部门负责病历的质量管理。

第六条　医疗机构及其医务人员应当严格保护患者隐私，禁止以非医疗、教学、研究目的泄露患者的病历资料。

第二章　病历的建立

第七条　医疗机构应当建立门（急）诊病历和住院病历编号制度，为同一患者建立唯一的标识号码。已建立电子病历的医疗机构，应当将病历标识号码与患者身份证明编号相关联，使用标识号码和身份证明编号均能对病历进行检索。

门（急）诊病历和住院病历应当标注页码或者电子页码。

第八条　医务人员应当按照《病历书写基本规范》《中医病历书写基本规范》《电子病历基本规范（试行）》和《中医电子病历基本规范（试行）》要求书写病历。

第九条　住院病历应当按照以下顺序排序：体温单、医嘱单、入院记录、病程记录、术前讨论记录、手术同意书、麻醉同意书、麻醉术前访视记录、手术安全核查记录、手术清点记录、麻醉记录、手术记录、麻醉术后访视记录、术后病程记录、病重（病危）患者护理记录、出院记录、死亡记录、输血治疗知情同意书、特殊检查（特殊治疗）同意书、会诊记录、病危（重）通知书、病理资料、辅助检查报告单、医学影像检查资料。

病案应当按照以下顺序装订保存：住院病案首页、入院记录、病程记录、术前讨论记录、手术同意书、麻醉同意书、麻醉术前访视记录、手术安全核查记录、手术清点记录、麻醉记录、手术记录、麻醉术后访视记录、术后病程记录、出院记录、死亡记录、死亡病例讨论记录、输血治疗知情同意书、特殊检查（特殊治疗）同意书、会诊记录、病危（重）通知书、病理资料、辅助检查报告单、医学影像检查资料、体温单、医嘱单、病重（病危）患者护理记录。

第三章 病历的保管

第十条 门（急）诊病历原则上由患者负责保管。医疗机构建有门（急）诊病历档案室或者已建立门（急）诊电子病历的，经患者或者其法定代理人同意，其门（急）诊病历可以由医疗机构负责保管。

住院病历由医疗机构负责保管。

第十一条 门（急）诊病历由患者保管的，医疗机构应当将检查检验结果及时交由患者保管。

第十二条 门（急）诊病历由医疗机构保管的，医疗机构应当在收到检查检验结果后24小时内，将检查检验结果归入或者录入门（急）诊病历，并在每次诊疗活动结束后首个工作日内将门（急）诊病历归档。

第十三条 患者住院期间，住院病历由所在病区统一保管。因医疗活动或者工作需要，须将住院病历带离病区时，应当由病区指定的专门人员负责携带和保管。

医疗机构应当在收到住院患者检查检验结果和相关资料后24小时内归入或者录入住院病历。

患者出院后，住院病历由病案管理部门或者专（兼）职人员统一保存、管理。

第十四条 医疗机构应当严格病历管理，任何人不得随意涂改病历，严禁伪造、隐匿、销毁、抢夺、窃取病历。

第四章 病历的借阅与复制

第十五条 除为患者提供诊疗服务的医务人员，以及经卫生计生行政部门、中医药管理部门或者医疗机构授权的负责病案管理、医疗管理的部门或者人员外，其他任何机构和个人不得擅自查阅患者病历。

第十六条 其他医疗机构及医务人员因科研、教学需要查阅、借阅病历的，应当向患者就诊医疗机构提出申请，经同意并办理相应手续后方可查阅、借阅。查阅后应当立即归还，借阅病历应当在3个工作日内归还。查阅的病历资料不得带离患者就诊医疗机构。

第十七条 医疗机构应当受理下列人员和机构复制或者查阅病历资料的申请，并依规定提供病历复制或者查阅服务：

（一）患者本人或者其委托代理人。

（二）死亡患者法定继承人或者其代理人。

第十八条　医疗机构应当指定部门或者专（兼）职人员负责受理复制病历资料的申请。受理申请时，应当要求申请人提供有关证明材料，并对申请材料的形式进行审核。

（一）申请人为患者本人的，应当提供其有效身份证明。

（二）申请人为患者代理人的，应当提供患者及其代理人的有效身份证明，以及代理人与患者代理关系的法定证明材料和授权委托书。

（三）申请人为死亡患者法定继承人的，应当提供患者死亡证明、死亡患者法定继承人的有效身份证明，死亡患者与法定继承人关系的法定证明材料。

（四）申请人为死亡患者法定继承人代理人的，应当提供患者死亡证明、死亡患者法定继承人及其代理人的有效身份证明，死亡患者与法定继承人关系的法定证明材料，代理人与法定继承人代理关系的法定证明材料及授权委托书。

第十九条　医疗机构可以为申请人复制门（急）诊病历和住院病历中的体温单、医嘱单、住院志（入院记录）、手术同意书、麻醉同意书、麻醉记录、手术记录、病重（病危）患者护理记录、出院记录、输血治疗知情同意书、特殊检查（特殊治疗）同意书、病理报告、检验报告等辅助检查报告单、医学影像检查资料等病历资料。

第二十条　公安、司法、人力资源社会保障、保险以及负责医疗事故技术鉴定的部门，因办理案件、依法实施专业技术鉴定、医疗保险审核或仲裁、商业保险审核等需要，提出审核、查阅或者复制病历资料要求的，经办人员提供以下证明材料后，医疗机构可以根据需要提供患者部分或全部病历：

（一）该行政机关、司法机关、保险或者负责医疗事故技术鉴定部门出具的调取病历的法定证明。

（二）经办人本人有效身份证明。

（三）经办人本人有效工作证明（需与该行政机关、司法机关、保险或者负责医疗事故技术鉴定部门一致）。

保险机构因商业保险审核等需要，提出审核、查阅或者复制病历资料要求的，还应当提供保险合同复印件、患者本人或者其代理人同意的法定证明材料；患者死亡的，应当提供保险合同复印件、死亡患者法定继承人或者其代理人同意的法定证明材料。合同或者法律另有规定的除外。

第二十一条　按照《病历书写基本规范》和《中医病历书写基本规范》要求，病历尚未完成，申请人要求复制病历时，可以对已完成病历先行复制，在医务人员按照规定完成病历后，再对新完成部分进行复制。

第二十二条　医疗机构受理复制病历资料申请后，由指定部门或者专（兼）职人员通知病案管理部门或专（兼）职人员，在规定时间内将需要复制的病历资料送至指定地点，并在申请人在场的情况下复制；复制的病历资料经申请人和医疗机构双方确认无误后，加盖医疗机构证明印记。

第二十三条　医疗机构复制病历资料，可以按照规定收取工本费。

第五章 病历的封存与启封

第二十四条 依法需要封存病历时，应当在医疗机构或者其委托代理人、患者或者其代理人在场的情况下，对病历共同进行确认，签封病历复制件。

医疗机构申请封存病历时，医疗机构应当告知患者或者其代理人共同实施病历封存；但患者或者其代理人拒绝或者放弃实施病历封存的，医疗机构可以在公证机构公证的情况下，对病历进行确认，由公证机构签封病历复制件。

第二十五条 医疗机构负责封存病历复制件的保管。

第二十六条 封存后病历的原件可以继续记录和使用。

按照《病历书写基本规范》和《中医病历书写基本规范》要求，病历尚未完成，需要封存病历时，可以对已完成病历先行封存，当医师按照规定完成病历后，再对新完成部分进行封存。

第二十七条 开启封存病历应当在签封各方在场的情况下实施。

第六章 病历的保存

第二十八条 医疗机构可以采用符合档案管理要求的缩微技术等对纸质病历进行处理后保存。

第二十九条 门（急）诊病历由医疗机构保管的，保存时间自患者最后一次就诊之日起不少于15年；住院病历保存时间自患者最后一次住院出院之日起不少于30年。

第三十条 医疗机构变更名称时，所保管的病历应当由变更后医疗机构继续保管。

医疗机构撤销后，所保管的病历可以由省级卫生计生行政部门、中医药管理部门或者省级卫生计生行政部门、中医药管理部门指定的机构按照规定妥善保管。

第七章 附则

第三十一条 本规定由国家卫生计生委负责解释。

第三十二条 本规定自2014年1月1日起施行。卫生部和国家中医药管理局于2002年公布的《医疗机构病历管理规定》（卫医发〔2002〕193号）同时废止。

附录H　电子病历应用管理规范（试行）

第一章　总则

第一条　为规范医疗机构电子病历（含中医电子病历，下同）应用管理，满足临床工作需要，保障医疗质量和医疗安全，保证医患双方合法权益，根据《中华人民共和国执业医师法》《中华人民共和国电子签名法》《医疗机构管理条例》等法律法规，制定本规范。

第二条　实施电子病历的医疗机构，其电子病历的建立、记录、修改、使用、保存和管理等适用本规范。

第三条　电子病历是指医务人员在医疗活动过程中，使用信息系统生成的文字、符号、图表、图形、数字、影像等数字化信息，并能实现存储、管理、传输和重现的医疗记录，是病历的一种记录形式，包括门（急）诊病历和住院病历。

第四条　电子病历系统是指医疗机构内部支持电子病历信息的采集、存储、访问和在线帮助，并围绕提高医疗质量、保障医疗安全、提高医疗效率而提供信息处理和智能化服务功能的计算机信息系统。

第五条　国家卫生计生委和国家中医药管理局负责指导全国电子病历应用管理工作。地方各级卫生计生行政部门（含中医药管理部门）负责本行政区域内的电子病历应用监督管理工作。

第二章　电子病历的基本要求

第六条　医疗机构应用电子病历应当具备以下条件：

（一）具有专门的技术支持部门和人员，负责电子病历相关信息系统建设、运行和维护等工作；具有专门的管理部门和人员，负责电子病历的业务监管等工作。

（二）建立、健全电子病历使用的相关制度和规程。

（三）具备电子病历的安全管理体系和安全保障机制。

（四）具备对电子病历创建、修改、归档等操作的追溯能力。

（五）其他有关法律、法规、规范性文件及省级卫生计生行政部门规定的条件。

第七条　《医疗机构病历管理规定（2013年版）》《病历书写基本规范》《中医病历书写基本规范》适用于电子病历管理。

第八条　电子病历使用的术语、编码、模板和数据应当符合相关行业标准和规范的要求，在保障信息安全的前提下，促进电子病历信息有效共享。

第九条 电子病历系统应当为操作人员提供专有的身份标识和识别手段，并设置相应权限。操作人员对本人身份标识的使用负责。

第十条 有条件的医疗机构电子病历系统可以使用电子签名进行身份认证，可靠的电子签名与手写签名或盖章具有同等的法律效力。

第十一条 电子病历系统应当采用权威可靠时间源。

第三章 电子病历的书写与存储

第十二条 医疗机构使用电子病历系统进行病历书写，应当遵循客观、真实、准确、及时、完整、规范的原则。

门（急）诊病历书写内容包括门（急）诊病历首页、病历记录、化验报告、医学影像检查资料等。

住院病历书写内容包括住院病案首页、入院记录、病程记录、手术同意书、麻醉同意书、输血治疗知情同意书、特殊检查（特殊治疗）同意书、病危（重）通知单、医嘱单、辅助检查报告单、体温单、医学影像检查报告、病理报告单等。

第十三条 医疗机构应当为患者电子病历赋予唯一患者身份标识，以确保患者基本信息及其医疗记录的真实性、一致性、连续性、完整性。

第十四条 电子病历系统应当对操作人员进行身份识别，并保存历次操作印痕，标记操作时间和操作人员信息，并保证历次操作印痕、标记操作时间和操作人员信息可查询、可追溯。

第十五条 医务人员采用身份标识登录电子病历系统完成书写、审阅、修改等操作并予以确认后，系统应当显示医务人员姓名及完成时间。

第十六条 电子病历系统应当设置医务人员书写、审阅、修改的权限和时限。实习医务人员、试用期医务人员记录的病历，应当由具有本医疗机构执业资格的上级医务人员审阅、修改并予确认。上级医务人员审阅、修改、确认电子病历内容时，电子病历系统应当进行身份识别、保存历次操作痕迹、标记准确的操作时间和操作人信息。

第十七条 电子病历应当设置归档状态，医疗机构应当按照病历管理相关规定，在患者门（急）诊就诊结束或出院后，适时将电子病历转为归档状态。电子病历归档后原则上不得修改，特殊情况下确需修改的，经医疗机构医务部门批准后进行修改并保留修改痕迹。

第十八条 医疗机构因存档等需要可以将电子病历打印后与非电子化的资料合并形成病案保存。具备条件的医疗机构可以对知情同意书、植入材料条形码等非电子化的资料进行数字化采集后纳入电子病历系统管理，原件另行妥善保存。

第十九条 门（急）诊电子病历由医疗机构保管的，保存时间自患者最后一次就诊之日起不少于15年；住院电子病历保存时间自患者最后一次出院之日起不少于30年。

第四章　电子病历的使用

第二十条　电子病历系统应当设置病历查阅权限，并保证医务人员查阅病历的需要，能够及时提供并完整呈现该患者的电子病历资料。呈现的电子病历应当显示患者个人信息、诊疗记录、记录时间及记录人员、上级审核人员的姓名等。

第二十一条　医疗机构应当为申请人提供电子病历的复制服务。医疗机构可以提供电子版或打印版病历。复制的电子病历文档应当可供独立读取，打印的电子病历纸质版应当加盖医疗机构病历管理专用章。

第二十二条　有条件的医疗机构可以为患者提供医学影像检查图像、手术录像、介入操作录像等电子资料复制服务。

第五章　电子病历的封存

第二十三条　依法需要封存电子病历时，应当在医疗机构或者其委托代理人、患者或者其代理人双方共同在场的情况下，对电子病历共同进行确认，并进行复制后封存。封存的电子病历复制件可以是电子版；也可以对打印的纸质版进行复印，并加盖病案管理章后进行封存。

第二十四条　封存的电子病历复制件应当满足以下技术条件及要求：

（一）储存于独立可靠的存储介质，并由医患双方或双方代理人共同签封。

（二）可在原系统内读取，但不可修改。

（三）操作痕迹、操作时间、操作人员信息可查询、可追溯。

（四）其他有关法律、法规、规范性文件和省级卫生计生行政部门规定的条件及要求。

第二十五条　封存后电子病历的原件可以继续使用。电子病历尚未完成，需要封存时，可以对已完成的电子病历先行封存，当医务人员按照规定完成后，再对新完成部分进行封存。

第六章　附则

第二十六条　本规范所称的电子签名，是指《电子签名法》第二条规定的数据电文中以电子形式所含、所附用于识别签名人身份并表明签名人认可其中内容的数据。“可靠的电子签名”是指符合《电子签名法》第十三条有关条件的电子签名。

第二十七条　本规范所称电子病历操作人员包括使用电子病历系统的医务人员，维护、管理电子病历信息系统的技术人员和实施电子病历质量监管的行政管理人员。

第二十八条　本规范所称电子病历书写是指医务人员使用电子病历系统，对通过问诊、查体、辅助检查、诊断、治疗、护理等医疗活动获得的有关资料进行归纳、分析、整理形成医疗活动记录的行为。

第二十九条 省级卫生计生行政部门可根据本规范制定实施细则。

第三十条 《电子病历基本规范（试行）》（卫医政发〔2010〕24号）、《中医电子病历基本规范（试行）》（国中医药发〔2010〕18号）同时废止。

第三十一条 本规范自2017年4月1日起施行。

附录I　医疗技术临床应用管理方法

第一章　总则

第一条　为加强医疗技术临床应用管理，促进医学科学开展和医疗技术进步，保障医疗质量和患者平安，维护人民群众健康权益，根据有关法律法规，制定本方法。

第二条　本方法所称医疗技术，是指医疗机构及其医务人员以诊断和治疗疾病为目的，对疾病作出判断和消除疾病、缓解病情、减轻痛苦、改善功能、延长生命、帮助患者恢复健康而采取的医学专业手段和措施。本方法所称医疗技术临床应用，是指将经过临床研究论证且平安性、有效性确切的医疗技术应用于临床，用以诊断或者治疗疾病的过程。

第三条　医疗机构和医务人员开展医疗技术临床应用应当遵守本方法。

第四条　医疗技术临床应用应当遵循科学、平安、标准、有效、经济、符合伦理的原那么。平安性、有效性不确切的医疗技术，医疗机构不得开展临床应用。

第五条　国家建立医疗技术临床应用负面清单管理制度，对禁止临床应用的医疗技术实施负面清单管理，对局部需要严格监管的医疗技术进行重点管理。其他临床应用的医疗技术由决定使用该类技术的医疗机构自我管理。

第六条　医疗机构对本机构医疗技术临床应用和管理承当主体责任。医疗机构开展医疗技术效劳应当与其技术能力相适应。医疗机构主要负责人是本机构医疗技术临床应用管理的第一责任人。

第七条　国家卫生健康委负责全国医疗技术临床应用管理工作。县级以上地方卫生行政部门负责本行政区域内医疗技术临床应用监督管理工作。

第八条　鼓励卫生行业组织参与医疗技术临床应用质量控制、标准化培训和技术评估工作，各级卫生行政部门应当为卫生行业组织参与医疗技术临床应用管理创造条件。

第二章　医疗技术负面清单管理

第九条　医疗技术具有以下情形之一的，禁止应用于临床（以下简称禁止类技术）。

（一）临床应用平安性、有效性不确切。

（二）存在重大伦理问题。

（三）该技术已经被临床淘汰。

（四）未经临床研究论证的医疗新技术。禁止类技术目录由国家卫生健康委制定发布或者委托专业组织制定发布，并根据情况适时予以调整。

第十条 禁止类技术目录以外并具有以下情形之一的，作为需要重点加强管理的医疗技术（以下简称限制类技术），由省级以上卫生行政部门严格管理：

（一）技术难度大、风险高，对医疗机构的效劳能力、人员水平有较高专业要求，需要设置限定条件的。

（二）需要消耗稀缺资源的。

（三）涉及重大伦理风险的。

（四）存在不合理临床应用，需要重点管理的。 国家限制类技术目录及其临床应用管理标准由国家卫生健康委制定发布或者委托专业组织制定发布，并根据临床应用实际情况予以调整。 省级卫生行政部门可以结合本行政区域实际情况，在国家限制类技术目录根底上增补省级限制类技术相关工程，制定发布相关技术临床应用管理标准，并报国家卫生健康委备案。

第十一条 对限制类技术实施备案管理。医疗机构拟开展限制类技术临床应用的，应当按照相关医疗技术临床应用管理标准进行自我评估，符合条件的可以开展临床应用，并于开展首例临床应用之日起15个工作日内，向核发其医疗机构执业许可证的卫生行政部门备案。备案材料应当包括以下内容：

（一）开展临床应用的限制类技术名称和所具备的条件及有关评估材料。

（二）本机构医疗技术临床应用管理专门组织和伦理委员会论证材料。

（三）技术负责人（限于在本机构注册的执业医师）资质证明材料。 备案部门应当自收到完整备案材料之日起15个工作日内完成备案，在该医疗机构的?医疗机构执业许可证?副本备注栏予以注明，并逐级上报至省级卫生行政部门。

第十二条 未纳入禁止类技术和限制类技术目录的医疗技术，医疗机构可以根据自身功能、任务、技术能力等自行决定开展临床应用，并应当对开展的医疗技术临床应用实施严格管理。

第十三条 医疗机构拟开展存在重大伦理风险的医疗技术，应当提请本机构伦理委员会审议，必要时可以咨询省级和国家医学伦理专家委员会。未经本机构伦理委员会审查通过的医疗技术，特别是限制类医疗技术，不得应用于临床。

第三章 管理与控制

第十四条 国家建立医疗技术临床应用质量管理与控制制度，充分发挥各级、各专业医疗质量控制组织的作用，以“限制类技术〞为主加强医疗技术临床应用质量控制，对医疗技术临床应用情况进行日常监测与定期评估，及时向医疗机构反应质控和评估结果，持续改良医疗技术临床应用质量。

第十五条 二级以上的医院、妇幼保健院及专科疾病防治机构医疗质量管理委员会应当下设医疗技术临床应用管理的专门组织，由医务、质量管理、药学、护理、院感、设备等部门负责人和具有高级技术职务任职资格的临床、管理、伦理等相关专业人员组成。该专门组织的负责人由医疗机构主要负责人担任，由医务部门负责日常管理工作，主要职责是：

（一）根据医疗技术临床应用管理相关的法律、法规、规章，制定本机构医疗技术临床应用管理制度并组织实施。

（二）审定本机构医疗技术临床应用管理目录和手术分级管理目录并及时调整。

（三）对首次应用于本机构的医疗技术组织论证，对本机构已经临床应用的医疗技术定期开展评估。

（四）定期检查本机构医疗技术临床应用管理各项制度执行情况，并提出改良措施和要求。

（五）省级以上卫生行政部门规临床应用管理工作小组，并指定专（兼）职人员负责本机构医疗技术临床应用管理工作。其他医疗机构应当设立医疗技术临床应用管理工作小组，并指定专（兼）职人员负责本机构医疗技术临床应用管理工作。

第十六条 医疗机构应当建立本机构医疗技术临床应用管理制度，包括目录管理、手术分级、医师授权、质量控制、档案管理、动态评估等制度，保障医疗技术临床应用质量和平安。

第十七条 医疗机构开展医疗技术临床应用应当具有符合要求的诊疗科目、专业技术人员、相应的设备、设施和质量控制体系，并遵守相关技术临床应用管理标准。

第十八条 医疗机构应当制定本机构医疗技术临床应用管理目录并及时调整，对目录内的手术进行分级管理。手术管理按照国家关于手术分级管理的有关规定执行。

第十九条 医疗机构应当依法准予医务人员实施与其专业能力相适应的医疗技术，并为医务人员建立医疗技术临床应用管理档案，纳入个人专业技术档案管理。

第二十条 医疗机构应当建立医师手术授权与动态管理制度，根据医师的专业能力和培训情况，授予或者取消相应的手术级别和具体手术权限。

第二十一条 医疗机构应当建立医疗技术临床应用论证制度。对已证明平安有效，但属本机构首次应用的医疗技术，应当组织开展本机构技术能力和平安保障能力论证，通过论证的方可开展医疗技术临床应用。

第二十二条 医疗机构应当建立医疗技术临床应用评估制度，对限制类技术的质量平安和技术保证能力进行重点评估，并根据评估结果及时调整本机构医疗技术临床应用管理目录和有关管理要求。对存在严重质量平安问题或者不再符合有关技术管理要求的，要立即停止该项技术的临床应用。医疗机构应当根据评估结果，及时调整本机构医师相关技术临床应用权限。

第二十三条 医疗机构应当为医务人员参加医疗技术临床应用标准化培训创造条件，加强医疗技术临床应用管理人才队伍的建设和培养。医疗机构应当加强首次在本医疗机构临床应用的医疗技术的标准化培训工作。

第二十四条 医疗机构开展的限制类技术目录、手术分级管理目录和限制类技术临床应用情况应当纳入本机构院务公开范围，主动向社会公开，接受社会监督。

第二十五条 医疗机构在医疗技术临床应用过程中出现以下情形之一的，应当立即停止该项医疗技术的临床应用：

（一）该医疗技术被国家卫生健康委列为“禁止类技术”。

（二）从事该医疗技术的主要专业技术人员或者关键设备、设施及其他辅助条件发生变化，不能满足相关技术临床应用管理标准要求，或者影响临床应用效果。

（三）该医疗技术在本机构应用过程中出现重大医疗质量、医疗平安或者伦理问题，或者发生与技术相关的严重不良后果。

（四）发现该项医疗技术临床应用效果不确切，或者存在重大质量、平安或者伦理缺陷。医疗机构出现第一款第二项、第三项情形，属于限制类技术的，应当立即将有关情况向核发其医疗机构执业许可证的卫生行政部门报告。卫生行政部门应当及时取消该医疗机构相应医疗技术临床应用备案，在该医疗机构执业许可证副本备注栏予以注明，并逐级向省级卫生行政部门报告。医疗机构出现第一款第四项情形的，应当立即将有关情况向核发其医疗机构执业许可证的卫生行政部门和省级卫生行政部门报告。省级卫生行政部门应当立即组织对该项医疗技术临床应用情况进行核查，确属医疗技术本身存在问题的，可以暂停该项医疗技术在本地区的临床应用，并向国家卫生健康委报告。国家卫生健康委收到报告后，组织专家进行评估，决定需要采取的进一步管理措施。

第四章　培训与考核

第二十六条　国家建立医疗技术临床应用标准化培训制度。拟开展限制类技术的医师应当按照相关技术临床应用管理标准要求接受标准化培训。国家卫生健康委统一组织制定国家限制类技术的培训标准和考核要求，并向社会公布。

第二十七条　省级增补的限制类技术以及省级卫生行政部门认为其他需要重点加强培训的医疗技术，由省级卫生行政部门统一组织制订培训标准，对培训基地管理和参加培训医师（以下简称参培医师）的培训和考核提出统一要求，并向社会公布。

第二十八条　对限制类技术临床应用标准化培训基地实施备案管理。医疗机构拟承当限制类技术临床应用标准化培训工作的，应当到达国家和省级卫生行政部门规定的条件，制定培训方案并向社会公开。

第二十九条　医疗机构拟承当限制类技术临床应用标准化培训工作的，应当于首次发布招生公告之日起3个工作日内，向省级卫生行政部门备案。备案材料应当包括：

（一）开展相关限制类技术临床应用的备案证明材料。

（二）开展相关限制类技术培训工作所具备的软、硬件条件的自我评估材料。

（三）近3年开展相关限制类技术临床应用的医疗质量和医疗平安情况。

（四）培训方案、培训师资、课程设置、考核方案等材料。

第三十条　省级卫生行政部门应当及时向社会公布经备案拟承当限制性技术临床应用标准化培训工作的医疗机构名单。省级卫生行政部门应当加强对限制类技术临床应用标准化培训基地的考核和评估，对不符合培训基地条件或者未按照要求开展培训、考核的，应当责令其停止培训工作，并向社会公布。

第三十一条　培训基地应当建立健全规章制度及流程，明确岗位职责和管理要求，加强对培训导师的管理。严格按照统一的培训大纲和教材制定培训方案与方案，建立医师培训档案，确保培训质量和效果。

第三十二条 申请参加培训的医师应当符合相关医疗技术临床应用管理标准要求。培训基地应当按照公开公平、择优录取、双向选择的原那么决定是否接收参培医师。

第三十三条 参培医师完成培训后应当接受考核。考核包括过程考核和结业考核。考核应当由所在培训基地或者省级卫生行政部门委托的第三方组织实施。

第三十四条 对国家和省级卫生行政部门作出统一培训要求以外的医疗技术，医疗机构应当自行进行标准化培训。

第五章 监督管理

第三十五条 县级以上地方卫生行政部门应当加强对本行政区域内医疗机构医疗技术临床应用的监督管理。

第三十六条 国家卫生健康委负责建立全国医疗技术临床应用信息化管理平台，对国家限制类技术临床应用相关信息进行收集、分析和反应。省级卫生行政部门负责建立省级医疗技术临床应用信息化管理平台，对本行政区域内国家和省级限制类技术临床应用情况实施监督管理。省级医疗技术临床应用信息化管理平台应当与全国医疗技术临床应用信息化管理平台实现互联互通，信息共享。

第三十七条 医疗机构应当按照要求，及时、准确、完整地向全国和省级医疗技术临床应用信息化管理平台逐例报送限制类技术开展情况数据信息。各级、各专业医疗质量控制组织应当充分利用医疗技术临床应用信息化管理平台，加大数据信息分析和反应力度，指导医疗机构提高医疗技术临床应用质量平安。

第三十八条 国家建立医疗技术临床应用评估制度。对医疗技术的平安性、有效性、经济适宜性及伦理问题等进行评估，作为调整国家医疗技术临床应用管理政策的决策依据之一。

第三十九条 国家建立医疗机构医疗技术临床应用情况信誉评分制度，与医疗机构、医务人员信用记录挂钩，纳入卫生健康行业社会信用体系管理，接入国家信用信息共享平台，并将信誉评分结果应用于医院评审、评优、临床重点专科评估等工作。

第四十条 县级以上地方卫生行政部门应当将本行政区域内经备案开展限制类技术临床应用的医疗机构名单及相关信息及时向社会公布，接受社会监督。

第六章 法律责任

第四十一条 医疗机构违反本方法规定，有以下情形之一的，由县级以上地方卫生行政部门责令限期改正；逾期不改的，暂停或者停止相关医疗技术临床应用，给予警告，并处以三千元以下罚款；造成严重后果的，处以三千元以上三万元以下罚款，并对医疗机构主要负责人、负有责任的主管人员和其他直接责任人员依法给予处分：

（一）未建立医疗技术临床应用管理专门组织或者未指定专（兼）职人员负责具体管理工作的。

（二）未建立医疗技术临床应用管理相关规章制度的。

（三）医疗技术临床应用管理混乱，存在医疗质量和医疗平安隐患的。

（四）未按照要求向卫生行政部门进行医疗技术临床应用备案的。

（五）未按照要求报告或者报告不实信息的。

（六）未按照要求向国家和省级医疗技术临床应用信息化管理平台报送相关信息的。

（七）未将相关信息纳入院务公开范围向社会公开的。

（八）未按要求保障医务人员接受医疗技术临床应用标准化培训权益的。

第四十二条 承当限制类技术临床应用标准化培训的医疗机构，有以下情形之一的，由省级卫生行政部门责令其停止医疗技术临床应用标准化培训，并向社会公布；造成严重后果的，对医疗机构主要负责人、负有责任的主管人员和其他直接责任人员依法给予处分：

（一）未按照要求向省级卫生行政部门备案的。

（二）提供不实备案材料或者弄虚作假的。

（三）未按照要求开展培训、考核的。

（四）管理混乱导致培训造成严重不良后果，并产生重大社会影响的。

第四十三条 医疗机构有以下情形之一的，由县级以上地方卫生行政部门依据《医疗机构管理条例》第四十七条的规定进行处理；情节严重的，还应当对医疗机构主要负责人和其他直接责任人员依法给予处分：

（一）开展相关医疗技术与登记的诊疗科目不相符的。

（二）开展禁止类技术临床应用的。

（三）不符合医疗技术临床应用管理标准要求擅自开展相关医疗技术的。

第四十四条 医疗机构管理混乱导致医疗技术临床应用造成严重不良后果，并产生重大社会影响的，由县级以上地方卫生行政部门责令限期整改，并给予警告；逾期不改的，给予三万元以下罚款，并对医疗机构主要负责人、负有责任的主管人员和其他直接责任人员依法给予处分。

第四十五条 医务人员有以下情形之一的，由县级以上地方卫生行政部门按照?执业医师法护士条例乡村医生从业管理条例等法律法规的有关规定进行处理；构成犯罪的，依法追究刑事责任：

（一）违反医疗技术管理相关规章制度或者医疗技术临床应用管理标准的。

（二）开展禁止类技术临床应用的。

（三）在医疗技术临床应用过程中，未按照要求履行知情同意程序的。

（四）泄露患者隐私，造成严重后果的。

第四十六条 县级以上地方卫生行政部门未按照本方法规定履行监管职责，造成严重后果的，对直接负责的主管人员和其他直接责任人员依法给予记大过、降级、撤职、开除等行政处分。

第七章　附则

第四十七条 人体器官移植技术、人类辅助生殖技术、细胞治疗技术的监督管理不适用本方法。

第四十八条 省级卫生行政部门可以根据本方法，结合地方实际制定具体实施方法。

第四十九条 本方法公布前，已经开展相关限制类技术临床应用的医疗机构，应当自本方法公布之日起按照本方法及相关医疗技术临床应用管理标准进行自我评估。符合临床应用条件的，应当自本方法施行之日起3个月内按照要求向核发其医疗机构执业许可证的卫生行政部门备案；不符合要求或者不按照规定备案的，不得再开展该项医疗技术临床应用。

第五十条 中医医疗机构的医疗技术临床应用管理由中医药主管部门负责。

第五十一条 本方法自2018年11月1日起施行。

附录J　医疗机构临床用血管理办法

第一章　总则

第一条　为加强医疗机构临床用血管理，推进临床科学合理用血，保护血液资源，保障临床用血安全和医疗质量，根据《中华人民共和国献血法》，制定本办法。

第二条　卫生部负责全国医疗机构临床用血的监督管理。县级以上地方人民政府卫生行政部门负责本行政区域医疗机构临床用血的监督管理。

第三条　医疗机构应当加强临床用血管理，将其作为医疗质量管理的重要内容，完善组织建设，建立健全岗位责任制，制定并落实相关规章制度和技术操作规程。

第四条　本办法适用于各级各类医疗机构的临床用血管理工作。

第二章　组织与职责

第五条　卫生部成立临床用血专家委员会，其主要职责是：

（一）协助制订国家临床用血相关制度、技术规范和标准。

（二）协助指导全国临床用血管理和质量评价工作，促进提高临床合理用血水平。

（三）协助临床用血重大安全事件的调查分析，提出处理意见。

（四）承担卫生部交办的有关临床用血管理的其他任务。

卫生部建立协调机制，做好临床用血管理工作，提高临床合理用血水平，保证输血治疗质量。

第六条　各省、自治区、直辖市人民政府卫生行政部门成立省级临床用血质量控制中心，负责辖区内医疗机构临床用血管理的指导、评价和培训等工作。

第七条　医疗机构应当加强组织管理，明确岗位职责，健全管理制度。

医疗机构法定代表人为临床用血管理第一责任人。

第八条　二级以上医院和妇幼保健院应当设立临床用血管理委员会，负责本机构临床合理用血管理工作。主任委员由院长或者分管医疗的副院长担任，成员由医务部门、输血科、麻醉科、开展输血治疗的主要临床科室、护理部门、手术室等部门负责人组成。医务、输血部门共同负责临床合理用血日常管理工作。

其他医疗机构应当设立临床用血管理工作组，并指定专（兼）职人员负责日常管理工作。

第九条　临床用血管理委员会或者临床用血管理工作组应当履行以下职责：

（一）认真贯彻临床用血管理相关法律、法规、规章、技术规范和标准，制订本机构临床用血管理的规章制度并监督实施。

（二）评估确定临床用血的重点科室、关键环节和流程。

（三）定期监测、分析和评估临床用血情况，开展临床用血质量评价工作，提高临床合理用血水平。

（四）分析临床用血不良事件，提出处理和改进措施。

（五）指导并推动开展自体输血等血液保护及输血新技术。

（六）承担医疗机构交办的有关临床用血的其他任务。

第十条 医疗机构应当根据有关规定和临床用血需求设置输血科或者血库，并根据自身功能、任务、规模，配备与输血工作相适应的专业技术人员、设施、设备。

不具备条件设置输血科或者血库的医疗机构，应当安排专（兼）职人员负责临床用血工作。

第十一条 输血科及血库的主要职责是：

（一）建立临床用血质量管理体系，推动临床合理用血。

（二）负责制订临床用血储备计划，根据血站供血的预警信息和医院的血液库存情况协调临床用血。

（三）负责血液预订、入库、储存、发放工作。

（四）负责输血相关免疫血液学检测。

（五）参与推动自体输血等血液保护及输血新技术。

（六）参与特殊输血治疗病例的会诊，为临床合理用血提供咨询。

（七）参与临床用血不良事件的调查。

（八）根据临床治疗需要，参与开展血液治疗相关技术。

（九）承担医疗机构交办的有关临床用血的其他任务。

第三章 临床用血管理

第十二条 医疗机构应当加强临床用血管理，建立并完善管理制度和工作规范，并保证落实。

第十三条 医疗机构应当使用卫生行政部门指定血站提供的血液。

医疗机构科研用血由所在地省级卫生行政部门负责核准。

医疗机构应当配合血站建立血液库存动态预警机制，保障临床用血需求和正常医疗秩序。

第十四条 医疗机构应当科学制订临床用血计划，建立临床合理用血的评价制度，提高临床合理用血水平。

第十五条 医疗机构应当对血液预订、接收、入库、储存、出库及库存预警等进行管理，保证血液储存、运送符合国家有关标准和要求。

第十六条 医疗机构接收血站发送的血液后，应当对血袋标签进行核对。符合国家有关标准和要求的血液入库，做好登记；并按不同品种、血型和采血日期（或有效期），分别有序存放于专用储藏设施内。

血袋标签核对的主要内容是：

（一）血站的名称。

（二）献血编号或者条形码、血型。

（三）血液品种。

（四）采血日期及时间或者制备日期及时间。

（五）有效期及时间。

（六）储存条件。

禁止将血袋标签不合格的血液入库。

第十七条 医疗机构应当在血液发放和输血时进行核对，并指定医务人员负责血液的收领、发放工作。

第十八条 医疗机构的储血设施应当保证运行有效，全血、红细胞的储藏温度应当控制在2～6℃，血小板的储藏温度应当控制在20～24℃。储血保管人员应当做好血液储藏温度的24小时监测记录。储血环境应当符合卫生标准和要求。

第十九条 医务人员应当认真执行临床输血技术规范，严格掌握临床输血适应证，根据患者病情和实验室检测指标，对输血指证进行综合评估，制订输血治疗方案。

第二十条 医疗机构应当建立临床用血申请管理制度。

同一患者一天申请备血量少于800毫升的，由具有中级以上专业技术职务任职资格的医师提出申请，上级医师核准签发后，方可备血。

同一患者一天申请备血量在800毫升至1600毫升的，由具有中级以上专业技术职务任职资格的医师提出申请，经上级医师审核，科室主任核准签发后，方可备血。

同一患者一天申请备血量达到或超过1600毫升的，由具有中级以上专业技术职务任职资格的医师提出申请，科室主任核准签发后，报医务部门批准，方可备血。

以上第二款、第三款和第四款规定不适用于急救用血。

第二十一条 在输血治疗前，医师应当向患者或者其近亲属说明输血目的、方式和风险，并签署临床输血治疗知情同意书。

因抢救生命垂危的患者需要紧急输血，且不能取得患者或者其近亲属意见的，经医疗机构负责人或者授权的负责人批准后，可以立即实施输血治疗。

第二十二条 医疗机构应当积极推行节约用血的新型医疗技术。

三级医院、有条件的二级医院和妇幼保健院应当开展自体输血技术，建立并完善管理制度和技术规范，提高合理用血水平，保证医疗质量和安全。

医疗机构应当动员符合条件的患者接受自体输血技术，提高输血治疗效果和安全性。

第二十三条 医疗机构应当积极推行成分输血，保证医疗质量和安全。

第二十四条 医疗机构应当加强无偿献血知识的宣传教育工作，规范开展互助献血工作。

血站负责互助献血血液的采集、检测及用血者血液调配等工作。

第二十五条 医疗机构应当根据国家有关法律法规和规范建立临床用血不良事件监

测报告制度。临床发现输血不良反应后，应当积极救治患者，及时向有关部门报告，并做好观察和记录。

第二十六条 各省、自治区、直辖市人民政府卫生行政部门应当制订临床用血保障措施和应急预案，保证自然灾害、突发事件等大量伤员和特殊病例、稀缺血型等应急用血的供应和安全。

因应急用血或者避免血液浪费，在保证血液安全的前提下，经省、自治区、直辖市人民政府卫生行政部门核准，医疗机构之间可以调剂血液。具体方案由省级卫生行政部门制订。

第二十七条 省、自治区、直辖市人民政府卫生行政部门应当加强边远地区医疗机构临床用血保障工作，科学规划和建设中心血库与储血点。

医疗机构应当制订应急用血工作预案。为保证应急用血，医疗机构可以临时采集血液，但必须同时符合以下条件：

（一）危及患者生命，急需输血。

（二）所在地血站无法及时提供血液，且无法及时从其他医疗机构调剂血液，而其他医疗措施不能替代输血治疗。

（三）具备开展交叉配血及乙型肝炎病毒表面抗原、丙型肝炎病毒抗体、艾滋病病毒抗体和梅毒螺旋体抗体的检测能力。

（四）遵守采供血相关操作规程和技术标准。

医疗机构应当在临时采集血液后10日内将情况报告县级以上人民政府卫生行政部门。

第二十八条 医疗机构应当建立临床用血医学文书管理制度，确保临床用血信息客观真实、完整、可追溯。医师应当将患者输血适应证的评估、输血过程和输血后疗效评价情况记入病历；临床输血治疗知情同意书、输血记录单等随病历保存。

第二十九条 医疗机构应当建立培训制度，加强对医务人员临床用血和无偿献血知识的培训，将临床用血相关知识培训纳入继续教育内容。新上岗医务人员应当接受岗前临床用血相关知识培训及考核。

第三十条 医疗机构应当建立科室和医师临床用血评价及公示制度。将临床用血情况纳入科室和医务人员工作考核指标体系。

禁止将用血量和经济收入作为输血科或者血库工作的考核指标。

第四章 监督管理

第三十一条 县级以上地方人民政府卫生行政部门应当加强对本行政区域内医疗机构临床用血情况的督导检查。

第三十二条 县级以上地方人民政府卫生行政部门应当建立医疗机构临床用血评价制度，定期对医疗机构临床用血工作进行评价。

第三十三条 县级以上地方人民政府卫生行政部门应当建立临床合理用血情况排名、公布制度。对本行政区域内医疗机构临床用血量和不合理使用等情况进行排名，将排名情况向本行政区域内的医疗机构公布，并报上级卫生行政部门。

第三十四条 县级以上地方人民政府卫生行政部门应当将医疗机构临床用血情况纳入医疗机构考核指标体系；将临床用血情况作为医疗机构评审、评价重要指标。

第五章 法律责任

第三十五条 医疗机构有下列情形之一的，由县级以上人民政府卫生行政部门责令限期改正；逾期不改的，进行通报批评，并予以警告；情节严重或者造成严重后果的，可处3万元以下的罚款，对负有责任的主管人员和其他直接责任人员依法给予处分：

（一）未设立临床用血管理委员会或者工作组的。

（二）未拟定临床用血计划或者一年内未对计划实施情况进行评估和考核的。

（三）未建立血液发放和输血核对制度的。

（四）未建立临床用血申请管理制度的。

（五）未建立医务人员临床用血和无偿献血知识培训制度的。

（六）未建立科室和医师临床用血评价及公示制度的。

（七）将经济收入作为对输血科或者血库工作的考核指标的。

（八）违反本办法的其他行为。

第三十六条 医疗机构使用未经卫生行政部门指定的血站供应的血液的，由县级以上地方人民政府卫生行政部门给予警告，并处3万元以下罚款；情节严重或者造成严重后果的，对负有责任的主管人员和其他直接责任人员依法给予处分。

第三十七条 医疗机构违反本办法关于应急用血采血规定的，由县级以上人民政府卫生行政部门责令限期改正，给予警告；情节严重或者造成严重后果的，处3万元以下罚款，对负有责任的主管人员和其他直接责任人员依法给予处分。

第三十八条 医疗机构及其医务人员违反本法规定，将不符合国家规定标准的血液用于患者的，由县级以上地方人民政府卫生行政部门责令改正；给患者健康造成损害的，应当依据国家有关法律法规进行处理，并对负有责任的主管人员和其他直接责任人员依法给予处分。

第三十九条 县级以上地方卫生行政部门未按照本办法规定履行监管职责，造成严重后果的，对直接负责的主管人员和其他直接责任人员依法给予记大过、降级、撤职、开除等行政处分。

第四十条 医疗机构及其医务人员违反临床用血管理规定，构成犯罪的，依法追究刑事责任。

第六章 附则

第四十一条 本办法自2012年8月1日起施行。卫生部于1999年1月5日公布的《医疗机构临床用血管理办法（试行）》同时废止。

附录K　临床输血技术规范

第一章　总则

第一条　为了规范、指导医疗机构科学、合理用血，根据《中华人民共和国献血法》和《医疗机构临床用血管理办法》（试行）制定本规范。

第二条　血液资源必须加以保护、合理应用，避免浪费，杜绝不必要的输血。

第三条　临床医师和输血医技人员应严格掌握输血适应证，正确应用成熟的临床输血技术和血液保护技术，包括成分输血和自体输血等。

第四条　二级以上医院应设置独立的输血科（血库），负责临床用血的技术指导和技术实施，确保贮血、配血和其他科学、合理用血措施的执行。

第二章　输血申请

第五条　申请输血应由经治医师逐项填写《临床输血申请单》，由主治医师核准签字，连同受血者血样于预定输血日期前送交输血科（血库）备血。

第六条　决定输血治疗前，经治医师应向患者或其家属说明输同种异体血的不良反应和经血传播疾病的可能性，征得患者或家属的同意，并在《输血治疗同意书》上签字。《输血治疗同意书》入病历。无家属签字的无自主意识患者的紧急输血，应报医院职能部门或主管领导同意、备案，并记入病历。

第七条　术前自身贮血由输血科（血库）负责采血和贮血，经治医师负责输血过程的医疗监护。手术室的自身输血包括急性等容性血液稀释、术野自身血回输及术中控制性低血压等医疗技术由麻醉科医师负责实施。

第八条　亲友互助献血由经治医师等对患者家属进行动员，在输血科（血库）填写登记表，到血站或卫生行政部门批准的采血点（室）无偿献血，由血站进行血液的初、复检，并负责调配合格血液。

第九条　患者治疗性血液成分去除、血浆置换等，由经治医师申请，输血科（血库）或有前科室参加制订治疗方案并负责实施，由输血科（血库）和经治医师负责患者治疗过程的监护。

第十条　对于Rh（D）阴性和其他稀有血型患者，应采用自身输血、同型输血或配合型输血。

第十一条　新生儿溶血病如需要换血疗法的，由经治医师申请，经主治医师核准，并经患儿家属或监护人签字同意，由血站和医院输血科（血库）提供适合的血液，换血由经治医师和输血科（血库）人员共同实施。

第三章　受血者血样采集与送检

第十二条　确定输血后，医护人员持输血申请单和贴好标签的试管，当面核对患者姓名、性别、年龄、病案号、病室/门诊、床号、血型和诊断，采集血样。

第十三条　由医护人员或专门人员将受血者血样与输血申请单送交输血科（血库），双方进逐项核对。

第四章　交叉配血

第十四条　受血者配血试验的血标本必须是输血前3天之内的。

第十五条　输血科（血库）要逐项核对输血申请单、受血者和供血者血样，复查受血者和供血者ABO血型（正、反定型），并常规检查患者Rh（D）血型［急诊抢救患者紧急输血时Rh（D）检查可除外］，正确无误时可进行交叉配血。

第十六条　凡输注全血、浓缩红细胞、红细胞悬液、洗涤红细胞、冰冻红细胞、浓缩白细胞、手工分离浓缩血小板等患者，应进行交叉配血试验。机器单采浓缩血小板应ABO血型同型输注。

第十七条　凡遇有下列情况必须按《全国临床检验操作规程》有关规定作抗体筛选试验：

1．叉配血不合时。

2．对有输血史、妊娠史或短期内需要接收多次输血者。

第十八条　两人值班时，交叉配血试验由两人互相核对；一人值班时，操作完毕后自己复核，并填写配血试验结果。

第五章　血液入库、核对、贮存

第十九条　全血、血液成分入库前要认真核对验收。核对验收内容包括：运输条件、物理外观、血袋封闭及包装是否合格，标签填写是否清楚齐全（供血机构名称及其许可证号、供血者姓名或条形码编号和血型、血液品种、容量、采血日期、血液成分的制备日期及时间，有效期及时间、血袋编号/条形码，储存条件）等。

第二十条　输血科（血库）要认真做好血液出入库、核对、领发的登记，有关资料需保存十年。

第二十一条　按A、B、O、AB血型将全血、血液成分分别贮存于血库专用冰箱不同层内或不同专用冰箱内，并有明显的标识。

第二十二条　保存温度和保存期见表K-1。

表K-1 保存温度和保存期

品种	保存温度	保存期
浓缩红细胞（CRC）	4±2℃	ACD：21天CPD：28天CPDA：35天
少白细胞红细胞（LPRC）	4±2℃	与受血者ABO血型相同
红细胞悬液（CRCs）	4±2℃	（同CRC）
洗涤红细胞（WRC）	4±2℃	24小时内输注
冰冻红细胞（FTRC）	4±2℃	解冻后24小时内输注
手工分离浓缩血小板（PC-1）	22±2℃（轻振荡）	24小时（普通袋）或5天（专用袋制备）
机器单采浓缩血小板（PC-2）	（同PC-1）	（同PC-1）
机器单采浓缩白细胞悬液（GRANs）	22±2℃	24小时内输注
新鲜液体血浆（FLP）	4±2℃	24小时内输注
新鲜冰冻血浆（FFP）	-20℃以下	1年
普通冰冻血浆（FP）	-20℃以下	4年
冷沉淀（Cryo）	-20℃以下	1年
全血	4±2℃	（同CRC）

当贮血冰箱的温度自动控制记录和报警装置发出报警信号时，要立即检查原因，及时解决并记录。

第二十三条 贮血冰箱内严禁存放其他物品；每周消毒一次；冰箱内空气培养每月1次，无霉菌生长或培养皿（90mm）细菌生长菌落＜8CFU/10min或＜200CFU/m^3为合格。

第六章 发血

第二十四条 配血合格后，由医护人员到输血科（血库）取血。

第二十五条 取血与发血的双方必须共同查对患者姓名、性别、病案号、门急诊/病室、床号、血型有效期及配血试验结果，以及保存血的外观等，准确无误时，双方共同签字后方可发出。

第二十六条 凡血袋有下列情形之一的，一律不得发出：

1. 标签破损、漏血。
2. 血袋有破损、漏血。
3. 血液中有明显凝块。
4. 血浆呈乳糜状或暗灰色。
5. 血浆中有明显气泡、絮状物或粗大颗粒。
6. 未摇动时血浆层与红细胞的界面不清或交界面上出现溶血。
7. 红细胞层呈紫红色。

8. 过期或其他须查证的情况。

第二十七条 血液发出后，受血者和供血者的血样保存于2～6℃冰箱，至少7天，以便对输血不良反应追查原因。

第二十八条 血液发出后不得退回。

第七章 输血

第二十九条 输血前由两名医护人员核对交叉配血报告单及血袋标签各项内容，检查血袋有无破损渗漏，血液颜色是否正常。准确无误方可输血。

第三十条 输血时，由两名医护人员带病历共同到患者床旁核对患者姓名、性别、年龄、病案号、门急诊/病室、床号、血型等，确认与配血报告相符，再次核对血液后，用符合标准的输血器进行输血。

第三十一条 取回的血应尽快输用，不得自行贮血。输用前将血袋内的成分轻轻混匀，避免剧烈震荡。血液内不得加入其他药物，如需稀释只能用静脉注射生理盐水。

第三十二条 输血前后用静脉注射生理盐水冲洗输血管道。连续输用不同供血者的血液进，前一袋血输尽后，用静脉注射生理盐水冲洗输血器，再接下一袋血继续输注。

第三十三条 输血过程中应先慢后快，再根据病情和年龄高速输注速度，并严密观察受血者有无输血不良反应，如出现异常情况应及时处理：

1. 减慢或停止输血，用静脉注射生理盐水维持静脉通路。

2. 立即通知值班工程师和输血科（血库）值班人员，及时检查、治疗和抢救，并查找原因，做好记录。

第三十四条 疑为溶血性或细菌污染性输血反应，应立即停止输血，用静脉注射生理盐水维护静脉通路，及时报告上级医师，在积极治疗抢救的同时，做以下核对检查：

1. 核对用血申请单、血袋标签、交叉配血试验记录。

2. 核对受血者及供血者ABO血型、Rh（D）血型。用保存于冰箱中的受血者与供血者血样、新采集的受血者血样、血袋中血样，重测ABO血型、RH（D）血型、不规则抗体筛选及交叉配血试验（包括盐水相和非盐水相试验）。

3. 立即抽取受血者血液加肝素抗凝剂，分离血浆，观察血浆颜色，测定血浆游离血红蛋白含量。

4. 立即抽取受血者血液，检测血清胆红素含量、血浆游离血红蛋白含量、血浆结合珠蛋白测定、直接抗人球蛋白试验并检测相关抗体效价，如发现特殊抗体，应作进一步鉴定。

5. 如怀疑细菌污染性输血反应，抽取血袋中血液做细菌学检验。

6. 尽早检测血常规、尿常规及尿血红蛋白。

7. 必要时，溶血反应发生后5～7小时测血清胆红素含量。

第三十五条 输血完毕，医护人员对有输血反应的应逐项填写患者输血反应回报单，并返还输血科（血库）保存。输血科（血库）每月统计上报医务处（科）。

第三十六条 输血完毕后，医护人员将输血记录单（交叉配血报告单）贴在病历中，并将血袋送回输血科（血库）至少保存一次。

第三十七条 本规范由卫生部负责解释。

第三十八条 本规范自2000年10月1日起实施。

附录L　中华人民共和国侵权责任法（节选）

第七章　医疗损害责任

第五十四条　患者在诊疗活动中受到损害，医疗机构及其医务人员有过错的，由医疗机构承担赔偿责任。

第五十五条　医务人员在诊疗活动中应当向患者说明病情和医疗措施。需要实施手术、特殊检查、特殊治疗的，医务人员应当及时向患者说明医疗风险、替代医疗方案等情况，并取得其书面同意；不宜向患者说明的，应当向患者的近亲属说明，并取得其书面同意。

医务人员未尽到前款义务，造成患者损害的，医疗机构应当承担赔偿责任。

第五十六条　因抢救生命垂危的患者等紧急情况，不能取得患者或者其近亲属意见的，经医疗机构负责人或者授权的负责人批准，可以立即实施相应的医疗措施。

第五十七条　医务人员在诊疗活动中未尽到与当时的医疗水平相应的诊疗义务，造成患者损害的，医疗机构应当承担赔偿责任。

第五十八条　患者有损害，因下列情形之一的，推定医疗机构有过错：

（一）违反法律、行政法规、规章以及其他有关诊疗规范的规定。

（二）隐匿或者拒绝提供与纠纷有关的病历资料。

（三）伪造、篡改或者销毁病历资料。

第五十九条　因药品、消毒药剂、医疗器械的缺陷，或者输入不合格的血液造成患者损害的，患者可以向生产者或者血液提供机构请求赔偿，也可以向医疗机构请求赔偿。患者向医疗机构请求赔偿的，医疗机构赔偿后，有权向负有责任的生产者或者血液提供机构追偿。

第六十条　患者有损害，因下列情形之一的，医疗机构不承担赔偿责任：

（一）患者或者其近亲属不配合医疗机构进行符合诊疗规范的诊疗。

（二）医务人员在抢救生命垂危的患者等紧急情况下已经尽到合理诊疗义务。

（三）限于当时的医疗水平难以诊疗。

前款第一项情形中，医疗机构及其医务人员也有过错的，应当承担相应的赔偿责任。

第六十一条　医疗机构及其医务人员应当按照规定填写并妥善保管住院志、医嘱单、检验报告、手术及麻醉记录、病理资料、护理记录、医疗费用等病历资料。

患者要求查阅、复制前款规定的病历资料的，医疗机构应当提供。

第六十二条　医疗机构及其医务人员应当对患者的隐私保密。泄露患者隐私或者未经患者同意公开其病历资料，造成患者损害的，应当承担侵权责任。

第六十三条 医疗机构及其医务人员不得违反诊疗规范实施不必要的检查。

第六十四条 医疗机构及其医务人员的合法权益受法律保护。干扰医疗秩序，妨害医务人员工作、生活的，应当依法承担法律责任。

附录M　麻醉药品和精神药品管理条例（2016年修订）

第一章　总则

第一条　为加强麻醉药品和精神药品的管理，保证麻醉药品和精神药品的合法、安全、合理使用，防止流入非法渠道，根据药品管理法和其他有关法律的规定，制定本条例。

第二条　麻醉药品药用原植物的种植，麻醉药品和精神药品的实验研究、生产、经营、使用、储存、运输等活动以及监督管理，适用本条例。

麻醉药品和精神药品的进出口依照有关法律的规定办理。

第三条　本条例所称麻醉药品和精神药品，是指列入麻醉药品目录、精神药品目录（以下称目录）的药品和其他物质。精神药品分为第一类精神药品和第二类精神药品。

目录由国务院药品监督管理部门会同国务院公安部门、国务院卫生主管部门制定、调整并公布。

上市销售但尚未列入目录的药品和其他物质或者第二类精神药品发生滥用，已经造成或者可能造成严重社会危害的，国务院药品监督管理部门会同国务院公安部门、国务院卫生主管部门应当及时将该药品和该物质列入目录或者将该第二类精神药品调整为第一类精神药品。

第四条　国家对麻醉药品药用原植物以及麻醉药品和精神药品实行管制。除本条例另有规定的外，任何单位、个人不得进行麻醉药品药用原植物的种植以及麻醉药品和精神药品的实验研究、生产、经营、使用、储存、运输等活动。

第五条　国务院药品监督管理部门负责全国麻醉药品和精神药品的监督管理工作，并会同国务院农业主管部门对麻醉药品药用原植物实施监督管理。国务院公安部门负责对造成麻醉药品药用原植物、麻醉药品和精神药品流入非法渠道的行为进行查处。国务院其他有关主管部门在各自的职责范围内负责与麻醉药品和精神药品有关的管理工作。

省、自治区、直辖市人民政府药品监督管理部门负责本行政区域内麻醉药品和精神药品的监督管理工作。县级以上地方公安机关负责对本行政区域内造成麻醉药品和精神药品流入非法渠道的行为进行查处。县级以上地方人民政府其他有关主管部门在各自的职责范围内负责与麻醉药品和精神药品有关的管理工作。

第六条　麻醉药品和精神药品生产、经营企业和使用单位可以依法参加行业协会。行业协会应当加强行业自律管理。

第二章　种植、实验研究和生产

第七条　国家根据麻醉药品和精神药品的医疗、国家储备和企业生产所需原料的需要确定需求总量，对麻醉药品药用原植物的种植、麻醉药品和精神药品的生产实行总量控制。

国务院药品监督管理部门根据麻醉药品和精神药品的需求总量制定年度生产计划。

国务院药品监督管理部门和国务院农业主管部门根据麻醉药品年度生产计划，制定麻醉药品药用原植物年度种植计划。

第八条　麻醉药品药用原植物种植企业应当根据年度种植计划，种植麻醉药品药用原植物。

麻醉药品药用原植物种植企业应当向国务院药品监督管理部门和国务院农业主管部门定期报告种植情况。

第九条　麻醉药品药用原植物种植企业由国务院药品监督管理部门和国务院农业主管部门共同确定，其他单位和个人不得种植麻醉药品药用原植物。

第十条　开展麻醉药品和精神药品实验研究活动应当具备下列条件，并经国务院药品监督管理部门批准：

（一）以医疗、科学研究或者教学为目的。

（二）有保证实验所需麻醉药品和精神药品安全的措施和管理制度。

（三）单位及其工作人员2年内没有违反有关禁毒的法律、行政法规规定的行为。

第十一条　麻醉药品和精神药品的实验研究单位申请相关药品批准证明文件，应当依照药品管理法的规定办理；需要转让研究成果的，应当经国务院药品监督管理部门批准。

第十二条　药品研究单位在普通药品的实验研究过程中，产生本条例规定的管制品种的，应当立即停止实验研究活动，并向国务院药品监督管理部门报告。国务院药品监督管理部门应当根据情况，及时作出是否同意其继续实验研究的决定。

第十三条　麻醉药品和第一类精神药品的临床试验，不得以健康人为受试对象。

第十四条　国家对麻醉药品和精神药品实行定点生产制度。

国务院药品监督管理部门应当根据麻醉药品和精神药品的需求总量，确定麻醉药品和精神药品定点生产企业的数量和布局，并根据年度需求总量对数量和布局进行调整、公布。

第十五条　麻醉药品和精神药品的定点生产企业应当具备下列条件：

（一）有药品生产许可证。

（二）有麻醉药品和精神药品实验研究批准文件。

（三）有符合规定的麻醉药品和精神药品生产设施、储存条件和相应的安全管理设施。

（四）有通过网络实施企业安全生产管理和向药品监督管理部门报告生产信息的能力。

（五）有保证麻醉药品和精神药品安全生产的管理制度。

（六）有与麻醉药品和精神药品安全生产要求相适应的管理水平和经营规模。

（七）麻醉药品和精神药品生产管理、质量管理部门的人员应当熟悉麻醉药品和精神药品管理以及有关禁毒的法律、行政法规。

（八）没有生产、销售假药、劣药或者违反有关禁毒的法律、行政法规规定的行为。

（九）符合国务院药品监督管理部门公布的麻醉药品和精神药品定点生产企业数量和布局的要求。

第十六条 从事麻醉药品、精神药品生产的企业，应当经所在地省、自治区、直辖市人民政府药品监督管理部门批准。

第十七条 定点生产企业生产麻醉药品和精神药品，应当依照药品管理法的规定取得药品批准文号。

国务院药品监督管理部门应当组织医学、药学、社会学、伦理学和禁毒等方面的专家成立专家组，由专家组对申请首次上市的麻醉药品和精神药品的社会危害性和被滥用的可能性进行评价，并提出是否批准的建议。

未取得药品批准文号的，不得生产麻醉药品和精神药品。

第十八条 发生重大突发事件，定点生产企业无法正常生产或者不能保证供应麻醉药品和精神药品时，国务院药品监督管理部门可以决定其他药品生产企业生产麻醉药品和精神药品。

重大突发事件结束后，国务院药品监督管理部门应当及时决定前款规定的企业停止麻醉药品和精神药品的生产。

第十九条 定点生产企业应当严格按照麻醉药品和精神药品年度生产计划安排生产，并依照规定向所在地省、自治区、直辖市人民政府药品监督管理部门报告生产情况。

第二十条 定点生产企业应当依照本条例的规定，将麻醉药品和精神药品销售给具有麻醉药品和精神药品经营资格的企业或者依照本条例规定批准的其他单位。

第二十一条 麻醉药品和精神药品的标签应当印有国务院药品监督管理部门规定的标志。

第三章 经营

第二十二条 国家对麻醉药品和精神药品实行定点经营制度。

国务院药品监督管理部门应当根据麻醉药品和第一类精神药品的需求总量，确定麻醉药品和第一类精神药品的定点批发企业布局，并应当根据年度需求总量对布局进行调整、公布。

药品经营企业不得经营麻醉药品原料药和第一类精神药品原料药。但是，供医疗、科学研究、教学使用的小包装的上述药品可以由国务院药品监督管理部门规定的药品批发企业经营。

第二十三条 麻醉药品和精神药品定点批发企业除应当具备药品管理法第十五条规

定的药品经营企业的开办条件外，还应当具备下列条件：

（一）有符合本条例规定的麻醉药品和精神药品储存条件。

（二）有通过网络实施企业安全管理和向药品监督管理部门报告经营信息的能力。

（三）单位及其工作人员2年内没有违反有关禁毒的法律、行政法规规定的行为。

（四）符合国务院药品监督管理部门公布的定点批发企业布局。

麻醉药品和第一类精神药品的定点批发企业，还应当具有保证供应责任区域内医疗机构所需麻醉药品和第一类精神药品的能力，并具有保证麻醉药品和第一类精神药品安全经营的管理制度。

第二十四条 跨省、自治区、直辖市从事麻醉药品和第一类精神药品批发业务的企业（以下称全国性批发企业），应当经国务院药品监督管理部门批准；在本省、自治区、直辖市行政区域内从事麻醉药品和第一类精神药品批发业务的企业（以下称区域性批发企业），应当经所在地省、自治区、直辖市人民政府药品监督管理部门批准。

专门从事第二类精神药品批发业务的企业，应当经所在地省、自治区、直辖市人民政府药品监督管理部门批准。

全国性批发企业和区域性批发企业可以从事第二类精神药品批发业务。

第二十五条 全国性批发企业可以向区域性批发企业，或者经批准可以向取得麻醉药品和第一类精神药品使用资格的医疗机构以及依照本条例规定批准的其他单位销售麻醉药品和第一类精神药品。

全国性批发企业向取得麻醉药品和第一类精神药品使用资格的医疗机构销售麻醉药品和第一类精神药品，应当经医疗机构所在地省、自治区、直辖市人民政府药品监督管理部门批准。

国务院药品监督管理部门在批准全国性批发企业时，应当明确其所承担供药责任的区域。

第二十六条 区域性批发企业可以向本省、自治区、直辖市行政区域内取得麻醉药品和第一类精神药品使用资格的医疗机构销售麻醉药品和第一类精神药品；由于特殊地理位置的原因，需要就近向其他省、自治区、直辖市行政区域内取得麻醉药品和第一类精神药品使用资格的医疗机构销售的，应当经企业所在地省、自治区、直辖市人民政府药品监督管理部门批准。审批情况由负责审批的药品监督管理部门在批准后5日内通报医疗机构所在地省、自治区、直辖市人民政府药品监督管理部门。

省、自治区、直辖市人民政府药品监督管理部门在批准区域性批发企业时，应当明确其所承担供药责任的区域。

区域性批发企业之间因医疗急需、运输困难等特殊情况需要调剂麻醉药品和第一类精神药品的，应当在调剂后2日内将调剂情况分别报所在地省、自治区、直辖市人民政府药品监督管理部门备案。

第二十七条 全国性批发企业应当从定点生产企业购进麻醉药品和第一类精神药品。

区域性批发企业可以从全国性批发企业购进麻醉药品和第一类精神药品；经所在地

省、自治区、直辖市人民政府药品监督管理部门批准，也可以从定点生产企业购进麻醉药品和第一类精神药品。

第二十八条 全国性批发企业和区域性批发企业向医疗机构销售麻醉药品和第一类精神药品，应当将药品送至医疗机构。医疗机构不得自行提货。

第二十九条 第二类精神药品定点批发企业可以向医疗机构、定点批发企业和符合本条例第三十一条规定的药品零售企业以及依照本条例规定批准的其他单位销售第二类精神药品。

第三十条 麻醉药品和第一类精神药品不得零售。

禁止使用现金进行麻醉药品和精神药品交易，但是个人合法购买麻醉药品和精神药品的除外。

第三十一条 经所在地设区的市级药品监督管理部门批准，实行统一进货、统一配送、统一管理的药品零售连锁企业可以从事第二类精神药品零售业务。

第三十二条 第二类精神药品零售企业应当凭执业医师出具的处方，按规定剂量销售第二类精神药品，并将处方保存2年备查；禁止超剂量或者无处方销售第二类精神药品；不得向未成年人销售第二类精神药品。

第三十三条 麻醉药品和精神药品实行政府定价，在制定出厂和批发价格的基础上，逐步实行全国统一零售价格。具体办法由国务院价格主管部门制定。

第四章 使用

第三十四条 药品生产企业需要以麻醉药品和第一类精神药品为原料生产普通药品的，应当向所在地省、自治区、直辖市人民政府药品监督管理部门报送年度需求计划，由省、自治区、直辖市人民政府药品监督管理部门汇总报国务院药品监督管理部门批准后，向定点生产企业购买。

药品生产企业需要以第二类精神药品为原料生产普通药品的，应当将年度需求计划报所在地省、自治区、直辖市人民政府药品监督管理部门，并向定点批发企业或者定点生产企业购买。

第三十五条 食品、食品添加剂、化妆品、油漆等非药品生产企业需要使用咖啡因作为原料的，应当经所在地省、自治区、直辖市人民政府药品监督管理部门批准，向定点批发企业或者定点生产企业购买。

科学研究、教学单位需要使用麻醉药品和精神药品开展实验、教学活动的，应当经所在地省、自治区、直辖市人民政府药品监督管理部门批准，向定点批发企业或者定点生产企业购买。

需要使用麻醉药品和精神药品的标准品、对照品的，应当经所在地省、自治区、直辖市人民政府药品监督管理部门批准，向国务院药品监督管理部门批准的单位购买。

第三十六条 医疗机构需要使用麻醉药品和第一类精神药品的，应当经所在地设区的市级人民政府卫生主管部门批准，取得麻醉药品、第一类精神药品购用印鉴卡（以下称印鉴卡）。医疗机构应当凭印鉴卡向本省、自治区、直辖市行政区域内的定点批发企业购买麻醉药品和第一类精神药品。

设区的市级人民政府卫生主管部门发给医疗机构印鉴卡时，应当将取得印鉴卡的医疗机构情况抄送所在地设区的市级药品监督管理部门，并报省、自治区、直辖市人民政府卫生主管部门备案。省、自治区、直辖市人民政府卫生主管部门应当将取得印鉴卡的医疗机构名单向本行政区域内的定点批发企业通报。

第三十七条 医疗机构取得印鉴卡应当具备下列条件：

（一）有专职的麻醉药品和第一类精神药品管理人员。

（二）有获得麻醉药品和第一类精神药品处方资格的执业医师。

（三）有保证麻醉药品和第一类精神药品安全储存的设施和管理制度。

第三十八条 医疗机构应当按照国务院卫生主管部门的规定，对本单位执业医师进行有关麻醉药品和精神药品使用知识的培训、考核，经考核合格的，授予麻醉药品和第一类精神药品处方资格。执业医师取得麻醉药品和第一类精神药品的处方资格后，方可在本医疗机构开具麻醉药品和第一类精神药品处方，但不得为自己开具该种处方。

医疗机构应当将具有麻醉药品和第一类精神药品处方资格的执业医师名单及其变更情况，定期报送所在地设区的市级人民政府卫生主管部门，并抄送同级药品监督管理部门。

医务人员应当根据国务院卫生主管部门制定的临床应用指导原则，使用麻醉药品和精神药品。

第三十九条 具有麻醉药品和第一类精神药品处方资格的执业医师，根据临床应用指导原则，对确需使用麻醉药品或者第一类精神药品的患者，应当满足其合理用药需求。在医疗机构就诊的癌症疼痛患者和其他危重症患者得不到麻醉药品或者第一类精神药品时，患者或者其亲属可以向执业医师提出申请。具有麻醉药品和第一类精神药品处方资格的执业医师认为要求合理的，应当及时为患者提供所需麻醉药品或者第一类精神药品。

第四十条 执业医师应当使用专用处方开具麻醉药品和精神药品，单张处方的最大用量应当符合国务院卫生主管部门的规定。

对麻醉药品和第一类精神药品处方，处方的调配人、核对人应当仔细核对，签署姓名，并予以登记；对不符合本条例规定的，处方的调配人、核对人应当拒绝发药。

麻醉药品和精神药品专用处方的格式由国务院卫生主管部门规定。

第四十一条 医疗机构应当对麻醉药品和精神药品处方进行专册登记，加强管理。麻醉药品处方至少保存3年，精神药品处方至少保存2年。

第四十二条 医疗机构抢救患者急需麻醉药品和第一类精神药品而本医疗机构无法提供时，可以从其他医疗机构或者定点批发企业紧急借用；抢救工作结束后，应当及时将借用情况报所在地设区的市级药品监督管理部门和卫生主管部门备案。

第四十三条 对临床需要而市场无供应的麻醉药品和精神药品，持有医疗机构制剂许可证和印鉴卡的医疗机构需要配制制剂的，应当经所在地省、自治区、直辖市人民政府药品监督管理部门批准。医疗机构配制的麻醉药品和精神药品制剂只能在本医疗机构使用，不得对外销售。

第四十四条 因治疗疾病需要，个人凭医疗机构出具的医疗诊断书、本人身份证明，可以携带单张处方最大用量以内的麻醉药品和第一类精神药品；携带麻醉药品和第一类精神药品出入境的，由海关根据自用、合理的原则放行。

医务人员为了医疗需要携带少量麻醉药品和精神药品出入境的，应当持有省级以上人民政府药品监督管理部门发放的携带麻醉药品和精神药品证明。海关凭携带麻醉药品和精神药品证明放行。

第四十五条 医疗机构、戒毒机构以开展戒毒治疗为目的，可以使用美沙酮或者国家确定的其他用于戒毒治疗的麻醉药品和精神药品。具体管理办法由国务院药品监督管理部门、国务院公安部门和国务院卫生主管部门制定。

第五章 储存

第四十六条 麻醉药品药用原植物种植企业、定点生产企业、全国性批发企业和区域性批发企业以及国家设立的麻醉药品储存单位，应当设置储存麻醉药品和第一类精神药品的专库。该专库应当符合下列要求：

（一）安装专用防盗门，实行双人双锁管理。

（二）具有相应的防火设施。

（三）具有监控设施和报警装置，报警装置应当与公安机关报警系统联网。

全国性批发企业经国务院药品监督管理部门批准设立的药品储存点应当符合前款的规定。

麻醉药品定点生产企业应当将麻醉药品原料药和制剂分别存放。

第四十七条 麻醉药品和第一类精神药品的使用单位应当设立专库或者专柜储存麻醉药品和第一类精神药品。专库应当设有防盗设施并安装报警装置；专柜应当使用保险柜。专库和专柜应当实行双人双锁管理。

第四十八条 麻醉药品药用原植物种植企业、定点生产企业、全国性批发企业和区域性批发企业、国家设立的麻醉药品储存单位以及麻醉药品和第一类精神药品的使用单位，应当配备专人负责管理工作，并建立储存麻醉药品和第一类精神药品的专用账册。药品入库双人验收，出库双人复核，做到账物相符。专用账册的保存期限应当自药品有效期期满之日起不少于5年。

第四十九条 第二类精神药品经营企业应当在药品库房中设立独立的专库或者专柜储存第二类精神药品，并建立专用账册，实行专人管理。专用账册的保存期限应当自药品有效期期满之日起不少于5年。

第六章 运输

第五十条 托运、承运和自行运输麻醉药品和精神药品的，应当采取安全保障措施，防止麻醉药品和精神药品在运输过程中被盗、被抢、丢失。

第五十一条 通过铁路运输麻醉药品和第一类精神药品的，应当使用集装箱或者铁路行李车运输，具体办法由国务院药品监督管理部门会同国务院铁路主管部门制定。

没有铁路需要通过公路或者水路运输麻醉药品和第一类精神药品的，应当由专人负责押运。

第五十二条 托运或者自行运输麻醉药品和第一类精神药品的单位，应当向所在地设区的市级药品监督管理部门申请领取运输证明。运输证明有效期为1年。

运输证明应当由专人保管，不得涂改、转让、转借。

第五十三条 托运人办理麻醉药品和第一类精神药品运输手续，应当将运输证明副本交付承运人。承运人应当查验、收存运输证明副本，并检查货物包装。没有运输证明或者货物包装不符合规定的，承运人不得承运。

承运人在运输过程中应当携带运输证明副本，以备查验。

第五十四条 邮寄麻醉药品和精神药品，寄件人应当提交所在地设区的市级药品监督管理部门出具的准予邮寄证明。邮政营业机构应当查验、收存准予邮寄证明；没有准予邮寄证明的，邮政营业机构不得收寄。

省、自治区、直辖市邮政主管部门指定符合安全保障条件的邮政营业机构负责收寄麻醉药品和精神药品。邮政营业机构收寄麻醉药品和精神药品，应当依法对收寄的麻醉药品和精神药品予以查验。

邮寄麻醉药品和精神药品的具体管理办法，由国务院药品监督管理部门会同国务院邮政主管部门制定。

第五十五条 定点生产企业、全国性批发企业和区域性批发企业之间运输麻醉药品、第一类精神药品，发货人在发货前应当向所在地省、自治区、直辖市人民政府药品监督管理部门报送本次运输的相关信息。属于跨省、自治区、直辖市运输的，收到信息的药品监督管理部门应当向收货人所在地的同级药品监督管理部门通报；属于在本省、自治区、直辖市行政区域内运输的，收到信息的药品监督管理部门应当向收货人所在地设区的市级药品监督管理部门通报。

第七章　审批程序和监督管理

第五十六条 申请人提出本条例规定的审批事项申请，应当提交能够证明其符合本条例规定条件的相关资料。审批部门应当自收到申请之日起40日内作出是否批准的决定；作出批准决定的，发给许可证明文件或者在相关许可证明文件上加注许可事项；作出不予批准决定的，应当书面说明理由。

确定定点生产企业和定点批发企业，审批部门应当在经审查符合条件的企业中，根据布局的要求，通过公平竞争的方式初步确定定点生产企业和定点批发企业，并予公布。其他符合条件的企业可以自公布之日起10日内向审批部门提出异议。审批部门应当自收到异议之日起20日内对异议进行审查，并作出是否调整的决定。

第五十七条 药品监督管理部门应当根据规定的职责权限，对麻醉药品药用原植物的种植以及麻醉药品和精神药品的实验研究、生产、经营、使用、储存、运输活动进行监督检查。

第五十八条 省级以上人民政府药品监督管理部门根据实际情况建立监控信息网络，对定点生产企业、定点批发企业和使用单位的麻醉药品和精神药品生产、进货、销售、库存、使用的数量以及流向实行实时监控，并与同级公安机关做到信息共享。

第五十九条 尚未连接监控信息网络的麻醉药品和精神药品定点生产企业、定点批发企业和使用单位，应当每月通过电子信息、传真、书面等方式，将本单位麻醉药品和精神药品生产、进货、销售、库存、使用的数量以及流向，报所在地设区的市级药品监督管理部门和公安机关；医疗机构还应当报所在地设区的市级人民政府卫生主管部门。

设区的市级药品监督管理部门应当每3个月向上一级药品监督管理部门报告本地区麻醉药品和精神药品的相关情况。

第六十条 对已经发生滥用，造成严重社会危害的麻醉药品和精神药品品种，国务院药品监督管理部门应当采取在一定期限内中止生产、经营、使用或者限定其使用范围和用途等措施。对不再作为药品使用的麻醉药品和精神药品，国务院药品监督管理部门应当撤销其药品批准文号和药品标准，并予以公布。

药品监督管理部门、卫生主管部门发现生产、经营企业和使用单位的麻醉药品和精神药品管理存在安全隐患时，应当责令其立即排除或者限期排除；对有证据证明可能流入非法渠道的，应当及时采取查封、扣押的行政强制措施，在7日内作出行政处理决定，并通报同级公安机关。

药品监督管理部门发现取得印鉴卡的医疗机构未依照规定购买麻醉药品和第一类精神药品时，应当及时通报同级卫生主管部门。接到通报的卫生主管部门应当立即调查处理。必要时，药品监督管理部门可以责令定点批发企业中止向该医疗机构销售麻醉药品和第一类精神药品。

第六十一条 麻醉药品和精神药品的生产、经营企业和使用单位对过期、损坏的麻醉药品和精神药品应当登记造册，并向所在地县级药品监督管理部门申请销毁。药品监督管理部门应当自接到申请之日起5日内到场监督销毁。医疗机构对存放在本单位的过期、损坏麻醉药品和精神药品，应当按照本条规定的程序向卫生主管部门提出申请，由卫生主管部门负责监督销毁。

对依法收缴的麻醉药品和精神药品，除经国务院药品监督管理部门或者国务院公安部门批准用于科学研究外，应当依照国家有关规定予以销毁。

第六十二条 县级以上人民政府卫生主管部门应当对执业医师开具麻醉药品和精神药品处方的情况进行监督检查。

第六十三条 药品监督管理部门、卫生主管部门和公安机关应当互相通报麻醉药品和精神药品生产、经营企业和使用单位的名单以及其他管理信息。

各级药品监督管理部门应当将在麻醉药品药用原植物的种植以及麻醉药品和精神药品的实验研究、生产、经营、使用、储存、运输等各环节的管理中的审批、撤销等事项通报同级公安机关。

麻醉药品和精神药品的经营企业、使用单位报送各级药品监督管理部门的备案事项，应当同时报送同级公安机关。

第六十四条 发生麻醉药品和精神药品被盗、被抢、丢失或者其他流入非法渠道的情形的，案发单位应当立即采取必要的控制措施，同时报告所在地县级公安机关和药品监督管理部门。医疗机构发生上述情形的，还应当报告其主管部门。

公安机关接到报告、举报，或者有证据证明麻醉药品和精神药品可能流入非法渠道时，应当及时开展调查，并可以对相关单位采取必要的控制措施。

药品监督管理部门、卫生主管部门以及其他有关部门应当配合公安机关开展工作。

第八章 法律责任

第六十五条 药品监督管理部门、卫生主管部门违反本条例的规定，有下列情形之一的，由其上级行政机关或者监察机关责令改正；情节严重的，对直接负责的主管人员和其他直接责任人员依法给予行政处分；构成犯罪的，依法追究刑事责任：

（一）对不符合条件的申请人准予行政许可或者超越法定职权作出准予行政许可决定的。

（二）未到场监督销毁过期、损坏的麻醉药品和精神药品的。

（三）未依法履行监督检查职责，应当发现而未发现违法行为、发现违法行为不及时查处，或者未依照本条例规定的程序实施监督检查的。

（四）违反本条例规定的其他失职、渎职行为。

第六十六条 麻醉药品药用原植物种植企业违反本条例的规定，有下列情形之一的，由药品监督管理部门责令限期改正，给予警告；逾期不改正的，处5万元以上10万元以下的罚款；情节严重的，取消其种植资格：

（一）未依照麻醉药品药用原植物年度种植计划进行种植的。

（二）未依照规定报告种植情况的。

（三）未依照规定储存麻醉药品的。

第六十七条 定点生产企业违反本条例的规定，有下列情形之一的，由药品监督管理部门责令限期改正，给予警告，并没收违法所得和违法销售的药品；逾期不改正的，责令停产，并处5万元以上10万元以下的罚款；情节严重的，取消其定点生产资格：

（一）未按照麻醉药品和精神药品年度生产计划安排生产的。

（二）未依照规定向药品监督管理部门报告生产情况的。

（三）未依照规定储存麻醉药品和精神药品，或者未依照规定建立、保存专用账册的。

（四）未依照规定销售麻醉药品和精神药品的。

（五）未依照规定销毁麻醉药品和精神药品的。

第六十八条 定点批发企业违反本条例的规定销售麻醉药品和精神药品，或者违反本条例的规定经营麻醉药品原料药和第一类精神药品原料药的，由药品监督管理部门责令限期改正，给予警告，并没收违法所得和违法销售的药品；逾期不改正的，责令停业，并处违法销售药品货值金额2倍以上5倍以下的罚款；情节严重的，取消其定点批发资格。

第六十九条 定点批发企业违反本条例的规定，有下列情形之一的，由药品监督管理部门责令限期改正，给予警告；逾期不改正的，责令停业，并处2万元以上5万元以下的罚款；情节严重的，取消其定点批发资格：

（一）未依照规定购进麻醉药品和第一类精神药品的。

（二）未保证供药责任区域内的麻醉药品和第一类精神药品的供应的。

（三）未对医疗机构履行送货义务的。

（四）未依照规定报告麻醉药品和精神药品的进货、销售、库存数量以及流向的。

（五）未依照规定储存麻醉药品和精神药品，或者未依照规定建立、保存专用账册的。

（六）未依照规定销毁麻醉药品和精神药品的。

（七）区域性批发企业之间违反本条例的规定调剂麻醉药品和第一类精神药品，或者因特殊情况调剂麻醉药品和第一类精神药品后未依照规定备案的。

第七十条 第二类精神药品零售企业违反本条例的规定储存、销售或者销毁第二类精神药品的，由药品监督管理部门责令限期改正，给予警告，并没收违法所得和违法销售的药品；逾期不改正的，责令停业，并处5000元以上2万元以下的罚款；情节严重的，取消其第二类精神药品零售资格。

第七十一条 本条例第三十四条、第三十五条规定的单位违反本条例的规定，购买麻醉药品和精神药品的，由药品监督管理部门没收违法购买的麻醉药品和精神药品，责令限期改正，给予警告；逾期不改正的，责令停产或者停止相关活动，并处2万元以上5万元以下的罚款。

第七十二条 取得印鉴卡的医疗机构违反本条例的规定，有下列情形之一的，由设区的市级人民政府卫生主管部门责令限期改正，给予警告；逾期不改正的，处5000元以上1万元以下的罚款；情节严重的，吊销其印鉴卡；对直接负责的主管人员和其他直接责任人员，依法给予降级、撤职、开除的处分：

（一）未依照规定购买、储存麻醉药品和第一类精神药品的。

（二）未依照规定保存麻醉药品和精神药品专用处方，或者未依照规定进行处方专册登记的。

（三）未依照规定报告麻醉药品和精神药品的进货、库存、使用数量的。

（四）紧急借用麻醉药品和第一类精神药品后未备案的。

（五）未依照规定销毁麻醉药品和精神药品的。

第七十三条 具有麻醉药品和第一类精神药品处方资格的执业医师，违反本条例的规定开具麻醉药品和第一类精神药品处方，或者未按照临床应用指导原则的要求使用麻醉药品和第一类精神药品的，由其所在医疗机构取消其麻醉药品和第一类精神药品处方资格；造成严重后果的，由原发证部门吊销其执业证书。执业医师未按照临床应用指导原则的要求使用第二类精神药品或者未使用专用处方开具第二类精神药品，造成严重后果的，由原发证部门吊销其执业证书。

未取得麻醉药品和第一类精神药品处方资格的执业医师擅自开具麻醉药品和第一类

精神药品处方，由县级以上人民政府卫生主管部门给予警告，暂停其执业活动；造成严重后果的，吊销其执业证书；构成犯罪的，依法追究刑事责任。

处方的调配人、核对人违反本条例的规定未对麻醉药品和第一类精神药品处方进行核对，造成严重后果的，由原发证部门吊销其执业证书。

第七十四条 违反本条例的规定运输麻醉药品和精神药品的，由药品监督管理部门和运输管理部门依照各自职责，责令改正，给予警告，处2万元以上5万元以下的罚款。

收寄麻醉药品、精神药品的邮政营业机构未依照本条例的规定办理邮寄手续的，由邮政主管部门责令改正，给予警告；造成麻醉药品、精神药品邮件丢失的，依照邮政法律、行政法规的规定处理。

第七十五条 提供虚假材料、隐瞒有关情况，或者采取其他欺骗手段取得麻醉药品和精神药品的实验研究、生产、经营、使用资格的，由原审批部门撤销其已取得的资格，5年内不得提出有关麻醉药品和精神药品的申请；情节严重的，处1万元以上3万元以下的罚款，有药品生产许可证、药品经营许可证、医疗机构执业许可证的，依法吊销其许可证明文件。

第七十六条 药品研究单位在普通药品的实验研究和研制过程中，产生本条例规定管制的麻醉药品和精神药品，未依照本条例的规定报告的，由药品监督管理部门责令改正，给予警告，没收违法药品；拒不改正的，责令停止实验研究和研制活动。

第七十七条 药物临床试验机构以健康人为麻醉药品和第一类精神药品临床试验的受试对象的，由药品监督管理部门责令停止违法行为，给予警告；情节严重的，取消其药物临床试验机构的资格；构成犯罪的，依法追究刑事责任。对受试对象造成损害的，药物临床试验机构依法承担治疗和赔偿责任。

第七十八条 定点生产企业、定点批发企业和第二类精神药品零售企业生产、销售假劣麻醉药品和精神药品的，由药品监督管理部门取消其定点生产资格、定点批发资格或者第二类精神药品零售资格，并依照药品管理法的有关规定予以处罚。

第七十九条 定点生产企业、定点批发企业和其他单位使用现金进行麻醉药品和精神药品交易的，由药品监督管理部门责令改正，给予警告，没收违法交易的药品，并处5万元以上10万元以下的罚款。

第八十条 发生麻醉药品和精神药品被盗、被抢、丢失案件的单位，违反本条例的规定未采取必要的控制措施或者未依照本条例的规定报告的，由药品监督管理部门和卫生主管部门依照各自职责，责令改正，给予警告；情节严重的，处5000元以上1万元以下的罚款；有上级主管部门的，由其上级主管部门对直接负责的主管人员和其他直接责任人员，依法给予降级、撤职的处分。

第八十一条 依法取得麻醉药品药用原植物种植或者麻醉药品和精神药品实验研究、生产、经营、使用、运输等资格的单位，倒卖、转让、出租、出借、涂改其麻醉药品和精神药品许可证明文件的，由原审批部门吊销相应许可证明文件，没收违法所得；情节严重的，处违法所得2倍以上5倍以下的罚款；没有违法所得的，处2万元以上5万元以下的罚款；构成犯罪的，依法追究刑事责任。

第八十二条 违反本条例的规定，致使麻醉药品和精神药品流入非法渠道造成危害，构成犯罪的，依法追究刑事责任；尚不构成犯罪的，由县级以上公安机关处5万元以上10万元以下的罚款；有违法所得的，没收违法所得；情节严重的，处违法所得2倍以上5倍以下的罚款；由原发证部门吊销其药品生产、经营和使用许可证明文件。

药品监督管理部门、卫生主管部门在监督管理工作中发现前款规定情形的，应当立即通报所在地同级公安机关，并依照国家有关规定，将案件以及相关材料移送公安机关。

第八十三条 本章规定由药品监督管理部门作出的行政处罚，由县级以上药品监督管理部门按照国务院药品监督管理部门规定的职责分工决定。

第九章 附则

第八十四条 本条例所称实验研究是指以医疗、科学研究或者教学为目的的临床前药物研究。

经批准可以开展与计划生育有关的临床医疗服务的计划生育技术服务机构需要使用麻醉药品和精神药品的，依照本条例有关医疗机构使用麻醉药品和精神药品的规定执行。

第八十五条 麻醉药品目录中的罂粟壳只能用于中药饮片和中成药的生产以及医疗配方使用。具体管理办法由国务院药品监督管理部门另行制定。

第八十六条 生产含麻醉药品的复方制剂，需要购进、储存、使用麻醉药品原料药的，应当遵守本条例有关麻醉药品管理的规定。

第八十七条 军队医疗机构麻醉药品和精神药品的供应、使用，由国务院药品监督管理部门会同中国人民解放军总后勤部依据本条例制定具体管理办法。

第八十八条 对动物用麻醉药品和精神药品的管理，由国务院兽医主管部门会同国务院药品监督管理部门依据本条例制定具体管理办法。

第八十九条 本条例自2005年11月1日起施行。1987年11月28日国务院发布的《麻醉药品管理办法》和1988年12月27日国务院发布的《精神药品管理办法》同时废止。

附录N　国家卫生健康委员会办公厅关于加强医疗机构麻醉药品和第一类精神药品管理的通知（国卫办医发〔2020〕13号）

各省、自治区、直辖市及新疆生产建设兵团卫生健康委：

为加强医疗机构麻醉药品和第一类精神药品（以下简称麻精药品）管理，保证临床合理需求，严防流入非法渠道，现提出以下工作要求：

一、高度重视麻精药品管理工作

麻精药品是我国依法依规实行特殊管理的药品。麻精药品具有明显的两重性，一方面有很强的镇痛镇静等作用，是临床诊疗必不可少的药品；另一方面不规范地连续使用易产生依赖性、成瘾性，若流入非法渠道则会造成严重社会危害甚至违法犯罪。各级卫生健康行政部门和医疗机构要高度重视麻精药品临床应用管理，认真梳理当前可能存在的隐患漏洞，制订完善进一步加强麻精药品管理的具体措施，在满足临床需求的同时，防止麻精药品从医疗机构流入非法渠道。

二、完善医疗机构麻精药品管理制度

医疗机构是麻精药品临床应用管理的责任主体。医疗机构主要负责人应当履行本机构麻精药品管理第一责任人的职责。麻精药品管理及使用相关人员要认真学习并贯彻落实《中华人民共和国药品管理法》《麻醉药品和精神药品管理条例》《处方管理办法》《医疗机构麻醉药品、第一类精神药品管理规定》《麻醉药品、第一类精神药品购用印鉴卡管理规定》等，明确麻精药品管理部门和各岗位人员的职责，全面加强麻精药品的采购、储存、调配、使用以及安全管理。对于麻醉科、手术室等麻精药品使用量大、使用管理环节较多的科室，要重点加强管理，成立以科室负责人为第一责任人的专门工作小组，强化麻精药品日常管理。通过多种措施，形成以制度规范环节管理、以职责促进制度落实的管理模式。

三、强化麻精药品全流程各环节管理

各级卫生健康行政部门要强化麻精药品开具和使用环节的管理，鼓励有条件的地区实现区域内处方信息联网，重点关注麻精药品的处方用量和处方频次，避免同一患者在多个医疗机构、在同一医疗机构门诊和住院重复获取麻精药品。医疗机构要全面落实麻精药品管理各项要求，进一步加强全流程各环节管理。根据临床诊疗需求，采购适宜包装、规格的麻精药品，减少剩余药液的产生。门急诊药房、住院药房、病房、手术室、内镜室等配备麻精药品基数的重点部门，要采用双锁保险柜或麻精药品智能调配柜储存，储存区域设有防盗设施和安全监控系统。加强手术室药品安全防范，安装视频监控装置，以监控取药及回收药品等行为。相关监控视频保存期限原则上不少于180天。麻精药品的使用及回收管理要做到日清日结、账物相符。对癌痛等需长期门诊使用麻精药品的慢性病患者，应当通过信息化或建立门诊病历等方式，详细记录每次取药的病情评估及处方情况。

四、规范麻精药品处方权限及使用操作管理

医师、药师应当按照有关规定，经过医疗机构组织的麻精药品使用知识和规范化管理的培训并考核合格后，方可获得相应麻精药品处方权或麻精药品调配资格。医疗机构要针对麻精药品使用的全过程，进一步细化、完善具体操作流程和规范要求。特别是针对重点部门，要严格执行全程双人操作制度，改变由麻醉医师单人操作麻精药品的现状，麻精药品的处方开具、使用和管理不得由同一人实施。麻醉医师原则上不参与麻精药品管理工作。鼓励将药师逐步纳入病房、手术室等重点部门的麻精药品管理团队中，开展麻精药品处方医嘱审核、处方点评，参与麻精药品管理、使用环节的核对和双人双签工作。参与双人双签的人员应当避免长期由固定人员担任。医疗机构应当制定双人双签人员轮换管理办法，明确轮换周期。对于未使用完的注射液和镇痛泵中的剩余药液，由医师、药师或护士在视频监控下双人进行倾泻入下水道等处置，并逐条记录。

五、满足临床合理的麻精药品需求

医疗机构要根据本机构临床用药需求，按照规定购入麻精药品并保持合理库存。具有麻精药品处方权的医师要依据临床诊疗规范、麻醉药品和精神药品临床应用指导原则、药品说明书等，合理使用麻精药品。针对疼痛患者开具麻精药品处方前，要对患者进行疼痛评估，遵循三阶梯镇痛治疗原则选择相应药物。加强癌痛、急性疼痛和中、重度疼痛的规范化治疗，合理使用麻精药品，提高患者生活质量，避免过度控制麻精药品影响患者合理用药需求。医疗机构要组织对麻精药品处方和住院医嘱进行专项点评，并根据点评结果及时有效干预。药学部门要对本机构麻精药品使用情况进行监测，对于使用量异常增高的，要立即报告本机构的麻精药品管理机构，分析原因并提出管理建议。

六、提高麻精药品信息化管理水平

医疗机构要加大麻精药品管理软硬件的投入力度，依托现代化院内物流系统和信息化平台，加强麻精药品全流程管理，实现来源可查、去向可追、责任可究的全程闭环式可追溯管理。已实施电子印鉴卡管理的地区，要继续做好相关工作；尚未实施的地区，要加快信息化建设，尽早实现印鉴卡信息化管理。有条件的地区或医疗机构要积极探索麻精药品智能存储柜、电子药柜等智能化设备的使用，结合实际开发麻精药品智能管理系统，逐步实现精细化管理，提高工作效率和差错防范能力。

七、加强监督指导和责任追究

各级卫生健康行政部门要建立长效工作机制，定期开展医疗机构麻精药品现场指导检查，并将麻精药品管理作为医疗机构等级评审、合理用药考核等工作的重要内容。医疗机构要加强对医务人员相关法律法规、合理用药知识培训，制订完善具体管理制度，至少每半年开展一次专项自查工作，及时发现问题并整改落实。医疗机构发生麻精药品盗抢、丢失、骗取、冒领或者其他流入非法渠道时，应当立即采取控制措施，同时立即报告所在地县级公安机关、药品监督管理部门和卫生健康行政部门。对相关政策执行落实不到位、存在重大安全隐患或由于疏于管理造成麻精药品非法流弊的，依法严肃追究相关行政部门、医疗机构和相关人员的责任；构成犯罪的，依法追究刑事责任。

国家卫生健康委办公厅

2020年9月11日

附录O 关于加快急救医疗事业高质量发展的意见

为加快实现急救医疗事业高质量发展走在前列，根据国家卫生健康委《院前医疗急救管理办法》《急诊科建设与管理指南（试行）》及我省《关于推进卫生健康事业高质量发展走在全国前列的工作方案》等文件精神，提出以下意见。

一、总体要求

（一）指导思想

以习近平新时代中国特色社会主义思想为指导，坚持以人民健康为中心，坚持政府主导，坚持急救医疗事业的公益性，通过健全急救医疗服务网络、理顺管理体制和改革创新运行机制、优化急救医疗服务运行模式、加强急诊急救专业技术队伍建设、提升急救医疗服务能力等综合举措，加快构建覆盖全省的急救医疗服务体系，努力打造长三角区域急救医疗高地，为群众提供更高水平的急救医疗服务，全方位全过程全周期保障群众健康。

（二）基本原则

1．坚持政府主导，凸显公益性质。遵循急救医疗事业发展规律，加大政府投入和保障力度，完善政策配套，破除体制机制障碍，促进急救医疗事业健康、可持续发展。

2．坚持问题导向，着力补齐短板。围绕充实稳定急救医师队伍，着力攻坚突破；针对城乡基层急诊急救能力不足、信息化建设水平不高等短板，集中力量加快发展，推动急救医疗服务能力整体提升。

3．坚持改革创新，增强发展动力。健全人员招聘、薪酬激励、教育培养等机制，创新人才使用政策，建立充满活力的用人制度，调动急诊急救人员队伍积极性，为急救医疗事业高质量发展走在全国前列提供强大动能。

4．坚持软硬同步，提升能力水平。加强急救医疗基础设施、设备、车辆、信息化等硬件建设，加强急救医疗学科、专科、人才、技术、管理、服务等内涵建设，努力提升急救医疗服务水平。

二、工作目标

到2020年，力争在全省建成平面院前急救中心（站、点）与急救网络医院密切衔接、覆盖城乡、布局合理、设施先进、服务优质、运行高效的急救医疗服务网络体系，有条件的设区市在完善平面急救站点布局的基础上，积极打造陆、水、空立体急救齐全的院前急救网络；急救队伍健康持续发展，逐步与人民急救医疗保障需求相适应；急救医疗服务保障能力全面提升，人人公平享有急救医疗服务，急救医疗事业整体协调发展，急救医疗事业整体水平位于全国前列。

关键指标：

设区市城区院前急救站点平均服务半径3～5千米，农村地区的急救站点按建制乡镇设置或平均服务半径10～20千米，实现城乡偏远地区院前急救医疗服务网络全覆盖。

监护型救护车辆数量达到每5万人1辆；平均出车时间小于2.5分钟，3分钟出车率达到95%，急救患者现场处置率100%，危重症患者现场处置符合率100%。

设区市市级急救中心调度系统具备分级分类功能。市、县级急救中心（站）与本级区域健康信息平台、二级以上综合医院、中医医院信息系统实现数据共享。救护车普遍具备移动监护无线传输功能，做到危重症患者病情信息院前院内实时传输。

二、三级综合医院急诊医学科固定的急诊医师（具备急诊医学专业执业资格或重症医学执业资格）、急诊护士，不少于在岗相应专业人员的75%；二、三级中医医院应按要求加强人员力量配备；二、三级综合医院、中医医院急诊医学科专科护士不少于在岗护士的20%、30%。市级急救中心和独立设置的急救站要加强人员力量配备。各级院前急救机构均配有一定数量急救辅助人员（医疗救护员、担架员）。

院前急救调度指挥系统、救护车载监护系统与医疗信息系统（HIS）建立数据互联互通，市、县急救中心（站）80%以上的救护车车载监护系统具备移动监护无线传输功能，危重症患者生命体征等病情信息院前院内实时传输达到85%以上。

三、主要任务

（一）促进急救医疗体系高质量

1．进一步健全急救医疗服务网络体系。巩固完善省、市、县三级急救医疗指挥决策系统功能，实行“集中指挥，分级、分类调度，统一监督管理”，既是日常急救医疗信息管理、监督、调度及网络医院管理平台，也是突发事件紧急医学救援时省、市、县决策、指挥平台；进一步完善省、市、县三级突发公共事件紧急医学救援监测预警系统和救援网络体系；加强省急救医疗指挥中心建设管理，指挥、调度全省急救医疗资源，提升应对突发事件能力和水平。

各市均设置“独立型”的市级急救医疗中心，并受同级卫生健康行政部门委托，指挥、调度本行政区域内的急救医疗资源，可与公安（110）、消防（119）等应急系统联合行动，实施重大突发公共卫生事件的紧急救援；市级急救医疗中心要立足社区建立急救医疗分站。

因地域或交通原因，设区市院前医疗急救网络未覆盖的县（市），可依托县级医院或者独立设置一个县级急救医疗站，必要时接受所在市急救医疗中心指挥。县（市）急救医疗站要在条件较好的乡镇卫生院设立若干急救医疗分站。乡镇急救站（点）可利用现有医疗资源进行就地改建，也可与公共卫生或社区卫生服务体系以及医院规划配套建设，并纳入城乡共建配套项目。

2．科学规划布局院前急救站点。各地应当遵循“统筹规划、整合资源、合理布局、效率优先、确保安全”的原则，由卫生健康行政部门会同发展改革、自然资源和规划等部门共同制定辖区院前急救站点设置规划，并纳入国土空间规划中的相关专项规划，向社会公布。各设区市城区的急救站点按服务半径3～5千米或服务人口20万设置1个，农村地区的急救站点按建制乡镇或按服务半径10～20千米设置1个，到2020年底，实现城乡偏远地区院前急救医疗服务网络全覆盖。

3．优先保障院前急救中心（站）的医疗卫生用地。各地应在详细规划中明确院前急救中心（站）的布局，急救医疗中心（分中心、分站）应结合医疗卫生用地优先设置。

4．提升院前急救站点规范化建设水平。以属地建设管理为原则，各设区市加大统筹力度，采取市、县（市、区）共建，按照《江苏省院前急救站点设置指南（试行）》的要求，加强对规划中的院前急救站点规范化建设。积极推进院前急救机构进一步独立，市级急救中心独立设置，实现人、财、物自主管理；50%的县（市）设置“独立型”的急救站。

5．积极构建立体急救医疗网络。鼓励各地加强公安、海事、应急等多部门以及军队医疗卫生机构协同，推进陆地与水上、空中急救一体化的院前急救网络和服务模式，省会城市、重点功能区中心城市至少有1家医疗机构建立满足空中救治的直升机停机平台，建立水、陆、空联动医疗救援机制，加强与部队所属医院的联动，建立日常急救与突发事件应急医疗救援相结合的急救网络。

6．努力推进院前院内急救一体化。设急诊医学科的综合医院、中医医院和专科医院均可由各级卫生健康行政部门纳入急救网络，与院前急救中心（站）建立无缝衔接的医疗救治绿色通道和救治机制，形成院前院内一体的急救医疗服务体系。各级卫生健康行政部门要加强对医院急诊医学科的建设、指导和监督，二级以上综合医院和纳入急救网络的专科医院应当按照国家《急诊科建设与管理指南（试行）》、二级以上中医医院应当按照国家《中医医院急诊科建设与管理指南（试行）》设置、建设、管理急诊医学科室。

7．完善危急重症救治体系。加快推进省、市、县三级卒中、胸痛、创伤、高危孕产妇、高危新生儿五大救治中心建设，以五大救治中心为龙头、以基层医疗卫生机构为依托、以信息化手段为支撑，建立健全高危人群筛查、日常健康管理、院前院内无缝衔接、救治中心MDT、救治后康复疗养为一体的智能化、专业化、连续性危急重症分级防治体系和跨区域协同救治机制。到2020年，建成省级五大救治中心各不少于15个，每个设区市、县（市、涉农区）建成市级、县级五大救治中心各不少于1个，实现市、县两级五大救治中心全覆盖。

8．健全全省紧急医学救援基地网络。按照省卫生健康委紧急医学救援基地建设的总体要求，进一步完善省、市、县三级紧急医学救援基地布局，在专业、区域等方面进行科学合理的规划，加强基地日常管理和内涵建设，提升突发事件紧急医学救援能力。

（二）促进急救人才队伍高质量

1．创新院前急救人才招聘引进举措。建立以急救医师为主体、急救辅助人员为补充的院前急救人才队伍。可将招聘急救医师进入急救中心编制的学历要求放宽至大专层次，临床医学、中医学（中西医结合）专业均可纳入招聘专业。优化招聘程序，可采取校园招聘等形式吸引优秀医学人才到院前急救医疗机构工作，鼓励各地实施学费代偿办法招聘全日制医学专业毕业生充实到院前急救岗位；在保证执业准入要求的前提下，可不设开考比例、不经过笔试，采取面试、校园招聘、现场考核等方式确定拟聘用人员。采取优惠政策措施招聘的人员须在院前急救岗位工作不少于5年。

2．健全院前急救人才培养培训制度。各地根据院前急救中心（站）实际人才需求，探索实行定向培养、定向使用政策，逐步提高院前急救医师数量和质量。加快完善院前急救医师规范化培训模式，将院前急救医师纳入住院医师规范化培训急诊医学科专业统一培训，统一考核，统一院前急救实训内容和要求，同时将有条件的设区市急救中心纳入院前急救专业教学基地，促进培养与使用相衔接。完善院前急救人员继续医学教育制度，建立院前急救医师定期到综合医院进修制度，进修时间每年不少于2个月；各院前急救中心（站）要制定激励措施，鼓励院前急救医师参加多种形式的继续医学教育，及时掌握院前急救新理论、新知识、新技能；加强急救辅助人员岗前培训、在职培训。

3．建立医院医师院前急救联动服务模式。将有条件的院前急救中心建成住院医师规范化培训实训基地，与住院医师规范化培训基地联合开展培训；各设区市卫生健康行政部门要积极探索公立医院临床医师（含中医）到院前急救机构固定服务模式，每年滚动式选送二级以上公立医院临床医师（含中医）到院前急救中心工作1～2年，服务期满再回原公立医院临床岗位工作，并作为院前急救医师的后备应急力量；建立健全医院急诊医学、重症医学、麻醉等相关专业医师在晋升中级以上职称前到院前急救机构工作1年制度，其中独立上车工作时间不少于80%，工作时间视作下基层对口支援服务。探索建立院前急救医师、院内急诊医师定期互派轮岗制度。

4．拓展院前急救人员职业发展空间。科学制定符合院前急救特点的急救医师岗位序列和职称评审政策，在高级职称评审中充分考虑院前、院内业务差异，实施分专业评审，合理确定专业实践能力考核通过率，更加注重评价院前急救临床综合能力。建立院前急救医师转型发展保障机制，对服务满15年或年龄满40周岁以上、具有执业医师资格的院前急救医师，根据专业类别可申请参加全科医师规范化转岗培训或专科医师规范化培训，培训期间享受原单位在职人员的工资福利待遇，考核合格者可推荐交流至相关医疗机构工作。各地、各急救中心可建立急救辅助人员带薪转岗培训制度，对在院前急救机构工作满一定年限的急救辅助人员，经考核合格享受一定期限的转岗位培训期，培训期间享受原单位在职人员的工资福利待遇，原则上工作满5年，培训期为6个月。

5．科学实施院前急救人员分级分类规范管理。各院前急救中心要进一步优化人员结构，严格执行配置标准，结合院前急救工作特点，院前急救中心（站）人员分为急救医师、护士（医疗救护员）、急救辅助人员（驾驶员和担架员）、指挥调度人员、行政管理人员和急救医疗装备维修维护人员五大类，每辆救护车人员配置1名急救医师、1名护士（医疗救护员）、1名驾驶员、1名担架员，共4人。使用管理上，急救医师可采取以事业编制固有人员为主、公立医院临床医师固定期限服务为辅的用工模式；急救辅助人员可采用固定期限服务模式，纳入政府购买服务非编额度统一管理。

6．加强医院急诊专业队伍建设。将医院急诊专业人才、紧急医学救援管理人才培养纳入全省卫生人才队伍建设总体规划。二级以上综合医院急诊医学科应按照《急诊科建设与管理指南（试行）》配备专业医护人员，固定的急诊医师、急诊护士分别不少于在岗医师、护士的75%；二级以上中医院急诊医学科应按照《中医医院急诊科建设与管理指南（试行）》配备专业医护人员。除正在接受住院医师规范化培训的医师外，急诊医师应当具有3年以上临床工作经验，具备独立处理常见急诊病症的基本能力，熟练掌握心肺复苏、气管插管、深静脉穿刺、动脉穿刺、心电复律、呼吸机、血液净化及创伤急救等基本技能，并定期接受急救技能的再培训，再培训间隔时间原则上不超过2年；急诊护士应当具有3年以上临床护理工作经验，经培训合格，掌握急诊、危重症患者的急救护理技能，常见急救操作技术的配合及急诊护理内涵与流程，并定期接受急救技能的再培训，再培训间隔时间原则上不超过2年。着力加强急诊医学学科的人才梯队建设，完善急诊医学科人员职业发展规划和保障激励机制，推动急诊医师、护士救治能力的同质化。

（三）促进急救医疗服务高质量

1．强化统一调度指挥。各设区市、县（市）急救中心（站）负责院前医疗急救工作的指挥和调度，设置“120”指挥调度中心，各急救网络医院按照急救中心（站）指挥和调度开展院前医疗急救工作。“120”是我省唯一院前急救呼叫号码，其他单位和个人不得设置“120”呼叫号码或者其他任何形式的院前急救呼叫号码，各市、县（市、区）院前急救业务均分别由相应区域“120”统一受理、指挥、调度。各设区市急救中心要全面引入急救优先分级调度系统，对病情轻重缓急进行评估，科学合理指挥、调派急救医疗资源，优先确保危及生命的急救服务，实现急救业务的精细化管理。加快推进县（市）级急救站接受设区市急救中心“120”统一指挥调度，实现设区市范围内调度指挥一体化，统筹急救医疗资源，提高急救效率，科学有效应对突发事件。省急救医疗指挥中心要不断加强硬软件维护和系统及时升级，确保与各设区市“120”网络畅通和实时监测，随时做好应对突发事件、做好紧急医疗救援的全省统一指挥、调度准备。

2．提高反应速度和出车效率。各急救中心（站）应全天候受理“120”院前急救呼叫，根据业务需要配齐调度席位，“120”呼叫受理人员应当经设区的市级急救中心培训合格。各急救中心（站）接到“120”呼叫后，按照就近、就急、满足专业需要、兼顾患者意愿的原则，将患者转运至医疗机构救治，不得因指挥调度原因拒绝、推诿或者延误院前急救服务。努力做到平均出车时间小于2.5分钟，3分钟出车率达到95%，急救患者现场处置率100%，危重症患者现场处置符合率100%。制定全省院前急救机构的质量标准和服务标准，各设区加强对市、县（市、区）急救中心（站）的业务指导和质量控制，对各急救中心（站）的急救平均反应时间、群众满意度等关键性指标在行业内公示或社会公示。

3．切实加强院前院内急救无缝衔接。各院前急救中心（站）和医院要建立院前、院内一体化的急救服务模式，通过现代通信、互联网、手机App等信息技术和手段，实现院前院内急救医疗服务无缝衔接。院前急救中心（站）调度派车的同时，应通知接诊医院急诊医学科做好接诊抢救准备，打通急诊抢救绿色通道；救护车接到患者后，应将初步了解和判断通报接诊医院急诊医学科，医院急诊医学科从人力、设施设备、药品器械等方面进一步充实调整；救护车运送途中应保持与接诊医院的联系，通报病情、生命体征变化等，接收接诊医院的指导，确保患者途中安全；院前急救机构将患者送达医疗机构后，医疗机构急诊部门应当及时办理患者交接手续并按患者病情分级及时诊治，不得占用院前急救机构的设施设备。健全相关医疗文书书写规范，准确记录院前、院内急抢救过程中的患者生命体征及诊疗措施、效果等，强化院前院内交接制度，实行院前急救、院内急救双签制度，确保有序交接，保障医疗安全。推动建立急危重症院前急救临床路径管理，与院内急救相衔接，实现院前院内救治一体化、规范化，提高救治成功率。

4．加强医院内急诊抢救管理。各医疗机构应健全院内急诊各项规章制度、岗位职责和操作规程，遵守诊疗规范，保证医疗质量及医疗安全。按照《急诊病人病情分级试点指导原则》，优化救治流程，实行“三区四级”管理，建立科学合理的预检分诊、抢救流程和多学科协作抢救机制，制定并严格执行分诊程序及分诊原则，严格实行首诊负责制，禁止推诿患者及未经联系的转诊行为。对急危重症患者应按照“先抢救，后付费”的原则救治，杜绝因费用问题延误抢救。二级以上医院，特别是三级医院要及时引导急诊患者合理分流，对符合专科收治入院指征的急诊患者要及时收治入院，要实行专科病种绩效分析，完善院内激励考核制度，引导落实收治疑难危重疾病功能定位，优先收治急危重症患者；各地要加大分级诊疗制度建设推进力度，充分发挥医联体作用，促进三级医院与二级医院、康复医疗机构、老年医院、长期护理机构、养老机构建立业务协作和双向转诊机制。医疗机构应完善内部相关考核和激励措施，引导急诊滞留患者向院内临床科室及院外合理分流。对遇突发事件等发生群体性伤员抢救时，医疗机构应启动应急预案，协调动员内部各部门、科室通力协作，迅速协调急诊患者分流，开展重大抢救。

5．与家庭医生签约服务有机结合。各级卫生健康行政部门要建立家庭医生、院前急救中心（站）、急救网络医院之间沟通协调、密切联系的工作机制，实现危急重症第一时间联动抢救，提高抢救成功率。通过家庭医生签约服务，建立高血压、糖尿病、脑卒中等慢性病高危人群筛查干预机制。对签约居民突发胸痛、卒中、创伤等急危重症时，家庭医生要协助提供签约居民健康档案、近期病情进展及随访情况。对急性期后恢复期、康复期的患者，医院可与其签约的家庭医生联系，将患者下转至家庭医生所在的城乡基层医疗卫生机构进行恢复、康复，也可在家庭医生指导下进行居家康复。

6．规范非急救转运服务。明确界定急救与非急救的业务范围，完善分类救护服务模式，提高院前急救资源的配置和利用效率，非急救业务原则上与急救业务剥离。各设区市要贯彻落实省卫生健康、公安、交通等六部门《关于开展非急救转运服务的指导意见》的要求，充分利用社会资源，基本建立符合本地区实际的非急救转运服务模式，增加非急救转运服务供给，规范非急救转运经营服务行为，努力为人民群众提供方便、可及、安全、规范、经济的非急救转运服务，不断满足人民日益增长的非急救服务需求。

（四）促进急救能力水平高质量

1．加强院前急救车辆装备建设。到2020年，各设区市全面达到每5万人口配备一辆监护型救护车的标准，在此基础上逐步提升，省会城市、重点功能区中心城市可提高到每4万人口配备一辆监护型救护车。各急救中心（站）按日常急救当班车、日常急救备用车、应急保障车1∶1∶（0.5～1）的比例，对急救车辆分类配置。各地配备的救护车性能应适应院前急救医疗服务高强度、高损耗、高出车频率要求和具有高性能型底盘。随车急救装备配置至少符合我省《急救医疗中心（站）建设管理规范（第2版）》要求，同时在性能、体积、重量、稳定性、抗震性等方面满足院前急救需要；逐步提升全导联监护除颤仪起搏仪、可视喉镜、升降担架等装备的性能标准，逐步增配自动心肺复苏机、血生化血气分析仪、脊椎固定板、楼梯担架等装备，进一步提升现场抢救、创伤搬运质量，提高抢救成功率。各院前急救中心（站）要加强车辆和装备的精细化管理，利用信息化手段对救护车的运行状态、设备使用实行全过程、精细化管理，完善并落实急救车辆和装备的更新报废机制。

2．加强院前急救能力建设。加强院前急救医学学科建设，各急救医疗中心（站）要制定鼓励院前急救医疗专业人员开展院前急救医疗技术创新政策措施，引导院前急救专业人员开展院前急救医疗技术创新，不断增强院前急救现场救护、途中救护的专业能力，提高抢救成功率，在医学新技术引进奖评审、科研课题申报、科研成果评审等方面向院前急救专业予以倾斜，充分调动院前急救人员钻研业务、提升能力的积极性。建立健全并落实院前急救人员岗位培训制度，以常见急症现场初步处理常规、各种创伤现场初步救治常规、现场心肺复苏、搬运和护送规范等为重点，通过经常性岗位技能培训，不断提升院前急救专业队伍的医疗救护、突发事件处置和紧急医疗救援能力。

3．提升医院内急救能力和水平。加大对医院急诊医学科建设支持力度，医院急诊医学科设置规模与医院总体规模及床位相适应，急诊抢救设施、设备、药品和技术力量应当满足急诊工作及时有效开展。到2020年，二、三级综合医院基本建成符合国家《急诊科建设与管理指南（试行）》的急诊医学科；二、三级中医医院基本建成符合国家《中医医院急诊科建设与管理指南（试行）》的急诊医学科。大力提升综合抢救能力和水平，二级以上综合医院、中医医院、专科医院重症医学科的要达到《重症医学科建设与管理指南（试行）》规定标准，二、三级综合医院、中医医院应当建立急诊重症监护室（EICU），或实施急诊医学科、重症监护（综合ICU）一体化管理，提升重大疾病救治水平。鼓励医院急诊医学科、重症医学科积极引进、开展医学新技术，各地要在科研课题立项、成果申报评审、重点专科评审以及经费投入等方面向急诊医学科、重症医学科倾斜，加快提升医院急救能力。

4. 积极推进急诊医学专科联盟建设。以急诊医学、重症医学等临床重点专科为龙头，组建省、市域范围急救专业联盟，院前急救中心（站）共同参与，落实专业联盟内不同级别、类别医疗机构功能定位和急抢救中密切协作机制，统筹谋划人才培养、专科建设、技术创新。省、市级急救医学专科联盟主动融入长三角一体化发展战略，依托上海高层次人才和医疗技术能力优势，鼓励省内医院与上海急救医学专业建立专科联盟，柔性引进上海医学人才和团队，提升我省急诊医学专科技术水平。

5. 提升危急重症救治能力和水平。以创建省（区域）、市、县级胸痛、创伤、卒中、孕产妇危急重症、新生儿危急重症、中毒等救治中心为契机，明确各级救治中心职责和功能任务，充分发挥省级救治中心对市、县级救治中心的业务指导、技术培训等支撑作用，提升市级、县级五大救治中心规范化救治水平。各地加大对五大危急重症救治中心能力建设的投入，加强各救治中心标准化建设和规范化管理，提升服务质量，逐步实现同级五大救治中心医疗救治水平均衡化、救治质量同质化，提升危急重症协同救治能力和水平。

6. 提升全民自救互救能力和水平。根据省《全民自救互救素养提升工程实施意见》，各地结合实际充分利用院前院内急救医疗资源，会同红十字会组织，在全社会推动急抢救设施设备普及、自救互救知识技能培训和建立卫生应急志愿者队伍，在社会场所、有条件的单位推动配备自动体外除颤仪（AED），向学校、社区、企事业单位等重点人群、重点行业普及急救知识和技能培训。有条件的二级以上医疗机构应当建立公众自救互救体验馆，定期开展培训。

（五）促进内部运行机制高质量

1. 深化院前急救机构内部人事制度改革。院前急救中心（站）按照国家对事业单位工作人员实行分级分类管理的要求，结合急救医师、急救辅助人员、医疗急救指挥调度人员、医疗急救装备维修维护人员等不同岗位职责任务和工作的需求，建立符合院前急救工作特点的人员岗位序列，科学合理设置岗位等级，做到科学设岗、按岗聘用、薪随岗变、合同管理，在岗位设置、职称评聘、管理使用等方面，编制外人员与编内人员同等对待。要围绕岗位职责、工作负荷、工作风险、服务质量和效果等建立与岗位特点相匹配的内部绩效考核办法，将考核结果与岗位聘用、职称职务晋升和个人绩效分配挂钩，建立能上能下、能进能出的用人机制。

2. 建立符合院前急救特点的绩效评估机制。各级卫生健康行政部门要加强对院前急救中心（站）的绩效考核评估，按照动态修订的《江苏省院前急救机构绩效评估指标》，加强对所辖院前急救中心（站）及其人员的绩效管理与考核，绩效评估的结果与财政拨款、评优评先、激励奖励等挂钩，促进院前急救中心（站）建立运转高效、充满活力的运行机制。

（六）促进信息技术支撑高质量

1．提升院前急救服务管理智能化水平。完善急救医疗指挥调度信息系统功能，提高指挥调度和信息处理分析能力，提升院前急救信息基础设施能级，统一全省各急救中心（站）的院前急救业务数据标准和数据交换接口，建立全省院前急救业务管理信息平台（指挥调度、移动医疗、急救病历互联互通），实现全省急救医疗业务运行的统一管理。院前急救机构要进一步提升内部管理智能化水平，加快推进人员、车辆、业务运行等全环节管理的信息化建设，实现院前急救机构管理和急救服务智能化，逐步实现站点运营、救护车辆、物资、后勤保障等内部管理信息化；推进院前急救病历电子化，充分利用互联网、移动互联网等现代通信、信息技术；为病患家属提供移动支付、救护车信息查询等便民惠民服务。

2．加快实现信息系统互联互通。加快实现二级以上医院信息系统、院前急救机构及救护车载监护系统与区域全民健康信息平台互联互通，加强院前院内信息交互和业务协同，建立救护车生命体征传输系统，规范交接工作流程，强化患者信息共享、远程急救指导和院内急救准备于一体的院前院内无缝衔接。推进与公安、交通、应急管理等相关部门的信息交换和共享。

（七）促进政策保障条件高质量

1．健全院前急救机构的投入补偿机制。明确各级政府对院前急救事业建设发展的主体责任，建立并完善财政投入机制和运行经费保障机制，对院前急救中心（站）符合规定的基本建设、设备购置等发展建设支出以及人员经费、公用经费和业务经费纳入同级财政年度预算给予保障；完善约束激励机制，优化政府补助方式，对依托医疗机构设置的急救中心（站）、急救分站（点）提供的院前急救服务在绩效考核的基础上采取政府购买服务的方式给予补助，确保院前急救平稳、高效运行，凸显院前急救的公益性。

2．健全院前急救人员激励保障政策。县级以上人力资源社会保障部门和财政部门要按照“允许医疗卫生机构突破现行事业单位工资调控水平，允许医疗服务收入扣除成本并按规定提取各项基金后主要用于人员奖励”要求，综合考虑院前急救机构公益任务完成情况、单位工作特点、绩效考核情况、事业发展、经费来源等因素，适当增核院前急救机构绩效工资总量，增核的绩效工资主要用于急救医师分配。院前急救机构在核定的绩效工资总量内，可自主调整基础性绩效和奖励性绩效的比例关系，根据工作需要设立工资发放项目，完善分配办法，重点向急救医师、关键岗位、业务骨干倾斜，进一步搞活内部分配。

3．完善配套的医疗服务价格和医保报销政策。建立院前院内医保结算衔接机制，完善参保人员院前急救费用医保报销政策，减轻参保人员医疗费用负担。落实医疗服务价格动态调整机制，动态调整急诊医疗和院前急救医疗服务价格，2020年前完成相关医疗收费的价格调整，协同推进建立科学有序的就医秩序，引导群众合理使用急救急诊医疗资源。

四、组织实施

（一）加强组织领导

各地、各有关部门要充分认识加快急救医疗事业发展的重要意义，卫生健康行政部门要牵头会同各相关部门，加强领导，强化协调，把急救医疗体系建设和发展列入重要议事日程，按照本意见的要求，结合实际，研究制定本地区急救医疗事业高质量发展的实施方案，将相关任务分解为年度工作任务，切实抓好组织落实。

（二）形成工作合力

推进急救医疗事业高质量发展是一项系统工程，涉及到发展改革、机构编制、财政、价格、人力资源社会保障、自然资源和规划、医保等多个部门，各地各相关部门要各司其职、通力合作、协同发力，为推进我省急救医疗事业高质量发展走在前列强化政策支撑，健全制度体系，提供有力保障。卫生健康行政部门统筹加强急救体系建设和急诊急救人员队伍建设，加强对急救行业指导和管理；财政部门加大对急救体系的保障力度，逐步建立健全院前急救人员、救治中心经费保障机制；人力资源社会保障部门完善对院前急救人员队伍发展配套政策，支持院前急救中心（站）薪酬改革；机构编制部门要做好涉及院前急救业务的编制服务工作；自然资源和规划部门要统筹考虑院前急救中心（站）的医疗卫生用地需求，科学规划布局院前急救站点；医保部门统筹加强参保人员急救费用支付保障，协同建立科学有序的就医秩序。

（三）加强督导考核

省卫生健康委主动牵头会同相关部门建立督导、考核机制，督促各地各有关部门落实推进急救医疗事业高质量发展的各项任务，对于责任落实不到位的相关设区市、县（市、区）有关部门进行通报和问责。

（四）营造良好氛围

坚持正确的舆论导向，通过传统媒体和新兴媒体，广泛宣传急救医疗服务的专业特点、服务方式和先进事迹，动员社会各方关心急诊急救人员的培养和成长、提高急诊急救医师社会地位和认同度，形成全社会了解、支持、参与急救医疗事业发展的良好氛围。

（整理：徐　峰　王龙刚）